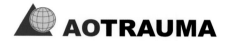

AOTRAUMA

骨折治疗的AO原则
AO Principles of Fracture Management

3rd Edition

第2卷
技术 Techniques

主·编
Richard E Buckley | Christopher G Moran | Theerachai Apivatthakakul

主·审
王满宜　曾炳芳

主·译
危　杰　刘　璠　吴新宝　罗从风

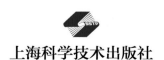

上海科学技术出版社

图书在版编目（CIP）数据

骨折治疗的 AO 原则：3rd Edition/（加）巴克利
(Buckley R.E.) 等主编；危杰等主译 . —2 版 . —上
海：上海科学技术出版社，2019.9（2022.10重印）
ISBN 978-7-5478-4407-6

Ⅰ . ①骨… Ⅱ . ①巴… ②危… Ⅲ . ①骨折－治疗
Ⅳ . ① R683.05

中国版本图书馆 CIP 数据核字（2019）第 107812 号

上海市版权局著作权合同登记号　图字：09-2019-023 号

骨折治疗的 AO 原则（3rd Edition）

主编　Richard E Buckley　Christopher G Moran　Theerachai Apivatthakakul
主审　王满宜　曾炳芳
主译　危　杰　刘　璠　吴新宝　罗从风

上海世纪出版（集团）有限公司
　　　　　　　　　　　　　　　　　出版、发行
上 海 科 学 技 术 出 版 社

（上海市闵行区号景路 159 弄 A 座 9F-10F　邮政编码 201101　www.sstp.cn）
上海雅昌艺术印刷有限公司印刷
开本 889×1194　1/16　印张 64.25
字数 1500 千字
2010 年 5 月第 1 版
2019 年 9 月第 2 版　2022 年 10 月第 13 次印刷
ISBN 978-7-5478-4407-6/R · 1824
定价：498.00 元

内容提要

国际内固定研究学会 (AO，ASIF) 自成立以来，一直致力于骨折治疗的基础和临床研究，形成骨折内固定治疗的基本理念和理论体系，以及内固定设计和手术技术等方面的系统知识，影响遍及全球。近60年来，AO 在全世界范围内通过出版专业著作、举办学习班来传播骨折处理的原则、技术及理念。

《骨折治疗的 AO 原则》自第1版出版以来，一直被誉为骨折治疗的 AO "圣经"。此次修订对上一版每个章节都做了更新和扩展，增补了大量精美图片和视频动画，深入细致地展示了骨折治疗的最新技术。

全书共分为两卷，文字简洁流畅、重点突出。第1卷着重介绍骨折治疗的基础知识和原则，如生物力学，骨折分类，软组织的处理，各种复位、入路、内固定技术及其相关并发症，同时新增老年骨折及治疗时的影像与放射危害。第2卷着重阐述不同解剖部位各种骨折的临床处理，包括创伤的评估、解剖、诊断、分型、术前计划、手术治疗、术后处理等，还阐述了各种隐患和并发症；尤其重视介绍新的固定技术和内植物，并对假体周围骨折和膝关节脱位进行了专门论述。

本书包含了200多个视频（或动画）及2 500多幅图片，可供临床各级骨科医生以及研究生学习使用。

风　险

尽管已经竭力保持本书所含信息的准确性，但是出版商、发行商以及作者们不能对使用本书所含信息而产生的错误及其结果承担责任。以作者名义出版的文稿仅仅是作者的阐述和观点，不代表出版商、发行商以及 AO 团队。

本书介绍的产品、步骤和疗法是有风险的，因此只能供有执照的、受过训练的医学专业人员在特别为实施这些步骤而设计的环境下使用。除非使用者有专业判断、对风险有充分的解释，否则不应当实施本书所推荐的实验或手术步骤。不管是谁使用本书所阐述和展示的产品、使用步骤和治疗方法都将各自承担风险。由于医学科学发展迅速，AO 建议，在付诸实践之前，应当对诊断、疗法、药物、剂量和手术方法进行自主核实。

尽管要求可能插入本书的广告符合伦理（医学）标准，但本书包含这些广告并不构成出版商对这些产品或其生产者所宣称的质量的保证或担保。

法律限制

本书由瑞士 AO 基金会出品，AO 基金会保留所有权利。本书（包括所有部分）在法律上均受版权保护。

未经出版者同意，在著作权法精确解释的限制和以下罗列的限制之外的任何使用、开发或商业化行为都是非法的，并有受控告的可能。这尤其适用于直接复印照片，任何形式的复印、扫描或复制，制作微缩胶卷，储存本出版物使之可在内联网或互联网上使用。与本书有关的一些产品、名称、器械、治疗、徽标、设计等（例如 AO、ASIF、AO/ASIF、TRINGLE/GLOBLE 的标志，都是注册的商标）受专利和商标或其他知识产权法律保护，尽管本书并未在每个地方都特别提及这些。所以，当这些产品和器械等在没有强调受知识产权保护的情况下出现时，出版者也不能将其解释为已进入公共领域。

使用的限制：经授权的本书复制品的合法拥有者只能将其用于教育和研究，只有出于研究或教育的目的方可复制单一的影像与图解。影像与图解不可以作任何形式的改变，并需要注明源自"瑞士 AO 基金会的版权"。

在 www.aofoundation.org/legal 网页上可核查风险和法律限制。

译者名单

主　审

王满宜　曾炳芳

主　译

危　杰　刘　璠　吴新宝　罗从风

翻译委员会

（按姓氏拼音顺序排列）

柴益民　上海交通大学附属第六人民医院

陈　仲　云南省第二人民医院

顾立强　中山大学附属第一医院

姜保国　北京大学人民医院

刘　璠　南通大学附属医院

罗从风　上海交通大学附属第六人民医院

马信龙　天津市天津医院

汤　欣　大连医科大学附属第一医院

唐佩福　中国人民解放军总医院（301 医院）

王满宜　北京积水潭医院

危　杰　北京积水潭医院

吴新宝　北京积水潭医院

余　斌　南方医科大学南方医院

曾炳芳　上海交通大学附属第六人民医院

张　堃　西安交通大学医学院附属红会医院

张长青　上海交通大学附属第六人民医院

张英泽　河北医科大学第三医院

译 者

（按姓氏拼音顺序排列）

陈 华	陈云丰	东靖明	方 跃	冯 刚	傅中国	顾文奇
侯志勇	胡岩君	纪 方	贾 健	蒋协远	李 庭	李开南
李屹钧	刘国辉	鲁 谊	吕 刚	缪晓刚	倪江东	倪卫东
潘志军	施忠民	宋 哲	孙大辉	王 钢	王 蕾	王光林
王秋根	王天兵	王驭恺	谢增如	杨明辉	杨云峰	禹宝庆
张保中	张殿英	张立海	周 方	周东生	周琦石	朱 勇
朱仕文	庄 岩					

作者名单

--- 主编 ---

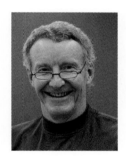

Richard E Buckley, MD, FRCSC
Professor
Foothills Hospital NW
0490 Ground Floor, McCaig Tower
3134 Hospital Drive
Calgary AB T2N 5A1
Canada

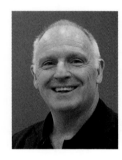

Christopher G Moran, MD, FRCS
Professor
Department of Trauma and Orthopaedics
Nottingham University Hospital
Queen's Medical Centre
Derby Road
Nottingham NG7 2UH
UK

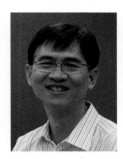

Theerachai Apivatthakakul, MD
Professor
Department of Orthopaedics
Faculty of Medicine
Chiang Mai University
Chiang Mai, 50200
Thailand

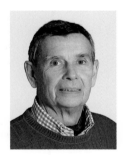

绘图及视频制作

Thomas P Rüedi, MD, FACS
Founding Member AO Foundation
Consultant AO Trauma Education
Switzerland

--- 编著者 ---

John Arraf, MD, FRCPC
Department of Anesthesia
Foothills Medical Centre
1403 – 29 St NW
Calgary AB T2N 5A1
Canada

Reto Babst, Dr Med
Professor Vorsteher Department Chirurgie
Leiter Klinik Orthopädie und Unfallchirurgie
Chefartz Unfallchirurgie
Luzerner Kantonsspital
6000 Luzern 16
Switzerland

Zsolt J Balogh, MD
Professor, Director of Trauma
John Hunter Hospital
Locked Bag 1, Hunter Region
Newcastle NSW 2310
Australia

Paulo Barbosa, MD
Hospital Quinta D'or
Rua Almirante Baltazar 435
São Cristovão
Rio de Janeiro CEP 209401 -150
Brazil

Jorge Daniel Barla, MD
Hospital Italiano de Buenos Aires –
Orthopedics
Potosí 4247
Buenos Aires C1181ACH
Argentina

Friedrich Baumgaertel, MD, PhD
Associate Professor
Dept. of Orthopedics and Traumatology
University of Marburg – Private Practice
Neversstr. 7
Koblenz 56068
Germany

Brian Bernstein, MD
P.O. Box 599
Constantia
Cape Town 7848
South Africa

Michael Blauth, MD
Professor Direktor der Univ. –Klinik für
Unfallchirurgie
Director Department for Trauma Surgery
Anichstrasse 35
Innsbruck 6020
Austria

Olivier Borens, MD
Professor Service d'Orthopédie et de
Traumatologie
Centre hospitalier universitaire vaudois
(CHUV)
Rue Bugnon, 46
1011 Lausanne
Switzerland

Douglas A Campbell, ChM, FRCSE, FRCS
(Orth)
Spire Leeds Hospital
Jackson Avenue
Leeds LS8 1NT
UK

John T Capo, MD
377 Jersey Ave, Suite 280A
Jersey City, NJ 07302
USA

Keenwai Chong, MD
Bone Joint Institute of Singapore
08-01 Gleneagles Medical Centre
6 Napier road
Singapore 258499
Singapore

Christopher L Colton, MB BS FRCS
FRCSEd
Professor Emeritus in Orthopaedic and
Accident Surgery
University of Nottingham
England

Piet de Boer, FRCS
Oberdorfstrasse 1
8305 Dietlikon
Switzerland

Mandeep Dhillon, MD, MBBS, MS (Ortho),
MNAMS
Professor Department of Orthopaedic Surgery
Post Graduate Institute of Medical Education
and Research
92, Sector 24
P.O. Box 1511
Chandigarh 160012
India

Hans Peter Dimai, Prof, Dr Med
Medical University of Graz
Department of Internal Medicine
Division of Endocrinology and Metabolism
Auenbruggerplatz 15
Graz 8036
Austria

Daren Forward, MA, FRCS, DM
The East Midlands Major Trauma Centre
Nottingham University Hospital
Nottingham NG7 2UH
UK

Peter Giannoudis, Dr Med
Professor Academic Department
Trauma & Orthopedic Surgery
Floor D, Clarendon Wing
Great George Street
Leeds General Infirmary
Leeds LS1 3EX
UK

Markus Gosch, Prof, Dr med
Medical Director Department for Geriatrics
Paracelsus Medical University Salzburg,
Austria
Nüremberg Hospital North
Prof.-Ernst-Nathan-Str. 1
Nüremberg 90419
Germany

Les Grujic, MD
Orthopaedic & Arthritis Specialist Centre
Level 2, 445 Victoria Ave.
Chatswood, NSW 2067
Australia

Boyko Gueorguiev-Rüegg, PhD
Professor Program Leader Biomedical
Development
AO Research Institute Davos
Clavadelerstrasse 8
7270 Davos
Switzerland

David M Hahn, MD FRCS (Orth)
Consultant Trauma and Orthopaedic Surgeon
Nottingham University Hospital
Queen's Medical Centre
Nottingham NG72UH
UK

Yves Harder, Dr Med
Professor Vice-chief Department of Surgery
Head Plastic, Reconstructive and Aesthetic
Surgery
Ente Ospedaliero Cantonale (EOC)
Ospedal Regionale di Lugano;
Sede Ospedale Italiano
Via Capelli
6962 Viganello – Lugano
Switzerland

Martin H Hessmann, Dr med
Professor Academic Teaching Hospital Fulda
Dept. of Orthopaedic and Trauma Surgery
Pacelliallee 4
36043 Fulda
Germany

Dankward Höntzsch, MD
Professor BG Unfallklinik
Schnarrenbergstrasse 95
72076 Tübingen
Germany

James B Hunter, FRCSE (Orth)
Consultant Trauma and Paediatric Orthopaedic
Surgeon
Nottingham University Hospital
Queen's Medical Centre
Nottingham NG72UH
UK

Chunyan Jiang, MD
Beijing Jishuitan Hospital
31 Xinjiekoudongjie, Xicheng District
Beijing 100035
China

Matej Kastelec, Dr Med
University Medical Centre Ljubljana
Zaloška cesta 7
1525 Ljubljana
Slovenia

Stephen L Kates, MD
Professor and Chair of Orthopaedic Surgery
Virginia Commonwealth University
Department of Orthopaedic Surgery
1200 E. Broad St
Richmond, VA 23298
USA

James F Kellam, MD, FRCS, FACS
McGovern Medical School
University of Texas
Health Science Center at Houston
6431 Fannin Street, Suite 6.146
Houston, TX 77030
USA

Mauricio Kfuri, MD, PhD
Missouri Orthopedic Institute
1100 Virginia Ave
Columbia, MO 65201
USA

Sherif A Khaled, Dr Med
Professor MB, Bch, MSc orthopedics, MD
orthopedics.
32 Falaky street, Awkaf building
Bab El Louk square
Cairo 11211
Egypt

Hans J Kreder MD, MPH, FRCS(C)
Sunnybrook Health Sciences Centre
2075 Bayview Ave.
Toronto ON M4N 3M5
Canada

Ernest Kwek, MD
Department of Orthopaedic Surgery
Tan Tock Seng Hospital
11 Jalan Tan Tock Seng
Singapore 308433
Singapore

Mark A Lee, MD
Professor Director, Orthopaedic Trauma
Fellowship
Vice Chair for Research
UC Davis, Dept. of Orthopaedic Surgery
4860 Y Street, Suite 3800
Sacramento, CA 95817
USA

Fan Liu, MD PhD
Professor Dept. of Orthopaedic Surgery
The Affiliated Hospital to Nantong University
20 Xi Si Road, Nantong
Jiangsu 226001
China

Thomas J Luger, Prof, Dr Med
Department of Anaesthesiology and General
Intensive Care Medicine
Anichstrasse 35
Innsbruck 6020
Austria

Cong-Feng Luo, MD
Orthopaedic Trauma Service III
Dept. Orthopaedic Surgery
Shanghai 6th People's Hospital Jiaotong
University
600 Yi Shan Road
Shanghai 200233
China

Ching-Hou Ma, MD
1, E-Da Road
Jiau-shu Tsuen, Yan Chau Shiang
Taiwan 824
Taiwan, China

Michael McKee, MD, FRCSC
Professor and Chair
Department of Orthopaedic Surgery
University of Arizona, College of Medicine
Phoenix, Arizona
USA

Rami Mosheiff, Dr Med
Professor Director of Orthopaedic Trauma
Unit
Hadassah University Medical Center
Ein Kerem
P.O.B 12000
Jerusalem 91120
Israel

Stefaan Nijs, MD
Head of the dept. of Traumatology
UZ Leuven
Herestraat 49
Leuven 3000
Belgium

Markku Nousiainen, MD, MSc, FRCSC
Holland Orthopaedic and Arthritic Centre
Sunnybrook Health Sciences Centre
621-43 Wellesley St. East
Toronto ON M4Y 1H1
Canada

Mahmoud M Odat, MD, FACS
Senior Consultant Orthopedic & Trauma
Surgeon
Arab Medical Center
P.O. Box 128
Amman 11831
Jordan

Chang-Wug Oh, MD
Professor & Director
Department of Orthopedic Surgery
Kyungpook National University Hospital
130 Dongdeok-ro, Jung-gu
Daegu 700-721
Republic of Korea

Jong-Keon Oh, MD
Department of Orthopaedic Surgery
Guro Hospital
Korea University College of Medicine
80 Guro 2-dong, Guro-gu
Seoul 152-703
Republic of Korea

Rodrigo Pesántez, MD
Professor
Avenida 9# 116-20
Consultorio 820
Bogotá
Colombia

Chanakarn Phornphutkul, MD
Department of Orthopaedics
Faculty of Medicine
Chiang Mai University
Chiang Mai, 50200
Thailand

Matthew Porteous, Dr Med
West Suffolk Hospital
Hardwick Lane
Bury St Edmunds
Suffolk IP33 2QZ
UK

R. Geoff Richards, FBSE, FIOR
Professor Director
AO Research Insititute Davos
Clavadelerstrasse 8
7270 Davos
Switzerland

David Ring, MD PhD
Associate Dean for Comprehensive Care
Professor of Surgery and Psychiatry
University of Texas at Austin
Department of Surgery and Perioperative Care
Dell Medical School
1912 Speedway
Austin, TX 78712
USA

Michael Schütz, Dr Med, FRACS
Professor Geschäftsführender Direktor
Klinik für Unfall- und
Wiederherstellungschirurgie
Klinik für Orthopaedie
Universitaetsklinikum Charité (CVK,CCM)
Augustenburger Platz 1
Berlin 13353
Germany

Rogier KJ Simmermacher, MD, Dr med
Dept. of Surgery
University Medical Center Utrecht
PO Box 85500
GA Utrecht 3508
The Netherlands

Michael S Sirkin, MD
140 Bergen St
Suite d1610
Newark NJ 07103
USA

Theddy Slongo, MD
Senior Consultant for Paediatric Trauma and
Orthopedics
University Children's Hospital
Freiburgstrasse 7
3010 Bern
Switzerland

R Malcolm Smith, MD FRCS
Chief Orthopaedic Trauma Service
Department of Orthopaedic Surgery
Massachussets General Hospital
55 Fruit Street YAW 3600
Boston MA 02114
USA

Susan Snape
Microbiology department
Nottingham University Hospital
Queen's Medical Centre
Nottingham NG72UH
UK

Christoph Sommer, Dr med
Kantonsspital Graubünden
Department Chirurgie
Loëstrasse 170
7000 Chur
Switzerland

James Stannard, MD
Hansjorg Wyss Distinguished Chair in
Orthopedic Surgery
1100 Virginia Ave,
Columbia, MO 65212
USA

Martin Stoddart, PhD, FRSB
Professor
AO Research Institute Davos
Clavadelerstrasse 8
7270 Davos
Switzerland

Wa'el Taha, MD
Department of Surgery
Prince Mohammed bin Abdulaziz National
Guard Health Affairs
Madina 41466
Saudi Arabia

John R Williams, DM FRCS (Orth)
Upper Limb Trauma Unit
Royal Victoria Infirmary
Queen Victoria Road
Newcastle upon Tyne NE1 4LP
UK

中文版前言

2019 年，时值 AO（内固定研究学会）进入中国 30 年，我们翻译并出版 *AO Principles of Fracture Management*（3rd Edition）的中文版，有着特殊的纪念意义。

自 1958 年在瑞士正式成立，AO/ASIF 已经度过了她的 60 周年华诞，现在依然活跃在国际学术舞台上！在创伤骨科界，很少学术组织能有这样长的生命力。AO 之所以能够在半个多世纪里一直主导着世界创伤骨科领域的发展，完全得益于其建立在仪器研制与应用（instrumentation）、临床调查与文件记录（documentation）、研究（research）和教育（teaching）四大支柱之上的科学先进性和技术实用性，而通过教育推动科学理念的传播和治疗技术的推广正是她的鲜明特点。

AO 的学术专著既是 AO 专家们理论和实践的结晶，又是传播 AO 理念和哲学的工具。20 世纪 80 年代初，北京积水潭医院的宋献文医生造访了 AO 组织。他虽然是位骨肿瘤专家，但是凭着他对骨科专业的敏感性，一经接触 AO 理念，看到 *Manual of Internal Fixation* 后，立刻给予高度关注。他回国之后就组织王亦璁、崔甲荣教授将其翻译成中文，中国第一部 AO《内固定手册》的中译本就此诞生。尽管当时对 AO 专业不是太理解，在翻译第一版手册时难免出现词语上的错误，但是在当时创伤骨科领域百废待兴的情况下，此书对局面的改观起到了积极的作用。

1989 年 5 月，S Weller 教授带领一群 AO 专家到北京积水潭医院举办了中国第一届 AO 学习班，参加的 72 位中国医生有幸面对面聆听 AO 专家的报告，并指导大家在模型骨上进行操作实习，从此中国开始了 AO 教育的历程。随后，由荣国威教授领衔，将第 2 版 *Manual of Internal Fixation* 翻译成中文，内容更加准确，为 AO 理念和技术在中国的启蒙和传播起到推波助澜的重要作用。

2000 年，AO 出版发行了 *AO Principles of Fracture Management*。为了让更多的中国创伤骨科医生克服语言障碍，能够学习 AO 的理论和理念、知识和技术，更好地为中国伤病员服务，在 AO 基金会的热情支持下，中国 AO 校友会着手组织力量，将这部指导创伤和骨折治疗的经典专著翻译成中文，由王满宜、杨庆铭、曾炳芳和周肇平主译，由戴尅戎和荣国威审阅。2003 年 3 月 8 日在上海隆重举行了《骨折治疗的 AO 原则》新书发布会，AO 基金会时任主席 Peter Matter 教授专程赶到上海，见证本书中文版的问世，足见 AO 基金会对 AO 理念在中国传播和普及的重视，荣国威院长特地来沪主持发布会，展现了老一辈专家对年轻一代教育的关怀。

2010 年，*AO Principles of Fracture Management*（*2nd Expanded Edition*）发行，这是以 Rüedi 教授为首的编辑委员会在上一版的基础上，对内容进行全面更新，融入了新进展，以循证医学为依据进行了扩展，向人们展示了将新的技术和理念引进骨折治疗所需要的一切，再次为临床骨科医生提供了正确应用骨折治疗原则及技术必不可少的最新知识。我们组织中国 AO 讲师团的部分成员，由危杰、刘璠、吴新宝和罗从风主译，不失时机地翻译并由上海科学技术出版社出版了《骨折治疗的 AO 原则》扩展版的中文译本。诚如 Rüedi 教授在该书中文版序所说的："希望译本的发行能够加深读者们对现代骨折手术治疗原则的理解，这些原则源于 AO 的理念并造福患者。"果不其然，该版的发行确实让更多的中国创伤骨科医生能够直接阅览，从中学习知识和技术，掌握 AO 理念和哲学的真谛，用以指导自己的临床实践；在实践中理解和消化，结合自己的经验加以发扬光大，提高对创伤患者的诊疗水平，推动我国创伤骨科的发展。

现在，在 AO 进入中国 30 年的庆祝活动里，AO 创伤中国委员会专门建立了一个由委员会全体成员和各区 AO 组织主席组成的翻译委员会。翻译委员会由 44 位 AO 讲师组成，其中有临床一线的专家，也有暂露头角的青年才俊。大家共同努力，将最新版的 *AO Principles of Fracture Management*（*3rd Edition*）翻译成中文，由上海科学技术出版社出版，作为 AO 进入中国 30 年的庆祝活动的礼物奉献给读者，特别是从事创伤救治的骨科医生及有志于 AO 理念与技术的学习和教育的同道。

AO Principles of Fracture Management（*3rd Edition*） 由 RE Buckeley、CG Moran 和 T Apivatthakakul 主编，编著者有 61 位。特别要指出的是，第一次有中国大陆的学者参加这部被世界创伤骨科医生奉若经典指南的巨著的编写，他们是姜春岩、刘璠和罗从风 3 位医师。他们的名字出现在编者的名单中，这不仅是他们个人的水平和魅力所至，更是多年来 AO 在中国教育卓有成效的一个体现。本书的版次不同，编著者也有所改变，但是精髓和风格却一如既往地秉承了 AO 先驱们的风格。诚然，骨折手术的基本原则从未改变，只是不断深化的生物学和临床知识、飞速发展的技术改变了人们应用这些原则的方式。与上一版相比，无论章节的编著者变或不变，本版对所有章节都进行了修订与改进，并提供了新的插图、动画与视频，使人读过有焕然一新的感觉。随着骨折手术的发展，加上基于大样本的随机对照研究结果为临床提供的确凿证据，编者们在相应章节都进行了相关综述，并对所有参考文献都作了更新。本书不仅在技术上与时俱进，随着疾病谱的改变，也增加了相应的内容，例如骨质疏松性骨折和老年骨科的护理；为了提醒医生预防放射学和断层成像检查过程中放射暴露可能造成的伤害，还专门设立了一个章节详加叙述。就像主编们所希望的那样，我们相信，本书中文版的出版会为中国的创伤骨科医生提供充足的学习和教育资源，希望读者能够认真学习和掌握本书所阐述和例证的骨折治疗的 AO 原则，用它来指导自己的临床实践，为创伤骨科的患者提供优质上乘的服务，让他们顺利康复，重返生产和劳动的岗位，为社会多做贡献。记住，成功的骨折手术需要我们对这些原则的深刻理解，尤其要在救治患者的过程中注重每一个细节。

此外，随着知识的拓展、手术技术与医学工程的发展，本次修订版中增加了 QR 码，供读者通过 AO 网络教育资源持续地进行知识更新。本书中文版也与时俱进，提供网络资料，与英文版同步，让读者和英文版读者一样，能充分利用 AO 网络资源持续更新知识，随时保持站在知识和技术的前沿。

　　我们在这里要代表读者向本书中文版的所有翻译者和校对者表示衷心的感谢，感谢他们的无私奉献和辛勤劳动。当然，我们也深知，尽管译者和校者都尽心了，但疏漏之处在所难免，对某些学术词语的理解也可能出现偏差，还希望读者发现后能够不吝指出，以供再版时订正，让这部学术巨著更臻完善，使这部工具书成为骨科医师攻克临床难题、成功救治患者的利器。

2019 年 6 月 3 日

英文版序

1958 年，一群瑞士的普外科与骨科医生成立了 AO 组织，他们强调教育对于创伤骨科治疗的成功极为重要。1960 年，在瑞士达沃斯举办的第一届手把手教学的 AO 课程，作为成人教育的成功模式，开创了一个新的时代。1963 年，Maurice E Müller、Martin Allgöwer、Hans Willenegger 共同编写了第一本骨折治疗的 AO 书面报告（德语）。随后瑞士 AO 团队接受并采纳用于骨折、截骨、关节融合的各种手术固定方法的技术发展。这些在 1969 年出版的第 1 版《AO 内固定手册》中有详细的介绍。这本教科书后来被译成英语及其他多种语言，被全世界的创伤骨科医生奉为经典指南。1970 年后的 20 年中，这本书作为准确的 AO 技术的基准，分别在 1977 年和 1992 年出版了修订本。1977 年，我还是个缺乏经验的年轻医生，借助这本书，我学习到了 AO 的原则与技术。在那个早期时代，这本手册是创伤骨科教育的最主要资源，教会我们如何一步一步地完成骨折的手术治疗。

AO 组织成立 40 年后，世界广泛接受骨折的手术治疗。一个由外科医生组成的国际团队编写并出版了《骨折治疗的 AO 原则》，此书不再只是一本内固定手册，更主要的是提供了循证的综合建议以及最前沿的医疗技术。此书在 2000 年出版了第 1 版，2007 年出版了第 2 版，10 年后的今天，经过再次修订和更新的第 3 版问世了。

AO 组织的使命是"通过手术，改善生活"。在第 3 版《骨折治疗的 AO 原则》里作者们继承这个崇高的理念。在医学领域，很少有一本书能如此成功并持续漫长的岁月。随着知识的拓展与手术技术、医学工程的发展，第 3 版中增加了 QR 码，使得读者可以通过 AO 网络教育资源持续地进行知识更新。因此，第 3 版仍然会作为创伤骨科教育的主要资源，几年之后读者能将其与依赖互联网而迅速发展的各种形式的电子媒体结合在一起。

我谨代表 AO 基金会与世界各地的骨科医生们，在此对本书的编者和出版者致以深深的感谢。感谢 Richard E Buckley、Christopher G Moran 和 Theerachai Apivatthakakul，以及 Urs Ruetschi 和他的 AO 教育团队为本书的出版所做出的努力与贡献。本书将成为全业界 AO 课程的教学大纲，我坚信其中提供的知识如同第 1 版的《AO 内固定手册》对我们那一代人的帮助一样，将惠及新一代的骨科医生。

Suthorn Bavonratanavech
AO 基金会前主席（2014—2016 年）

英文版前言

本书是《骨折治疗的 AO 原则》第 3 版，可能也将是最后一个纸质版本，因为我们将迈进 21 世纪的第 3 个 10 年，大多数医生与医学生将互联网作为获取信息的主要途径。本书的第 1 版与第 2 版获得了巨大的成功，被翻译成 8 种语言，赢得众多奖项。本书已经成为全世界骨折手术治疗课程的教学大纲。第 3 版的出版和发行基于先前版次的成功，但已不仅仅是一个纸质版本或电子版本的图书，它将进一步发展，以提供一个基于网络的学习平台，将多种学习资源进行整合，使得学生们可以即刻获得 AO 手术参考、教学视频、网络广播、演讲、手术示教以及关键的参考资料。

自 2007 年本书第 2 版问世以来，骨折手术不断发展：锁定钢板的作用与功能已被更好地定义；很多种解剖预塑形钢板随手可用；固定小骨折块的内植物无论是数量还是种类均大大增加；广泛应用的微创手术继续强调保护软组织在骨折手术中的重要性；世界范围内民间与军事冲突已经推动多发伤患者复苏技术的进展，改变了手术骨折的时机与途径，使得在救助多发伤患者方面取得了显著的进步。所有这些改变在本书均有体现。

本次修订对书中所有章节均进行了深入的修订与重写，提供了新的插图、动画与视频。本书新列一章介绍放射学和断层成像日益增多的应用，因为医生必须了解这些技术以及他们自己与患者放射暴露的风险。由于骨折手术正在形成源自日益增多的大样本随机对照研究的循证基础，本书也有综合的回顾，并对所有参考文献进行了更新。

人口老龄化是世界很多地区的骨科医生面临的最大挑战之一，人口构成的变化将导致脆性骨折呈指数上升，因此在这一版中纳入了脆性骨折及老年骨折护理的章节。每年在世界范围内约有 2 900 万例人工关节置换手术，导致假体周围骨折的发生率也显著上升，本书另设一个新的章节涵盖这个日渐增多的临床问题。本书在第二卷技术部分，还增加了一个新的章节——膝关节脱位。

作为编者，我们在此特别感谢 Thomas Rüedi 教授，不仅因为他对本书，更因为他对全世界外科教学所做的巨大贡献。Rüedi 教授对我们所有人始终是个激励。

60 年来，骨折手术的基本原则从未改变，但是我们不断深化的生物学与临床知识，加上技术的进步，已经改变了我们应用这些原则的方式。成功的骨折手术，需要我们对这些原则有深刻的理解，尤其要注重救治患者过程中的每一个细节。我们希望本书将给各位读者以指导，为其骨折手术生涯提供成功的基础。

Richard E Buckley, MD, FRCSC
Christopher G Moran, MD, FRCS
Theerachai Apivatthakakul, MD

致　谢

感谢本书的所有作者，由于他们的共同努力与支持，《骨折治疗的 AO 原则》第 3 版才得以出版。感谢 AO 的医生们为之奉献的时间与经验，感谢同道提供的病例与图片，感谢我们医学中心的工作人员，以及 AO 创伤团队、AO 教育机构为本书出版所做出的贡献。

虽然我们要感谢的人很多，但尤为值得我们深表谢意的是下述人员：

• 感谢 AO 创伤教育团队的人员，他们深刻认识到这次教育机会的重要性，为推动本书的出版竭尽全力。

• 感谢 Thomas Rüedi 教授长期的指引、支持、辅导与友情。本书是 AO 创伤领域的宝贵财富，正是他的指导，使得我们得以继承 AO 的初始理念，并使 AO 精神通过本书焕发出闪耀的光芒。

• 感谢 AO 教育机构的 Urs Rüetschi 和 Robin Greene，他们的指导与经验，以及为本书涉及的海量资料与工作进行的精心安排与准备，确保了本书的出版质量。

• 感谢世界各地为本书提供内容、病例与图片的医生们。

• 感谢 Suthorn Bavonratanavech 为本书作序。

• 感谢以 Carl Lau 为首的 AO 出版团队为本书的出版管理、医学说明与绘图设计提供的专业支持。

• 感谢 Thommy Rüegg 领导的 AO 视频制作团队为本书的视频制作提供的帮助。

• 感谢 Lars Veum 领导的团队为 AO 手术参考说明提供的图表。

• 最后要感谢在本书完成过程中我们家人提供的帮助，他们爱的支持与鼓励自始至终贯穿于整个成书过程。由于牺牲了太多与家人共度的时间，没有他们的理解，本书也不可能结出硕果。

Richard E Buckley, MD, FRCSC

Christopher G Moran, MD, FRCS

Theerachai Apivatthakakul, MD

AO网络教育内容

AO 通过打印在每章标题页的 QR 码提供了丰富的网络教育资料，读者可以利用自己的移动设备扫描 QR 码，查看自己感兴趣的章节，其中不仅包括每一章节的视频、动画及图片，还有编写者们为各个章节提供的附加教育资料，包含：

AO 手术参考

AO 技术实验室

AOSTaRT

网络视频与广播

演讲

教育视频

网络学习模块

手机 App

临床病例

鉴于网络 AO 教育内容的发展与不断更新，作者会对每一章节的网络内容进行实时更新，以确保读者在第一时间了解到 AO 教育最新的内容。

常用术语缩略语

周方 译

ABI	ankle-brachial index 臂踝指数
ACL	anterior cruciate ligament 前交叉韧带
ACT	autogenous chondrocyte transplantation 自体骨软骨细胞移植
AFN	antegrade femoral nail 顺行股骨髓内钉
AIS	abbreviated injury score 简略创伤评分
ALARA	as low as reasonably achievable 达最低水平合理值（放射暴露原则）
AO	Arbeitsgemeinschaft für Osteosynthesefragen 内固定研究协会
AP	anteroposterior 前后位
APC	anodic plasma-chemical treatment 经阳极血浆化学治疗
APC	anterior-posterior compression 前后向挤压
APL	abductor pollicis longus 拇长展肌
APTT	activated partial thromboplastin time 部分凝血激酶时间
ARDS	adult respiratory distress syndrome 成人呼吸窘迫综合征
ARR	absolute risk reduction (or increase) 绝对风险降低
ASA	acetylsalicylic acid 乙酰水杨酸
ASIA	American Spinal Injury Association 美国脊柱损伤协会
ATLS	advanced trauma life support 高级创伤生命支持
AVN	avascular necrosis 缺血性坏死
BCP	biphasic calcium phosphate 双相磷酸钙
BMC	bone mineral content 骨矿物质含量
BMD	bone mineral density 骨矿物质密度
BMP	bone morphogenic protein 骨形态发生蛋白
CAS	computer-assisted surgery 计算机辅助外科手术
CAOS	computer-assisted orthopedic surgery 计算机辅助骨科手术
CaP	calcium phosphate 磷酸钙
CARS	compensatory antiinflamatory syndrome 补偿性抗炎综合征

C-clamp	compression clamp (for pelvis)	C 形骨盆钳（骨盆用）
CDMP	cartilage derived morphogenic protein	软骨来源形态发生蛋白
CE	Conformité Européenne	欧洲合格标准
CFN	cannulated femoral nail	股骨空心髓内钉
CNS	central nervous system	中枢神经系统
CPM	continuous passive motion	持续被动活动
cpTi	commercially pure titanium	商用纯钛
CRE	carbapenem-resistant Enterobacteriacaea	抗碳青霉烯类肠杆菌
CRP	C-reactive protein	C 反应蛋白
CRPS Ⅰ	complex regional pain syndrome type Ⅰ	复合型局部疼痛综合征 1 型
CRPS Ⅱ	complex regional pain syndrome type Ⅱ	复合型局部疼痛综合征 2 型
CTA	computed tomography angiography	计算机断层扫描血管造影
CTN	cannulated tibial nail	胫骨空心髓内钉
CTPA	computed tomography pulmonary angiogram	计算机断层扫描肺血管造影

DAD	distal aiming device (for tibial nail)	远端导向系统（胫骨髓内钉用）
DBP	diastolic blood pressure	舒张压
DCO	damage-control orthopedics	损伤控制骨科手术
DCS	damage-control surgery	损伤控制手术
DCS	dynamic condylar screw	动力髁螺钉
DEXA	dual energy x-ray absorptiometry	双能 X 线吸收测量法
DFN	distal femoral nail	股骨远端髓内钉
DHS	dynamic hip screw	动力髋螺钉
DICOM	digital imaging and communications in medicine	医学数字成像与传输
DMB	demineralized bone matrix	脱钙骨基质
DRUJ	distal radioulnar joint	下尺桡关节
DVT	deep vein thrombosis	深静脉血栓形成
DXA	dual x-ray absorptiometry	双能 X 线吸收测量法

EAC	early appropriate care	早期适当护理
EGF	epithelial growth factor	上皮生长因子
EHN	expert humeral nail	专家型肱骨髓内钉
EMG	electromyogram	肌电图
EPB	extensor pollicis brevis	拇短伸肌
EPL	extensor pollicis longus	拇长伸肌
ESIN	elastic stable intramedullary nailing	弹性稳定髓内钉固定
ESR	erythrocyte sedimentation rate	红细胞沉降率
ETC	early total care	早期全面处理
ETNS	expert tibial nail system	专家型胫骨髓内钉系统

FCR	flexor carpi radialis 桡侧腕屈肌
FCU	flexor carpi ulnaris 尺侧腕屈肌
FDA	Food and Drug Administration 美国食品与药品管理局
FES	fat embolism syndrome 脂肪栓塞综合征
FGF	fibroblast growth factor 成纤维细胞生长因子
FPL	flexor pollicis longus 拇长屈肌
FWB	full weight bearing 完全负重

GCS	Glasgow Coma Scale 格拉斯哥昏迷评分
GDF	growth and differentiation factor 生长分化因子
GOS	Glasgow Outcome Score 格拉斯哥预后评分

HA	hydroxyapatite 羟基磷灰石
HFS	Hanover fracture scale 汉诺威骨折等级
hGH	human growth hormone 人生长激素
HMSC	human mesenchymal stem cells 人间充质干细胞
HRT	hormone replacement therapy 激素替代疗法
HTO	heterotopic (ectopic) ossification 异位骨化

IASP	International Association for the Study of Pain 国际疼痛研究协会
ICP	intracranial pressure 颅内压
ICU	intensive care unit 重症监护病房
IGF	insulin-like growth factor 胰岛素样生长因子
IGF-BP	IGF-binding proteins 胰岛素样生长因子结合蛋白
IGS	image-guided surgery 影像引导下外科手术
IMP	intramuscular pressure 肌内压
INR	international normalized ratio 国际标准化比率
ISS	injury severity score 创伤严重度评分
IVC	inferior vena cava 下腔静脉

| K-wire | Kirschner wire 克氏针 |

LC-DCP	limited-contact dynamic compression plate 有限接触动力加压钢板
LCL	lateral collateral ligament 外侧副韧带
LCP	locking compression plate 锁定加压钢板
LDUH	low-dose unfractionated heparin 低剂量普通肝素
LHS	locking head screw 头锁定螺钉
LISS	less invasive stabilization system 微创稳定系统
LMWH	low-molecular-weight heparin 低分子肝素

MCL	medial collateral ligament 内侧副韧带	
MEFiSTO	monolateral external fixation system for traumatology and orthopedics 创伤与矫形骨科用单边外固定架	
MESS	mangled extremity severity score 肢体毁损严重性评分	
MFA	musculoskeletal function assessment 骨骼肌肉功能评估	
MIO	minimally invasive osteosynthesis 微创接骨术	
MIPO	minimally invasive plate osteosynthesis 微创钢板接骨术	
MIS	minimally invasive surgery 微创外科手术	
MMA	methyl methacrylate 甲基丙烯酸甲酯	
MOdDAD	modular distal aiming device 组合式远侧瞄准装置	
MODS	multiple organ dysfunction syndrome 多器官功能障碍综合征	
MOF	multiple organ failure 多器官衰竭	
MPP	mean muscle perfusion pressure 平均肌肉灌注压	
MRC	medical research council 医学研究委员会	
MRI	magnetic resonance imaging 磁共振成像	
MRSA	methicillin-resistant *Staphylococcus aureus* 耐甲氧西林金黄色葡萄球菌	
MSC	mesenchymal stem cells 间充质干细胞	
MSSA	methicillin-sensitive *Staphylococus aureus* 甲氧西林敏感型金黄色葡萄球菌	
MVA	motor vehicle accident 车祸	

NNT	number needed to treat/number needed to harm 治疗部位计数 / 伤害计数
NPWT	negative-pressure wound therapy, also called vacuum-assisted wound closure (VAC) 负压伤口治疗（又称为真空辅助伤口闭合）
NSAID	nonsteroidal antiinflammatory drug 非甾体类抗炎药

OA	osteoarthritis 骨性关节炎
OC	oral contraceptives 口服避孕药
OR	operating room 手术室
ORIF	open reduction and internal fixation 切开复位内固定
ORP	operating room personnel 手术室工作人员
OTA	Orthopaedic Trauma Association 创伤骨科协会
OTD	Orthopedic Trauma Directions 创伤骨科指南

PACS	picture archiving and communication systems 图像存档与传输系统
PCA	patient-controlled analgesia 患者自控镇痛
PCL	posterior cruciate ligament 后交叉韧带
PDGF	platelet-derived growth factor 血小板衍生生长因子
PDLLA	poly-D, L-lactide 多聚 D，L 丙交酯
PDS	polydioxanone 聚二氧六环酮
PE	pulmonary embolism 肺栓塞

PEEK	polyetheretherketone 聚醚醚酮
PEG	polyethylene glycol 聚乙二醇
PEKK	polyetherketoneketone 聚醚酮酮
PEP	pulmonary embolism prevention 肺栓塞预防
PET	positron emission tomography 正电子发射断层扫描
PET-CT	positron emission tomography combined with computerized tomography 正电子发射断层扫描与计算机断层扫描
PFN	proximal femoral nail 股骨近端髓内钉
PFNA	proximal femoral nail antirotation 抗旋型股骨近端髓内钉
PGA	polyglycolic acid 聚乙醇酸
PHILOS	proximal humerus internal locked system 肱骨近端锁定系统
PHN	proximal humeral nail 肱骨近端髓内钉
PLA	polylactic acid 聚乳酸
PLGA	polyglycolides 聚乙醇酸交酯
PLLA	polylactides 多乳酸化合物
PMMA	polymethylmethacrylate 聚甲基丙烯酸甲酯
PMN	polymorphonuclear neutrophils 多形核中性粒细胞
PQ	pronator quadrates 旋前方肌
PTH	parathyroid hormone 甲状旁腺素
PTSD	posttraumatic stress disorder 创伤后应激障碍
PWB	partial-weight bearing 部分负重

QCT	quantitative computed tomography 定量计算机断层扫描
QMRI	quantitative magnetic resonance imaging 定量磁共振成像
QST	quantitative sensory testing 定量感觉试验
QUS	quantitative ultrasound 定量超声

R/AFN	expert retrograde/antegrade femoral nail 专家型逆行 / 顺行股骨髓内钉
RCT	randomized control trial 随机对照研究
RES	reticuloendothelial system 网状内皮系统
RIA	reamer irrigator aspirator 灌注抽吸扩髓器
ROM	range of motion 关节活动度
RRR	relative risk reduction 相对风险降低
RSD	reflex sympathetic dystrophy, also called complex regional pain syndrome (CRPS) 反射交感性营养不良（又称为复合性局部疼痛综合征）
RTW	return to work 重返工作

SBP	systolic blood pressure 收缩压
SIGN	Surgical Implant Generation Network 外科内植物生产系统

SIRS	systemic inflammatory response syndrome	全身炎症反应综合征
SMP	sympathetically maintained pain	持续性交感神经痛
SPION	superparamagnetic iron oxide nanoparticles	超顺磁性葡萄糖氧化铁纳米颗粒
SSSC	superior shoulder suspension complex	肩关节悬吊复合体
SUN	simplified universal nail	简化通用髓内钉
SXA	single x-ray absorptiometry	单能 X 线吸收测量法

TAN	titanium aluminium niobium	钛铝铌合金
TBI	traumatic brain injury	外伤性脑损伤
β-TCP	β-tricalcium phosphate	ß- 磷酸三钙
TEN	titanium elastic nail	钛弹性钉
TGF	transforming growth factor	转化生长因子
TFCC	triangular fibrocartilaginous complex	三角纤维软骨复合体
TFN	trochanteric femoral nail	股骨转子髓内钉
Ti-15Mo	titanium molybdenum	钼钛合金
TLSO	thoracolumbosacral orthosis	胸腰骶联合支具
TNF-α	tumor necrosis factor α	肿瘤坏死因子 α
TRAP	triceps-reflecting anconeus pedicle	肱三头肌舌形瓣
TTWB	touch toe weight bearing	足趾触地负重
TXA	tranexamic acid	凝血酸

UHMWPE	ultra-high molecular weight polyethylene	超高分子聚乙烯
UHN	unreamed (solid) humeral nail	非扩髓肱骨髓内钉
USP	United States Pharmacopocia	美国药典
USS	universal spine system	脊柱通用系统
UTN	unreamed tibial nail	非扩髓胫骨髓内钉

VAC	vacuum-assisted wound closure, also called negative-pressure wound therapy (NPWT)	真空辅助伤口闭合技术（又称为负压伤口治疗）
VAS	Visual Analog Scale	视觉疼痛评分
VEGF	vascular endothelial growth factor	血管内皮生长因子
VTE	venous thromboembolism	静脉血栓栓塞

WBAT	weight bearing as tolerated	可承受负重
WBCT	whole-body computed tomography (for trauma)	全身计算机断层扫描（创伤用）

目 录

第1卷 · 原则

第2卷·技术

第 2 卷

技术

Techniques

Specific fractures

第**6**篇

骨折各论

第 1 章 | 肩胛骨和锁骨
Scapula and clavicle

第 1 节 | 肩胛骨
Scapula

王蕾 译

1 引言

1.1 历史

一直以来，肩胛骨骨折大多采用保守治疗。肩胛骨骨折后极少发生不愈合，而畸形愈合后大部分患者功能恢复尚可且很少伴有疼痛，往往也能为患者所接受。然而，最近的研究表明，肩胛骨骨折畸形愈合，特别是较大程度的畸形，可能会导致明显的肩关节功能障碍。这使得肩胛骨骨折治疗的相关问题受到了越来越多的关注，包括：三维成像的进展、手术的适应证、固定方法和患者的功能结果。

1.2 流行病学

肩胛骨骨折相对少见（占所有骨折的 0.4%~1%），常发生于多发伤患者，多由严重暴力引起。因此，必须仔细评估其他可能危及患者生命的创伤，包括连枷胸、钝性主动脉损伤、血胸或气胸、合并其他骨折的肺挫伤（尤其是锁骨骨折，约 25% 的肩胛骨骨折合并锁骨骨折）[1]。单纯肩胛骨骨折一般是

背部受到直接击打引起，常呈星形放射状。肩胛盂前缘或者后缘的骨折通常是由盂肱关节脱位或者半脱位引起（即"骨性 Bankart"损伤）[2]，治疗重点在于恢复肩关节的稳定性。

1.3 特点

肩胛骨结构复杂，是肩部肌肉结构的重要附着处，同时肩胛胸关节对于肩部稳定性和运动功能至关重要。肩胛骨骨质较薄，螺钉固定点多位于肩胛骨的边缘处。除此之外，肩胛骨有一些重要的突起（喙突、肩峰、肩胛冈），这些结构对于肩关节功能十分重要，也可作为螺钉置入的附着点。Goss[3] 引入了肩关节上部悬吊复合体的概念来解释相关肩部损伤的生物力学机制。

2 评估与诊断

2.1 病史及体格检查

肩胛骨骨折的临床症状是非特异性的，且常为

伴随的损伤的症状所掩盖。开放性骨折较为少见。骨折累及肩胛颈时，可能会损伤从肩胛骨上方的肩胛上切迹走行的肩胛上神经。可疑的肩胛上神经损伤和腋神经损伤必须通过肌电图检查来排除。

2.2 影像学检查

放射学检查需拍摄肩部创伤系列位片（肩胛骨正位、肩胛骨侧位以及腋窝位），关节盂的损伤需要通过计算机断层扫描（CT）来确定骨折块的数量、大小以及移位的程度。由于肩胛骨结构复杂，三维 CT 重建在术前计划中受到了越来越多的重视。肩胛骨骨折合并锁骨骨折较为常见，对锁骨的评估不应遗漏。

3 解剖学

肩胛体宽阔平坦，中部薄弱，靠近腋窝和脊柱的边缘部分较厚。肩胛冈是后部的突起结构，骨嵴突向后方，是到达肩胛体的最佳外科途径。肩胛骨上方的大部分为三角肌所覆盖，手术时必须掀起或劈开三角肌进行暴露。喙突和肩峰互不关联，最佳显露途径分别是前方入路和上方入路。

4 分型

4.1 AO/OTA 骨折和脱位分型

肩胛骨编号为 14[4]。它分为 3 个部位，骨性突起（14a）、体部（14b）和关节盂窝（14F）。

5 手术指征

手术指征目前仍有争议。手术干预适用于自身情况好、手术风险低、日常运动较多的健康患者。对合并内科疾病、低运动量的老年患者最好采取保守治疗。下方列出的手术适应证只是相对的，而不是绝对的，只有通过认真评估每位患者的手术风险和获益才能决定是否进行手术治疗。

- 肩胛盂（前方、下方或后方）骨折合并肩关节不稳。
- 关节内移位超过 5 mm 或累及关节面 25% 以上。
- 盂极角 <22°。
- 肩胛颈骨折内侧移位 >2 cm。
- 肩胛体骨折 100% 移位或成角 >45°。
- 肩胛骨突起（喙突、肩峰、肩胛冈）骨折完全移位。
- 肩胛颈明显成角畸形（后倾或前倾）。
- 年轻的多发伤患者。
- 肩关节上部悬吊复合体损伤（环形结构上的 2 处损伤）。

6 术前计划

6.1 手术时机

肩胛骨骨折很少需要急诊手术，因此有充足时间来稳定患者的病情（特别是在多发伤的处理中）并完善术前影像检查。和其他骨折一样，成功的手术取决于详细的术前计划、调整至最佳状态的患者和预期内固定区域的良好软组织覆盖。对于肩胛骨骨折，软组织覆盖很少出问题。现在的"标准医疗"包括了术前 CT 扫描（尽可能进行 3D 重建）来制订手术方案。肩胛盂和肩胛骨骨折手术是在不规则、复杂的骨结构上进行的艰难操作，手术应当尽可能在理想的条件下进行，例如：患者病情稳定、充分的术前影像学检查和计划、经验丰富且精力充沛的外科医生、多样化的内固定、良好的手术体位摆放、优秀的手术协从人员等。

6.2 内固定的选择

总体而言，肩胛骨和关节盂的固定通常使用小型或微型内植物。关节盂的边缘骨折可使用半螺纹的 4 mm 骨松质螺钉。肩胛骨体部骨折可使用 1/3 管型钢板或 3.5 系统重建钢板。加压钢板体积太大，肩胛骨骨折也不需要额外加强固定。要注意的是，肩胛骨的体部很薄，不同于肩胛骨的边缘，只能使用 12~14 mm 的螺钉。肩峰、肩峰冈或喙突骨折可以使用微型钢板和 2.7 mm 的螺钉进行固定。按照肩胛骨及其突起结构设计的预塑形钢板可减少术中钢板放置和塑形所需的时间。

6.3 手术室流程

用合适的消毒剂自颈部至手部进行消毒，消毒范围包括腋窝区域。铺巾时，应将上臂的后方从肩到肘暴露出来，手和前臂分别铺无菌巾后用弹性袖套固定（图 6.1.1-1a）。术中 C 臂机也进行铺巾保护。麻醉师和麻醉设备位于患者健侧，外科医生和助手立于患侧，手术室人员站在外科医生之间（后面）。当需要进行透视时，C 臂机球管从手术台的头侧进入术野，显示屏面向手术医生和放射技师（图 6.1.1-1b）。

7 手术

7.1 手术入路

肩胛骨有多种手术入路可供选择，选择何种入路取决于骨折的类型和需要固定的骨折块位置。很多肩胛骨骨折都是复杂骨折，但不需要对所有骨折线都进行固定。延长手术时间和扩大软组织剥离可能会取得更好的复位和更稳定的固定，但也要考虑到随之增加的手术风险和弊端。

7.1.1 三角肌胸大肌入路

此入路适用于累及肩胛盂前方和下方的骨折。翻开肩胛下肌，切开前方关节囊后，将肱骨头向后方半脱位，即可暴露肩胛盂的前方。完成骨折固定后需要恢复肩关节的稳定，要求原位缝合关节囊，仔细缝合切断或劈开的肩胛下肌腱，以免导致肩部活动受限和肌力下降。这个入路也可用于显露和修复合并的喙突骨折，但对大部分肩胛颈或肩胛体的骨折显露不够。

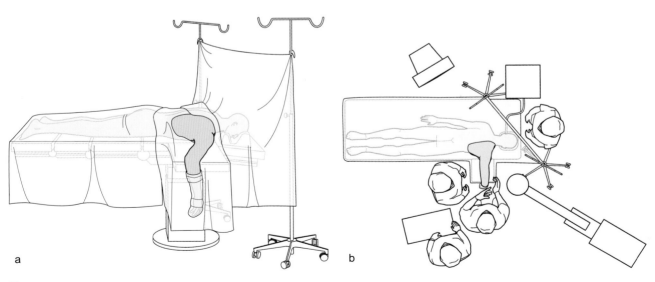

图 6.1.1-1
a 患者的体位和铺巾。
b 手术室的布置。

7.1.2 上方入路

此入路适用于肩胛盂上部的骨折。皮肤横行切口位于锁骨和肩胛冈之间，外侧跨越肩锁关节。劈开斜方肌的肌纤维，根据骨折块的位置，将冈上肌小心地牵向前方或者后方。必须分辨出肩胛上切迹，以免损伤肩胛上神经。单发的肩峰骨折也可通过向外侧延伸切口来进行固定。此入路显露范围有限，仅限于肩胛盂上部和肩峰，应用更多的是后方入路。

7.1.3 后方入路

由 Judet 描述的经典后方入路可以用于大部分肩胛骨体部骨折、肩胛颈骨折、肩胛盂后方骨折以及肩胛冈骨折（图 6.1.1-2）。患者取侧卧位或俯卧位，手臂铺巾允许自由活动。皮肤切口始于肩峰后角，沿着肩胛冈下缘至肩胛骨内侧缘，沿肩胛骨内侧缘转向下方至肩胛下角。自肩胛冈剥离三角肌（保留部分肌纤维以便修复），随后从肩胛下肌的外侧起点处将其完全剥离并翻开。由于广泛的剥离可能导致软组织并发症，此经典入路仅用于复杂的肩胛骨骨折治疗。

通常情况下并不需要大范围的软组织剥离。大多数病例中仅需显露肩胛盂后缘、肩胛颈、肩胛骨的外侧缘。简化的后方入路起自肩峰后角内侧 2 cm，平行于肩胛冈的外侧缘，显露并牵开三角肌下缘。通过冈下肌和小圆肌之间的间隙（神经间平面）可达肩胛骨与后方关节囊。通过外展上臂可抬高三角肌的下缘，显露近端关节囊。要避免损伤穿过肩胛上切迹的肩胛上神经及腋神经，后者穿出小圆肌下方四边孔并与旋肱后动脉伴行。

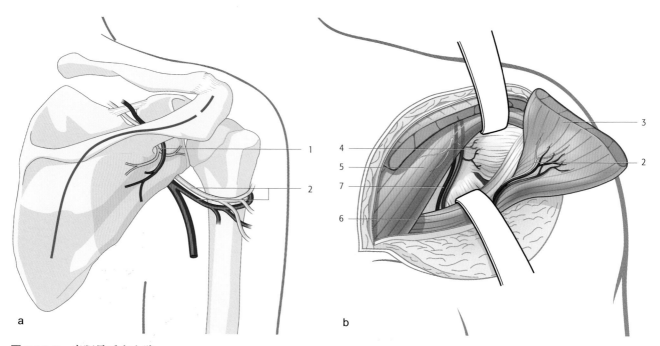

图 6.1.1-2　肩胛骨后方入路。

a 　侧卧位；皮肤切口始于肩峰顶部，沿着肩胛冈下缘至肩胛骨内侧缘，再沿肩胛骨内侧缘往下至肩胛下角。
　　1　肩胛上神经和动脉。
　　2　旋肱后动脉／腋神经。
b 　从肩胛冈和肩峰基底部锐性分离三角肌（3），保留少部分肌肉于肩胛冈以便修复。随后将三角肌小心牵向外侧，注意避免损伤腋神经和旋肱后动脉（2）。分开冈下肌（5）和小圆肌（6）显露肩胛骨的外侧缘和肩胛盂。可行部分关节囊切开。注意不要损伤旋肩胛血管（7）。

7.2 复位

7.2.1 肩胛骨突起部骨折

无移位的骨折应行保守治疗。移位的肩胛冈骨折存在骨不连和畸形愈合功能障碍的风险，通常需要手术治疗。可以通过后方入路，翻开三角肌，显露肩胛冈。采用 2.7 系统重建钢板从后方进行固定。

单纯喙突骨折可发生在喙锁韧带起点的中央或周围。中央型骨折更为常见，喙锁韧带通常保持完整。因此，当合并肩锁关节脱位时，骨折的喙突将与锁骨远端一起移位。对这种不稳定性喙突骨折可用 3.5 mm 拉力螺钉进行固定，同时固定肩锁关节。周围型骨折可以进行保守治疗，除非骨折块在喙肱肌的牵拉下完全分离。

有移位的肩峰骨折需要进行复位和内固定，畸形愈合可能会对肩袖产生撞击。通过 2.7 mm 的拉力螺钉或张力带固定可以达到稳定。

7.2.2 肩胛颈骨折

肩胛颈骨折时，关节盂骨折块通常向内侧移位。这种短缩降低了肩袖肌肉的张力和工作长度，可能会引起功能障碍。关节盂骨折块也可能会发生旋转，在肱三头肌长头腱的牵拉下，关节面常向远端倾倒。一些学者认为，这可能会导致盂肱关节的不稳定。有学者认为短缩大于 1 cm，旋转大于 40°是切开复位内固定的指征[5]。通常可采用 3.5 系统重建钢板经后方入路固定于肩胛骨外侧缘。

7.2.3 关节内骨折

移位的关节盂前下缘骨折（Bankart 骨折）必须通过手术治疗恢复关节面。即使骨折块较小，为避免反复的盂肱关节不稳，也必须手术治疗。通过三角肌胸大肌入路，可以直视下复位骨折块、相连的盂唇以及关节囊，从关节囊外拧入 2.7 mm 或 3.5 mm 的拉力螺钉固定（图 6.1.1-3）。建议使用软组织垫圈以更好地把持相关的软组织。因为肩胛盂的骨质偏软，螺钉应该足够长以获得于肩胛颈后方骨皮质的坚强固定。

大部分学者建议对肩胛盂窝的移位性骨折（超过 5 mm）进行切开复位内固定，以恢复关节面的

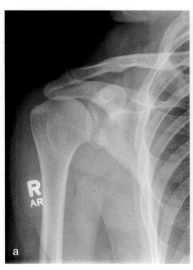 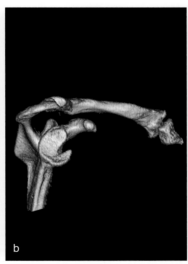 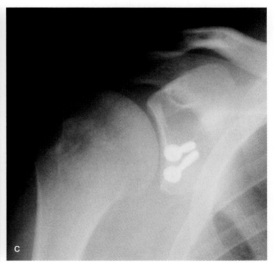

图 6.1.1-3

a 肩胛盂关节内骨折前下方骨片移位。

b CT 扫描三维重建。

c 部分切开关节囊进行复位，予克氏针临时固定后使用拉力螺钉最终固定。

平整，降低创伤性关节炎风险。然而 Ideberg[6] 建议，只要肱骨头依然位于关节盂窝的中心，关节面的移位性骨折依然采取保守治疗。是否需要进行手术治疗，取决于骨折移位程度、患者年龄和日常活动情况、相关合并症以及手术医生的经验。

根据骨折形态（CT 扫描），可以选择上方或后方入路。关节面的骨折块可以通过 2.7 mm 或 3.5 mm 的拉力螺钉固定。对于涉及肩胛骨体部和关节盂的粉碎骨折，解剖复位关节面并恢复关节盂和肩胛骨外侧缘的对位即可，体部的粉碎骨折块无需处理。

7.2.4 肩胛骨及同侧锁骨骨折

肩胛颈和同侧锁骨骨折（称为"浮肩"）提示了肩关节上方悬吊复合体的双重损伤。这种损伤如果移位，可能导致关节面向远端倾斜，盂极角变小，影响肩关节功能[3]。为防止肩胛带短缩以及外展无力和僵硬引起的功能障碍，需行锁骨骨折切开复位内固定，可能需要同时对肩胛颈骨折进行复位固定（图 6.1.1-4），特别是在出现明显内侧移位导致短缩 >2 cm 时[7, 8]。然而，最近发表的文献报道保守治疗效果也同样良好，Edwards 等[8] 认为保守治疗适用于浮肩损伤，尤其是移位不明显（小于 5 mm）的病例。Egol 等[9] 建议并非所有这类损伤都需要手术治疗，认为应该根据患者具体情况决定。Van Noort 等[10] 认为这种损伤并不总是不稳定的，在肩胛盂没有向远端移位的情况下，保守治疗能够获得良好的功能结果。总之，骨折移位是手术干预的指征。术后可能会有残留畸形，多处轻度移位的骨折较单处骨折容易导致更大的畸形。

7.3 内固定

通常选用微型或小型的内植物固定关节盂和肩胛骨。标准内固定材料为 3.5 系统重建钢板和 2.7/3.5 系统有限接触动力加压钢板（图 6.1.1-4f-h），有时也可使用 1/3 管型钢板。匹配肩胛骨的解剖型钢板也可以用于固定，但其优势和不足仍有待明确。

7.4 挑战

挑战在于：不断发展的手术适应证、影像学、手术入路和内植物选择。虽然有特定的手术指征，但何时需要手术治疗目前仍不明确，有待于前瞻性对照研究来确定。肩胛骨具有复杂的三维结构及多个突起，对肩胛骨骨折形态的认知是一个主要的挑战。因此，CT 扫描三维重建对这类骨折的处理是有帮助的（图 6.1.1-3b）。肩胛骨被厚实的软组织和肌肉覆盖，术中显露可能也会产生困难，要求外科医生对肩关节前方和后方入路都十分熟悉。

8 术后康复

术后的康复策略取决于骨折的固定方式。手术治疗和术后康复训练不足都容易引起肩关节僵硬。前缘骨折时，吊带悬吊固定上肢于内旋位，2 周后逐渐增加活动范围锻炼。骨折愈合之前不允许患肢完全外旋（通常为 6~8 周）。后缘骨折时，用夹板将上肢固定于外旋"枪手"位，2~4 周后逐步进行锻炼。在内固定稳定的情况下，绝大多数肩胛颈和体部骨折术后都可用吊带悬吊于舒适位，疼痛缓解后进行主动和被动活动锻炼，不限制活动范围。骨折愈合后进行力量训练，通常是在术后 6 周时。

9 并发症

- 僵硬：肩关节僵硬，主要是内旋受限，是肩胛骨骨折内固定术后最常见的临床并发症。在一个大样本 meta 分析研究中，234 例手术治疗的患者中有 9 例术后出现功能受限的肩关节僵硬[11]。如果积极的物理治疗无效，残留的僵硬可通过手术治疗，包括取出内植物、松弛关节和手法松解。

- 感染：浅表感染可通过局部伤口的护理和全身应用抗生素进行治疗。由于肩胛骨有较厚的肌肉和软组织覆盖，深部感染较为少见，有报道

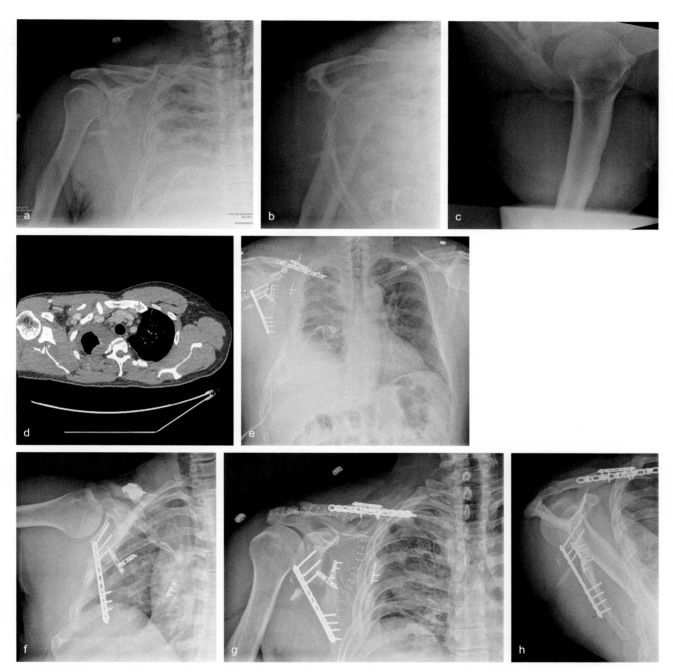

图 6.1.1-4 44 岁男性，骑摩托车时受伤。肩胛颈骨折合并锁骨骨折，导致肩胛带整体不稳。肩胛骨外侧骨块因上肢重量牵拉出现旋转。

a   术前右侧肩胛骨和锁骨的正位片。

b   术前右侧肩胛骨的侧位片。

c   术前右侧肩胛骨的轴位片。

d   术前胸部 CT 显示右侧肩胛骨粉碎骨折，短缩畸形。右肩局部软组织出血表现。

e   应用 3.5 系统重建钢板、3.5 或 2.7 系统有限接触动力加压钢板，或 3.5 系统锁定加压钢板均可以恢复肩胛带稳定性，必要时可联合使用小钢板辅助复位。本图为术后胸片，可见肩胛骨和锁骨内固定。

f-h   术后肩胛骨正位、肩关节和锁骨正位、肩胛骨侧位片可见骨折充分复位，以达到右侧肩胛骨和锁骨稳定。

在 84 例患者中无一例深部感染[12]，另一研究中 234 例患者也未发生深部感染[11]。治疗包括创面灌洗、清创、保留稳定的内植物、鉴定感染微生物和全身应用抗生素。

- 血肿：广泛的手术入路可加剧在肩胛骨周围形成大的死腔，导致血肿形成。如果血肿太大则需要进行干预，措施包括血肿清除、灌洗和闭式引流。

- 肩胛上神经麻痹：肩胛骨或关节盂骨折中的肩胛上神经损伤风险已有详细报道。骨折可导致神经受压或撕裂，术中显露时也可能发生损伤。受压神经可以进行松解，而完全的神经断裂基本无计可施。根据神经损伤的位置，可出现冈上肌和冈下肌的萎缩（位于冈盂切迹以上）或单纯冈下肌萎缩（位于冈盂切迹处或其下方），导致肩关节肌力下降和外旋受限。

10 预后与疗效

肩胛骨骨折的前瞻性或对照性研究不多。相关的回顾性研究一致认为无论是手术治疗还是保守治疗都能取得良好效果。有两项针对肩胛骨骨折的研究（19 例患者平均随访 8 年，18 例患者平均随访 2 年）展示了保守治疗的结果，发现大部分患者的 Constant 评分都为良好，而盂极角较小（特别是 <20°）的患者则相对较差。在另一项包含 13 例肩胛颈骨折的研究中，所有患者 Constant 评分均达到优良，而所有病例盂极角均 >20°。也有报道发现保守治疗中 6%~15% 治疗效果不佳，特别是对于骨折移位严重的病例。一项包含 32 例肩胛骨体部骨折[13] 的研究发现，较高的损伤严重程度评分及合并肋骨骨折也会导致较差的功能恢复。手术治疗的相关研究大多是关于骨折严重移位的病例。最近一项包括 84 例各种肩胛骨骨折的大宗病例研究中[13]，采用可延展的 Judet 切口治疗肩胛骨骨折获得了优良的影像学结果（无骨折不愈合，仅 3 例畸形愈合），无感染病例。另一项研究[14] 分析了肩胛骨突起部（13 例肩峰和 14 例喙突）骨折的内固定结果，所有骨折均愈合，无患者出现活动受限及疼痛。

参考文献

1. **McGinnis M, Denton JR.** Fractures of the scapula: a retrospective study of 40 fractured scapulae. *J Trauma.* 1989 Nov;29(11):1488–1493.

2. **Thompson DA, Flynn TC, Miller PW, et al.** The significance of scapular fractures. *J Trauma.* 1985 Oct;25(10):974–977.

3. **Goss TP.** Double disruptions of the superior shoulder suspensory complex. *J Orthop Trauma.* 1993;7(2):99–106.

4. **Orthopaedic Trauma Association, Committee for Coding and Classification.** Fracture and dislocation compendium. *J Orthop Trauma.* 1996;10 Suppl 1:1–154.

5. **Ada JR, Miller ME.** Scapular fractures. *Analysis of 113 cases. Clin Orthop Relat Res.* 1991 Aug;(269):174–180.

6. **Ideberg R.** Fractures of the scapula involving the glenoid fossa. In: Bateman JE, Welsh RP, eds. *Surgery of the Shoulder.* Philadelphia: BC Decker; 1984:63–66.

7. **Rikli D, Regazzoni P, Renner N.** The unstable shoulder girdle: early functional treatment utilizing open reduction and internal fixation. *J Orthop Trauma.* 1995 Apr;9(2):93–97.

8. **Edwards SG, Whittle AP, Wood GW.** Nonoperative treatment of ipsilateral fractures of the scapula and clavicle. *J Bone Joint Surg Am.* 2000 Jun;82(6):774–780.

9. **Egol KA, Connor PM, Karunakar MA, et al.** The floating shoulder: clinical and functional results. *J Bone Joint Surg Am.* 2001 Aug;83-A(8):1188–1194.

10. **van Noort A, te Slaa RL, Marti RK, et al.** The floating shoulder. *A multicentre study. J Bone Joint Surg Br.* 2001 Aug;83(6):795–798.

11. **Dienstknecht T, Horst K, Pishnamaz M, et al.** A meta-analysis of operative versus nonoperative treatment in 463 scapular neck fractures. *Scand J Surg.* 2013;102(2):69–76.

12. **Bartonicek J, Fric V.** Scapular body fractures: results of operative treatment. *Int Orthop.* 2011 May;35(5):747–753.

13. **Anavian J, Gauger EM, Schroder LK, et al.** Surgical and functional outcomes after operative management of complex and displaced intra-articular glenoid fractures. *J Bone Joint Surg Am.* 2012 Apr 4;94(7):645–653.

14. **Cole PA, Gauger EM, Schroder LK.** Management of scapular fractures. *J Am Acad Orthop Surg.* 2012 Mar;20(3):130–141.

致谢 · 我们特别感谢 Nikolaus Renner 和 Roger Simmermacher 在《骨折治疗的 AO 原则》第 2 版中对该章节的贡献。

第 2 节 | 锁骨
Clavicle

王蕾 译

1 引言

锁骨骨折一般采用保守治疗。20 世纪 60 年代初的研究中[1]报道锁骨骨折的不愈合率低于 1%，保守治疗可达到较高的患者满意度。然而，当代的文献对此提出了异议，近年来外科手术治疗取得了显著的疗效。

1.1 流行病学

在所有成人骨折中，锁骨骨折占 2.6%~5%。66% 以上的锁骨骨折发生于锁骨中 1/3，约 25% 为外侧 1/3 骨折，3% 为内侧 1/3 骨折。锁骨骨折发生率呈双峰分布，主要发生于 30 岁以下男性，其次是 70 岁以上的老年人[2]。

1.2 特点

锁骨骨折治疗目的是减少疼痛和恢复肩关节功能。大多数锁骨骨折仍然主要采用保守治疗。急性期进行悬吊固定，一般在骨折后 2~6 周疼痛缓解时进行早期活动范围训练和力量锻炼。不推荐使用 8 字绷带，不但没有治疗效果，还可能导致腋窝压疮和更多的骨折不愈合[3]。

2 评估与诊断

2.1 病史及体格检查

锁骨骨折由摔倒后肩部受到直接撞击引起，常见于年轻人的户外运动和老年人的不慎摔倒。明确损伤机制十分重要。高能量损伤可能合并头部和胸部的损伤，而轻微创伤导致的骨折则可能为病理性骨折。牵拉性损伤需要早期和仔细排除肩胛胸壁分离、神经和血管损伤。在临床上，患者骨折处出现肿胀和瘀斑（图 6.1.2-1a），合并畸形和压痛。应注意软组织是否被顶起（图 6.1.2-1b），这可能会引起皮肤坏死和溃烂。

2.2 影像学检查

大多数锁骨骨折可通过简单的前后位 X 线诊断（图 6.1.2-2a）。20° 头倾位摄片能消除胸腔的重叠影响。患者应在直立位进行 X 线拍摄，以更好地显示骨折移位情况（图 6.1.2-2b）。负重位摄片有助于评估锁骨远端或肩锁关节损伤时喙锁韧带的完整性。计算机断层扫描（CT）有助于显示复杂的肩胛带损伤，并可以更好地显示可能存在的锁骨近端和胸锁关节的损伤。拍摄胸片有助于排除相关的胸部损伤，通过与对侧锁骨比较可评估短缩，以及排除肩胛胸壁分离。

3 解剖学

锁骨呈 "S" 形，内侧前凸，外侧向后凹陷。锁骨作为上肢和躯干之间唯一的骨性结构，与外侧的肩峰和内侧的胸骨形成关节连接。其横截面从内侧的三角形逐渐变为中段的管状，末端形成平坦宽大的肩峰端。锁骨中部最细且直接位于皮肤下面，只有很少肌肉附着，受到直接或间接暴力时最容易骨折。锁骨内侧端与锁骨下血管和肺尖紧密相邻，而臂丛从中段下方穿过。锁骨上神经的三个主要分支跨越锁骨表面（图 6.1.2-3），手术时存在损伤风险。锁骨中段骨折的典型畸形是在胸锁乳突肌牵拉

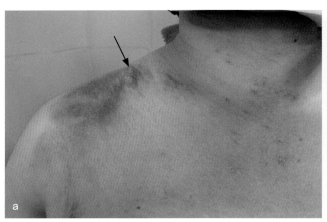
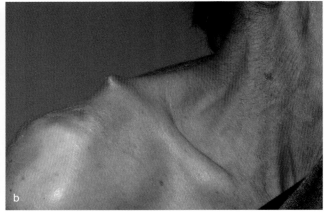

图 6.1.2-1
a 急性锁骨骨折的临床表现，可见弥散性瘀斑。皮下可触及骨折近端（箭头）。
b 锁骨骨折患者，骨折近端顶起皮肤，造成皮肤溃烂。

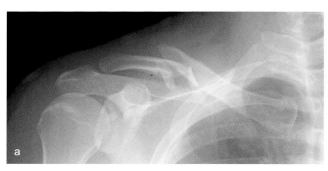
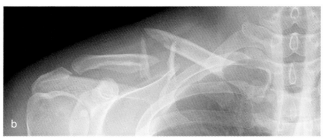

图 6.1.2-2
a 粉碎性锁骨干骨折的前后位 X 线片。
b 直立位头倾 20° 摄片，移位更为明显。

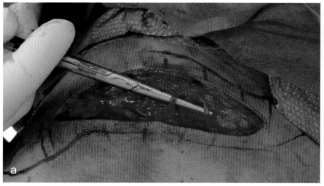
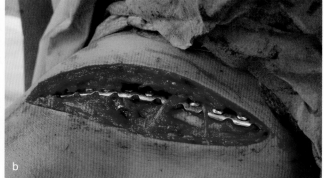

图 6.1.2-3 采用横行切口入路，固定骨折前显露并保留锁骨上神经。

下锁骨内侧骨折块向上、后方移位，外侧骨折块由于上臂的重量向下方移位，并在胸大肌牵拉下发生旋转。最终，斜方肌、胸肌和背阔肌牵拉肩胛带，造成锁骨短缩。

4 分型

4.1 AO/OTA 骨折脱位分型

锁骨代码为 15，包含三个部位：15.1[近端（内侧）]、15.2（骨干）和 15.3[远端（外侧）]。近端（内侧）和远端（外侧）骨折分为 A 型（关节外）、B 型（部分关节内）和 C 型（完全关节内）。骨干骨折分为 A 型（单纯型）、B 型（楔形型）和 C 型（粉碎型）。AO/OTA 骨折和脱位分类没有考虑骨折的移位程度，目前对于锁骨骨折治疗和预后判断作用有限。

4.2 其他主要分型系统

Allman 分型是基于骨折的位置（Ⅰ：中间 1/3，Ⅱ：外侧 1/3，Ⅲ：内侧 1/3）[4]。NEER[5] 对外侧 1/3 骨折进行了分型，强调了喙锁韧带的重要性：Ⅰ 型发生在喙锁韧带的远端，内侧骨折块无明显移位；Ⅱ 型涉及喙锁韧带，导致内侧骨折块向上方移位；Ⅲ 型延伸至肩锁关节，喙锁韧带保持完整。Craig[6] 结合了 Allman 和 Neer 分类系统，并增加了近端和远端骨折的儿童和粉碎骨折的亚组。

Edinburgh 分型是由 Robinson[2] 通过分析 1000 例锁骨骨折后建立的综合性分型系统。Edinburgh 分型是第一个根据移位和粉碎程度来划分骨干骨折的分型系统。1 型骨折累及内侧端，2 型为骨干骨折，3 型为外侧端骨折。骨干骨折根据骨折块之间是否存在皮质接触分为 A 型和 B 型。2A 型骨折进一步分为无移位型（2A1 型）和成角型（2A2 型），2B 型骨折分为简单型或楔形型（2B1 型）和粉碎型（2B2 型）。根据相邻关节是否受累，内侧端和

外侧端骨折又分为亚组 1 和 2。

5 手术指征

绝对指征：
- 开放性骨折。
- 即将刺破穿出皮肤的骨折。
  相对适应证：
- 合并同侧上肢损伤。
- 浮肩损伤。
- 多发伤。
- 骨折合并神经血管损伤。
- 同侧多发肋骨骨折合并胸壁畸形。
- 显著移位（缩短和 / 或抬高）>2.5 cm。
- 锁骨短缩形成翼状肩。

5.1 骨干骨折

明显移位的骨干骨折的手术指征存在争议。若干前瞻性研究[7-11] 已开始质疑传统的大多数中段骨折能够自行愈合而无功能缺陷的观点，认为保守治疗会导致更多的骨不连和有症状的畸形愈合（15%~20%）、更低的功能评分以及肌力减弱。另外有研究[2] 表明，骨折移位超过锁骨宽度或显著粉碎的骨折类型更易出现疗效不佳。一项对 52 例保守治疗患者的回顾性研究[12] 显示，初始短缩大于 2 cm 预示了骨不连和较差的预后。

另一方面来看，手术可能导致更高的并发症和再手术率，主要是和内植物有关。因此，有学者[13] 反对对所有移位的锁骨中段骨折进行过度治疗。目前对何种移位骨折应手术治疗缺乏共识，充分评估相关手术风险和患者的预期结果十分重要。

5.2 外侧端骨折

大多数锁骨外侧端骨折都是无明显移位的关节外骨折。愈合通常并不困难。移位的骨折伴有较高的骨不连率（约 30%）。然而，几个小型研究的数

据表明，放射学上的骨不连并不总会引起严重的临床症状。因此，移位的锁骨外侧端骨折的手术治疗应该在个体评估的基础上进行[14]。

5.3 内侧端骨折

内侧端骨折一般予以保守治疗，除非骨折明显向后方移位压迫到纵隔。

6 术前计划

6.1 手术时机

出现绝对手术指征时，应立即进行手术，不可延误。相对适应证下，手术延迟超过 2~3 周可能会增加骨折复位的难度，尤其是在准备通过经皮技术进行闭合复位内固定时。

6.2 内固定的选择

锁骨可以通过髓内或髓外内植物来固定。以前的治疗中，锁骨干骨折的髓内钉通常为刚性螺纹钉，髓内钉进入胸腔，尽管发生率较低，也可能会造成严重的并发症。最近，从内侧进针点插入的钛质弹性钉被用于治疗简单的骨干骨折（图 6.1.2-4）。尽管内植物装置不断更新，但均不能进行锁定[15]。

最常用的钢板内植物是 3.5 系统动力加压钢板或重建钢板。重建钢板的优点在于可根据不规则的锁骨结构进行塑形（图 6.1.2-5）。然而，重建钢板容易变形，可能会导致畸形愈合或内固定失败。针

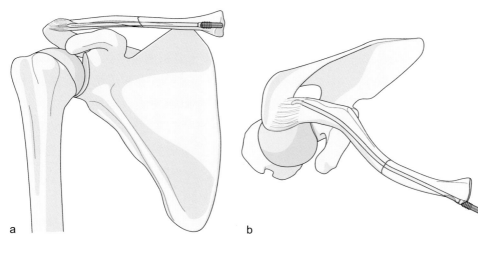

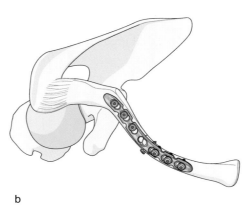

图 6.1.2-4　钛质弹性髓内钉顺行置入固定简单锁骨中段骨折。

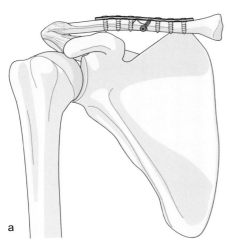

图 6.1.2-5　拉力螺钉联合置于上方的 7 孔 3.5 系统重建钢板治疗锁骨中段骨折。

对锁骨的解剖型锁定加压钢板（LCP）已经面世，但需要注意锁骨的形态存在较大的变异，术中可能需要进一步塑形以避免内植物突出。对于骨折远端较短的外侧端骨折和老年人的骨质疏松性骨折，可以选择锁定螺钉固定。尽管临床的研究存在局限，生物力学研究[16]已经证实了锁定钢板固定更具优势。对较小的中间骨块可以使用 2.7 mm 螺钉，甚至 2.4 mm 或 2.0 mm 螺钉作为拉力螺钉进行固定，以达到解剖复位和绝对稳定的固定。

对于移位的外侧端骨折，目前已有解剖型的锁定钢板，允许对远端骨折块置入更多的锁定螺钉。如果远端骨折块太小致螺钉无法充分固定，可以通过将锁骨钩钢板外侧偏置的钩部插入肩峰的后下方来进行固定。源自肩锁关节脱位的外科技术，如喙锁螺钉、缝合和悬吊技术、Tightrope 袢钢板，能为内固定提供有效辅助，也可作为主要的重建方法。

6.3 手术室布置

外科医生认为患者的手术体位摆放合适后，即开始用消毒液对手术区域进行消毒。消毒区域应包括颈基部、胸骨、胸肌区域、上臂和肩部后方。应特别注意对腋窝区域的消毒（图 6.1.2-6）。

麻醉师和麻醉设备应位于手术台的远端，外科医生和助手位于患者患侧，手术室相关人员也站于患侧。需要术中透视时，C 臂机球管从手术台的头侧进入术野，显示屏面向手术医生和放射技师（图 6.1.2-7）。

7 手术

7.1 手术入路

患者置于沙滩椅位或半坐位（图 6.1.2-6）。患侧肩部下方垫高以抬高锁骨便于手术，手臂铺巾以允许术中进行活动。可选择沿锁骨长轴的横向切口，或平行于 Langer 纹的军刀切口。横向切口具备更大的延展性，而纵向切口可减少锁骨上神经损伤的风险，并更加美观。无论选择哪种切口，皮肤和皮下都应作为整体进行分离。同样，锁骨上的肌筋膜层也应全层切开。保留这两层便于分层缝合覆盖内固定，并减少切口并发症。当确认锁骨上神经时，外科医生可以选择对其进行保护处理。

7.2 复位

避免过多剥离骨折块上的骨膜，特别是向后方

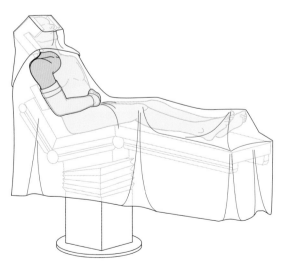

图 6.1.2-6　患者置于沙滩椅位。皮肤消毒区域如图所示，黏性塑料帷帘已经用于覆盖手术区域。

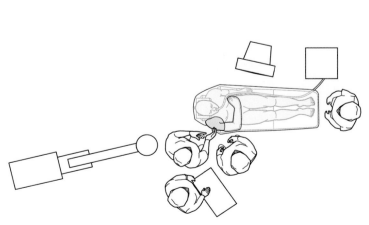

图 6.1.2-7　手术室人员位置和 C 臂机摆放。

和下方。尽可能保留纵向的中间骨折块的软组织附着，仔细剥离至可直接复位远近骨折端即可。小螺钉或微型螺钉可用作拉力螺钉，将复杂骨折转为简单骨折。随后使用复位钳将近端和远端锁骨解剖复位，用拉力螺钉或钢丝临时固定。对于粉碎骨折，可选择微创复位结合微创钢板接骨术（MIPO）技术，通过复位螺钉或微型钢板进行复位，最终以预塑形钢板固定。

7.3 内固定

7.3.1 钢板

3.5系统加压钢板、重建钢板或预塑形LCP均可用于固定锁骨骨折。钢板通常置于锁骨上方或前方。钢板位于上方时在生物力学上强度更大，尤其是在下方存在粉碎骨折时，并且显露更为简单。螺钉必须要进行双皮质固定，钻孔时要非常小心，因有可能会损伤下方的神经、血管结构，特别是在锁骨近端1/3处。这种情况下一些医生倾向于使用摆动钻头。可以通过在锁骨下方放置钝头拉钩来保护血管，但必须避免对软组织的过度剥离。前方放置钢板时螺钉通道钻孔更为安全，可以用作替代方案。其优点还包括钢板帖服，易于塑形，以及可在锁骨较宽的前后径上置入更长的螺钉。以加压或保护模式使用时，钢板提供绝对稳定，能够在骨折端

两侧分别用3枚双皮质螺钉固定（图6.1.2-8）。当绝对稳定无法达到时，应遵循桥接钢板的应用原则，注意钢板长度和螺钉密度。3.5系统重建钢板强度不足以用作桥接钢板，作用于锁骨的强大应力可能会导致钢板折弯或断裂。初次手术一般不需要进行植骨。内固定之后，至关重要的是充分缝合肌筋膜层以覆盖钢板并防止感染。

7.3.2 髓内固定

髓内固定的优点在于：切口较小、更为美观，软组织剥离少，内植物突出风险较低。缺点包括进针点的皮肤刺激或破损，常需取出髓内钉以及髓内钉迁移。当前的髓内钉如钛质弹性钉无法进行静态锁定，无法控制长度和旋转，用于粉碎骨折可能会导致继发性短缩。髓内钉技术只能应用于简单、横行或斜行锁骨骨折。

锁骨骨折的闭合复位有时比较困难，外科医生在操作中应注意避免自己的手部过度暴露于射线下。

髓内钉可以顺行或逆行插入。前者于锁骨近端的前内侧进钉，而后者于锁骨远端的后外侧进钉。使用钛弹性钉时建议顺行进钉，这样容易通过解剖

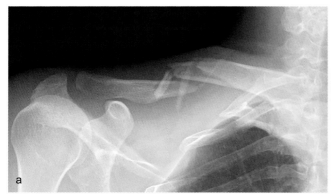
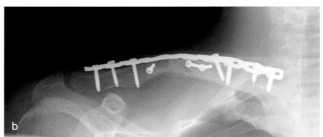

图 6.1.2-8

a 锁骨干粉碎骨折术前影像。

b 多枚拉力螺钉联合长保护钢板固定。术后3个月，骨折愈合良好。

学标记定位进针点和拔出点。这个解剖学标记是胸锁关节外侧 1~2 cm。在前方皮质处钻出 2.5 mm 孔道，用开孔器扩孔。向髓腔内插入 2.0~3.5 mm 弹性髓内钉，在 C 臂机监视下穿过骨折处。如果无法实现闭合复位，或髓腔狭窄导致髓内钉难以插入锁骨外侧骨折端时，可先尝试使用点式复位钳进行经皮复位。如果仍无法插入，则在骨折部位直接切开复位并引导髓内钉穿过。大约 50% 的病例需要切开复位。髓内钉的尖端要进至锁骨远端的外侧皮质。去除髓内钉内侧末端，安装钝性尾帽保护髓内钉近端（图 6.1.2-4a-b）。

7.3.3 微创钢板固定

锁骨的微创钢板接骨术被认为具有更高的生物力学强度，同时避免了开放钢板固定或髓内固定的缺点。术中要求将 3.5 系统 LCP 放置于锁骨前方，最好是锁骨前下方。这样可以参照健侧锁骨，使得钢板更容易提前塑形，并可获得更长的螺钉孔道[17]。通过外侧切口，从胸大肌下方向内侧插入钢板。内侧另行切口将钢板固定于锁骨（图 6.1.2-9）。闭合

复位可以使用 Schanz 钉撬拔或用经钢板标准皮质螺钉作复位工具。早期应用微创钢板接骨术可能会发生锁骨上神经损伤、影响功能的对线排列不良或短缩、钢板弯曲或断裂。目前仍需要进一步的研究来显示其是否优于传统的切开复位钢板内固定术。

7.3.4 锁骨外侧端骨折的钢板固定

钢板内植物的选择取决于外侧骨块的大小。外侧骨块至少需要 3 枚双皮质螺钉。理想情况下，斜行骨折应使用拉力螺钉。如果骨折块太小无法固定，可使用锁骨钩钢板。置患者于沙滩椅位或半坐位，手术入路位于中段骨折所用切口的外侧。皮肤切口以锁骨远端为中心，向外侧延长至肩锁关节外侧 1 cm 处。分离至深层后，用注射针头（图 6.1.2-10b）定位肩锁关节。远端骨折块复位用克氏针临时固定，如果骨折线为斜行，用拉力螺钉固定。随后用弯剪或血管钳穿入肩峰下间隙，便于插入钢板钩部。选择合适尺寸的钢板，将钩部于肩锁关节后方插入肩峰下间隙。随后将钢板复位

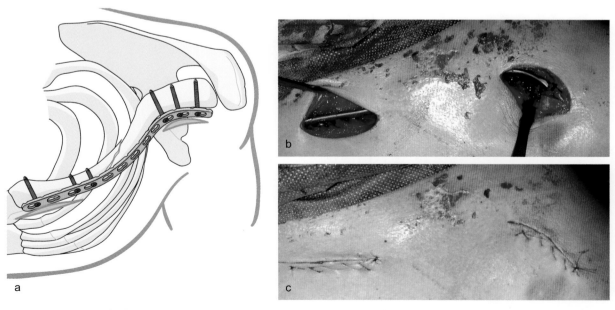

图 6.1.2-9　LCP 固定骨折（a）伤口闭合前（b）和闭合后（c）。微创钢板接骨术的小切口避免了后续的皮肤损伤，这种锁骨中段骨折的标准开放切口会加重软组织的损伤。

至贴于锁骨的上面（图 6.1.2-11，图 6.1.2-12）。也可以通过按序置入皮质螺钉，使用钢板作为杠杆，将远端骨块逐渐复位于近端骨块。锁骨钩钢板对于维持锁骨远端骨折的复位最为有效，但常导致肩峰下撞击，产生疼痛并影响肩部活动。必须告知患者，骨折愈合后需要进行二次手术取出钢板。

一般情况下，钢板取出后，肩关节功能即可恢复良好。

外侧骨块较大时，可以使用预塑形的解剖型锁骨远端锁定钢板，可向外侧骨块中置入更多的锁定螺钉（图 6.1.2-13，图 6.1.2-14e-g）。这样可以避免锁骨钩钢板存在的并发症。

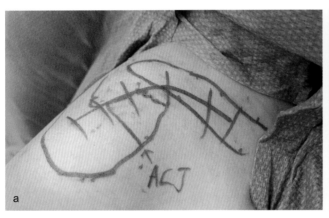
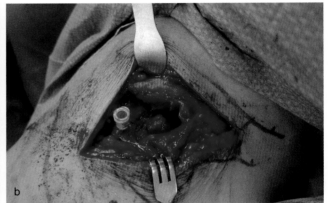

图 6.1.2-10 锁骨外侧端骨折的手术切口和入路。在皮肤上标记肩锁关节（a），术中分离软组织后用注射器针头定位肩锁关节（b）。

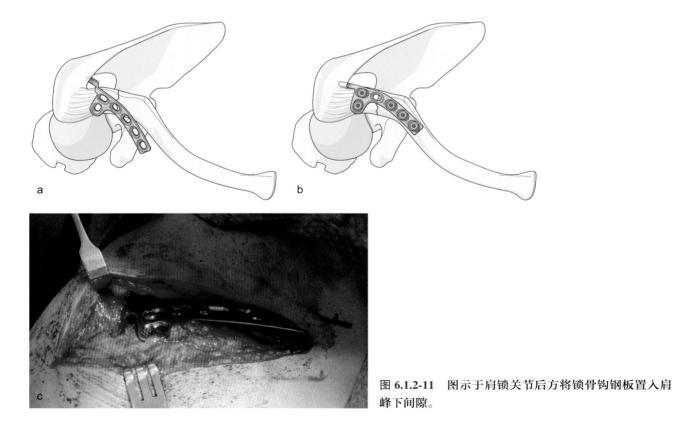

图 6.1.2-11 图示于肩锁关节后方将锁骨钩钢板置入肩峰下间隙。

7.3.5 肩锁关节脱位的治疗

肩锁关节损伤占肩胛带损伤的 12%，常发生于从事接触性运动的年轻运动员中。最常用的分型系统是 Rockwood[18] 分型。Ⅰ型为关节扭伤，喙锁韧带完整；Ⅱ型为肩锁韧带撕裂，喙锁韧带完整；Ⅲ型中，肩锁韧带和喙锁韧带均撕裂；Ⅳ型损伤中，锁骨远端向后移位刺入斜方肌中；Ⅴ型损伤中，肩锁关节和喙锁韧带均完全撕裂，关节移位超过 100%；Ⅵ型损伤非常少见，锁骨远端向下移位至喙突下方。

Ⅰ型和Ⅱ型损伤建议采用保守治疗，用悬臂吊带短期制动。Ⅲ型损伤的处理仍有争议，但目前文献[19] 表明保守治疗适用于活跃的年轻人。尽管会留有一定的外观畸形，但功能恢复良好。更为严重的损伤（Ⅳ～Ⅵ型）是手术干预的指征。目前常用的外科技术有[20]：

- Bosworth 喙锁螺钉技术，一期修复或不修复韧带（图 6.1.2-15）。
- 锁骨钩钢板固定，类似于锁骨外侧端骨折（图 6.1.2-16）。
- 通过关节镜或小切口进行 Tightrope 袢钢板固定（图 6.1.2-14a）或锚钉缝合（图 6.1.2-14b）。
- 喙锁韧带缝合或加强悬吊，在喙突和锁骨间用人工材料或肌腱进行悬吊（图 6.1.2-14c-d）。

目前尚不明确哪种手术技术更具优势，尽管可能存在一定程度的复位丢失，但这些技术的最终疗效都是令人满意的[20]。

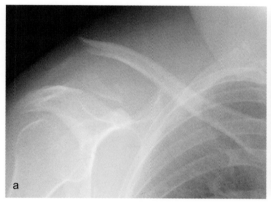
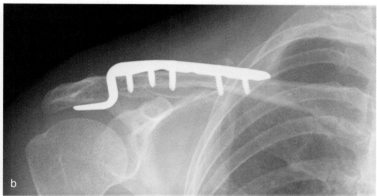

图 6.1.2-12 与图 6.1.2-10 为同一患者。移位的锁骨外侧端骨折术前和术后 X 线片。

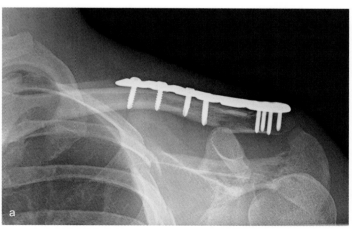
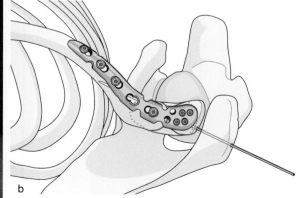

图 6.1.2-13 浮肩损伤中锁骨外侧端骨折块较大时，用预塑形的解剖型钢板固定。注意骨折累及肩峰和肩胛骨。

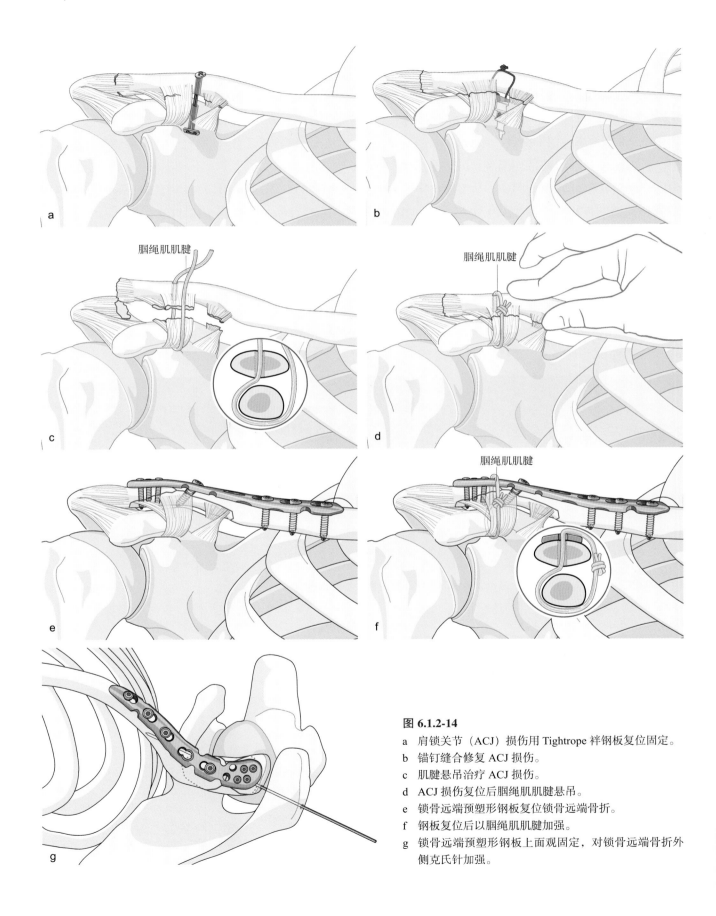

图 **6.1.2-14**

a 肩锁关节（ACJ）损伤用 Tightrope 袢钢板复位固定。

b 锚钉缝合修复 ACJ 损伤。

c 肌腱悬吊治疗 ACJ 损伤。

d ACJ 损伤复位后腘绳肌肌腱悬吊。

e 锁骨远端预塑形钢板复位锁骨远端骨折。

f 钢板复位后以腘绳肌肌腱加强。

g 锁骨远端预塑形钢板上面观固定，对锁骨远端骨折外侧克氏针加强。

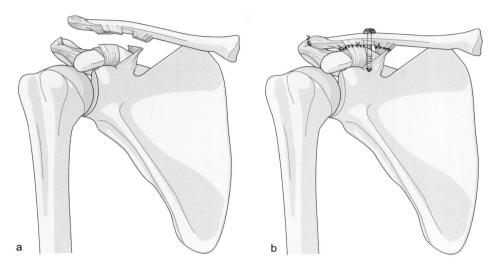

图 6.1.2-15　V 型肩锁关节脱位，Bosworth 螺钉固定，一期修复肩锁韧带和喙锁韧带。

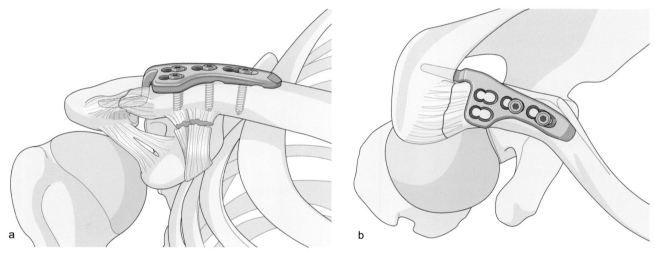

图 6.1.2-16　锁骨钩钢板复位固定肩锁关节（ACJ）损伤。

7.3.6 锁骨内侧端骨折和胸锁关节脱位的治疗

这些损伤相对罕见，也缺乏基于循证医学的治疗指南。锁骨内侧骨折常为移位不明显的关节外骨折，可行保守治疗。锁骨内侧端的骨骺常于 23~25 岁时闭合，是人体最后闭合的骨骺。因此，许多内侧损伤实际上是骺板骨折，为 Salter- Harris Ⅰ 型或 Ⅱ 型。常规 X 线片难以诊断，有时采用 40° 头倾"巧合"位摄片并对比健侧可能发现锁骨内侧端的移位。CT 可以获得最佳的影像。向前方移位的骨折或脱位通常可以闭合复位，但常不稳定，容易再

次移位。由于持续脱位或移位往往不会导致功能障碍，建议对其行姑息治疗。锁骨内侧端向后方脱位可以但极少导致上纵隔损伤，包括血管损伤，甚至气管阻塞和气道压迫。首先应当通过回缩同侧的肩部尝试急诊闭合复位。如果没有效果，可以使用经皮点式复位钳或巾钳使关节复位[21]。如果仍然无法复位，有必要切开复位和固定，而且应当和血管外科医生一起手术。如果有条件做放射介入，可以通过术前放置气囊导管控制锁骨近端的血管。在内侧骨块足够大的情况下，可以通过传统钢板或 3.5 系

统锁定钢板来实现对内侧骨块的固定。解剖型锁骨外侧钢板可以允许置入更多螺钉以获得更大的稳定性。对于内侧骨折片太小的脱位和骨折，钢板可以跨关节桥接固定到胸骨上。

8 术后处理

术后上臂应悬吊固定，并立即开始肩部钟摆训练。2周后随访，检查伤口并拍摄X线片，可以去除吊带，并开始进行不受限制的关节活动度训练，但要告知患者不可用患肢提拉负重。患者术后一般感觉良好，不遵守医嘱的患者可能会发生内固定失败。如果术后6周出现骨性愈合征象，即可开始进行力量训练。术后3个月内，应尽量避免进行接触性运动或极限运动，直至骨折完全愈合。

9 并发症

9.1 早期并发症

· 手术后伤口感染率可达4.8%[8]。通过仔细的软组织处理、分层缝合覆盖内植物和把握合适的手术时机可以降低感染的风险。

· 锁骨下区域麻木是最常见的并发症，尽管竭力保留锁骨上神经，但是报道有此症状的患者比例仍可多达83%。自然病史的研究[22]表明，这些症状会随着时间的推移而减轻，尽管它们可能会持续至术后2年，但并不会导致显著功能障碍。

· 内植物突出和皮肤激惹取决于外科医生对内植物和内固定方法的选择，常见于使用体积较大的钢板或钉尾没有很好软组织覆盖者。通过应用较薄的预塑形解剖型钢板可以降低发生率。将钢板放置于前方也可以减少内植物的突出和皮肤激惹。不应常规早期取出钢板，这会让患者身陷再骨折的风险。

· 手术和保守治疗后均可能发生再骨折。手术后再损伤可导致内植物弯曲或断裂，或内植物周围骨折。在内植物取出后，原来骨折部位可能会再次骨折，这种情况下往往必须予以内固定治疗，因为再骨折部位的愈合有问题是相当常见的。

· 不愈合：

— 完全移位的骨干骨折保守治疗的不愈合率为15%，手术治疗的不愈合率为2%[23]。这就是不愈合的风险相对降低了86%。

— 骨折不愈合的危险因素包括骨折完全移位、短缩大于2 cm、吸烟、年龄增加、高能量损伤和再骨折[24]。

— 有症状的骨折不愈合患者需要进行钢板固定以达到力学稳定，可考虑同时进行自体骨移植。

— 在顽固性骨不连、骨质量差或骨丢失过多的情况下，可能需要结构性或节段性植骨。

— 锁骨外侧端骨块较大时可行内固定治疗，并选择性植骨。当骨块较小时，可直接切除。

9.2 晚期并发症

· 肩锁关节骨性关节炎较常发生在关节内骨折（Edinburgh 3B2型）。有症状而保守治疗无效时，可在关节镜下或开放手术切除锁骨远端。

· 畸形愈合：

— 所有保守治疗的移位性骨折均伴有不同程度的畸形愈合。

— 肩胛带短缩伴随远端骨块的旋转可能会导致肩关节极限力量和耐力的降低，尤其是在肩关节外展时[7]。胸廓出口的狭窄可能导致臂丛压迫症状。肩胛胸壁关节的错位会引起肩胛骨前倾，产生肩部疼痛和肌痉挛。

— 当明确症状来自畸形愈合时，对于合适的患者，截骨矫正和钢板固定是有效的。

10 预后与疗效

近期的研究报道，手术治疗移位的锁骨中段骨折效果良好。一项包括 6 组随机对照试验 [9] 的 meta 分析表明，手术组骨折不愈合和产生症状的畸形愈合的发生率明显较低。手术组早期疼痛减轻，Constant 和 DASH 功能评分改善更为明显 [9]。尽管如此，必须明确这些结果仅适用于具有预后不良指征的特定患者亚群，包括骨折明显移位、短缩和粉碎。大多数锁骨骨折可以通过保守治疗获得顺利愈合，无明显并发症，恢复正常的功能。最近的一篇综述 [25] 阐明了肩锁关节脱位的治疗方法。

参考文献

1. **Neer CS II.** Nonunion of the clavicle. *J Am Med Assoc.* 1960 Mar 5;172:1006–1011.

2. **Robinson CM.** Fractures of the clavicle in the adult. Epidemiology and classification. *J Bone Joint Surg Br.* 1998 May;80(3):476–484.

3. **Andersen K, Jensen PO, Lauritzen J.** Treatment of clavicular fractures. Figure-of-eight bandage versus a simple sling. *Acta Orthop Scand.* 1987 Feb;58(1):71–74.

4. **Allman FL Jr.** Fractures and ligamentous injuries of the clavicle and its articulation. *J Bone Joint Surg Am.* 1967 Jun;49(4):774–784.

5. **Neer CS 2nd.** Fractures of the distal third of the clavicle. *Clin Orthop Relat Res.* 1968 May–Jun;58:43–50.

6. **Craig EV.** Fractures of the clavicle. In: Rockwood CA Jr, Matsen FA 3rd, eds. *The Shoulder.* Philadelphia: WB Saunders; 1990:367–412.

7. **McKee MD, Pedersen EM, Jones C, et al.** Deficits following nonoperative treatment of displaced midshaft clavicular fractures. *J Bone Joint Surg Am.* 2006 Jan;88(1):35–40.

8. **Canadian Orthopaedic Trauma Society.** Nonoperative treatment compared with plate fixation of displaced midshaft clavicular fractures. A multicenter, randomized clinical trial. *J Bone Joint Surg Am.* 2007 Jan;89(1):1–10.

9. **McKee RC, Whelan DB, Schemitsch EH, et al.** Operative versus nonoperative care of displaced midshaft clavicular fractures: a meta-analysis of randomized clinical trials. *J Bone Joint Surg Am.* 2012 Apr 18;94(8):675–684.

10. **Robinson CM, Goudie EB, Murray IR, et al.** Open reduction and plate fixation versus nonoperative treatment for displaced midshaft clavicular fractures. *J Bone Joint Surg Am.* 2013 Sep 4;95(17):1576–1584.

11. **Kulshrestha V, Roy T, Audige L.** Operative versus nonoperative management of displaced midshaft clavicle fractures: a prospective cohort study. *J Bone Joint Surg Am.* 2011;25:31–38.

12. **Hill JM, McGuire MH, Crosby LA.** Closed treatment of displaced middle-third fractures of the clavicle gives poor results. *J Bone Joint Surg Br.* 1997 Jul;79(4):537–539.

13. **Khan LAK, Bradnock TJ, Scott C, et al.** Fractures of the clavicle. *J Bone Joint Surg Am.* 2009 Feb;91(2):447–460.

14. **Banerjee R, Waterman B, Padalecki Jeff, et al.** Management of distal clavicle fractures. *J Am Acad Orthop Surg.* 2011 Jul;19(7):392–401.

15. **King PR, Ikram A, Lamberts RP.** The treatment of clavicular shaft fractures with an innovative locked intramedullary device. *J Shoulder Elbow Surg.* 2015 Jan;2481:e1–6.

16. **Demirhan M, Bilsel K, Atalar AC, et al.** Biomechanical comparison of fixation techniques in midshaft clavicular fractures. *J Orthop Trauma.* 2011 May;25(5):272–278.

17. **Sohn HS, Kim BY, Shin SJ.** A surgical technique for minimally invasive plate osteosynthesis of clavicular midshaft fractures. *J Orthop Trauma.* 2013;27:e92–e96.

18. **Rockwood CA Jr.** Injuries to the acromioclavicular joint. In: Rockwood CA Jr, Green DP, eds. *Fractures in Adults.* 2nd ed. Philadephia: JB Lippincott; 1984;860–910.

19. **Canadian Orthopedic Trauma Society.** Multicenter RCT of operative versus nonoperative treatment of acute displaced acromioclavicular joint dislocations: a multicenter RCT. *J Orthop Trauma.* 2015;29:479–487.

20. **Li XN, Ma R, Bedi A, et al.** Current concepts review: management of acromioclavicular joint injuries. *J Bone Joint Surg Am.* 2014 Jan 1;96(1):73–84.

21. **Groh GI, Wirth MA, Rockwood CA Jr.** Treatment of traumatic posterior sternoclavicular dislocations. *J Shoulder Elbow Surg.* 2011 Jan;20(1):107–113.

22. **Wang L, Ang M, Kwek E, et al.** The clinical evolution of cutaneous hypoesthesia following plate fixation in displaced clavicle fractures. *Indian J Orthop.* 2014;48:10–13.

23. **Zlowodzki M, Zelle BA, Cole PA, et al.** Treatment of acute midshaft clavicle fractures: systematic review of 2144 fractures: On behalf of the Evidence-Based Orthopaedic Trauma Working Group. *J Orthop Trauma.* 2005;19:504–507.

24. **Murray IR, Foster CJ, Eros A, et al.** Risk factors for nonunion after nonoperative treatment of displaced midshaft fractures of the clavicle. *J Bone Joint Surg Am.* 2013 Jul 3;95(13):1153–1158.

25. **Virk M, Apostolakos J, Cote M, et al.** Operative and non-operative treatment of acromio-clavicular dislocation: a critical analysis review. *J Bone Joint Surg.* 2015 Oct;3(10):e5.

致谢 · 我们特别感谢 Nikolaus Renner 和 Roger Simmermacher 在《骨折治疗的 AO 原则》第 2 版中对该章节的贡献。

第 **2** 章 | **肱 骨**
Humerus

第 **1** 节 | **肱骨近端**
Humerus, proximal

李屹钧 译

1 引言

1.1 流行病学

肱骨近端骨折是较为常见的骨折。在老年患者中，其主要的骨折原因为低能量伤。大多数的肱骨近端骨折为不存在移位或存在微小移位的骨折，保守治疗通常可以成功治愈。仅有 10%~20% 的肱骨近端骨折需要手术治疗[1]。肱骨近端骨折是人体第三常见的骨折，在所有骨折中占 4%~10%[1]。据报道，该骨折在成人中的年发病率为每 10 万人中 31~250 例，并且随着人口的老龄化，该病发病率正逐年上升。

1.2 特点

在骨质疏松的患者中，肱骨近端骨折的治疗是一个挑战。据一篇系统性综述[2]报道，老年患者肱骨近端骨折通过保守治疗得到了较高的治愈率和较好的功能评分。非移位型的肱骨近端骨折通过保守治疗可以避开手术治疗常见的内植物相关问题。

但是，非手术治疗并不总能得到满意的疗效[3-5]。切开复位锁定钢板内固定术在骨质疏松的患者中可以提供更好的稳定性，但其术后并发症发生率较高[6]。

2 评估与诊断

2.1 病史及体格检查

一份详细的肱骨近端骨折病史应包括：患者年龄、日常活动等级、以及受伤机制。大多数肱骨近端骨折的受伤机制为老年患者平地手臂向外伸展跌倒[1]。在老年患者中，骨质疏松与肱骨近端骨折的发生有着紧密的联系，尤其在老年女性患者中，骨质疏松有着较高的发生率。在年轻患者中，肱骨近端骨折的致伤原因通常为高能量伤，因此通常伴随较为严重的软组织损伤，骨折的粉碎程度也较高。癫痫发作或电击也可能导致肱骨近端骨折（可伴或不伴脱位）。

肱骨近端骨折完整的查体应全面评估上肢，并注意排除其他部位的损伤，如颈部和脊柱。肢体的肿胀和擦伤可扩展至相关区域；严重的肢体肿胀可能与血管损伤有关。尽管开放性骨折并不常见，严重的闭合性骨折可引起皮肤的压迫性坏死。一般肱骨近端骨折肩关节的畸形可以并不明显，而明显的畸形则提示存在肩关节脱位。如有肩关节活动度受限，应注意与肩袖损伤相鉴别。应注意评估腋神经的运动和感觉功能，如存在肩关节的脱位，应注意评估臂丛的功能，并检查手腕的脉搏。

2.2 影像学检查

X线片是评估肱骨近端骨折最佳的基础检查方法。肱骨近端骨折的X线检查应包括一个创伤系列，即肩关节正位片、侧位片和腋位片（图 6.2.1-1a-d）。肱骨近端骨折患者因为疼痛以及进一步骨折移位的风险，无法拍摄标准腋位片（手臂外展 90°，图 6.2.1-1e-f）。因此，应拍摄改良腋位片（Velpeau 位），即手臂不需要过度外展的腋位片（图 6.2.1-1g）。

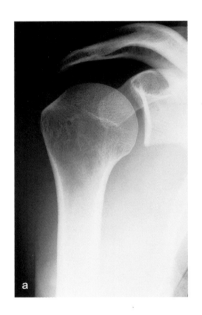

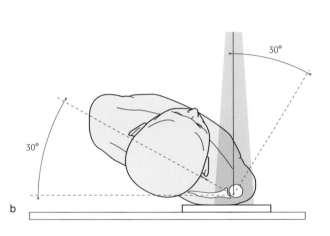

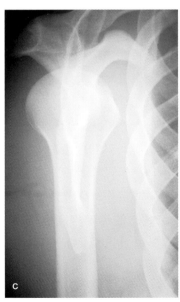

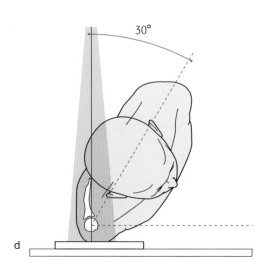

图 6.2.1-1　X线片创伤系列。 对于急性骨折患者，所有X线片应在患者站立位或坐位下拍摄，并用手臂支撑以使疼痛最小化。

a-b　肩关节正位片。患者站立位，正对X线源，患侧后方紧靠X线板。健侧肢体旋转至少 30°。

c-d　肩关节侧位片。患者站立位，X线源位于健侧，患肩紧靠X线板。躯体旋转 30° 以避开X线光束，使其从后方照射肩胛冈。

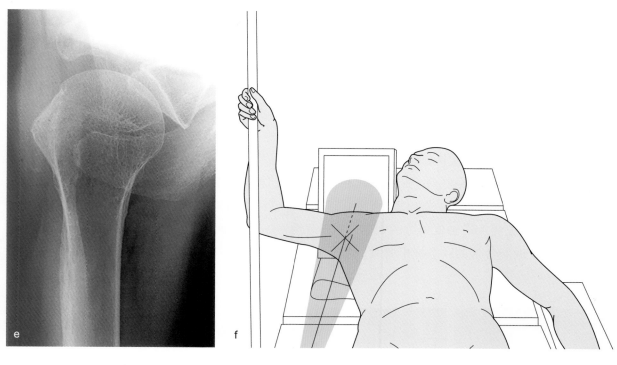

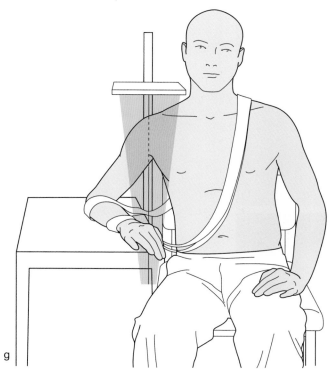

图 6.2.1-1（续）

e-f　腋位片。患者仰卧位，X 线板位于肩关节上方。手臂需外展约 30°，这在急性患者中可能会引发疼痛。
g　改良腋位片。

对于复杂肱骨近端骨折的评估，CT 平扫有重要意义。冠状位、矢状位以及三维重建可提供骨折线、关节盂和肱骨头的细节信息（图 6.2.1-2）。

3 解剖

透彻理解肱骨近端及其周围软组织的解剖结构对于骨折的复位和固定至关重要。肱骨颈干角（central column diaphyseal，CCD）为 135°。肱骨头一般为后倾，与远端肱骨上髁轴成角大约 25°（范围：18°~30°）。肱骨近端骨折的 4 个标准骨片为肱骨头、大结节、小结节和肱骨干[6]。肱骨结节间沟为致密的骨皮质，内有肱二头肌长头腱走行，可作为辨认标志。肱骨大结节为冈上肌肌腱、冈下肌肌腱和小圆肌肌腱的附着点。肱骨小结节为肩胛下肌肌腱的附着点（图 6.2.1-3）。通过应用肩袖缝线修复，这些重要的肌腱附着处使骨质疏松患者肱骨近端骨折容易复位与固定。

肱骨近端血供的损伤可能引起肱骨头缺血坏死[7]。肱骨头的主要供应血管一直被认为是弓状动脉——旋肱前动脉的前外升支。但是，Hettrich 等[8]的尸体研究显示，旋肱后动脉提供肱骨头

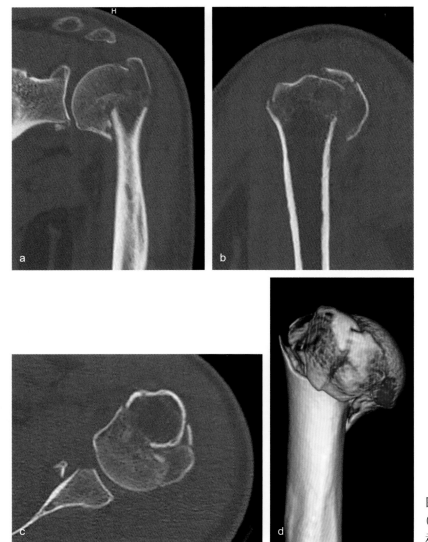

图 6.2.1-2　二维 CT 冠状位（a）、矢状位（b）、横断位（c），以及三维重建（d）可显示骨折细节。

64% 的血液供应。因此，旋肱后动脉对于肱骨近端骨折患者肱骨头血液的灌注可能更为重要（图 6.2.1-4）。背内侧干骺端外科颈骨皮质的长度对于肱骨头的血供至关重要 [9]。外展移位的外科颈骨折通常会破坏内侧铰链，也因此可能中断肱骨头的血供。

4 分型

4.1 AO/OTA 骨折与脱位分型

根据 AO/OTA 骨折与脱位分型，骨折的严重程度从 A1 到 C3 递增，因此该分型可以指导治

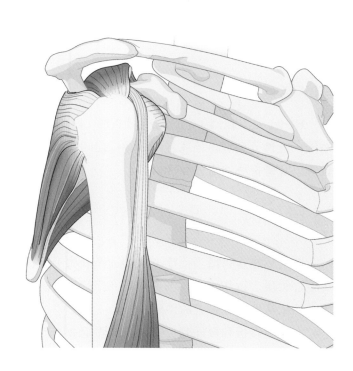

图 6.2.1-3 肩袖肌腱可帮助结节骨块的复位和固定。

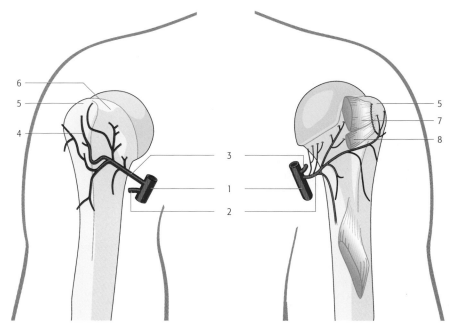

图 6.2.1-4 肱骨近端的血供。
1 腋动脉。
2 旋肱后动脉。
3 旋肱前动脉。
4 旋肱前动脉的外升分支。
5 大结节。
6 小结节。
7 冈下肌肌腱附着点。
8 小圆肌肌腱附着点。

疗，并可以预测肱骨头血供的情况，以及判断预后（图 6.2.1-5）。

4.2 Neer 分型

1970 年，Neer[6] 基于肱骨近端骨折的四个解剖部分及其移位提出了 Neer 分型。骨折是否存在移位的判断标准为：骨折块之间移位 >1 cm 或成角 >45°。Neer 分型广泛应用于肱骨近端骨折的诊断中。

4.3 LEGO 分型

Hertel 等 [9] 提出了肱骨近端骨折的 LEGO 分型系统。这种分型着重描述各部分骨折之间骨折线的位置以及骨折块的组合和数量。

5 手术指征

肱骨近端骨折适当治疗方式的选择取决于骨折类型、骨质、致伤应力、术者技巧（经验、倾向）、患者的依从性以及患者的预期。

非移位骨折和嵌插骨折需用悬带固定 2~3 周并早期开始肩关节钟摆运动，然后开始主动活动度的康复。对于伴有骨质疏松的 75 岁以上、对功能要求较低的移位型骨折患者，同样也应该选择保守治疗。如果需要，在影像监控下闭合复位。如果对线排列良好且复位稳定，上肢以悬带制动。

骨折复位和固定的指征包括：
- 移位型骨折（根据 Neer[6] 定义：骨折块之间移位 >1 cm 或成角 >45°）。
- 头劈裂型骨折。
- 伴随神经血管损伤。
- 开放性骨折。
- 内侧铰链中断的不稳定性骨折。
- 浮肩。
- 多发创伤。
- 难以复位的骨折脱位。

6 术前计划

6.1 手术时机

肱骨近端骨折很少需要立即手术治疗。部分研究分析了手术时机对于临床结果的影响，结果显示延迟手术的患者也能得到满意的结果[10]。但是部分

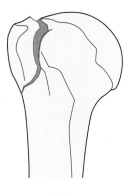

11A

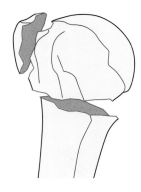

11B

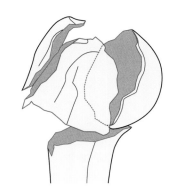

11C

图 6.2.1-5　AO/OTA 骨折与脱位分型——肱骨近端。因为肱骨近端独特的解剖结构，该分型在这一局部区域进行了改良。
11A　关节外，1 处骨折，二部分骨折（外科颈）。
11B　关节外，2 处骨折，三部分骨折。
11C　关节内，四部分骨折（解剖颈）。

对比研究[10, 11]显示，无论进行何种治疗，早期手术干预似乎获得更好的功能效果。

6.2 内植物的选择

肱骨近端骨折内植物的选择应基于骨折的具体特点如骨折类型、患者特点以及软组织情况。肩袖的功能同样是一个重要因素。带螺纹的克氏针通常用于伴有骺板损伤的未成年患者，而缝线、张力带或螺钉可用于骨质良好的二部分结节骨折。锁定钢板广泛应用于移位型肱骨近端骨折，但钢板相关的并发症以及骨质问题需纳入考虑。如果在手术中能取得闭合复位并得以维持，则可行诸如经皮固定、微创钢板接骨术（minimally invasive plate osteosynthesis，MIPO）或髓内钉固定等微创固定技术，以尽量减少骨折部位血运的进一步破坏。对于复杂骨折或老年患者骨折伴脱位及骨质疏松，可以考虑关节置换。但是，术后肱骨大结节的愈合难以预测[12]，因此可能导致较差的结果。在最近十年里，反肩关节置换术受到较多的关注。对比研究[12, 13]显示，反肩关节置换术对比半肩关节置换术可得到更加可预测且较好的功能结果。但是，目前对于反肩关节置换术假体的使用寿命仍存在疑问。

6.3 手术室布置

从颈部至指尖整条手臂及肩部充分消毒后，用防水弹力绷带包裹手部及前臂。"U"形巾的口部朝向腋窝，"U"形巾的尖部位于胸壁外侧，"U"形巾的两条尾部分别位于前后，相交于颈根部（图6.2.1-6）。术中 C 臂机也需要铺巾覆盖。

术者正对患者肩部，与手术台及患者腋窝相邻，或者正对患者腋窝，位于患者躯干及外展的手臂之间。助手位于患者肩部后方。X 线显示器处于手术人员及放射科技师可以清楚看见的位置（图6.2.1-7）。

7 手术

7.1 手术入路

7.1.1 三角肌胸大肌入路
三角肌胸大肌入路为切开复位内固定或肩关节

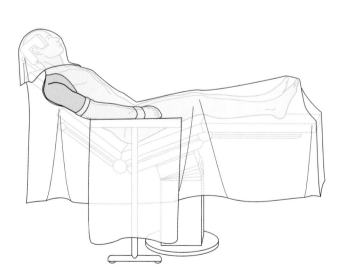

图 6.2.1-6 患者沙滩椅体位，右肩位于手术台上射线可透区域。患者及 C 臂机铺巾覆盖。

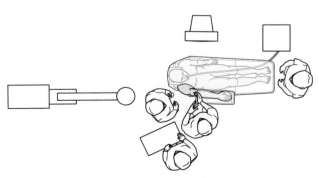

图 6.2.1-7 手术室的布置。

置换术使用频率最高的手术入路。患者通常位于沙滩椅体位（图 6.2.1-6）。切口起自喙突近端，经过三角肌前方，延展至三角肌的中远端。分离头静脉，将其牵拉向外侧至三角肌，或向内侧至胸大肌（图 6.2.1-8）。然后，显露三角肌与胸大肌之间的间隔，并打开锁胸筋膜。确认喙肩韧带。钝性分离肩峰下间隙和三角肌下方，以及向远端部分松解三角肌附着点以提供视野。手臂轻度外展使三角肌

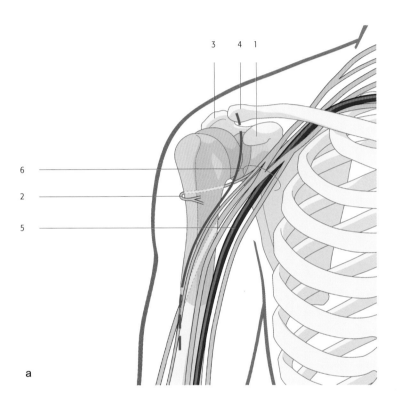

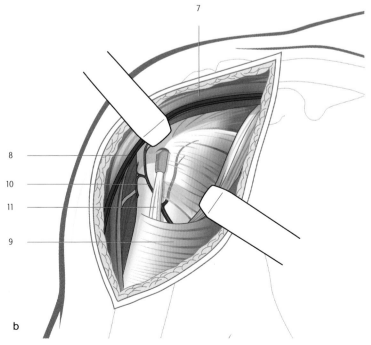

图 6.2.1-8 三角肌胸大肌入路。

a 从喙突至三角肌粗隆的皮肤切口。

  1 喙突。

  2 腋神经。

  3 肩峰。

  4 锁骨外侧端。

  5 腋动脉。

  6 臂丛。

b 打开三角胸肌间沟后。肌肉及血管被牵拉至外侧以显露肱骨头。

  7 三角肌。

  8 头静脉。

  9 胸大肌。

  10 旋肱前动脉。

  11 肱二头肌长头腱。

松弛，使其可以被牵拉向外侧而不产生额外张力。术中应注意保护肩峰上三角肌附着点的前部。位于大、小结节之间的结节间沟内有肱二头肌长头腱走行，可以作为辨认大、小结节的重要标志。

三角肌胸大肌入路的优势：

- 给三角肌更好的保护。
- 关节囊下方更好的视野及松解。
- 更低的腋神经损伤风险。

三角肌胸大肌入路的劣势：

- 由于外侧三角肌的阻碍，钢板放置更困难。
- 结节后方的视野较差。
- 在肌肉发达的个体中暴露较为困难。

7.1.2 经三角肌入路

该入路可用于大结节骨折、MIPO、肱骨近端固定术或骨髓内钉固定术。切口起自肩峰的前外侧角，沿肱骨近端外侧面向下延展 5 cm。将三角肌前束与中束钝性分离直至三角肌下滑囊（图 6.2.1-9），注意术中始终保护腋神经。如存在结节骨折，需要修复或需要进行 MIPO，可在三角肌劈裂处肩峰外侧 5 cm 放置固定缝线以防止腋神经损伤。肩关节内或外旋以完成大结节的复位及固定。放置外侧钢板时应注意仔细地将其置于神经下方。

经三角肌入路的优势：

- 大小结节更好的视野。
- 肱骨近端外侧面钢板更易放置。

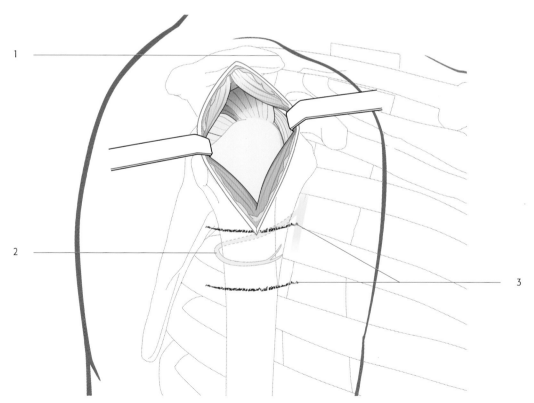

图 6.2.1-9 经三角肌入路。切口起自肩峰的前外侧角向远端延展不超过 5 cm。

1 肩锁关节。
2 腋神经。
3 蓝线标出了观察并保护腋神经的"安全区域"。不要在"安全区域"的皮肤上做切口，但是可以通过上方切口触诊确认在三角肌内部下方的腋神经。

经三角肌入路的劣势：

- 存在三角肌损伤的风险。
- 腋神经损伤。

7.2 复位与固定

骨-肌腱结合处的牵引缝线有助于复位结节骨块而不引起骨块的进一步粉碎（图6.2.1-10）。对于单纯结节型二部分骨折，缝线比螺钉更为可靠。对于外科颈型二部分骨折，内侧皮质的复位很重要，尤其在内翻骨折中。对于更加复杂的三或四部分骨折，总是使用"撬棒技术"（图6.2.1-11）、骨膜起子或骨凿操纵肱骨头骨块以恢复正常颈干角（图6.2.1-12）。可用从肱骨头到肱骨干或经前方从肱骨干到肱骨头打入的克氏针临时维持复位，避免妨碍钢板的置入（图6.2.1-13）。采用间接复位技术（如将缝线置入肩袖肌腱）将结节骨块系在一起（图6.2.1-14）。推荐用这个方法避免结节骨块的碎裂，并保护其残存的血运。

拉力螺钉可用于单纯结节型骨折、骨质良好的二部分骨折，或与其他内植物一起用于复杂骨折。不建议单独使用螺钉，因为在肱骨近端干骺端部分螺钉固定的强度相对较弱。在单纯结节骨折中，缝

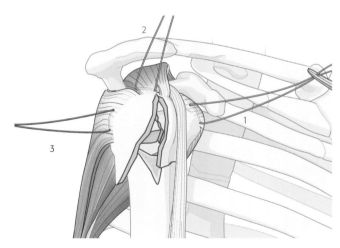

图 6.2.1-10 骨-肌腱结合处的牵引缝线。
1 肩胛下肌。
2 冈上肌。
3 冈下肌。

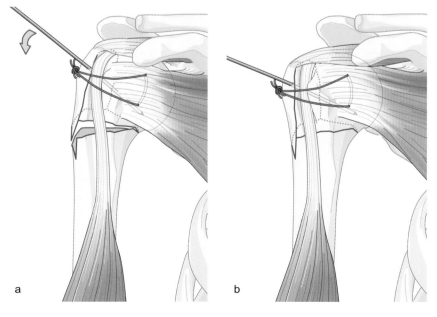

a   b

图 6.2.1-11 用"撬棒技术"控制肱骨头以恢复正常颈干角。

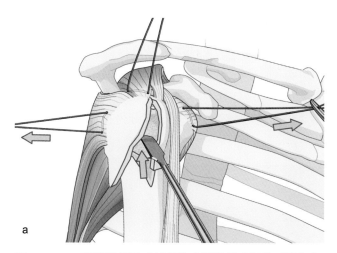 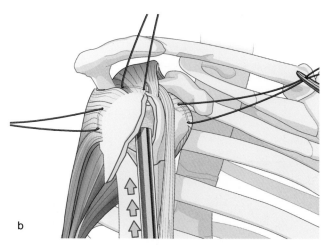

图 6.2.1-12 用骨膜起子或骨凿将内翻肱骨头复位至外翻位。

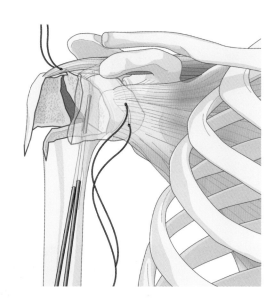

图 6.2.1-13 临时克氏针固定肱骨头及肱骨干以避开钢板的
置入。

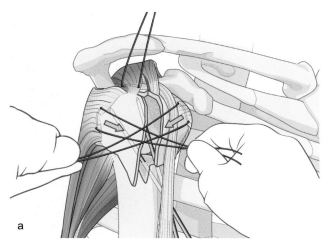 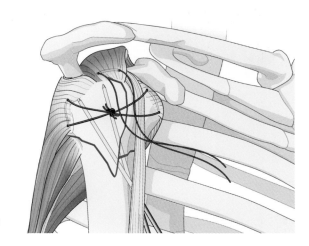

图 6.2.1-14 用线系紧以间接复位结节骨块。

线固定的强度比螺钉固定大。使用缝合锚时，用双滑轮技术以获得更好的复位及固定强度（图 6.2.1-15）。沿着钢板或髓内钉附加缝线固定可以获得更好的生物力学稳定性（图 6.2.1-16）。

髓内钉可以使骨折端的手术暴露最小化。首先，在 C 臂机下使肱骨干与肱骨头对线，并在插钉之前复位。然后在导针的帮助下将骨髓内钉插入肱骨。新研发的多向交锁髓内钉用于结节骨折的固定，又有助于使用缝线修复肩袖（图 6.2.1-17）。

髓内钉可用于外科颈二部分骨折和某些肱骨近

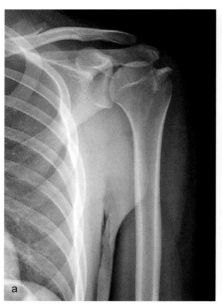
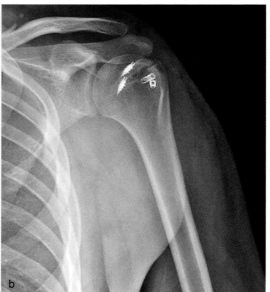

图 6.2.1-15　缝合锚固定单纯大结节骨折。

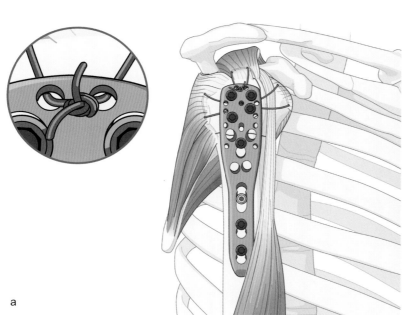
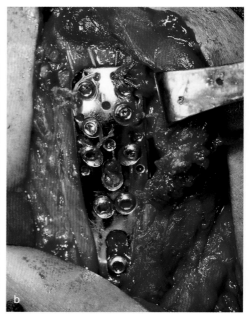

图 6.2.1-16　钢板固定附加缝线固定在骨质疏松骨中提供更好的稳定性。

端环状结构相对完整的三或四部分骨折。与锁定钢板相比，髓内钉的创伤更小，可提供足够的轴向和旋转负荷稳定性[14]。新研发的近端有多向交锁螺钉的髓内钉已经用于肱骨近端骨折的治疗。生物力学实验已经证实髓内钉比锁定钢板可以更好地抵抗弯曲和旋转应力。不过，髓内钉的置入可能会引起医源性大结节骨折和肩袖损伤，导致术后产生持续的症状和无力。因此，避免戳创切口，使用直的髓内钉，因为它的入钉点在肱骨头上而不是经过肩袖止点区域。

锁定钢板是肱骨近端骨折固定中应用最为广泛的内植物。钢板应放置于结节间沟的外侧。肱骨距螺钉（沿肱骨外科颈内侧弧度的切线方向置入的2枚螺钉）对内侧支撑的维持至关重要（图 6.2.1-18），尤其在内侧皮质粉碎的内翻移位骨折[15]。

钢板的正确放置为（图 6.2.1-19）：

（1）大结节顶部外侧 5~8 mm。

（2）沿肱骨干轴线适当排列。

（3）结节间沟略向后方（2~4 mm）。

（4）经导板近端的孔插入一枚克氏针，以证实钢板轴线的位置，克氏针应位于肱骨头顶部。

MIPO 技术避免了软组织的过多切开，降低了不愈合及感染的风险[16]。闭合复位是在 C 臂机下完成的。近侧切口选择经三角肌入路，远侧切口位于三角肌的止点。在腋神经深面紧贴骨皮质置入钢板。MIPO 技术可以提供满意的临床和影像学结果，但是仅限于治疗复杂的肱骨近端骨折。如果用 MIPO 难以完成闭合复位，应考虑切开复位[16]。

半肩关节置换术或反肩关节置换术也在伴有骨质疏松或骨折脱位的复杂肱骨近端骨折的治疗中扮演重要角色。近年来有研究[12, 13]显示，反肩关节置换术在治疗老年患者复杂骨折时比半肩关节置换术更加可靠和可预测。

7.3 特定骨折的手术治疗

1a）适合使用闭合复位经皮穿针或螺钉治疗：

· 年纪较轻患者且骨质良好的简单类型骨折。

· 单纯大结节骨折。

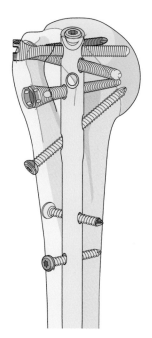

图 6.2.1-17 带有多方向螺钉和缝线固定的多向锁定髓内钉。

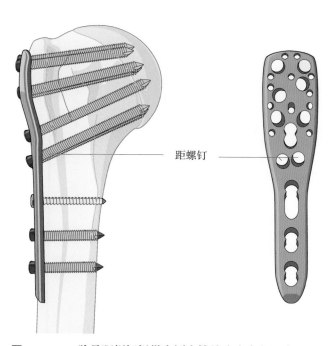

距螺钉

图 6.2.1-18 肱骨距螺钉提供内侧支撑并防止内翻塌陷。

- 外展嵌插型骨折。

  1b）不适合使用闭合复位经皮穿针治疗：

- 头劈裂骨折或骨折脱位。

- 内侧皮质粉碎的复杂骨折类型。

  2a）适合使用髓内钉治疗：

- 肱骨近端环状结构相对完整但肱骨头复合体相对不稳定的移位骨折。

- 老年患者完全移位的外科颈二部分骨折。

  2b）不适合使用骨髓内钉治疗：

- 移位的三、四部分或头劈裂型肱骨近端骨折。

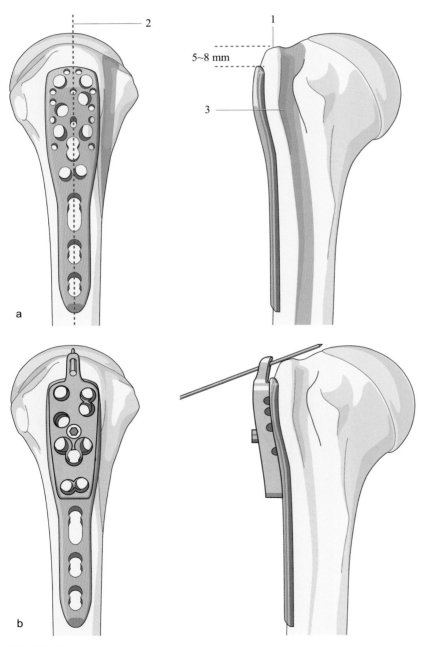

图 6.2.1-19

a PHILOS 钢板离开大结节顶部（1）的正确位置：沿着肱骨干轴线（2），位于结节间沟（3）后方。

b 从大结节置入 PHILOS 钢板的导引模块和克氏针。

3a）适合使用切开复位锁定钢板内固定术治疗：

- 伴有明显移位或关节面不平整的二或三部分骨折。
- 大多数四部分骨折，尤其在青年患者中。
- 极度外翻或内翻畸形。

3b）不适合使用切开复位锁定钢板内固定术治疗：

- 头劈裂骨折。
- 老年患者伴有明显粉碎、骨折脱位或移位的多部分骨折。

4a）适合使用半肩关节置换术：

- 中年患者严重三或四部分骨折脱位。

4b）不适合使用半肩关节置换术：

- 老年患者骨质疏松性结节粉碎骨折。
- 可挽救的骨折。
- 伴有肩袖器质性病变。

5a）适合使用反肩关节置换术：

- 老年患者严重骨折脱位。
- 并发肩袖病损。

5b）不适合使用反肩关节置换术：

- 年轻患者的可挽救的骨折。

7.4 挑战

尽管切开复位锁定钢板内固定术显著改善了手术治疗肱骨近端骨折的疗效[17]，但术后的并发症也有广泛报道。螺钉穿出肱骨头平面和术后复位的丢失是术后最常见的并发症。

骨质疏松对钢板固定提出了巨大挑战，尤其是皮质较薄、软骨下骨较弱的复杂骨折，螺钉难以固定，即使钢板也难以提供足够的稳定性以防止复位丢失。持续的负荷转移导致骨质溶解和复位的进一步丢失，最终导致内植物失效[18]。肩关节置换术可能在肱骨近端骨折的治疗中变得越加重要。

内侧铰链的完整性与术后结果高度相关[15]。内侧距区域对肱骨近端骨折固定的结果作用显著，应尽可能解剖复位。有报道称，内侧皮质粉碎与肱骨近端骨折固定后复位丢失有关[15]。严重内侧皮质粉碎伴内翻畸形给满意的复位和稳定的固定提出了巨大挑战。双钢板固定、髓内腓骨结构性植骨和肱骨距螺钉可以加强肱骨近端骨折固定的生物力学稳定性[19]。

8 术后康复

为了使肱骨近端骨折后的功能恢复最大化，康复训练是必需的，无论进行了手术治疗（固定或肩关节置换）或非手术治疗。内植物结构应具有足够的稳定性以允许术中被动活动，术后立即进行康复训练。非手术治疗或手术治疗使用同样的康复计划（表 6.2.1-1），必须在术后 10~14 天开始。

9 并发症

9.1 螺钉穿出肱骨头平面

这是文献报道的最常见的并发症，其原因可能是由于手术中的技术性失误或者继发于术后复位丢

表 6.2.1-1　肩关节康复计划

阶　段	时间（周）	康复内容
1	0~6	钟摆运动
		被动肩关节活动度训练
		6 周内避免主动肩关节活动
2	6~10	骨科吊带固定 2~3 周
		如果有临床依据表明骨折愈合或骨块以整体移动，X 线片显示无移位，则： • 辅助主动活动手臂前举和侧举 • 第 6~8 周：部分功能活动 • 第 8 周：增加完全主动活动 • 第 8 周：增加等长力量训练
3	>10	如果骨折愈合但关节僵硬，则： • 增加理疗师手法被动活动 • 增加向心性或离心性的等张力量训练

失伴有嵌插和内翻畸形愈合，角度固定的螺钉无法回退以至于螺钉穿出关节面。较不常见的原因为肱骨头缺血坏死导致的肱骨头塌陷[17, 20]。应当在各个位置都用影像增强器监控螺钉的放置，以证实螺钉的位置恰当。

9.2 肱骨头缺血坏死

肱骨头缺血坏死较常见，总发生率近35%，表现为疼痛、活动范围受限和盂肱关节炎。钢板固定需要切开软组织，因此可能与肱骨头缺血坏死的高发生率有关[17, 20]。

重要的易于患病的因素有[9]：
· 背内侧干骺端延伸部的长度。
· 内侧铰链的完整性。
· 骨折类型。

尽管肱骨头缺血坏死发生率较高，但是通常无症状，有77%的患者依然表现出良或优的功能结果。这个比例与80%的患者接受初次肩关节置换术后得到"可接受的"结果相比要好。

9.3 畸形愈合与不愈合

畸形愈合通常与内侧皮质的支撑缺失有关[17, 20]，后者导致内翻畸形。内侧皮质支撑的复位十分重要。在骨质疏松性骨折，难以获得解剖复位时，建议将肱骨干内侧皮质嵌插入肱骨头以获得更稳定的复位。

9.4 神经损伤

在骨折脱位或严重移位骨块的复位过程中可能发生腋神经损伤。使用经三角肌入路或置入拉钩显露时注意小心分离可以减小损伤神经的风险。

臂丛神经和腋动脉损伤与肱骨头腋下脱位有关。早期复位非常关键，如果存在肱骨颈骨折则需要全身麻醉联合肌肉松弛。如有神经损伤且无法闭合复位的患者有时需要急诊切开复位。

10 预后与疗效

良好的预后和疗效与很多因素有关，其中最重要的是骨折移位的复杂程度和肩袖的完整性；与肱骨头相连的后内侧干骺端长度和内侧铰链完整性及肱骨头血供有密切关系。内侧铰链是否完整和骨折是否粉碎可作为骨折复位固定预后判断的重要指标[21, 22]。肱骨头朝向、外科颈嵌插和结节的移位与结局密切相关[23, 24]。年龄与短期并发症风险呈正相关。骨质疏松可能降低固定强度，但是没有证据证明单纯骨质较差会增加锁定钢板复位失败风险[25]。除半肩置换外，反肩置换也是治疗严重骨折的选择之一[26]。

参考文献

1. **Court-Brown CM, Garg A, McQueen MM.** The epidemiology of proximal humeral fractures. *Acta Orthop Scand.* 2001 Aug;72(4):365–371.
2. **Iyengar JJ, Devcic Z, Sproul RC, et al.** Nonoperative treatment of proximal humerus fractures: a systematic review. *J Orthop Trauma.* 2011 Oct;25(10):612–617.
3. **Hauschild O, Konrad G, Audige L, et al.** Operative versus non-operative treatment for two-part surgical neck fractures of the proximal humerus. *Arch Orthop Trauma Surg.* 2013 Oct;133(10):1385–1393.
4. **Olerud P, Ahrengart L, Ponzer S, et al.** Internal fixation versus nonoperative treatment of displaced 3-part proximal humeral fractures in elderly patients: a randomized controlled trial. *J Shoulder Elbow Surg.* 2011 Jul;20(5):747–755.
5. **Sanders RJ, Thissen LG, Teepen JC, et al.** Locking plate versus nonsurgical treatment for proximal humeral fractures: better midterm outcome with nonsurgical treatment. *J Shoulder Elbow Surg.* 2011 Oct;20(7):1118–1124.
6. **Neer CS 2nd.** Displaced proximal humeral fractures. I. Classification and evaluation. *J Bone Joint Surg Am.* 1970 Sep;52(6):1077–1089.
7. **Gerber C, Schneeberger AG, Vinh**

TS. The arterial vascularization of the humeral head. *J Bone Joint Surg Am.* 1990 Dec;72(10):1486–1494.

8. **Hettrich CM, Boraiah S, Dyke JP, et al.** Quantitative assessment of the vascularity of the proximal part of the humerus. *J Bone Joint Surg Am.* 2010 Apr;92(4):943–948.

9. **Hertel R, Hempfing A, Stiehler M, et al.** Predictors of humeral head ischemia after intracapsular fracture of the proximal humerus. *J Shoulder Elbow Surg.* 2004 Jul-Aug;13(4):427–433.

10. **Lu Y, Jiang C, Zhu Y, et al.** Delayed ORIF of proximal humerus fractures at a minimum of 3 weeks from injury: a functional outcome study. *Eur J Orthop Surg Traumatol.* 2014 Jul;24(5):715–721.

11. **Menendez ME, Ring D.** Does the timing of surgery for proximal humeral fracture affect inpatient outcomes? *J Shoulder Elbow Surg.* 2014 Sep;23(9):1257–1262.

12. **George M, Khazzam M, Chin P, et al.** Reverse shoulder arthroplasty for the treatment of proximal humeral fractures. *JBJS Rev.* 2014:2(10).

13. **Sebastiá-Forcada E, Cebrián-Gómez R, Lizaur-Utrilla A, et al.** Reverse shoulder arthroplasty versus hemiarthroplasty for acute proximal humeral fractures. A blinded, randomized, controlled, prospective study. *J Shoulder Elbow Surg.* 2014 Oct;23(10):1419–1426.

14. **Dietz SO, Hartmann F, Schwarz T, et al.** Retrograde nailing versus locking plate osteosynthesis of proximal humeral fractures: a biomechanical study. *J Shoulder Elbow Surg.* 2012 May;21(5):618–624.

15. **Gardner MJ, Weil Y, Barker JU, et al.** The importance of medial support in locked plating of proximal humerus fractures. *J Orthop Trauma.* 2007 Mar;21(3):185–191.

16. **Sohn HS, Shin SJ.** Minimally invasive plate osteosynthesis for proximal humeral fractures: clinical and radiologic outcomes according to fracture type. *J Shoulder Elbow Surg.* 2014 Sep;23(9):1334–1340.

17. **Sproul RC, Iyengar JJ, Devcic Z, et al.** A systematic review of locking plate fixation of proximal humerus fractures. *Injury.* 2011 Apr;42(4):408–413.

18. **Resch H.** Proximal humeral fractures: current controversies. *J Shoulder Elbow Surg.* 2011 Jul;20(5):827–832.

19. **Schliemann B, Wähnert D, Theisen C, et al.** How to enhance the stability of locking plate fixation of proximal humerus fractures? An overview of current biomechanical and clinical data. *Injury.* 2015 Jul;46(7):1207–1214.

20. **Jost B, Spross C, Grehn H, et al.** Locking plate fixation of fractures of the proximal humerus: analysis of complications, revision strategies and outcome. *J Shoulder Elbow Surg.* 2013 Apr;22(4):542–549.

21. **Petrigliano FA, Bezrukov N, Gamradt SC, et al.** Factors predicting complication and reoperation rates following surgical fixation of proximal humeral fractures. *J Bone Joint Surg Am.* 2014 Sep 17;96(18):1544–1551.

22. **Südkamp N, Bayer J, Hepp P, et al.** Open reduction and internal fixation of proximal humeral fractures with use of the locking proximal humerus plate. Results of a prospective, multicenter, observational study. *J Bone Joint Surg Am.* 2009 Jun;91(6):1320–1328.

23. **Foruria AM, de Gracia MM, Larson DR, et al.** The pattern of the fracture and displacement of the fragments predict the outcome in proximal humeral fractures. *J Bone Joint Surg Br.* 2011 Mar;93(3):378–386.

24. **Jawa A, Burnikel D.** Treatment of proximal humeral fractures—a critical analysis review. *JBJS Rev.* 2016 Jan;4(1).

25. **Kralinger F, Blauth M, Goldhahn J, et al.** The influence of local bone density on the outcome of one hundred and fifty proximal humeral fractures treated with a locking plate. *J Bone Joint Surg Am.* 2014 Jun 18;96(12):1026–1032.

26. **McAnany S, Parsons B.** Treatment of proximal humeral fractures. *JBJS Rev.* 2014 Apr 29;2(4).

致谢 · 感谢 Pierre Guy 对《骨折治疗的 AO 原则》第 2 版的贡献。

第 2 节 | 肱骨干

Humerus, shaft

—— 朱勇 译

1 引言与流行病学

肱骨干骨折约占全身骨折的 1%。一般由直接暴力所致，但在一些旋转暴力较大的体育活动中也时常可见，如棒球运动和掰手腕[1]。肱骨干中段和下 1/3 处骨折易导致桡神经损伤，少数情况下可造成血管损伤。肱骨干开放性骨折并不常见，一旦发生常预示严重损伤，特别是发生于工业挤压伤时。

2 评估与诊断

2.1 病史与体格检查

详细询问病史并结合受伤机制，有利于诊断合并的软组织损伤和身体其他部位伤情。必须了解患者已有的基础疾病，并评估其日常活动状况。仔细检查上肢的肿胀、瘀斑、畸形及开放性伤口情况，不要漏查肢体后侧和内侧的部分。同时评估整个上肢的血运及神经损伤情况。任何复位操作前必须评估桡神经和骨间背神经是否已经存在"原发性损伤"[2]。

2.2 影像学检查

需拍摄两张包括肱骨全长且相互垂直平面的 X 线片，要求包含肩及肘关节，以评估肱骨的力线和旋转。如果骨折线延伸入肩关节或肘关节，术中牵引位 X 线片或 CT 扫描（可附加三维表面/体积重建）有助于诊断。

3 解剖

肱骨干近端起自外科颈，远端止于肱骨髁，其近端为圆柱体，中间为圆锥形，在远端 1/3 迅速形成前后扁平状。肱骨头位于髓腔近端且与骨干成一直线，而肱骨髁与髓腔则出现夹角，呈 45° 前倾。肱骨远端背侧呈三角形，由内、外侧髁上嵴和鹰嘴窝构成。

上臂肌肉分为前方屈肌群和后方伸肌群。如果骨折端位于肩袖和胸大肌止点之间，肱骨头相对肩盂呈屈曲外展外旋位，肱骨干相对于肱骨头呈过伸、外展位并向前内侧移位。当骨折端位于胸大肌和三角肌之间，骨折近端内收，远端向外侧移位。当骨折端位于三角肌止点以远，骨折近端出现外展。如骨折端位于肱桡肌和伸肌近端，骨折远端出现外旋，并有内翻趋势。

肱动静脉以及正中神经和尺神经走行于前侧肌间隔内，近端位于喙肱肌内侧，远端位于肱肌内侧。

腋神经和旋肱后动脉起于肩关节后方，于肩峰外侧缘下 5~6 cm 处绕过外科颈转向前方。桡神经由后向前穿过肱三头肌，在肱骨干中段走行于桡神经沟内（图 6.2.2-1）[3]。

在肱骨中远 1/3 交界，肱骨外侧髁上方约一手掌宽度处，桡神经穿外侧肌间隔。此处神经移动度较小，骨折移位时易伤及。

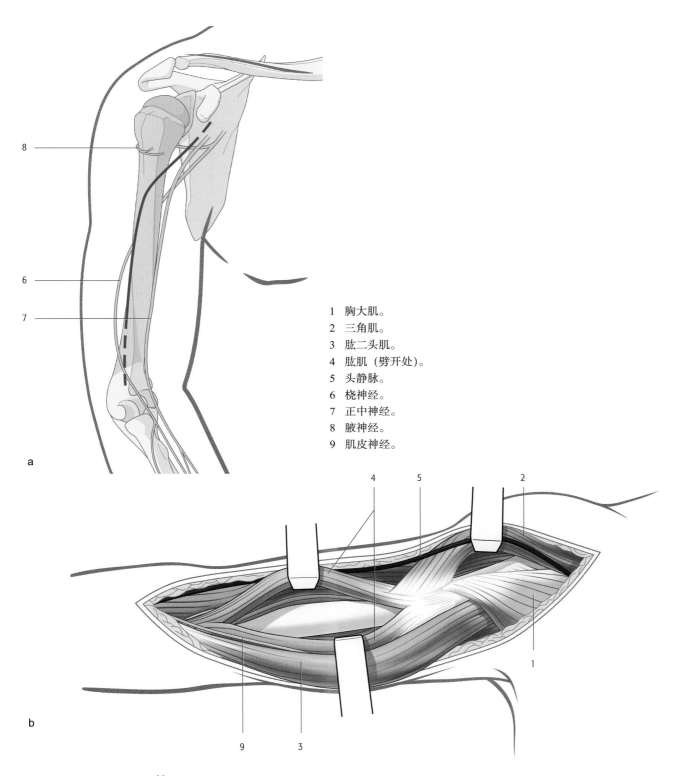

1 胸大肌。
2 三角肌。
3 肱二头肌。
4 肱肌（劈开处）。
5 头静脉。
6 桡神经。
7 正中神经。
8 腋神经。
9 肌皮神经。

图 6.2.2-1 前方延展入路[3]。

a 手术切口起于喙突，沿三角肌胸大肌间隙走行至三角肌止点处。该入路可沿肱二头肌外侧缘向远端延伸。

b 向远端延长切口时，劈开肱肌（肱肌外 1/3 由桡神经支配，内 2/3 由肌皮神经支配）显露肱骨远端前面。存在两处神经损伤风险：桡神经远端穿出肌间隔处，肌皮神经从肱二头肌和肱桡肌之间穿出。

在此平面桡神经可能已经分成多束神经纤维。桡神经可能在桡神经沟内高位分成骨间背神经和桡神经浅支并行，手术医师必须倍加谨慎，关注桡神经所有分支。

4 分型

4.1 AO/OTA 骨折脱位分型

肱骨干骨折（和其他长骨一样）采用 AO/OTA 骨折脱位分型。

肱骨：骨 1，骨干；节段 2。按骨折严重程度递增：从简单的螺旋形骨折 12A1 型到严重的多节段粉碎骨折 12C3 型（图 6.2.2-2）。

4.2 其他主要分型

有一些以人名命名的骨折，比如低位螺旋形骨折，常伴桡神经损伤，称为 Holstein-Lewis 骨折。目前尚无其他有意义的国际通用分型方法。

5 手术指征

肱骨干骨折手术治疗的绝对和相对指征，请参

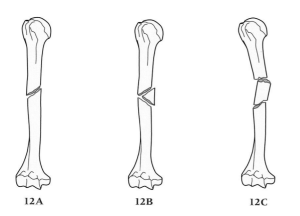

图 6.2.2-2　肱骨干骨折脱位 AO/OTA 分型。
12A　肱骨干骨折，简单骨折。
12B　肱骨干骨折，楔形骨折。
12C　肱骨干骨折，粉碎骨折。

见表 6.2.2-1。治疗时需考虑患者年龄、骨折类型、伴发损伤和合并症，以及患者对手术的耐受能力。几乎所有肱骨骨折都可以使用接骨板固定，肱骨近端和远端骨干骨折是使用接骨板的最佳适应证，尤其在骨折累及关节面时。

对于肱骨干病理性骨折或即将发生骨折的病理性改变，髓内钉是最佳选择。

肱骨干骨折保守治疗方法较多，包括石膏、夹板以及 Velpeau 固定法制动。

功能性支具固定是最为广泛接受的治疗肱骨干骨折应用最多的方法（图 6.2.2-3）。

据报道，保守治疗结果优良，骨折愈合率达95%[4, 5]。患者可以耐受中等程度的成角畸形（向前成角小于 20º 或内翻成角小于 30º）、旋转畸形（小于 40º）或者短缩畸形（小于 3 cm）。患者一般难以接受明显的外观畸形、内翻成角或短缩畸形，特别是影响着装的短缩畸形。

表 6.2.2-1　肱骨干骨折的手术指征

	开放骨折
	漂浮肩或漂浮肘
绝对指征	伴血管损伤
	双侧肱骨骨折（多发伤）
	继发性桡神经损伤
	节段性骨折
	保守治疗无法维持复位
	横行骨折
	肥胖
相对指征	病理性骨折
	骨折不愈合
	神经系统功能障碍，帕金森病
	臂丛损伤

6 术前计划

6.1 手术时机

肱骨干骨折极少需要急诊手术，除非伴有相关血管损伤。开放性肱骨干骨折需尽快处理。一般的肱骨干骨折，最好是由有经验的医生适时进行手术。

6.2 内植物选择

内植物应根据患者情况选择。绝大多数患者适用 3.5 系统锁定加压钢板（LCP），体型较大的患者需使用 4.5 系统动力加压钢板（DCP）或 LCP。对所有肱骨干骨折，要求接骨板至少 8 孔或以上。上肢承受的旋转扭力较大，使用长接骨板来增强力矩臂是明智的方法（图 6.2.2-4）。接骨板与肱骨的后侧面、前侧面、内侧面或外侧面均可良好匹配。大多数情况下，LCP 的结合孔内可拧入非锁定螺钉，然而对于骨质条件较差的患者则需使用锁定螺钉抑

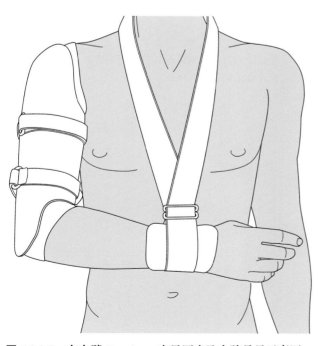

图 6.2.2-3 右上臂 Sarmiento 支具固定及上肢悬吊示意图。

或角钢板。由于对抗巨大的旋转应力，锁定螺钉必须是双皮质固定。采用接骨板的加压、保护或桥接功能，均应仔细制订术前规划并遵循 AO 内固定原则，才能获得可靠的内固定结构。

累及关节周围的肱骨干骨折常需采用预塑形的解剖型接骨板，如干骺端加厚的 PHILOS 接骨板，或 3.5 系统的肱骨远端接骨板（肱骨远端内侧或远端外侧关节外 3.5 系统干骺端接骨板）。3.5 系统的肱骨远端接骨板使用 3.5 mm 螺钉，厚度和强度等同于 4.5 系统接骨板。

专家级中空肱骨髓内钉有多种直径和长度供选择。在髓内钉插入前必须确定其直径及长度。术中应备好透光尺以便测量直径和长度。加长版的 Multiloc 钉也可以用于肱骨干骨折。以上两种髓内钉近端进针点有所不同，远端均需徒手锁定，近端通过瞄准装置锁定。

6.3 手术室布置

6.3.1 前方入路

摆好体位并上好上肢止血带后，对整个上肢至指尖消毒。消毒液不应当渗入止血带深面。

铺无菌巾时应确保术野的防水环境。用无菌巾包裹手部会显得较臃肿，用无菌纱布包裹手部，再用黏性绷带固定或直接用透明塑料贴膜固定可能更为合适（图 6.2.2-5）。C 臂机部分也需要无菌覆盖。

术者面向患者头部就坐，助手坐在对面，手术室人员在上肢手术台的末端。透视机从助手侧的手术台下进入。透视时助手需临时让位。C 臂机的显示屏放置在手术团队及放射技师视野范围内（图 6.2.2-6）。

6.3.2 后方入路

后方入路铺单时应显露从肩到肘的上肢前方及后方区域，手部及前臂分别用弹力绷带包裹固定至前臂合适区域（图 6.2.2-7）。

麻醉医生和麻醉设备位于患者健侧，术者和助手位于患肢侧，洗手护士位于术者和助手之间或后

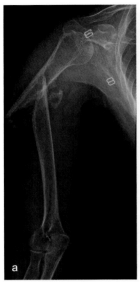 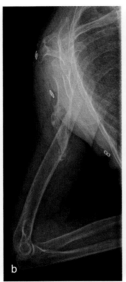 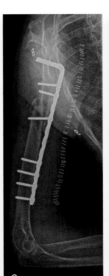 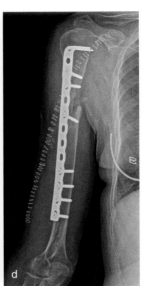

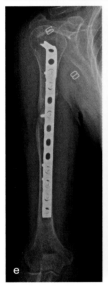 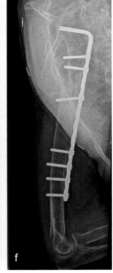

图 6.2.2-4 患者 62 岁，肱骨干骨折保守治疗后延迟愈合。采用长接骨板固定原则，来克服强大的肱骨力矩臂。

a-b 肱骨干螺旋形骨折初期采用保守治疗，出现延迟愈合。

c-d 复位后予以 4.5 系统有限接触－动力加压角钢板及拉力螺钉固定。

e-f 术后 4 个月骨折愈合良好，患肢活动范围恢复正常。

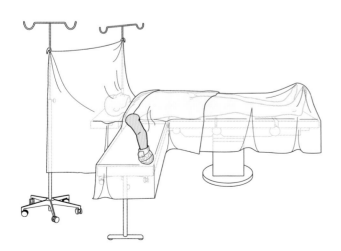

图 6.2.2-5 前方入路患者体位与铺巾。

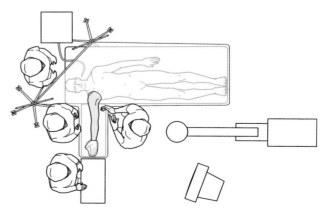

图 6.2.2-6 前方入路手术室人员站位及 C 臂机摆放。

方。需要透视时，C 臂机从手术台头端进入，透视机的显示屏放置在手术团队及放射技师视野范围内（图 6.2.2-8）。

7 手术

钢板固定有助于术者复位并维持重要的关节内或关节周围骨块。尽管钢板固定对技术要求较高，其结果也是令人满意的。肩肘关节僵硬的并发症并不常见，除非骨折平面延伸到了关节周围或关节内 [6-8]。钢板内固定也是肱骨畸形愈合截骨矫形的最佳选择，并适用于肱骨干骨折不愈合的治疗 [9]。

髓内钉为肱骨干骨折的治疗提供了另一种选择。现在的髓内钉设计具有更细、更具弹性的主钉，并可实行多向锁定和骨折端加压。肱骨髓内钉既能顺行置入也能逆行置入，可选择扩髓或不扩髓（图 6.2.2-9）。简单髓内钉只适用于位于肱骨外科颈至远端干与干骺端交界处之间的骨折，最新的髓内钉设计可用于累及肱骨近端的骨折。对于病理性骨折 [10] 及节段性骨折，髓内钉固定尤为适用。如果术者技术熟练，可通过髓内钉固定获得良好的骨折复位和足够的稳定性，获得理想的功能结果 [11]。行闭合髓内钉置入时，术中无法显露桡神经。大部分

的髓内钉采用顺行置入，从远端鹰嘴窝上方逆行置入髓内钉也是可行的，但技术要求较高且有造成医源性肱骨远端骨折的风险。

外固定支架很少用于肱骨干骨折的治疗，仅用于伴有广泛软组织损伤、骨缺损、污染严重、血运丧失或发生感染的肱骨干骨折的初期治疗。

7.1 手术入路

7.1.1 前方入路

肱骨干近端骨折可通过前外侧入路进行钢板固定（图 6.2.2-10）。此入路是三角肌胸大肌入路的远端延伸，也可用于肱骨上 1/3 和中 1/3 的骨折。置患者于仰卧位或沙滩椅位，最好有可透视的侧方手术台放置患肢。在切口远端，可劈开部分肱肌，利用肱肌外侧肌纤维作为屏障保护桡神经（图 6.2.2-1）。桡神经穿出外侧肌间隔后可能非常靠近钢板末端，术中一定要注意避免将桡神经卡压在钢板下方。如术者选择直视下显露和保护桡神经，分离和牵拉过程中一定要轻柔操作，以免造成神经麻痹 [3]。

7.1.2 后方入路

后方入路是肱骨干远侧 1/3 骨折最常用的手术入路（图 6.2.2-11，图 6.2.2-12）。显露中一旦确定

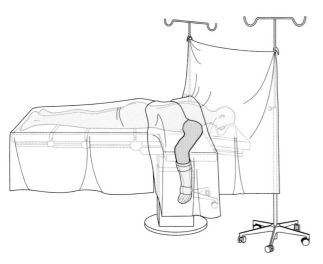

图 6.2.2-7 后方入路患者体位与铺单。

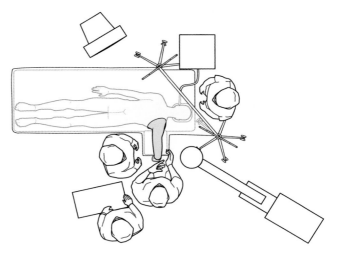

图 6.2.2-8 后方入路手术室人员站位及 C 臂机摆放。

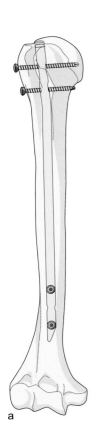

a

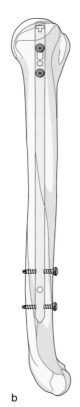

b

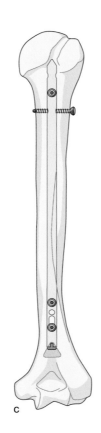

c

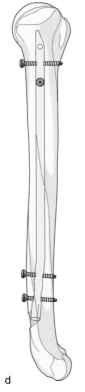

d

图 6.2.2-9
a-b 顺行髓内钉。
c-d 逆行髓内钉。

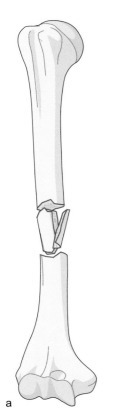

a

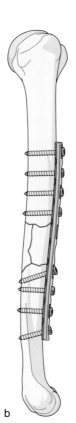

b

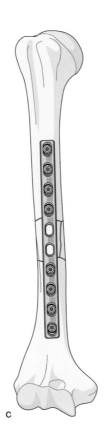

c

图 6.2.2-10
a 肱骨干中 1/3 粉碎骨折（12c）。
b-c 前方入路以 4.5 mm 的 10 孔 LC-DCP 作为桥接钢板。

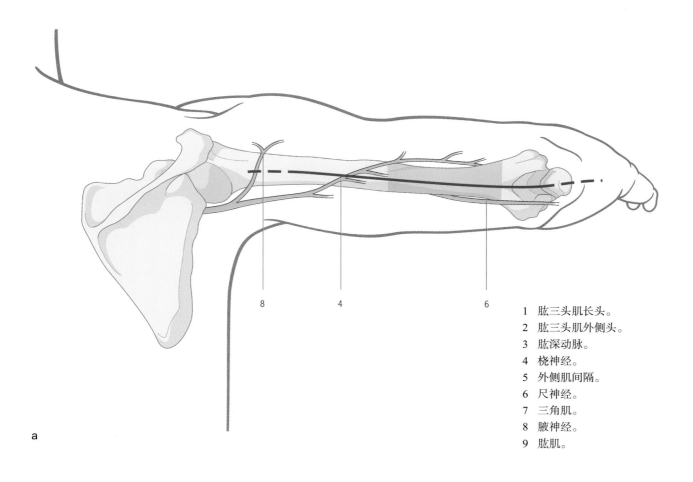

1 肱三头肌长头。
2 肱三头肌外侧头。
3 肱深动脉。
4 桡神经。
5 外侧肌间隔。
6 尺神经。
7 三角肌。
8 腋神经。
9 肱肌。

a

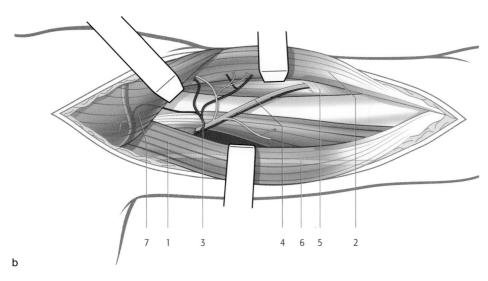

b

图 6.2.2-11 肱骨干远侧 1/3 骨折的后方入路。

a 手术切口起于尺骨鹰嘴尖端沿上臂后正中向近端笔直延伸。

b 在肱三头肌长头（1）和外侧头（2）之间钝性分离，远端腱性部分锐性分离。肱深动脉（3）与桡神经（4）在桡神经沟内伴行，也有损伤风险。必须辨识出桡神经并追踪它直至进入外侧肌间隔（5）。尺神经（6）一般不会出现在术野中，但如果在切口远端向内侧牵拉时不谨慎，也会有损伤风险。

和显露桡神经后，可以很容易向近侧延伸，来处理更靠近端的骨折，但往近侧延伸时要注意位于肩峰外侧缘下方约5 cm处的腋神经。手术时患者可采用俯卧位或侧卧位。俯卧位时，患侧上肢置于侧方的可透视手术台上，前臂自然下垂（图6.2.2-13）。侧卧位时，以软枕或气垫维持患者体位。术中获得两个平面完整的透视图像非常重要，透视过程中最好不要移动患肢。患者俯卧位更有利于术中透视。后方入路的关键是桡神经的定位，小心纵行劈开肱三头肌后，通过轻柔的钝性分离和触摸辨识桡神经。

7.1.3 微创钢板接骨术

粉碎性肱骨干骨折应考虑微创途径钢板固定，一般采用近侧和远侧两个切口。远侧的切口通常位于前方，纵行劈开肱肌并避开穿入外侧肌间隔的桡神经。当钢板沿肱骨干外侧往下插入时，远侧切口更偏向外侧，必须倍加谨慎，以免损伤桡神经。无论采用前方还是外侧切口，一定要保证足够长度，使术者能确认桡神经（外侧）、正中神经与肱动脉（内侧）安全。近侧切口位于前方时，钢板放置在肱骨的前侧；近侧切口位于外侧时，接骨板可以放置在肱骨外侧面，也可将钢板远端扭转置于肱骨远侧的前方（图6.2.2-14）。微创钢板接骨技术具有一定挑战性，有利于减少软组织损伤，但并非没有风险（图6.2.2-15）[12]。

7.1.4 内侧入路

内侧入路并不常用，但对于后方和前外侧软组织条件不佳或伴有血管损伤的患者来说是个可选方案，也被推荐用于肥胖、骨折不愈合或采用双钢板

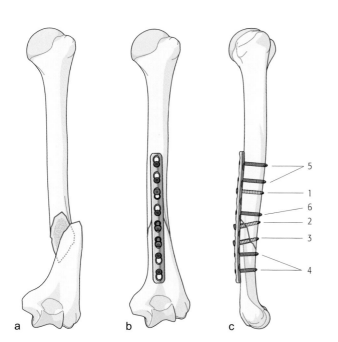

图 6.2.2-12

a   肱骨干远侧简单斜行骨折（12A2）。

b-c   后方入路达肱骨干远侧1/3。切开复位8孔锁定加压钢板内固定达到绝对稳定。2枚拉力螺钉经钢板固定。在这些骨折，骨折远侧不可能置入4枚螺钉，因为钢板会撞击鹰嘴窝限制肘关节伸直。头锁定螺钉为远侧钢板固定提供额外的角稳定。这种固定必须仔细计划，螺钉置入顺序如图所示（1-6）。

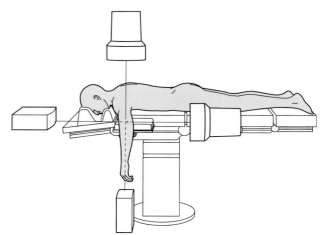

图 6.2.2-13   逆行髓内钉置入：患者俯卧于手术台，患侧上臂置于侧方可透视手术台上。近端交锁用影像增强器在两个平面都能看到肱骨头和近端肱骨干。

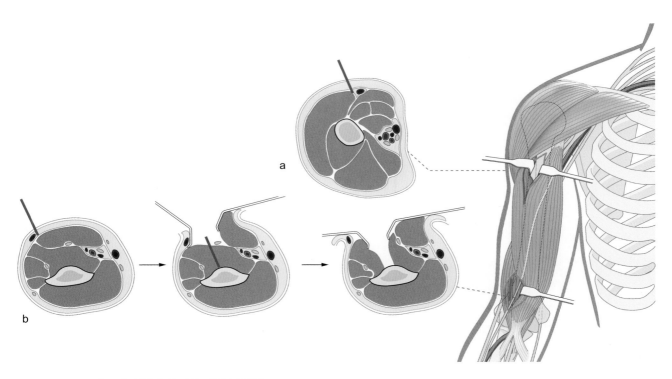

图 6.2.2-14 一步一步到达肱骨干的近侧和远侧。

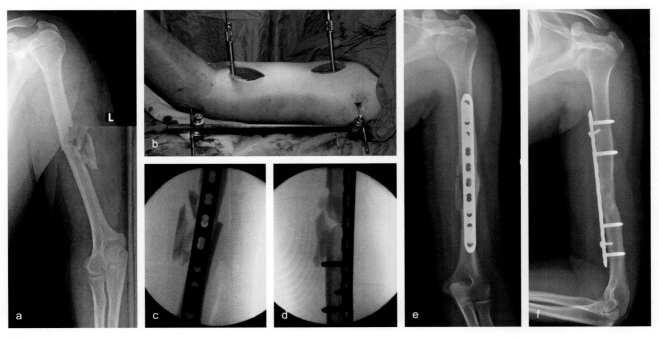

图 6.2.2-15

a 肱骨干粉碎楔形骨折。

b 上臂远近侧分别做切口，在肱肌下方插入钢板，复位，以外固定架临时维持。

c-d 术中复位情况。

e-f 术后 6 个月复查 X 线片显示骨痂形成，骨折愈合。

固定的患者。术中需将尺神经拉向后方，正中神经和血管组织拉向前方予以保护。

7.1.5 髓内钉固定技术

顺行髓内钉置入一般采用仰卧位或胸部抬高约30°的半坐位/沙滩椅位。采用前外侧劈开三角肌的小切口显露，从肩峰前外侧角开始向远端延伸约3 cm（图 6.2.2-16）。可能需要从肩峰前方止点处剥离三角肌前部纤维（术毕缝合修复），显露肩袖组织，沿其纤维方向纵行切开。将劈开的冈上肌腱向两侧拉开，即可见肱骨头软骨面。在髓内钉插入的过程中，整个肱骨均要求良好的透视。

逆行髓内钉置入时一般采用俯卧位。在肱骨下段，从尺骨鹰嘴尖部向近端延伸做长约 8 cm 的纵行切口。纵行劈开三角肌显露肱骨髁上背侧区域骨皮质（图 6.2.2-17）。进针点位于鹰嘴窝近侧缘。必

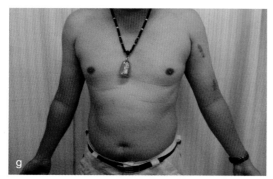

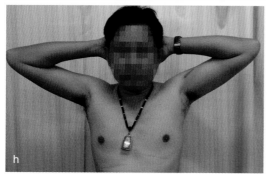

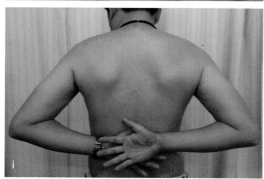

图 6.2.2-15（续）
g-i　手术切口及功能情况。

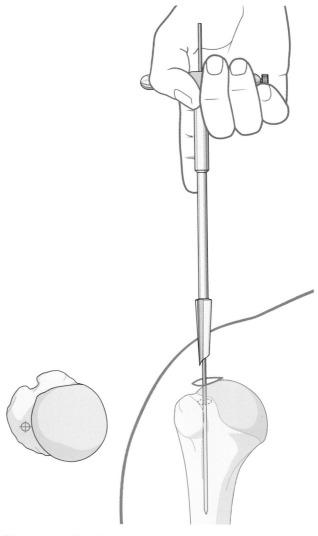

图 6.2.2-16　经三角肌入路顺行置入髓内钉。采用仰卧位或胸部抬高约 30° 的半坐位。将肩峰前方的三角肌纤维纵行劈开后显露肱骨头和大结节。最理想的进针点位于大结节内侧的内沟。

须仔细辨识进针点，先以 3.2 mm 钻头开口，接着以 4.5 mm 钻头扩孔，再以磨钻小心扩大入口，避免髓内钉使肱骨远端屈曲造成髁上骨折。医源性屈曲型横行肱骨髁上骨折是逆行髓内钉实实在在的风险，无论如何都应当避免暴力插钉或锤击进钉。

7.2 骨折复位

用钢板进行内固定时，对骨折复位要尽可能减少软组织损伤。轻柔牵引可恢复肱骨的长度、对线和旋转。对于斜行或螺旋骨折，可使用点式复位钳或环扎钢丝来维持复位。横行骨折通过钢板常可获得良好复位。骨膜外放置钢板以保护骨膜血供。对于粉碎骨折，临时外固定支架是帮助取得和维持复位的工具。也可采用微创技术复位，但要求术者必须具备良好的解剖学知识且熟知神经血管结构，如桡神经损伤的风险。闭合置入髓内钉时，在透视影

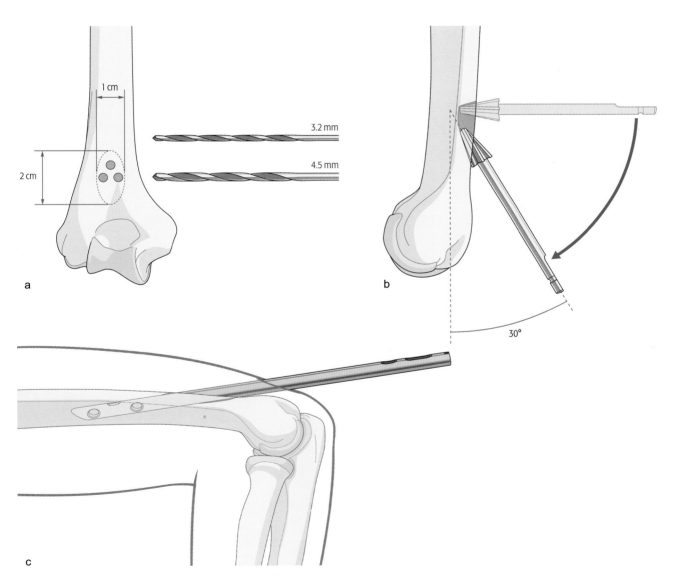

图 6.2.2-17 从上臂后方尺骨鹰嘴尖开始向近端延伸做长约 8 cm 的皮肤切口。纵行劈开三角肌，显露肱骨远端背侧呈三角形的骨面，关节囊不切开。进针点位于此三角形的中心。为便于髓内钉顺利插入髓腔，远端开口必须倾斜 30° 且足够大。以 3.2 mm 钻头垂直此三角形的骨面分别钻 3 个孔（a），然后以 4.5 mm 钻头扩孔，以 8.5 mm 磨钻将进针点扩大到宽 10 mm、长 20 mm（b）的骨槽。扩孔时，磨钻轴线的角度逐渐减小直到几乎与髓腔平行，然后插入髓内钉（c）。

像辅助下，通过髓内钉或导针来复位骨折端。

7.3 固定

7.3.1 钢板

为了让钢板获得充分的固定效果，骨折两端螺钉应固定 6~8 层皮质（通常是 3~4 个孔）。只要有可能，骨折断端间应争取加压固定，可使用拉力螺钉技术（最好通过钢板固定），也可通过钢板上的动力加压孔或预加压装置进行轴向加压。

无论使用钢板还是螺钉固定都要避免剥离骨膜。直视下检查桡神经，确保其不被钢板的末端卡压。

7.3.2 髓内钉

髓内钉插入时不得使用暴力，整个过程应在透视监控下进行。如果在插钉过程中遇到明显阻力，有三种处理方式：扩大入口、使用髓腔钻扩大髓腔、选择直径更小的髓内钉。骨折复位后，轻轻地旋转调整，手推髓内钉通过骨折间隙，避免使用锤击。

近端和远端锁定有多种组合可选，建议近端和远端均行双重锁定以增强髓内钉稳定性。对于横行骨折和短斜行骨折可以通过加压装置进行加压并增强旋转稳定性，但不适用于纵向不稳定的骨折。

7.3.3 外固定支架

单边、半针外固定支架可为骨折提供足够的稳定（图 6.2.2-18）。由于血管和神经走行多变，建议行有限切开置入固定针。行小切口，钝性分离至骨面，切口内置入导向器保护神经[13]。

7.4 挑战

肱骨骨折保守治疗后通常都能达到骨愈合。然而，部分患者仍有较高的延迟愈合或不愈合风险，需要考虑手术治疗（参见第 5 篇）。患有骨质疏松的肥胖女性肱骨干骨折患者的内固定和愈合往往会出现问题。对于桡神经，应当在首次评估、闭合复位时以及手术中反复仔细检查。

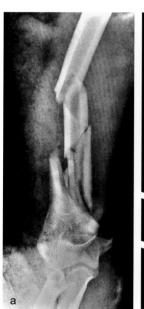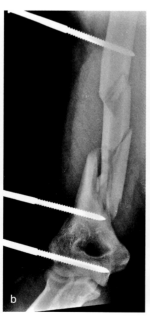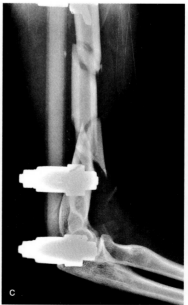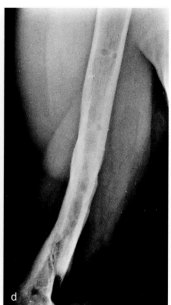

图 6.2.2-18 外固定支架。
a 闭合性粉碎肱骨干骨折（12C3）。
b-c 单边外固定架。最远端的 Schanz 针置于鹰嘴窝远端。
d 术后 1 年随访，骨折完全愈合。

8 术后处理

伤口完全愈合之前，通过辅助下的主动锻炼，逐渐增加肩、肘关节活动度。随后开始主动锻炼，肱骨有稳定的固定，患者就可安全地移动患肢，甚至可以进行抗阻力训练。

髓内钉固定后可立即开始肩、肘关节锻炼，但应尽可能减少对抗阻力的旋转运动。肱骨钢板或髓内钉固定术后，在安全环境下，患者可以自由使用助行器。

9 并发症

9.1 早期并发症

· 髓内钉相关的医源性骨折。
· 原发性损伤、闭合复位或手术操作引起的桡神经麻痹[2, 14]。
· 延迟愈合。
· 畸形愈合。
· 感染。

令人担忧的并发症是桡神经麻痹导致的垂腕。如果患者早期就是闭合伤伴桡神经功能不全，绝大多数情况只是神经麻痹，并非早期神经探查术的绝对指征。

超过 95% 的神经损伤会自愈[2, 14]。可以对患者进行跟踪随访和连续的电生理检查。

开放性损伤的桡神经麻痹需手术探查，因为在开放伤中，桡神经容易发生外伤性断裂。如果发生神经断裂，早期采用显微手术修复或神经移植非常有机会取得良好疗效。如果术中切口内未充分显露桡神经全长，术后出现桡神经麻痹症状时应进行探查。

顺行置入髓内钉时，为避免腋神经损伤，建议行局部皮肤小切口，钝性分离至骨面，使用保护套筒。交锁螺钉不能凸出对侧皮质 2 mm 以上。

9.2 晚期并发症

· 骨折不愈合。
· 畸形愈合。
· 内固定失败，尤其是在骨质疏松情况下。

固定不充分、软组织处理不恰当、环形剥离骨膜都可能导致骨折不愈合。使用钢板固定时，应当谨遵小心细致的软组织处理原则。

内固定失败并不常见。对患有骨质疏松的骨折患者选择不恰当的内植物或错误的手术技术会导致内固定失败。

上肢骨折可能会发生早期和晚期感染，但发生率要低于下肢骨折。必须权衡每位患者发生感染的风险和手术的获益，充分考虑到各种合并症和危险因素，例如糖尿病。

10 预后与疗效

佩戴骨折支具的保守治疗方法依然是大多数肱骨干骨折的治疗选择。保守治疗疗效良好、可靠，而且规避了手术风险。保守治疗时，骨折愈合时间延长的独立风险因素包括：骨折间隙、吸烟史以及女性患者[15-17]。

无论是开放性还是闭合性骨折，接骨板均能取得良好的固定效果。一项纳入 600 例钢板治疗肱骨干骨折的临床研究结果显示，钢板治疗的愈合率达 92%~98%，一期植骨治疗仅用于复杂的、粉碎骨折或存在骨缺损的情形。感染率不到 1%，医源性桡神经麻痹发生率为 3%，超过 97% 的患者术后获得了良好的功能[18]。

在一项前瞻性多中心研究中[11]，医生评估了

102 例患者的手术疗效，评级为"优"的患者占 90%，评级为"优"或"良"的患者总共占 95%。

两项前瞻性随机对照临床研究对钢板和髓内钉治疗肱骨干骨折的疗效进行了比较 [7, 19]，结果显示两种治疗方法的愈合率相差无几，但髓内钉组的并发症发生率较高。顺行髓内钉术后具有较明显的肩关节症状。随着经验的不断积累，微创技术固定肱骨干骨折可能疗效最为满意，但有待随机对照研究证实 [20]。最近有一篇重要的综述分析了肱骨干骨折的治疗效果 [21]。

参考文献

1. **Ekholm R, Adami J, Tidermark J, et al.** Fractures of the shaft of the humerus: an epidemiological study of 401 fractures. *J Bone Joint Surg Br.* 2006 Nov; 88(11):1469–1473.

2. **Ekholm R, Ponzer S, Tornkvist H, et al.** Primary radial nerve palsy in patients with acute humeral shaft fractures. *J Orthop Trauma.* 2008;22(6):408–414.

3. **Hoppenfeld S, deBoer P, Buckley R.** *Surgical Exposures in Orthopedics: The Anatomic Approach.* 5th ed. Philadelphia: Lippincott Williams & Wilkins; 2016:74–83.

4. **Sarmiento A, Kinman PB, Galvin EG, et al.** Functional bracing of fractures of the shaft of the humerus. *J Bone Joint Surg Am.* 1977 Jul;59(5):596–601.

5. **Zagorski JB, Latta LL, Zych GA, et al.** Diaphyseal fractures of the humerus: treatment with prefabricated braces. *J Bone Joint Surg Am.* 1988 Apr;70(4):607–610.

6. **Bell MJ, Beauchamp CG, Kellam JK, et al.** The results of plating humeral shaft fractures in patients with multiple injuries. The Sunnybrook experience. *J Bone Joint Surg Br.* 1985 Mar;67(2):293–296.

7. **McCormack RG, Brien D, Buckley RE, et al.** Fixation of fractures of the shaft of the humerus by dynamic compression plate or intramedullary nail: a prospective, randomised trial. *J Bone Joint Surg Br.* 2000 Apr;82(3):336–339.

8. **Huttunen TT, Kannus P, Lepola V, et al.** Surgical treatment of humeral-shaft fractures: a register-based study in Finland between 1987 and 2009. *Injury.* 2012 Oct;43(10):1704–1708.

9. **Marti RK, Verheyen CC, Besselaar PP.** Humeral shaft nonunion: evaluation of uniform surgical repair in fifty-one patients. *J Orthop Trauma.* 2002 Feb;16(2):108–115.

10. **Redmond BJ, Biermann JS, Blasier RB.** Interlocking intramedullary nailing of pathological fractures of the shaft of the humerus. *J Bone Joint Surg Am.* 1996 Jun;78(6):891–896.

11. **Blum J, Rommens PM, Janzing H, et al.** [Retrograde nailing of humerus shaft fractures with the unreamed humerus nail. An international multicenter study]. *Unfallchirurg.* 1998;101(5):342–352. German.

12. **Kim JW, Oh CW, Byun YS, et al.** A prospective randomized study of operative treatment for noncomminuted humeral shaft fractures: conventional open plating versus minimal invasive plate osteosynthesis. *J Orthop Trauma.* 2015 Apr;29(4):189–194.

13. **Scaglione M, Fabbri L, Dell' Omo D, et al.** The role of external fixation in the treatment of humeral shaft fractures: a retrospective case study review on 85 humeral fractures. *Injury.* 2015 Feb;46(2):265–269.

14. **Korompilias AV, Lykissas MG, Kostas-Agnantis IP, et al.** Approach to radial nerve palsy caused by humerus shaft fracture: is primary exploration necessary? *Injury.* 2013 Mar;44(3):323–326.

15. **Neuhaus V, Menendez M, Kurylo J, et al.** Risk factors for fracture mobility six weeks after initiation of brace treatment of mid-diaphyseal humeral fractures. *J Bone Joint Surg.* 2014 Mar 5;96(5):403–407.

16. **Shields E, Sundem L, Childs S, et al.** Factors predicting patient-reported functional outcome scores after humeral shaft fractures. *Injury.* 2015 Apr;46(4):693–698.

17. **Mahabier KC, Vogels LM, Punt BJ, et al.** Humeral shaft fractures: retrospective results of non-operative and operative treatment of 186 patients. *Injury.* 2013 Apr;44(4):427–430.

18. **Chen F, Wang Z, Bhattacharyya T.** Outcomes of nails versus plates for humeral shaft fractures: a Medicare cohort study. *J Orthop Trauma.* 2013 Feb;27(2):68–72.

19. **Chapman JR, Henley MB, Agel J, et al.** Randomized prospective study of humeral shaft fracture fixation: intramedullary nails versus plates. *J Orthop Trauma.* 2000 Mar–Apr;14(3):162–166.

20. **Bhandari M, Schemitsch E.** Fractures of the humeral shaft. In: Browner B, Jupiter J, Levine A, et al, eds. *Skeletal Trauma.* 5th ed. Philidelaphia: Saunders; 2015.

21. **Attum B, Obremsky W.** Treatment of humeral shaft fractures: a critical analysis review. *JBJS Rev.* 2015 Sep 29;3(9).

致谢 · 我们感谢 Pol Rommens 和 Robert McCormack 对《骨折治疗的 AO 原则》第 2 版的贡献。

第 **3** 节 | 肱骨远端

Humerus, distal

刘国辉 译

1 引言

肱骨远端骨折对于手术医生而言很有挑战性。尽管理念、技术的进步使肱骨远端骨折的预后得到了一定改善，但手术并发症仍十分常见，如骨不连、畸形愈合、感染、内固定失效、关节僵硬及远期骨关节炎等。

1.1 流行病学

肱骨远端骨折的发生率在年龄和性别分布曲线上有两个高峰——好发于年轻男性和老年女性。大多数骨折类型为累及双柱的关节内骨折（完全关节内骨折：C 型）和发生在肱骨小头或滑车的部分关节内骨折（B 型）[1]。

手术治疗的目的在于使关节面骨折解剖复位并与干骺端对线良好，实现坚强固定，以便术后几天内可以进行主动功能锻炼。

1.2 严重骨质疏松症

骨质疏松患者的骨折很难获得稳定内固定，因此可以考虑进行保守治疗或全肘关节置换术。但全肘关节置换术后需要严格地限制活动，并且最终不可避免地还会出现假体松动或其他难以处理甚至无法处理的并发症。活动需求少的骨质疏松症患者采取支具、颈前臂带或颈腕带等保守治疗措施预后良好，如发生不稳定性骨不连，可考虑行全肘关节置换手术。

2 评估与诊断

2.1 病史和体格检查

对于老年患者，可能一次简单的跌倒就会导致复杂的骨折。骨质疏松使得骨折的固定较为困难，但并非束手无策。年轻患者的肱骨远端骨折多见于高能量损伤，且常合并其他多发损伤。体格检查必须涵盖肘部的三大重要神经。肘关节伸直时遭受损伤往往引起过伸损伤，而开放性伤口通常位于后方。血管损伤并不少见，尤其是在开放性骨折中，体格检查时必须排除。

当不稳定的肘关节损伤合并有移位的前臂骨折或腕关节损伤时，可能会并发骨筋膜室综合征。剧痛和无法耐受主动或被动的手指伸展活动均提示骨筋膜室综合征的可能。术前应当触诊外周血管搏动，但必须时刻牢记，由于肘部有丰富充足的纵向侧支血供，即使在肱动脉损伤时仍可触及血管搏动。一些创伤医疗组会在血管修复前对骨折进行最终的钢板螺钉固定，但由于肱骨远端复杂骨折手术时间长、手术难度大，所以也可以考虑使用外固定架临时固定骨折或进行动脉临时分流，而在设计患者摆放体位和手术切口时，应考虑到肱动脉无法通过后侧入路进行显露。

2.2 影像学检查

高质量的 X 线片（正位、侧位和斜位）、牵引状态下的 X 线片和 CT 有助于手术计划的制订。牵引状态下的 X 线片可在患者麻醉下拍摄。移除尺桡骨的三维 CT 影像十分有帮助，健侧摄片有时也有助于制订手术计划。

3 解剖

肱骨远端的两侧柱及中央滑车组成了一稳固的骨性三角区，鹰嘴窝和冠突窝位于该三角区的中心。外侧柱的前表面是肱骨小头，后侧没有关节面，常在此处放置钢板（图 6.2.3-1）。线轴形的滑车位于中央而非内侧，滑车的旋转轴位于肱骨干的前侧，且朝向前方。外侧柱的弧度向前倾，至旋转轴中心水平；内侧柱（包括内上髁）则与肱骨干保持同一直线。因此将直钢板放置在肱骨后外侧面会造成肱骨远端的前倾丢失。

冠突窝和鹰嘴窝在肘关节屈、伸活动的终末阶段容纳各自对应的骨性突起。肘关节若要获得最大的活动度，前方的冠突窝和后方的鹰嘴窝内均不能有金属内植物和瘢痕阻挡，滑车相对于肱骨干的前移也必须得到纠正。侧副韧带是维持肘关节稳定性的重要结构，内侧副韧带起自肱骨内上髁的下面，过度剥离时容易损伤。

4 分型

主要需区分是累及单柱或双柱的肱骨远端骨折（鹰嘴/冠突窝底部至顶部之间），还是累及关节面，也许还累及内上髁但不涉及柱的骨折（肱骨小头和滑车骨折）。单柱骨折较少见，单独的外侧柱骨折多为简单骨折，而单独的内侧柱骨折多表现为复杂的关节内骨块，包括滑车部分或完全的压缩骨折（稳定但对线不良）。多数的双柱骨折累及关节面；而肱骨远端的关节外骨折相对少见（图 6.2.3-2）。

5 手术指征

- 移位的关节内骨折。
- 开放性骨折。
- 骨折合并神经血管损伤。
- 多发伤。

6 术前计划

6.1 手术时机

肱骨远端骨折只有在开放性骨折或合并血管损伤导致缺血时需要急诊手术。大多数肱骨远端骨折为闭合骨折，可在伤后几天内行手术治疗。术前计划要求医生逐步制订包含抗生素、患者体位、手术入路、植骨等在内的一整套手术方案（图 6.2.3-3）。

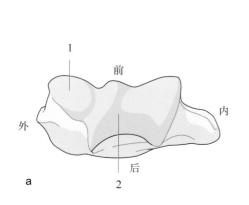

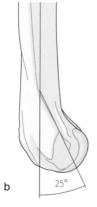

图 6.2.3-1 外科解剖。

a 肱骨远端下面观，可见肱骨小头（1）和滑车（2）。肱骨小头后侧的表面位于关节外，钢板可安置于此。

b 滑车位于两柱中央并轻度前倾（25°）。

6.2 内固定选择

根据骨折的类型和部位不同，有一整套完善的内植物供选择：

A1 型骨折（内上髁撕脱性骨折）：A1 型骨折的主要损伤为脱位，故难得需要固定。较大移位的骨折有时需要修复，螺钉固定通常足够。对于较大的骨折块，3.5 mm 或 4.0 mm 螺钉和克氏针相比，固定更为牢靠，空心钉可使得手术操作更为方便。

A2、A3 和 C1 型骨折：双柱骨折或完全关节内骨折需使用两块钢板固定。3.5 mm 重建钢板更易塑形，但有限接触动力加压钢板（LC-DCP）则更为坚强。1/3 管型钢板强度较弱，只能用于尺侧柱的支撑，并应该与另一块更坚强的钢板联合应用。也可应用预弯的锁定加压钢板（LCP），它在低位的横行骨折中（A3）十分有用。

B1 型骨折：外侧柱骨折通常可用一块外侧钢板和螺钉进行固定。

B2 型骨折：内侧柱骨折通常有复杂的关节内骨块。鹰嘴截骨有助于显露并修复损伤。小的关节内骨块可使用无头钉、带螺纹克氏针或可吸收针固定。滑车骨折块通常移位但却保持稳定（压缩性骨折），确保将其复位至正常的位置。

B3 型骨折：肱骨小头和滑车的关节面骨折可使用诸如无头钉、埋头钉、小的带螺纹克氏针或可吸收针固定。外侧柱后方的骨折，尤其是粉碎骨

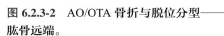
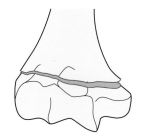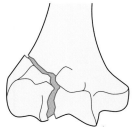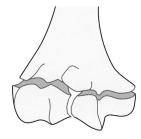

图 6.2.3-2　AO/OTA 骨折与脱位分型——肱骨远端。
13A　肱骨，远端骨折块，关节外骨折。
13B　肱骨，远端骨折块，部分关节内骨折。
13C　肱骨，远端骨折块，完全关节内骨折。

13A　　　　13B　　　　13C

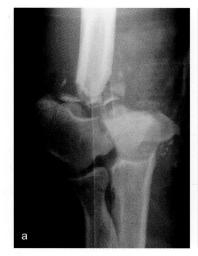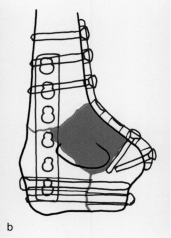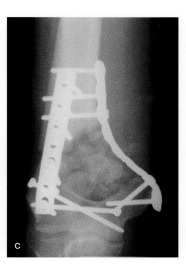

a　　　　b　　　　c

图 6.2.3-3　肱骨远端骨折的术前计划是必要的。
a　开放、关节内简单、干骺端粉碎的骨折（13C2）。
b　术前计划显示了骨缺失范围。
c　术后 6 周，关节重新排列，骨折得到安稳固定，关节面骨折愈合，干骺端植骨在整合之中。

折，钢板和螺钉（可能是个结构性植骨块）有助于其安全固定。

C2 和 C3 型骨折：预弯的 LCP 是处理这类骨折的标准内固定，也可以同时运用某些 LCP 上的万向锁定钉系统。年轻患者高能量损伤所致的 C3 型骨折可考虑内固定重建，而对于存在骨质疏松的老年骨折患者，应考虑行全肘关节置换术。

全肘关节置换术适应范围窄，仅用于对肘关节功能要求不高或已存在肘关节炎的病例[3]。

已有很多器械厂家开发了预弯的钢板，绝大部分新型设计都配有头锁定螺钉（LHS），在提供角稳定性的同时减少退钉概率。诸如 LCP 的这类钢板对于低位肱骨柱骨折、干骺端大量粉碎或骨质量差的患者可能有帮助[4]。

6.3 手术室布置

患肢铺单时要确保既充分显露术野，又有足够的覆盖（图 6.2.3-4）。前臂在使用弹力套袋包裹后以胶贴固定，取骨区和透视机分别铺单。通过旋转患肢通常获得不同的透视位置，但有时需要旋转透视机。

术者站或坐在患者的腋侧，助手在术者的对侧，透视机进入时二者需要让出位置。手术室的工作人员站于术者及助手的手臂后。透视机自手术床的头侧进入，但如果采用带立柱的透光床，透视机可以从手术床的对侧进入，这样对术野的干扰较小。整个手术团队和放射技师要能完全看到透视机显示屏（图 6.2.3-5）。

7 手术

7.1 手术入路

患者可采取仰卧位（手臂铺单后放置在身体上方）、侧卧位（手臂铺单后放置在长枕或搁手架上）或者俯卧位。采用侧卧位时，将铺单卷成一个枕头，放置于中间凹陷的托架上，手臂置于其上，也可将手臂放置在距离床沿 4 cm 的带衬垫托架上，肘关节可以有 120° 的活动度（图 6.2.3-6）。B3 型骨折需要对外侧进行扩大的暴露，这时倾向于采用仰卧位，将手臂放在一旁的小桌上。如果发现骨折比预想复杂，则可将手臂放在躯干上铺单，便于进行鹰嘴截骨。手术中很少需要植骨，但在复杂骨折中，最好向患者告知植骨手术的可能性并准备好取骨区。多数情况下，可将消毒止血带放置在上臂近端，但仅在术野出血过多影响手术时（如尺神经显露）才充气止血。术区显露完成后，可松开止血带

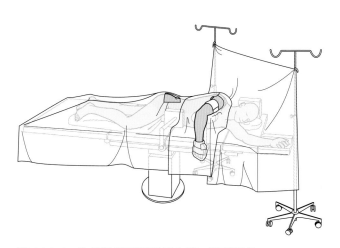

图 6.2.3-4 肱骨远端骨折后侧入路：消毒铺单。

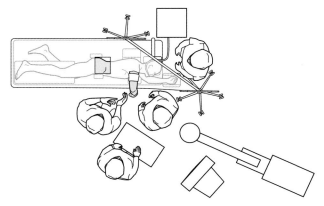

图 6.2.3-5 手术室布置。

进行复位内固定。

使用后正中切口根据需要翻起内外侧皮瓣可以充分显露肘关节的所有部分（图 6.2.3-7a）。后正中皮肤切口的优点包括：

- 避开重要的皮神经分支。
- 单个切口即可显露肘关节的各个部分（包括肘关节前方）。

- 皮肤瘢痕相对较小。

缺点包括切口瘢痕过长、由于皮瓣牵拉所致的潜在血肿和皮肤问题，但在临床上上肢手术后的皮肤问题并不常见。切口如果要延伸到肱骨干中段，必须小心保护桡神经。有些医生建议切口避开鹰嘴顶点，但另一些医生认为直切口没有问题。直接外侧切口可用于单独的肱骨小头或滑车骨折中。

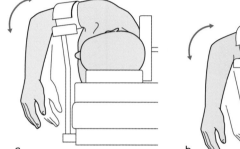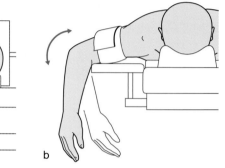

图 6.2.3-6　肱骨远端骨折后侧入路的体位变换。

a 患者采用侧卧位，患肢置于垫好的支架上。
b 患者采用俯卧位，患肢置于可透视的支架或垫好的立柱上（如图所示）。

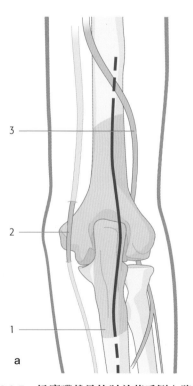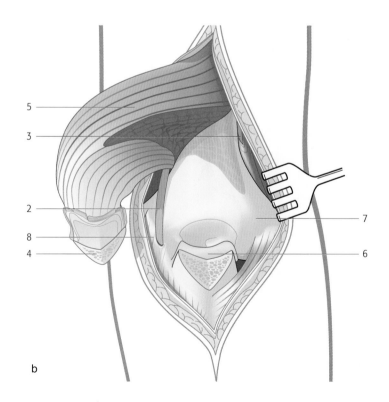

图 6.2.3-7　经鹰嘴截骨的肘关节后侧入路。

a 皮肤切口起自肱骨远端后侧中线，部分医生会在鹰嘴处将切口弯向外侧（桡侧）绕开鹰嘴（1）。也可采用直切口。显露并保护尺神经（2）。如果需向近端剥离，切口的近端操作有损伤桡神经（3）的风险，必须小心地显露并保护桡神经。
b 尺骨鹰嘴 Chevron 截骨（4）可以将肱三头肌（5）向侧方或近端翻起，从而充分显露肱骨远端，包括滑车（6）、外上髁（7）和内上髁（8）。

尺神经的最佳处理仍有争议。延伸至邻近或进入肘管的钢板可以给大部分的双柱骨折和内侧柱骨折进行有效固定。很多骨折在固定时，需要牵开尺神经。多数手术医生在进行内固定时均会将尺神经充分游离并临时牵开。固定后有些医生会将尺神经置于前方的皮下组织内，也有医生选择将尺神经放回尺神经沟中。

有时仅显露而不移动尺神经就能固定骨折，这样可能有助于减少因尺神经的去血管化和处理导致尺神经病变的可能性。

为了给以后的手术提供帮助，手术记录清楚地

记录尺神经的处理方式及其与内植物位置的关系是必要的，画一张示意图会很有帮助。

关节外骨折可采取劈肱三头肌入路（如Campbell [5, 6]）进行准确复位，这对开放性骨折特别有帮助，多数病例肱三头肌后方有裂缝，肱骨干在此突出，延伸此裂缝可以获得Campell入路的显露范围。关节外和简单的关节内双柱骨折的暴露可从后正中线纵行劈开肱三头肌并将其从肱骨后方和鹰嘴剥离；也可以保留肱三头肌止点，通过提起肱三头肌所形成的内、外侧口进行操作，对这两种类型的骨折进行准确复位（如Alonso-Llames，图6.2.3-8[7]）。

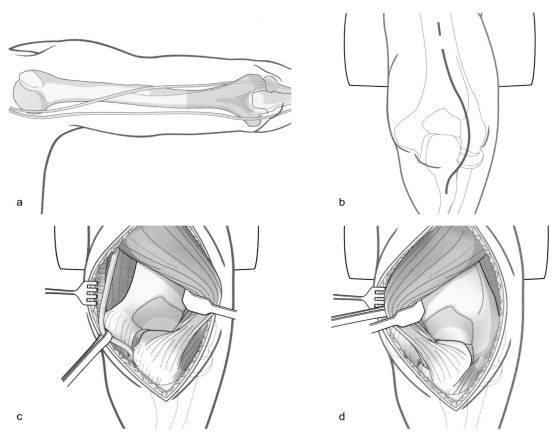

图 6.2.3-8　**肱骨远端 Alonso-Llames 入路。**
a　对于部分肱骨远端关节外骨折和简单关节内骨折，保留肱三头肌止点也可以为骨折的复位和固定提供足够的显露。
b　从肱骨干中、远 1/3 交界处开始沿肱骨干中轴做一直切口。有些术者偏好使用直切口，而另一些术者则会在鹰嘴将切口弯向外侧（桡侧）绕开鹰嘴。切口止于尺骨干并从尺骨上剥离皮瓣。
c　尺侧窗，首先游离出尺神经，并用橡皮条保护。然后沿尺神经走行分离肌间隔，再将肱三头肌向桡侧牵开。
d　桡侧窗。分开肱三头肌筋膜，将肱三头肌从外侧肌间隔和肱骨上剥离并向尺侧牵开，在远端可根据需要沿桡侧柱剥离肘肌，此入路的最大显露范围不超过肱骨远端的 1/4。

处理关节内骨折的最佳手术入路仍有争议。尺骨鹰嘴截骨能提供优良的可延展显露，但是使患者遭受截骨相关的不良事件，这些不良事件与截骨方式、固定以及愈合均相关。为获得骨折的良好复位和固定而通过二次手术从鹰嘴取出引起麻烦的内植物可能是个"公平的交易"。

小心细致地实施截骨和固定可以减少尺骨鹰嘴截骨相关并发症[9]。

由于横行截骨存在内在的不稳定，一般认为截骨线尖端指向远端的 Chevron 截骨较好（视频 6.2.3-1）。截骨时，使用摆锯开口，逐渐截骨至软骨下骨，再使用骨刀撬开，前侧皮质的裂口相互交错，便于复位并增强固定的稳定性（图 6.2.3-7b，图 6.2.3-9）。

鹰嘴截骨的重建可以使用第 3 篇第 2 章第 3 节中介绍的张力带技术。

除了鹰嘴截骨，其他可选择的显露方法还包括

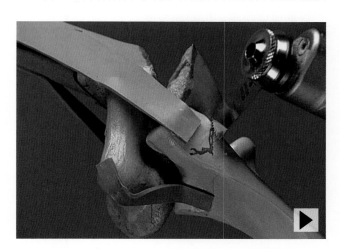

视频 **6.2.3-1**　鹰嘴 Chevron 截骨，开始时使用摆锯，再用骨刀，最终撬开截骨区。

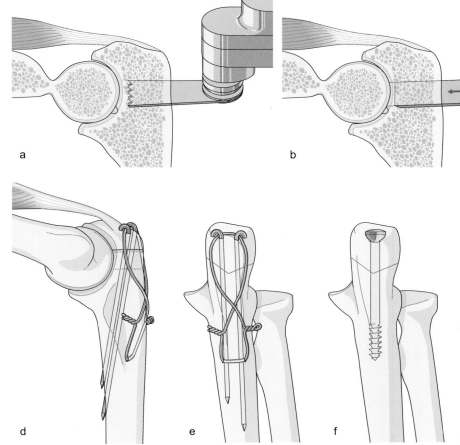

a

b

c

d

e

f

图 6.2.3-9　鹰嘴 Chevron 截骨。首先使用薄摆锯截骨（a），至最后几毫米时用骨刀打断（b-c），术后用两枚克氏针和张力带钢丝呈"8"字固定截骨端（d-e）。注意需要将克氏针折弯180°后埋于肱三头肌止点下方。也可以在截骨前预先钻孔，在截骨后使用单枚螺钉精确固定截骨骨块（f）。

翻转肱三头肌显露法，如 Bryan-Morrey 入路，在可能转做全肘关节置换术时，即可采用该入路（图6.2.3-10）[8]。翻开肱三头肌不能对关节内骨折提供很好的显露范围，但是完整的鹰嘴可以作为关节复位的参考，也能避免截骨相关的并发症。

7.2 复位

肱骨远端骨折的复位和临时固定主要有两种方法。传统方法是先修复关节面骨块，用拉力螺钉将关节面碎骨块逐个串成一个整体，再将拼好的滑车骨块与肱骨干用钢板固定（视频 6.2.3-2），这就好比将 C 型骨折转变为 A 型骨折。另一种方法是先复位并临时固定一侧柱，包含该侧的关节面，即将C 型骨折转变为 B 型骨折。注意要先复位骨折类型简单的一侧柱，该方法更适合处理形态似 "λ" 样的骨折类型，这类骨折其中一侧柱的骨折位置较高，另一侧较低[10]。将较大的骨折块先固定于骨干上，此后再将小的骨折块依次复位固定。

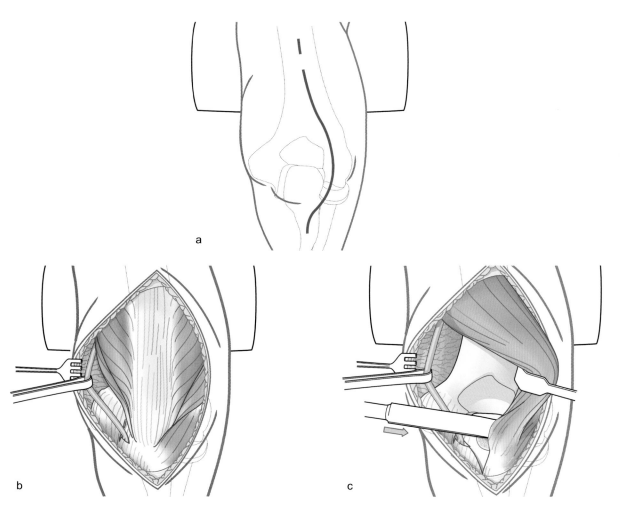

图 6.2.3-10　肱骨远端 Bryan-Morrey 入路。

a　从肱骨干中、远 1/3 交界处开始沿肱骨干中轴做一直切口。有些术者偏好使用直切口，而另一些术者则会在鹰嘴处将切口弯向外侧（桡侧）绕开鹰嘴。切口止于尺骨干并从尺骨上剥离皮瓣。

b　在切口近端，沿肱三头肌内侧缘找到尺神经，将其从肘管中向远端分离，再通过屈肌 − 旋前肌腱膜水平一直分离至第一前侧运动支水平，直至在切口远端的尺神经沟内，应尽可能加以保留神经周围的伴行血管，在整个手术过程中使用橡皮片环绕尺神经进行保护。

c　伸肌装置。沿骨膜下向桡侧剥离尺骨筋膜，在鹰嘴上，可用锋利骨刀将伸肌装置连同骨皮质薄片一同凿下。

骨折的复位可以通过患肢体位摆放、直接手法操控及复位钳来实现。用于临时固定骨折的平滑克氏针不要妨碍后续内植物的放置。也可用 2.0 mm 或 2.4 mm 的微型锁定板配合单皮质头锁定螺钉（LHS）来进行临时固定。对于参与组成关节形态的微小关节内和干骺端骨块，术者可根据自身经验，使用小的螺纹克氏针或可吸收螺钉经软骨下骨将其固定在邻近骨块上，或者将其直接去除。

一般来说，该区域的钢板应彼此垂直放置（通常放置于内侧和后外侧）。平行放置（一内一外放置）也是可选方案，这种方案有其自身的一些优势，特别适合于固定低位骨折或关节内严重粉碎的骨折。一般认为垂直放置钢板的固定强度最高[11, 12]，但也有生物力学证据支持平行放置钢板[13]。

由于成年人肘关节损伤后尤其容易发生肘关节僵硬，因此手术治疗的目标是提供足够稳定的固定，以允许主动锻炼，并利用肢体的功能完成轻度的日常活动。如果固定十分稳固，术后第二日即可开始肘关节锻炼。如果因为骨折复杂、骨质较差导致最后固定不太稳固，则最好将肘关节制动，让其在理想的位置愈合。多数患者不会发生肘关节僵硬，即便发生，治疗也

有效。骨折的固定松动则难以补救。

是否进行全肘关节置换术，通常是根据术前患者的情况而非骨折特点来决定的。如术者决定将全肘关节置换作为内固定的救场方案，总的来说，不应当用鹰嘴截骨来显露骨折，尽管一些医生认为在假体周围修复截骨相当简单。一旦决定采用全肘关节置换术，则需切除关节骨折块以确保充足的手术操作空间，并保留鹰嘴上的肱三头肌止点（一般采用 Alonso-Llames 或肱三头肌旁入路）。

对于活动量较少或年老体弱的患者，总得考虑保守治疗。通常这类患者群体的预后相对较好，即使偶有骨不连或严重的畸形愈合，也可通过后续的全肘关节置换术来补救。

为了获得最佳的手术疗效，整个手术过程都要遵循术前制订好的计划方案（图 6.2.3-11）。这么做的目的是在可行的情况下，确保每块钢板在骨折线的两端均可置入两或三枚螺钉，且任何金属内植物都不应进入鹰嘴窝内。

7.3 固定

通常先放置后外侧钢板，该钢板在屈肘过程中发挥张力带作用。钢板根据骨骼的外形预弯以恢复肱骨小头的前倾，后外侧钢板可比内侧钢板放得更远，更贴近关节面。

对肱骨远端三角区的初始固定只能是临时的，因为肱骨滑车骨块的轻微旋转移位会经常阻碍三角最后角落的完全复位，需要对最初的固定进行调整。只有内侧钢板位置满意后才能对外侧钢板进行最终固定（图 6.2.3-12，视频 6.2.3-3）。

每枚螺钉都应经过尽量长的骨道，并固定尽可能多的关节内骨块。不应丢弃骨折块，因为即便最小的关节内骨块都可能对关节面的正确复位提供帮助。当其他骨块都固定稳定后，小骨块可以留置

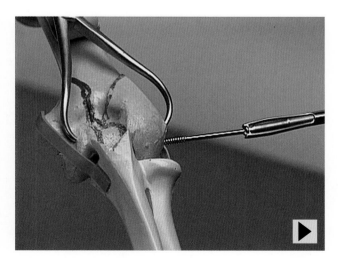

视频 6.2.3-2　第一步先用点式复位钳或克氏针重建和临时固定关节面骨块，然后使用空心拉力螺钉固定。

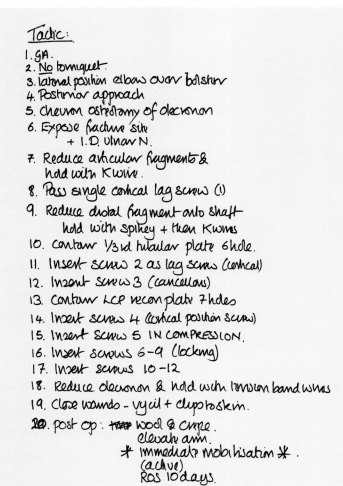

Tactic:

1. GA.
2. No tourniquet.
3. lateral position elbow over bolster
4. Posterior approach
5. Chevron osteotomy of olecranon
6. Expose fracture site
   + I.D. Ulnar N.
7. Reduce articular fragments &
   hold with K wire
8. Pass single cortical lag screw (1)
9. Reduce distal fragment onto shaft
   hold with spikey + then K wires
10. Contour 1/3rd tubular plate 6 hole.
11. Insert screw 2 as lag screw (cortical)
12. Insert screw 3 (cancellous)
13. Contour LCP recon plate 7 holes
14. Insert screw 4 (cortical position screw)
15. Insert screw 5 IN COMPRESSION.
16. Insert screws 6-9 (locking)
17. Insert screws 10-12
18. Reduce olecranon & hold with tension band wires
19. Close wounds - vycil + clips to skin.
20. post op: ~~tube~~ wool & crepe.
    elevate arm.
    * immediate mobilisation * .
    (active)
    ROS 10 days.

10, 11, 12 cortical position screws

1/3rd tubular plate.

Screw 2 (lag)

Screw 3 cancellous position

6 locking

Screw 5 cortical (Compression)

7 locking.

8 locking

Screw 4 cortical (Position)

Screw 1. (lag)

9 locking

Locking Recon plate (small frag)

Equipment:
1. AO small fragment set.
2. LCP small fragment set
3. compact air drive
4. micro saw.
5. wiring set.
6. osteotomes
7. x2 large spikey reduction forceps
* Need image intensifier throughout. *

图 6.2.3-11 包含器械清单和术后处理在内的完整术前计划和手术策略。

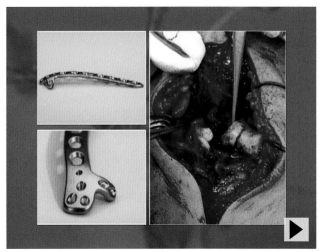

视频 6.2.3-3 使用预弯的肱骨远端锁定加压钢板进行切开复位内固定术。

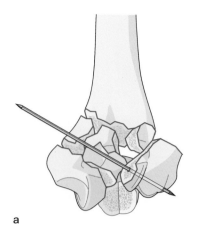
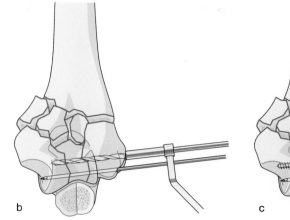
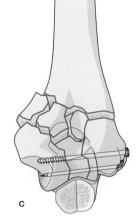

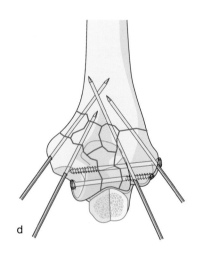
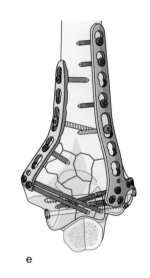

图 6.2.3-12　重建粉碎肱骨远端骨折的步骤。

a　通过从内而外技术，用 1.6 mm 克氏针重建滑车和肱骨小头。

b-c　复位三个关节骨块后，沿相反方向钻入克氏针，可用该克氏针作 3.5 mm 空心钉的导针，也可以平行于该克氏针打入一枚螺钉。

d　关节骨块牢靠地固定成为一个骨块后，用临时克氏针使后者与肱骨干连接。

e　为了将关节骨块固定于肱骨干上，首先应在肱骨后表面放置一块 2.7 mm 的解剖 LCP，钢板可放置在没有软骨覆盖的肱骨小头后方。内侧的解剖型 LCP 可放置在肱骨的内侧嵴上（与外侧钢板成角正确）以增强稳定性。对于骨量丢失严重或合并严重干骺端粉碎的病例，建议采取两块 LCP 彼此呈 90° 放置，因为这样的构型可提供更好的生物力学稳定性。在使用角稳定螺钉时需注意避免穿入关节。

在合适位置。小的关节内骨块可以使用 1.5 mm 或 2.0 mm 埋头螺钉、无头钉或小的螺纹克氏针固定。

直接放置于外侧柱的钢板必须进行预弯，使钢板远端的角度朝前。若应用直钢板，其近端会向后偏离肱骨轴线，强行使直钢板近端贴附外侧柱，则会造成肱骨远端的正常前倾丢失。

肱骨远端内侧柱是直的，在低位骨折中，将内侧钢板预弯，使其尽量贴附于肱骨内上髁可增加钢板远端可置入螺钉的数量，也可以使用为抵达这种低位骨折而设计的预塑形钢板。

锁定加压钢板不一定要与其下的骨皮质完全贴附。由于突出的内植物可激惹软组织，可先用普通螺钉来让钢板贴附骨面，LCP 的一个潜在的缺点

是螺钉的方向由内植物设计所决定，因此应用钢板时应优先关注钢板远端的放置位置以使得螺钉不会进入关节内，然后再固定钢板近端。解剖设计的肱骨远端 LCP 可以减轻该问题（图 6.2.3-13），万向螺孔 LCP 可以调整锁定螺钉打入的方向，这样既能避免螺钉穿入关节面，还能最大化螺钉的工作长度。

如前方关节骨块（肱骨小头和滑车）固定欠佳，可能是外侧柱有一定程度的压缩尚未复位。重新复位压缩的外侧柱或后方滑车之后，前方骨折块通常可以准确复位。接下来应该使用钢板固定外侧柱。

对鹰嘴截骨进行固定（若需要）。重建完成后，

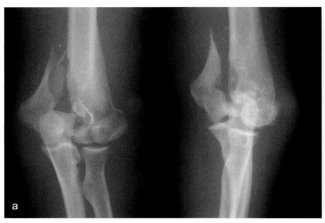
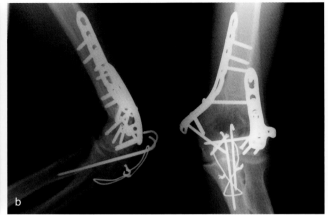

图 6.2.3-13
a 伴外侧柱低位骨折的粉碎肱骨远端骨折（13C3）。
b 术后 6 周 X 线片。术中采用了两块解剖型锁定加压钢板（肱骨远端钢板），钢板上有多枚锁头螺钉可固定肱骨小头。

对肘关节进行全范围的活动，包括旋前和旋后。仔细检查关节内是否有螺钉或克氏针穿出，骨块间是否有不稳定活动。尺神经可放回尺神经沟内，也可以转置于前方皮下组织内，尺神经的位置需记录在案以备未来手术需要。

7.4 挑战

多数开放性骨折在伤口清创和冲洗后可一期行内固定治疗。小的皮肤刺破口可自行愈合，大的开放性创口在 48 小时延期一期关闭更安全。关节面缺损通常不需要植骨，除非肱骨滑车和小头间的整个中央骨块缺失或发生粉碎。在这种情况下，需要应用结构性植骨以确保肱骨髁间宽度维持正常。肱骨远端骨折有时会合并上肢的其他创伤，医生应尽可能实现最佳复位，并牢靠固定各处复位，从而能进行早期功能锻炼。

全肘关节置换术早期报道的结果令人满意：手术操作过程直截了当[14]，患者一般都能获得肘关节功能的快速恢复，肘关节的平均活动度优于采取内固定治疗的患者[15]。但是人们对全肘关节置换术的热情随以下情况的发现而减退：

- 严格的终身活动限制（提的重量限 5 kg）。
- 不可避免的假体失效。

- 潜在的严重并发症，如深部感染、晚期假体周围溶骨现象（多次翻修手术后的骨量丢失），这些目前均没有好的治疗方法。

8 术后处理

无论什么固定的位置，术后几天内开始主动辅助下的肘关节锻炼和肢体轻微的功能应用是有帮助的。

如果骨折固定有些不稳固——因为骨折复杂、骨质较差或两者兼有，最好制动并保护肘关节约 4 周，以及处理逐渐发展的肘关节僵硬而不是内固定松动，或者不得不做全肘关节置换来补救。

建议采取主动、自我协助下的肘关节伸展活动，应当避免被动推拿。

内固定术后的良好效果有赖于患者自信并做好肘关节的伸展训练。在有严重脑外伤、痴呆、酗酒或药物依赖的患者，可能会产生许多问题。

在骨折愈合出现明确进展，通常术后至少 6 周之前，不能开始抗阻力训练。活动式或可调式静态支具有助于恢复肘关节的活动度，在术后 1 年内肘关节的活动度均能通过锻炼改善。

9 并发症

- 异位骨化可发生于脑外伤的患者，也容易发生于延期固定的患者和接受强度过大的被动肘关节伸展锻炼患者。

- 对于骨质疏松患者，在术后短期制动保护内固定，尽管不可避免地会出现一定程度的肘关节僵硬，但也好过内固定失效。

- 有超过 1/5 的患者会出现医源性尺神经功能障碍，其症状通常为一过性，常见尺神经支配区的麻刺感及其支配的手内在肌的轻度无力，但很少持续存在。较严重的麻痹伴无力可能会持续较长时间，有时是永久性的。除非能明确病因，否则手术并无帮助[16]。在应用外侧柱长钢板时有损伤桡神经的风险，特别是当钢板放置在正外侧时。

- 肘关节僵硬可能与关节囊挛缩、关节纤维化、内植物凸起、关节内畸形或关节外畸形等因素相关，仅单由关节囊挛缩引起的肘关节僵硬可在 1 年多时间内通过主动、自我协助下的肘关节伸展活动获得改善。

- 骨折不愈合通常发生在肱骨髁上水平，风险因素包括固定强度不足、术后早期过度使用患肢、干骺端粉碎和骨缺损。手术治疗过程包括肘关节松解、尺神经粘连松解、加压坚强内固定、自体骨松质植骨，多数患者可通过手术实现骨折愈合并获得良好的关节功能[17]。

- 尽管软组织覆盖较薄，但感染相对罕见。深部感染可通过连续多次的清创手术和静脉应用敏感的抗生素治疗。内植物只要没有松动就可保留在原处，但骨折愈合后需要将其移除以彻底清除感染。

- 鹰嘴截骨的骨不连少见，若是因为内固定松动

所致，在骨折移位不明显时可予以保守治疗，或行再次植骨内固定。固定用克氏针的退针和突起可通过术中的细致操作来避免[10]。

- 通过提起肱三头肌进行显露偶尔会引发肱三头肌撕脱的并发症，利用上肢重力有助于伸直肘关节，而重建手术的疗效不可预测。

10 预后与疗效

各个手术系列之间的比较因为所使用的效果评定的标准不同而受到阻碍。采用多种疗效评估标准的大多数病例研究显示，75%~80% 的患者获得至少"良好"的评分[18]。肱骨远端骨折治疗棘手，所有临床报道中疗效"中"和"差"的比率均不低于 15%。一项优质随机对照研究[15]表明，C3 型骨折的老年患者，采取全肘关节置换术治疗的预后优于切开复位内固定（图 6.2.3-14）。

了解患者的损伤类型和所有的损伤成分，切开解剖复位和坚强内固定，术后进行早期的主动功能锻炼，可以为肱骨远端骨折带来最好的功能疗效。通过出色的手术技术和患者的良好配合，约 80% 的患者都可获得满意的疗效。

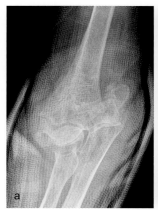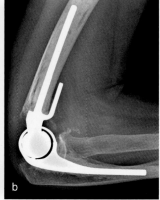

图 6.2.3-14
a 女性患者，55 岁，肱骨远端骨折伴类风湿关节炎。骨折累及关节面，患者存在严重的骨质疏松和关节炎改变。
b 通过铰链式全肘关节假体置换恢复肘关节的功能。

参考文献

1. **Robinson CM, Hill RM, Jacobs N, et al.** Adult distal humeral metaphyseal fractures: epidemiology and results of treatment. *J Orthop Trauma*. 2003 Jan;17(1):38–47.

2. **John H, Rosso R, Neff U, et al.** Operative treatment of distal humeral fractures in the elderly. *J Bone Joint Surg Br*. 1994 Sep;76(5):793–796.

3. **Githens M, Yao J, Sox A, et al.** Open reduction and internal fixation versus total elbow arthroplasty for the treatment of geriatric distal humerus fractures: a systematic review and meta-analysis. *J Orthop Trauma*. 2014 Aug;28(8):481–488.

4. **Korner J, Diederichs G, Arzdorf M, et al.** A biomechanical evaluation of methods of distal humerus fracture fixation using locking compression plates versus conventional reconstruction plates. *J Orthop Trauma*. 2004 May-Jun;18(5):286–293.

5. **McKee MD, Wilson TL, Winston L, et al.** Functional outcome following surgical treatment of intra-articular distal humeral fractures through a posterior approach. *J Bone Joint Surg Am*. 2000 Dec;82-A(12):1701–1707.

6. **McKee MD, Kim J, Kebaish K, et al.** Functional outcome after open supracondylar fractures of the humerus. The effect of the surgical approach. *J Bone Joint Surg Br*. 2000 Jul;82(5):646–651.

7. **Patterson SD, Bain GI, Mehta JA.** Surgical approaches to the elbow. *Clin Orthop Relat Res*. 2000 Jan;(370):19–33.

8. **Bryan RS, Morrey BF.** Extensive posterior exposure of the elbow. A triceps-sparing approach. *Clin Orthop Relat Res*. 1982 Jun;(166):188–192.

9. **Ring D, Gulotta L, Chin K, et al.** Olecranon osteotomy for exposure of fractures and nonunions of the distal humerus. *J Orthop Trauma*. 2004 Aug;18(7):446–449.

10. **Jupiter JB, Mehne DK.** Fractures of the distal humerus. *Orthopedics*. 1992 Jul;15(7):825–833.

11. **Schemitsch EH, Tencer AF, Henley MB.** Biomechanical evaluation of methods of internal fixation of the distal humerus. *J Orthop Trauma*. 1994 Dec;8(6):468–475.

12. **Korner J, Lill H, Müller LP, et al.** The LCP-concept in the operative treatment of distal humerus fractures—biological, biomechanical and surgical aspects. *Injury*. 2003;34(Suppl 2):S-B20–30.

13. **Zalavras CG, Vercillo MT, Jun BJ, et al.** Biomechanical evaluation of parallel versus orthogonal plate fixation of intra-articular distal humerus fractures. *J Shoulder Elbow Surg*. 2011 Jan;20(1):12–20.

14. **Kamineni S, Morrey BF.** Distal humeral fractures treated with noncustom total elbow replacement. Surgical technique. *J Bone Joint Surg Am*. 2005;87(Suppl 1):940–947.

15. **McKee M, Veillette C, Hall J, et al.** A multicenter, prospective, randomized, controlled trial of open reduction internal fixation versus total elbow arthroplasty for displaced intra-articular distal humeral fractures in elderly patients. *J Shoulder Elbow Surg*. 2009 Jan-Feb;18(1):3–12.

16. **McKee MD, Jupiter JB, Bosse G, et al.** Outcome of ulnar neurolysis during post-traumatic reconstruction of the elbow. *J Bone Joint Surg Br*. 1998 Jan;80(1):100–105.

17. **Helfet DL, Kloen P, Anand N, et al.** Open reduction and internal fixation of delayed unions and nonunions of fractures of the distal part of the humerus. *J Bone Joint Surg Am*. 2003 Jan;85-A(1):33–40.

18. **Korner J, Lill H, Müller LP, et al.** Distal humerus fractures in elderly patients: results after open reduction and internal fixation. *Osteoporos Int*. 2005;16(Suppl 2):S73–S79.

致谢·我们由衷感谢 Martin Hessmann 对《骨折治疗的 AO 原则》第 2 版的贡献。

第3章 前臂和手
Forearm and hand

第1节 前臂近端及复杂肘关节损伤
Proximal forearm and complex elbow injuries

王秋根 译

1 引言与流行病学

前臂近端骨折可因并发创伤后不稳、撞击、软组织挛缩、骨折畸形愈合或不愈合而导致严重的功能障碍。这些损伤可累及构成肘关节的一个或多个关节，包括肱尺关节、肱桡关节和桡尺近侧关节（图 6.3.1-1）。高能量损伤也可能同时合并前臂远端的损伤，例如桡骨远端骨折、骨间膜撕裂或下尺桡关节损伤。

为了实现肘关节的早期活动，对构成肘关节的不同环状结构进行精准、稳定的解剖重建至关重要。

桡骨近端骨折是肘关节损伤中最常见的一种类型，年发病率为（28~39）/10 万人。该类骨折由沿着桡骨传导的间接冲击力造成，常见于跌倒时手部处于伸展而肘关节略屈曲时。绝大多数骨折发生于 50 岁以上伴有骨质疏松的女性，而在年轻患者（主

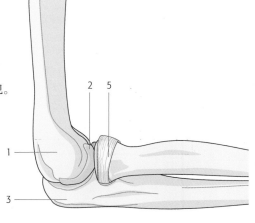

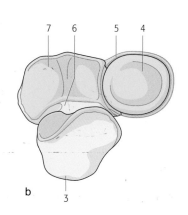

图 6.3.1-1 肘关节解剖。

a 侧位像显示肱桡关节。

b 桡尺近侧关节——去除肱骨后的上面观。

1 外上髁。

2 肱骨小头。

3 鹰嘴。

4 桡骨头。

5 环状韧带。

6 滑车切迹。

7 冠状突。

要是男性），桡骨头骨折则主要由高能量损伤造成。

尺骨近端骨折约占上肢骨折的 10%，由直接暴力或间接暴力引起。尺骨近端位于皮下表浅的位置，使其易受直接暴力损伤并增加了开放性损伤的风险。

2 评估与诊断

2.1 病史和体格检查

患者常常主诉疼痛、前臂旋转障碍。考虑到尺神经靠近尺骨近端，所有患者都应评估其感觉和运动功能。有时前臂近端骨折合并有肘关节脱位，此时应尽可能快地予以复位并夹板固定。

2.2 影像学检查

当伸肘困难并且疼痛的时候，垂直于前臂拍摄前后位 X 线片，同时加照侧位片和斜位片（图 6.3.1-2）。然而，简单的 X 线片经常难以说明骨折的具体情况，有可能仅在术中才能对骨折的形态和合并伤进行精确评估。其他的影像学检查（比如 CT 和 MRI）在复杂骨折或怀疑有韧带损伤时能够提供帮助。当骨折累及尺骨近端或者冠突时，提示肘关节不稳。肱桡关节和肱尺关节的完整性需要仔细评估，因为即使轻度的半脱位都会导致肘关节明显不稳。腕关节必须详细检查，怀疑有腕关节损伤时必须拍摄 X 线片以避免误诊及漏诊。

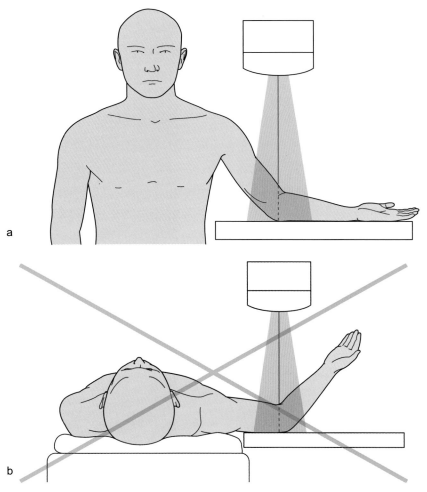

图 6.3.1-2　拍摄桡骨头的前后位 X 线片，X 线光束必须与桡骨头垂直，因为受伤的肘关节很难完全伸直。

简单的横行或斜行鹰嘴骨折也并不一定是稳定的，因为它们常常合并有肘关节或前臂的脱位。

3 解剖

3.1 桡骨近端

桡骨近端部分为一圆形至椭圆形的柱状结构，其周围覆盖关节软骨，其头侧表面也一样，与肱骨小头相关节。除后外侧部分外，桡骨头的四周与尺骨近端的桡骨切迹相关节。Kuhn 等[1] 描述了桡骨头的直径为 19.8~33.6 mm，平均 22 mm。

桡骨头相对于桡骨颈存在偏移，并与桡骨干成一定角度，颈干角平均为 140°[1]。

3.2 尺骨近端

尺骨常被误认为是一根直骨，在前臂旋转时，桡骨绕着它转动。实际上尺骨的解剖要复杂得多，在三个不同的关节部位均有软骨覆盖。近端的两个关节包括一个由鹰嘴和冠突构成的半月形凹槽，与肱骨远端的滑车相关节；而在冠突的外侧，有一个窄的椭圆形关节凹，叫作桡骨切迹，其与桡骨头的侧方关节面相关节。

尺骨近端结构复杂，使其能够与桡骨近端形成关节，尺骨的近端从侧位上看弓向背侧，从正位上看弓向桡侧，而尺骨近端的稍远位置从正位上看则弓向尺侧[2]。

Keener 等[3] 分析了肱三头肌肌腱止点的解剖，因为有人认为劈开三头肌的入路能导致肱三头肌的功能障碍。他们发现肱三头肌肌腱远端外侧有明显的与肘肌筋膜相连的扩张部，其肱三头肌肌腱的宽度、厚度以及止点的大小均与尺骨鹰嘴的宽度有关。

3.3 关节囊韧带解剖

肘关节的稳定性由骨性与软组织结构共同维持。骨性稳定结构包括尺骨鹰嘴尖和冠突，它们在肘关节伸直和屈曲时与肱骨远端的滑车结构保持匹配。这些结构在肘关节的整个活动中维持着前后方向的稳定性。然而，如果韧带结构完整，即使切除 50% 冠突尖端或者全部鹰嘴末端，也不会对肘关节的稳定性产生显著影响。

在内侧，内侧韧带复合体是对抗外翻应力的主要稳定结构。它由前束、后束和横束组成。前束起于肱骨内上髁前方，止于尺骨冠突内侧边缘结节处。后束起于肱骨内上髁后方和内下方，止于鹰嘴内侧。横束与前、后束相连。前束是肘关节屈曲 20°~120° 时的主要稳定结构。如果前束保持完整，即使作为次要稳定结构的桡骨头缺失或者后束断裂，仍能维持肘关节外翻稳定（图 6.3.1-3a）。

外侧韧带复合体由三个独特的韧带组成：尺骨外侧副韧带（LUCL）、桡侧副韧带（RCL）以及环状韧带。尺骨外侧副韧带和桡侧副韧带是关节囊的增厚部分。尺骨外侧副韧带起于肱骨外上髁，位于肘关节的旋转中心，止于尺骨近端旋后肌脊，覆盖桡骨头的后外侧。它被认为是防止桡骨头向后外侧移位的主要结构。在近端，尺骨外侧副韧带和桡侧副韧带很难区分，它们经常与其上覆盖的伸肌腱和肌间筋膜相混。环状韧带包绕桡骨头并延伸至桡骨颈近端，上口大、下口小而呈圆锥体，两端附着于尺骨的桡切迹的前、后缘，在前臂旋前和旋后时稳定桡骨头（图 6.3.1-3b）。

肘关节的关节囊相对薄且松弛，包裹肱尺关节和肱桡关节，其前方附着在冠突以远 6~10 mm，关节囊在屈肘 80°~90° 时最松弛，关节内压力最小。因此，有关节渗液的患者往往自发性地将肘关节保持在这一位置，且创伤后关节纤维粘连也好发于此。

4 分型

4.1 AO/OTA 骨折与脱位分型

前臂近端的 AO/OTA 骨折与脱位分型同时描述了桡骨近端和尺骨近端的骨折情况（图 6.3.1-4）。

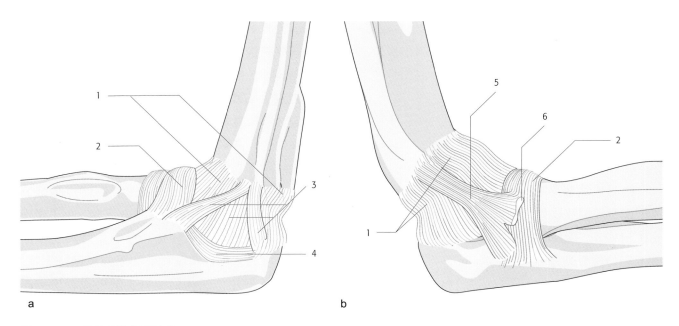

a　　　　　　　　　　　　　b

图 6.3.1-3 肘关节的韧带结构。

1 关节囊。

2 环状韧带。

3 尺侧副韧带。

4 横束。

5 桡侧副韧带。

6 旋后肌起点。

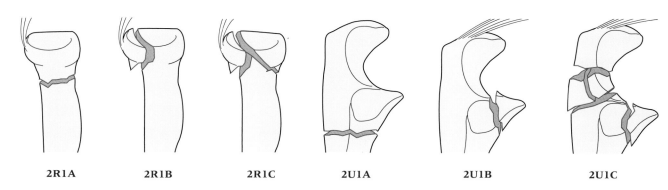

2R1A　　2R1B　　2R1C　　2U1A　　2U1B　　2U1C

图 6.3.1-4 AO/OTA 骨折与脱位分型——尺、桡骨近端。

2R1A 桡骨，近端，关节外骨折。　　　　**2U1A** 尺骨，近端，关节外骨折。

2R1B 桡骨，近端，部分关节内骨折。　　**2U1B** 尺骨，近端，部分关节内骨折。

2R1C 桡骨，近端，完全关节内骨折。　　**2U1C** 尺骨，近端，完全关节内骨折。

4.2 其他重要分型

桡骨头骨折的 Mason 分型十分有用并被广泛应用（图 6.3.1-5）[4]。Nijs 和 Devriendt[5] 针对尺骨近端骨折提出了基于损伤机制的分型系统：

- A 型骨折即尺骨近端关节外的骨折，由折弯暴力作用于肘关节。
- B 型骨折即部分关节内骨折。
- B1 和 B2 亚型为伸肘装置的断裂。
- B3 亚型为冠突的剪切型骨折。

上述骨折类型亦可根据 Adams 和 Morrey 的理论来分型[6]，两位学者是基于 CT 结果区分上述五种骨折类型的：

- — 1 型：尖部骨折。
- — 2 型：体部横行骨折。
- — 3 型：基底部骨折。
- — 4 型（前内型）：斜向前内型。
- — 5 型（前外型）：斜向前外型。
- 这些骨折中的大部分都累及桡骨头或者桡骨颈。
- C 型骨折是完全关节内骨折，由肱骨远端向尺骨近端直接压缩导致。

5 手术指征

- 移位超过 2 mm 的桡骨、尺骨或尺桡骨的近端关节内骨折。

- 关节脱位合并有移位的骨折。
- 伴有脱位（也许已自动复位）和韧带损伤的肘关节撕脱性骨折。
- 骨折或骨折脱位后关节内存在游离体。
- 骨折或骨折脱位复位后无法维持。
- 多发伤、开放性骨折，或者骨折合并神经血管损伤。

6 术前计划

6.1 非手术治疗

稳定的，无移位或移位轻的桡骨头骨折（小于 30% 关节面且移位小于 2 mm）可予非手术治疗。上肢悬吊可减轻疼痛但需鼓励患者即刻进行整个范围的活动。一些学者[7] 主张在局麻下行关节积液和骨折血肿的抽吸清理，虽然短期来看能够有效减轻疼痛并增加活动度，但长期效果仍有争议。

尺骨近端骨折的非手术治疗仅限于以下情况：

- 尺骨近端无移位的关节外骨折。
- 尺骨近端无移位的部分关节内骨折，且伸肘装置完整（能够主动对抗重力伸肘）。
- 功能要求低的老年尺骨鹰嘴骨折（2U1B1）。

Gallucci 等[8] 采用伤后石膏制动 5 天，然后患肢悬吊并允许患者在耐受的情况下主动活动肘关节的治疗方法。28 例患者接受了该治疗方法，尽管

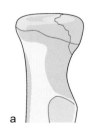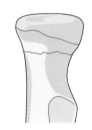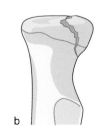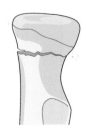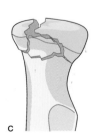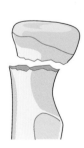

a   b   c

图 6.3.1-5 Mason 分型。
a   Ⅰ 型：微小移位的骨折，无机械性的旋转障碍，关节内移位 <2 mm。
b   Ⅱ 型：移位 <2 mm 或成角，有可能造成前臂机械性的旋转障碍。
c   Ⅲ 型：粉碎性的移位骨折，存在机械性的旋转障碍。

22 例患者骨折未愈合，但功能良好（伸直 15°，屈曲 140°），无患者需要手术干预。

6.2 手术时机

脱位或骨折脱位需要立即行手法复位。若非污染严重，开放性骨折都需早期清创治疗并行最终内固定治疗。肱动脉损伤导致肢体远端缺血需要立即手术治疗以恢复血供并稳定损伤。对于该部位的闭合性损伤，软组织肿胀往往不是早期手术的禁忌。

6.3 内植物选择和患者体位

内植物的选择取决于患者体型和骨折块大小。1.5 mm、2.0 mm、2.4 mm、2.7 mm 或者 3.5 mm 规格的螺钉和钢板能够提供足够的稳定性。张力带技术可能会用到，而解剖型锁定钢板能够应对尺桡骨近端各处常见位置的骨折。切勿忽视韧带结构的重要性。治疗目的始终是建立稳定的骨折固定，以及允许早期主动活动的稳定的肘关节，术者可能要用到锚钉和结实的线结，甚至偶尔韧带重建来对韧带进行修复。

单纯的桡骨头骨折行手术治疗时，患者可取仰卧位，患肢置于一侧的手术操作台上。消毒范围从腋窝至指尖，以便术中旋转前臂和伸屈肘关节。

当处理单纯尺骨近端骨折或者复杂的骨折脱位时，最好让患者采取侧卧位并将肘关节置于床旁支架上以便操作（图 6.3.1-6）。皮肤消毒铺巾后上无菌止血带，但仅在出血较多时考虑充气。

6.4 手术室布置

6.4.1 俯卧位

当上臂铺单完毕，无菌止血带安装好后，患者手部需用无菌敷料单独包扎，以便术中屈肘透视。可以使用一次性巾单或者无菌巾单。C 臂机应单独铺单（图 6.3.1-7）。

手术室人员和手术医生位于患肢一侧，助手位于对侧。C 臂机位于术者同侧，整个手术团队和放射技师要能完全看到透视机显示屏（图 6.3.1-8）。

6.4.2 仰卧位

患者上臂应予以消毒并安装无菌止血带，铺单完毕后应使患肢肘部和手部可以被动活动（图 6.3.1-9）。

手术室人员立于患肢一侧，C 臂机位于术者同侧，显示器位于对侧（图 6.3.1-10）。

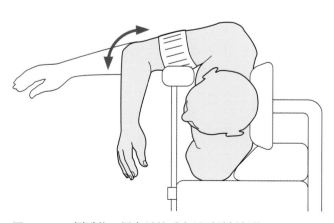

图 6.3.1-6　侧卧位：很容易从后方显露骨折部位。

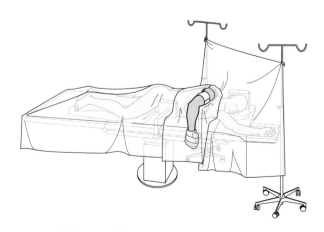

图 6.3.1-7　俯卧位，消毒铺巾。

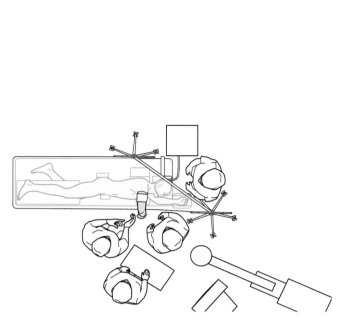

图 6.3.1-8 侧卧位，手术室布置。

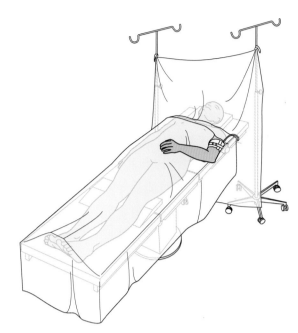

图 6.3.1-9 仰卧位，铺消毒巾。

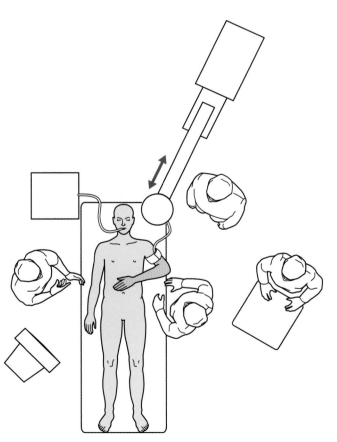

图 6.3.1-10 仰卧位，手术室布置。

7 手术

7.1 手术入路

7.1.1 尺骨鹰嘴

皮肤切口位于后方，从肱骨髁上至骨折远端4~5 cm，可略弧向桡侧以保护尺神经或避开皮肤挫、裂伤。过大的皮瓣可能会导致愈合不良，应尽量避免，而使用全层皮瓣。由于劈开肘肌纤维可能使其失去神经支配，因此需紧贴尺骨剥离肘肌，显露肘关节。

7.1.2 桡骨头

典型的桡骨头骨折如图 6.3.1-11 所示。首选 Kocher 提出的入路，从肘肌和尺侧腕伸肌之间进入，该入路属于真正的神经间平面入路。切口始于肘关节近侧约 5 cm 肱骨外上髁嵴（图 6.3.1-12），远端达前臂外侧面，偏桡骨头后方。当心走行于桡骨头和桡骨颈旁的桡神经，其在桡骨头平面分为浅深两支。深筋膜切口同皮肤切口一致。在后方的肱三头肌和肱桡肌以及桡侧腕长伸肌之间的间隔显露前方的肱骨外上髁。继续在尺侧腕伸肌和肘肌之间向远端显露。从肱骨外上髁的远部纵向切开关节囊，越过肱骨小头和桡

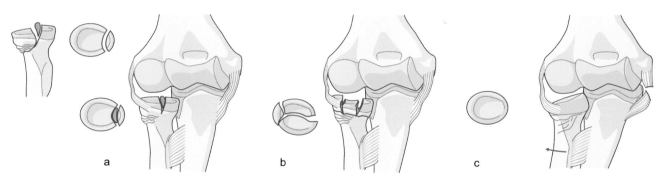

图 6.3.1-11 典型的桡骨头骨折。
a 移位的剪切型骨折（B1），可合并中间小骨折块（2R1B1）。
b 粉碎并合并外侧压缩的桡骨完全关节内骨折（2R1C3）。
c 桡骨头倾斜的关节外骨折（A2），常合并有韧带撕裂和肘关节不稳（2R1A2）。

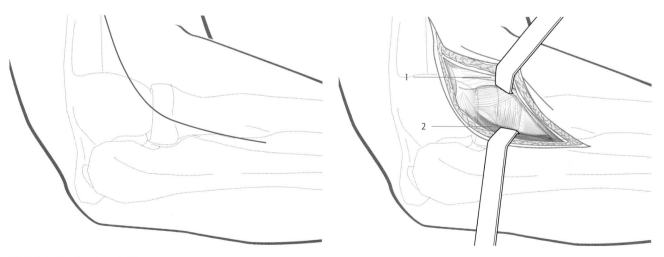

图 6.3.1-12 Kocher 入路。
1 尺侧腕伸肌。
2 肘肌。

骨头的后外部。或者，也可以呈口朝远端的 U 形切开关节囊。在骨膜下向后剥离肱三头肌，向前剥离肱桡肌和桡侧腕长伸肌可进一步显露关节腔。前方放置牵开器时需格外小心，以免损伤桡神经。

7.1.3 尺骨冠突

Hotchkiss 内侧过顶入路需劈开旋前屈肌肌群，肱肌由关节囊向前方剥离，以显露冠突尖及其前内方（图 6.3.1-13）。或者采用尺侧腕屈肌劈开入路，在尺侧腕屈肌的肱骨头和尺骨头之间进入。尺侧腕屈肌的前部和旋前屈肌肌群剥离掀起后可显露冠状突的前内侧和基底部。尺神经最初的几根关节后方分支可以不予保留，但是必须保护其位于前方的第一根运动神经分支（图 6.3.1-14）。

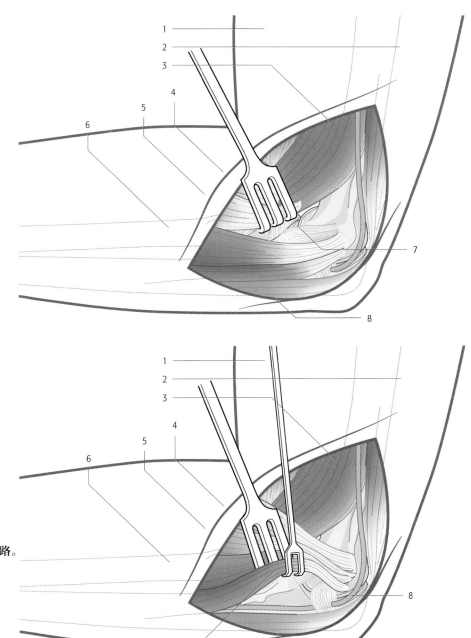

图 6.3.1-13 Hotchkiss 入路。
1 二头肌。
2 三头肌。
3 肱肌。
4 旋前圆肌。
5 桡侧腕屈肌。
6 掌长肌。
7 冠突。
8 尺侧腕屈肌。

图 6.3.1-14 尺侧腕屈肌劈开入路。
1 二头肌。
2 三头肌。
3 肘肌。
4 旋前圆肌。
5 桡侧腕屈肌。
6 掌长肌。

7.1.4 韧带分离

使用内外侧手术入路需对软组织进行仔细分离，术中注意保留韧带止点，利用神经间隙平面，侧副韧带和环状韧带将会得到很好的保护。

7.2 复位和固定

7.2.1 尺骨鹰嘴

克氏针"8"字张力带法

对于冠状突近侧的简单骨折（B1 或 B2），使用两枚平行克氏针与 8 字张力带固定可以取得良好的效果。虽然最近有生物力学实验[9]表明，在肘关节的整个活动过程中，张力带固定并没有将骨折端的张力转化为压力。但是，骨质良好的患者采用该治疗方法均取得了良好的骨折愈合和功能恢复。对于骨质疏松和复杂骨折患者，内植物松动退出的发生率较高，往往需要后期取出内植物。

对累及关节的骨折，可以使用骨钩、点状复位钳或克氏针进行直接复位（图 6.3.1-15）。

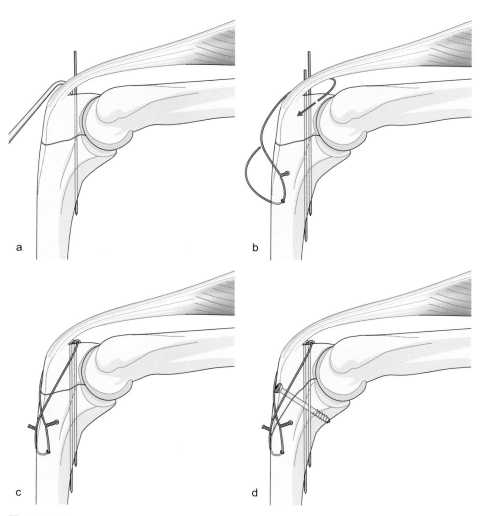

图 6.3.1-15

a 简单的尺骨鹰嘴骨折使用尖钩复位，然后使用两枚 1.6 mm 克氏针平行固定。克氏针须穿透对侧皮质；也可以采用自内而外技术打入克氏针，可以确保克氏针相对于关节面位置良好。

b 在尺骨上钻 2 mm 骨洞，从中穿一根 1.0 mm 钢丝，呈 8 字从肱三头肌的尺骨鹰嘴止点深面穿过。

c 完成张力带固定后的情形。注意克氏针针尾必须埋在肱三头肌肌腱的深面，以防止伸肘时退针。

d 遇斜行骨折，钢丝拉紧后骨折有剪切移位趋势，可以附加使用或直接使用 4 mm 拉力螺钉固定。此类型骨折也可采用钢板固定。

对于简单的横行或斜行骨折，可以使用两枚克氏针（1.8 mm 或 1.6 mm）作为内部支撑，结合 1 根或 2 根直径 1.0 mm 的不锈钢钢丝进行 8 字固定（视频 6.3.1-1）。

屈曲肘关节，从外侧剥离部分肘肌纤维，显露骨折端和关节面。冲洗、清理关节腔后复位骨折块，必须充分抬起压缩的关节面，恢复正常的解剖关系，必要时需植骨填充。

伸直肘关节，同时利用点式复位钳将骨折块直接复位。

两枚克氏针邻近关节面平行置入，吃住对侧骨皮质。在尺骨远端钻孔，穿入钢丝后呈 8 字缠绕，并于近侧在三头肌肌腱的止点下方穿过。为了达到理想的均衡加压，钢丝需在尺骨两侧同时收紧。劈开部分三头肌肌腱纤维，便于克氏针针尾折弯后埋入肌腱深面，该技术要点可以防止伸肘时退针。

钢板和螺钉固定

A 型骨折是干骺端骨折，可以采用相对稳定固定技术来恢复长度、旋转和力线。钢板是合适的选择。

如果累及冠突，则需要解剖复位冠突骨折。

因为 B 型和 C 型骨折是关节内骨折，它们需要解剖复位和坚强固定（图 6.3.1-16）。

在 B1 型或 B2 型骨折中，导致移位的力是三头肌肌腱的拉力。为了抵消这些力，纵向劈开三头肌肌腱，滑入一块近端延伸部较长的钢板。

B3 型骨折是孤立的冠突骨折，需要精确复位[10]。在 C 型骨折中，重点在于关节面的重建，尤其是带有冠突的骨块的稳定重建，因为这是关键骨块。可以使用拉力螺钉或 2.0 mm 的钢板来固定分离的骨块。万向角稳定螺钉对于稳定固定复位的关节面有所帮助，特别是在多碎片骨折和（或）骨质疏松症患者。

髓内钉

克氏针、环扎钢丝或钢板放置于皮下，可能会引起软组织激惹，需要移除内植物。髓内固定尺骨近端骨折是一个令人感兴趣的替代方法。

Nijs[11] 报道了在 B 型骨折中应用加压钉和在 A 型骨折中使用交锁髓内钉的经验，两者都取得了良好的功能，且这组病例没有因软组织激惹而需要去除内植物。

7.2.2 桡骨

螺钉和钢板固定

由于桡骨头与肱骨滑车和尺骨都有关节，所以大多数骨折是关节内的，显著移位的骨折需要解剖复位和绝对稳定的固定[12, 13]。

当骨折是部分关节内的，可以通过 2 mm 拉力螺钉或埋头加压螺钉完成固定。如果使用标准的 2 mm 螺钉，它们优先从安全区打入并埋头。这是桡骨头不与尺骨相关节的部分（图 6.3.1-17）。

当桡骨头完全关节内骨折时，需要进行解剖重建并通过钢板将其固定在桡骨干上。通常钢板沿着颈部而不是在头部本身固定。头部往往需要用独立的拉力螺钉／埋头加压螺钉重建。在桡骨头近端骨折的情况下，需要将钢板置于安全区，以避免干扰前臂旋转（图 6.3.1-17）。

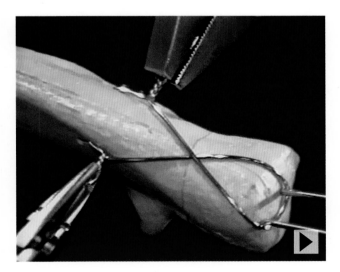

视频 6.3.1-1 张力带固定鹰嘴简单横行骨折。

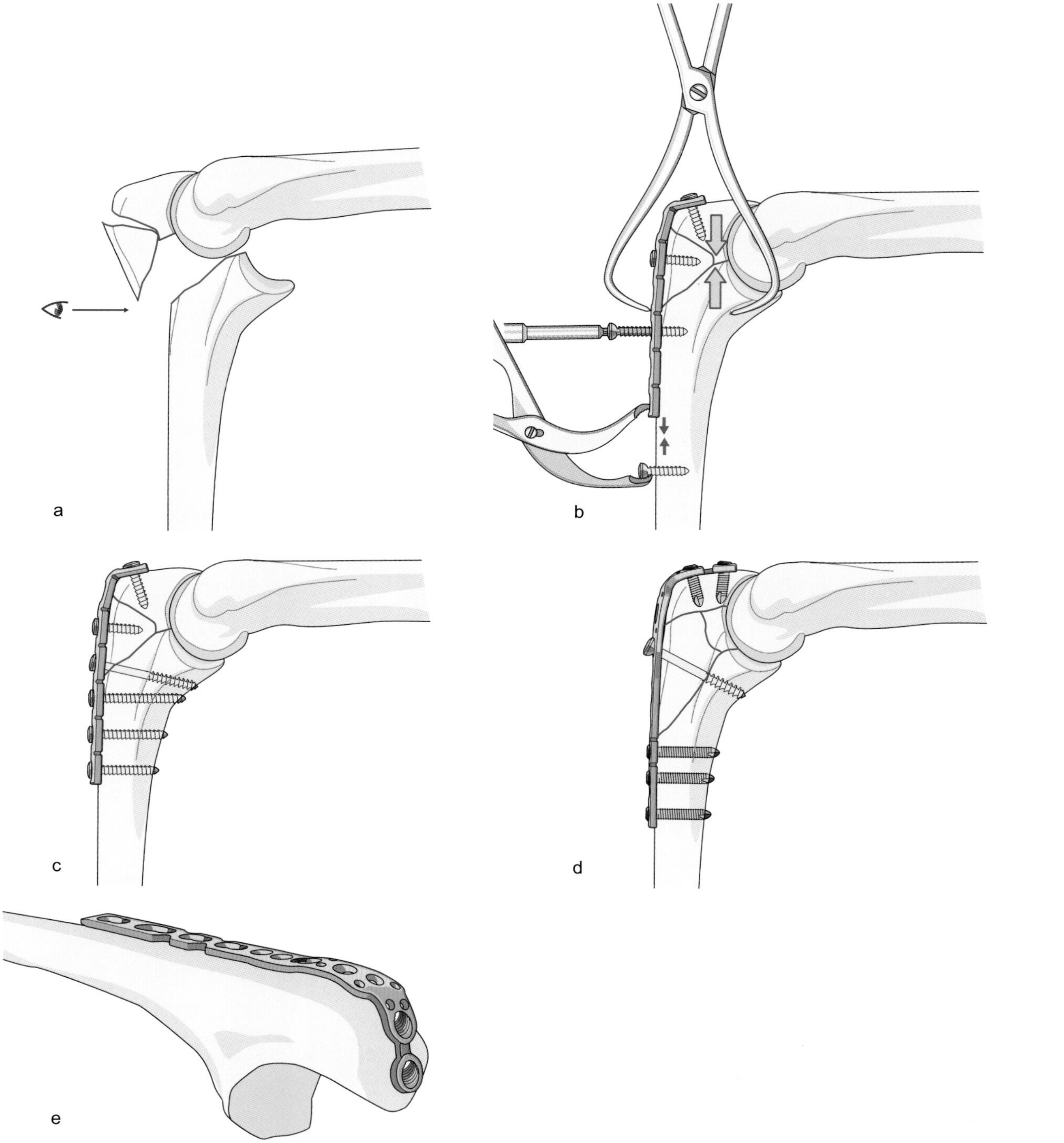

图 6.3.1-16

a 比较复杂的鹰嘴骨折可能无法通过环扎钢丝进行张力带固定。因此，可以用小的钢板（1/3 管型钢板）、3.5 mm LCP 或重建钢板做张力带固定。

b 这些钢板需要充分塑形，贴附鹰嘴的尖端。先用两枚螺钉将钢板固定在尺骨鹰嘴上，必要时可在远端用 Verbrugge 复位钳对骨折端进行加压。

c 经 3.5 mm 重建钢板额外用一枚拉力螺钉固定。

d 如果骨折很靠近端，用带近端锁定螺钉的 LCP 固定效果更好。

e 塑形好的尺骨鹰嘴 LCP。

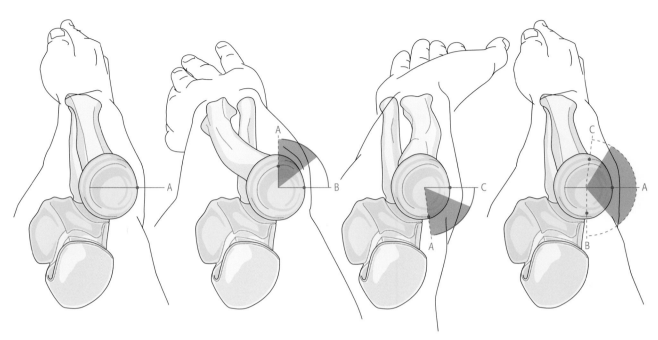

图 6.3.1-17 前臂保持中立位来定位安全区，放置在安全区内的内固定在前臂旋转时不会撞击桡尺近侧关节。

用牙科钩和点式复位钳可以直接复位。轻柔旋转前臂以检查桡骨头和颈的复位情况。用 1 mm 克氏针进行临时固定（图 6.3.1-18）。

一枚或多枚 1.5 mm、2.0 mm 或 2.4 mm 螺钉可以通过骨块间加压而稳定固定边缘或楔形骨折块。在压缩骨折中，相同的螺钉可用作为位置螺钉（不是作拉力螺钉）以避免压缩，否则会造成桡骨头缩窄和扭曲变形。

作为替代方案，可以使用埋头加压螺钉。这些螺钉的优点在于其完全置于骨内，从而不会干扰任何关节面。

在存在压缩、粉碎或累及桡骨颈的骨折中，可使用小的 T 形钢板或 L 形钢板来固定。有专门设计的解剖预塑形解剖钢板可以用，如果与角稳定螺钉一起用，可以支撑骨缺损区上方的桡骨头，有助于治疗桡骨颈的粉碎或压缩骨折。

一些学者发现桡骨头骨折块超过 3 块时效果太差，建议在这种情况下用桡骨头假体置换[14]。然而，另有学者报道了多块骨折病例经台上重建（即将粉碎的桡骨头从骨折部位取出，放置在无菌台上

进行拼接复位，再放回原位进行固定）后效果良好，即使有缺血坏死或骨不连[15]。从手术重建的角度，可观察到四种骨折类型：楔形骨折、压缩骨折、粉碎骨折和桡骨颈骨折（图 6.3.1-18）：

• 楔形骨折：骨折容易复位，并用 1~2 枚小的拉力螺钉固定。常常发现有肱骨小头的关节软骨碎片嵌插于骨折裂隙中，需予以摘除。螺钉必须埋头以免影响前臂旋转功能。

• 压缩骨折：压缩的骨片可见于桡骨头的周围或中心性凹陷。一般可以借助牙科钩或小骨剥将其抬起，必要时可以从肱骨外髁取少量骨松质填充骨缺损，克氏针临时固定，选用小尺寸的螺钉作为位置螺钉，也可以辅以小钢板支撑固定。

• 粉碎骨折：仔细复位骨折块，采用克氏针临时固定。然后用 2~3 枚 2.0 mm 螺钉维持关节面复位。通常情况下，桡骨头保持完整，并且与骨折块之间保留着薄薄的骨膜连接，在骨折复位时，应保留这部分骨膜。即便对于复杂的桡骨头骨折，仍可能残存部分区域供放置 T 形或

L 形小钢板，而不引起桡尺近侧关节撞击。对于严重粉碎的病例，桡骨头置换术是一个合理的选择。

- 桡骨颈骨折：成人桡骨颈骨折较少见。恢复桡骨头力线后，植骨填充所产生的骨缺损，以小尺寸螺钉或小钢板坚强固定防止移位。

7.3 桡骨头切除和置换

7.3.1 桡骨头切除

对于桡骨头不可能解剖重建的病例，简单切除是一个有吸引力的解决方案。但是，如果有韧带损伤导致的肘关节不稳定或者前臂纵向不稳定，桡骨

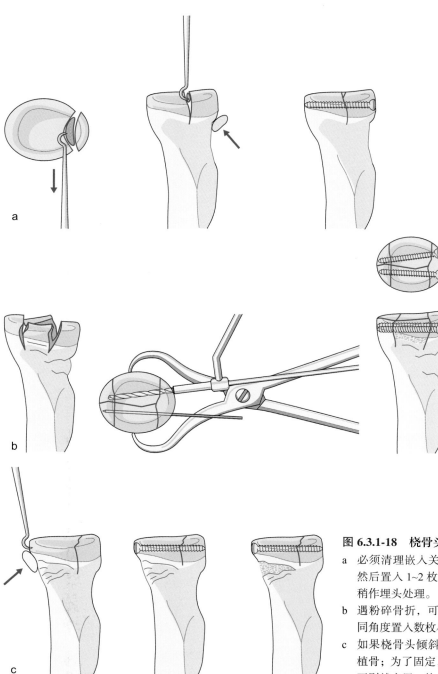

图 6.3.1-18 桡骨头骨折。

a 必须清理嵌入关节面的骨块，准确复位，用克氏针固定。然后置入 1~2 枚 1.5 mm 或 2.0 mm 的骨皮质拉力螺钉，并稍作埋头处理。

b 遇粉碎骨折，可能需要植骨（取自内上髁），也需要以不同角度置入数枚小的螺钉。

c 如果桡骨头倾斜超过 20°，应当将其撬起并固定；也需要植骨；为了固定，1 枚 1.5 mm 或 2.0 mm 螺钉可能就够了。否则就安置一块 1.5 T 形钢板。

头切除会导致永久性的难治性并发症。由于大多数桡骨头粉碎骨折患者存在韧带性不稳定或者前臂纵向不稳定，几乎从不做急诊桡骨头切除术。对于此类病例，比较好的处理方法可能是非手术治疗，待软组织愈合、肘关节恢复稳定后做延期的桡骨头切除术，以期恢复前臂的旋转功能[16, 17]。

7.3.2 桡骨头置换术（假体）

在桡骨头骨折不可能重建的情况下，桡骨头假体有助于恢复纵向和（或）外翻的稳定性。假体起占位器的作用以允许关节囊－韧带愈合[18]。

桡骨头置换的结果仍然存在争议。高达 50% 的患者发生了关节炎改变，高达 47% 的患者感到疼痛[19]，假体过长（过量装填）是最常见的手术失败原因。

稳定的干部固定和桡骨长度的精确恢复（桡骨头假体高度最多不能超出切迹 1 mm）是获得成功的关键[19, 20]。

7.3.3 韧带修复

很多孤立的桡骨头骨折（所有分度）都有相关的韧带损伤。在固定或更换桡骨头后，修复环状韧带，并通过全方位的运动检查肘部的稳定性。对于合并肘关节脱位的病例，应修复肱骨外侧韧带复合体，可以通过使用不可吸收的缝线骨内钻孔固定或用锚钉缝合固定。在极少数情况下，修复外侧韧带复合体后，不稳定仍然存在，此时应仔细检查复位情况和桡骨长度，探查并修复内侧韧带复合体，或应用铰链式外固定器维持稳定性。骨性和关节囊韧带的重建可以允许进行主动的活动度训练。

8 肘关节复杂损伤

8.1 前方或经尺骨鹰嘴骨折脱位（C3 型）

这种复杂损伤发生于屈肘 90° 时，直接高能暴力作用于前臂的后部，必须将其与前孟氏损伤相鉴别，因为前者桡骨和尺骨均向前脱位，并且桡尺近侧关节保持完整（图 6.3.1-19）。尺骨近端通常碎成多块，并伴有巨大的冠突碎片。此类骨折很少合并桡骨头骨折，肘关节不稳的原因是由于滑车切迹的损坏而非肱尺骨关节的脱位。侧副韧带可能保持完整，但会被拉伤[21]。

对于复杂尺骨鹰嘴骨折进行后路手术，先对尺骨进行直接复位，用螺钉或钢板固定冠突可以提高稳定性。有时冠突是完整的，但关节囊前侧被撕开，如果关节不稳定，必须要使用锚钉修补关节囊。固定必须建立稳定的滑车切迹以允许肘关节的早期主动活动。这最好通过采用钢板固定来实现，在后方或内侧放置预塑形的钢板或 3.5 mm LCP 来支撑关节内嵌插骨块或桥接多碎块骨折。一般而言，8 字张力带和克氏针固定不能提供足够的稳定性，不应在无钢板固定的情况下单独使用[21]。

8.2 后侧孟氏骨折脱位

这种损伤的机制类似于肘关节后脱位，但脱位发生于近端尺骨，造成一个粉碎骨折，合并可累及冠突或更远端的三角形或四边形骨块（图 6.3.1-20）。桡骨头通常骨折并向后外侧脱位[22]。外侧副韧带可能被撕脱或撕裂，但内侧韧带保持完整[21]。

如上文所述，完全恢复长度、力线以及旋转并且使用后侧钢板固定尺骨近端将会减少近端尺桡关节脱位的发生。经后路采用一枚拉力螺钉通常可以实现对冠突的直接固定。有时牵引时骨折块会直接复位。重建尺骨前方皮质的完整性，对于钢板发挥张力带的作用是必不可少的。桡骨头的固定或置换及外侧韧带复合体的再附着将为外侧柱提供足够的稳定性。

8.3 肘关节脱位合并桡骨头和冠突骨折

肘关节的"恐怖三联征"是指肘关节脱位伴有

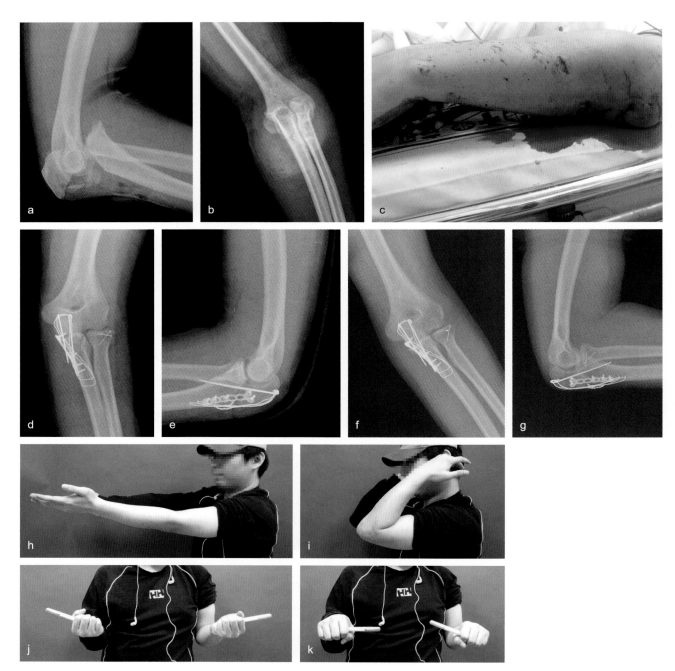

图 6.3.1-19 经尺骨鹰嘴骨折脱位。男性 27 岁，开放性经尺骨鹰嘴骨折脱位，术后 37 个月末次随访结果显示患肘关节活动度为 125°，Mayo Elbow 评分为 100 分。

a-b 正、侧位 X 线片。

c 肘关节后方的开放性伤口。

d-e 术后肘关节正侧位 X 线片。

f-g 术后 3 年。

h-k 功能恢复好（经允许引自 Dongju Shin）。

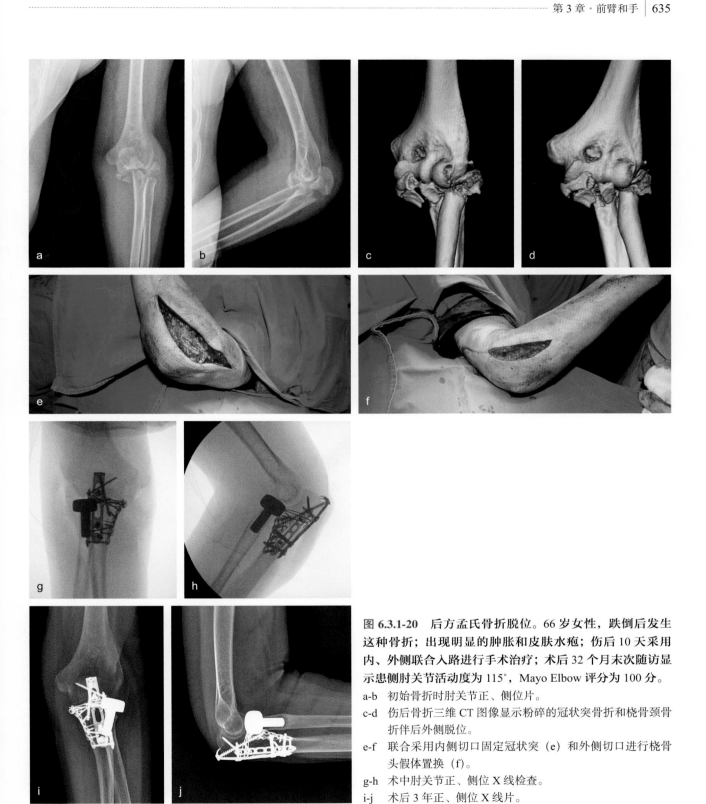

图 6.3.1-20　后方孟氏骨折脱位。66 岁女性，跌倒后发生这种骨折；出现明显的肿胀和皮肤水疱；伤后 10 天采用内、外侧联合入路进行手术治疗；术后 32 个月末次随访显示患侧肘关节活动度为 115°，Mayo Elbow 评分为 100 分。

a-b　初始骨折时肘关节正、侧位片。

c-d　伤后骨折三维 CT 图像显示粉碎的冠状突骨折和桡骨颈骨折伴后外侧脱位。

e-f　联合采用内侧切口固定冠状突（e）和外侧切口进行桡骨头假体置换（f）。

g-h　术中肘关节正、侧位 X 线检查。

i-j　术后 3 年正、侧位 X 线片。

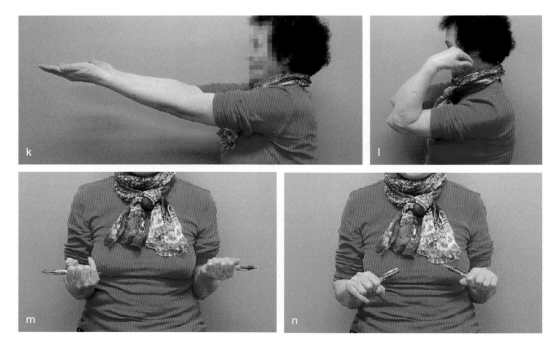

图 6.3.1-20（续）

k-n 功能恢复良好（经允许引自 Dongju Shin）。

桡骨头和冠突骨折（图 6.3.1-21）。最近的文献[23-25]强调要仔细、有序地重建已破损的骨与韧带结构。手术入路的选择取决于个体情况和需要修复的结构，延长的后入路可提供显露内、外侧结构的通路。首先，检查外侧关节囊和韧带：在超过 50% 的病例中，存在伸肌总腱起点的破坏。如果可能，应首先复位并固定冠突骨折。若无法经外侧显露冠突，则应该向内侧扩大显露，掀起或者劈开屈肌 - 旋前圆肌群。固定桡骨头骨折或行假体置换，然后将外侧韧带复合体重新附着。如果仍然不稳定，应检查骨折复位和修复前方关节囊或内侧副韧带（直接缝合或采用带缝线锚钉）。如果肘关节仍然不稳定，必须考虑使用铰链式外固定架。

8.4 Essex-Lopresti 损伤

这种复杂的损伤涉及肘关节骨折脱位伴有桡骨远端骨折脱位或桡尺远侧关节破坏（图 6.3.1-22）。存在节段性或"漂浮"的桡骨骨干，如合并桡尺近、远侧关节和骨间膜的破坏，会导致严重的功能障碍。如果桡骨头骨折粉碎，需要对桡骨头进行仔细重建，通常采用桡骨头内植物，这对于保持桡尺骨之间的正确关系是必需的。

9 挑战

大多数患者在肘关节损伤后会产生关节僵硬，面临的挑战是如何恢复肘关节的伸屈和旋前、旋后的关节活动度。即使是单纯的桡骨头损伤也会导致显著的旋后和旋前活动度的丢失。

10 术后处理

手术的目的是产生一个稳定的肘关节，从而可以进行早期的主动活动及物理治疗，理想的锻炼时机是在术后 48 小时伤口干燥之后，并应确保在 1 周内开始进行。所以为避免因伤口并发症而致康复延迟，细致的软组织处理和伤口闭合是必不可少的。

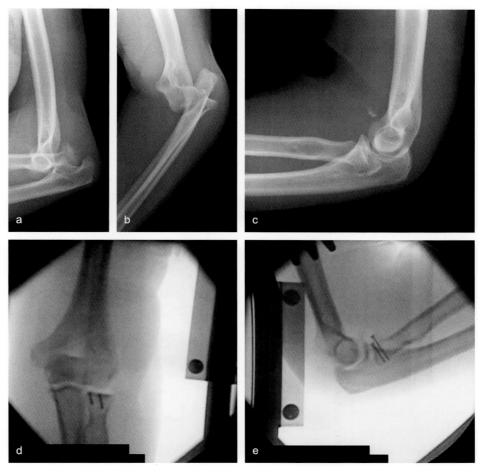

图 6.3.1-21 "恐怖三联征":
肘关节脱位合并桡骨头及尺
骨冠突骨折。
a 复位前的侧位片。
b 复位前试图拍摄的正位片。
c 复位后侧位片。
d 术中 X 线透视正位。
e 术中 X 线透视侧位。

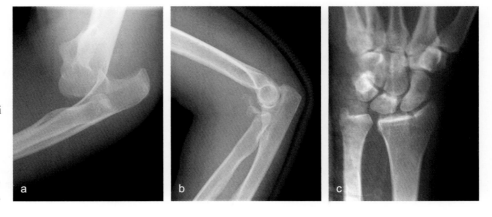

图 6.3.1-22 Essex-Lopresti
损伤。
a 复位前 X 线侧位。
b 复位后 X 线侧位。
c 桡骨相对于尺骨的短缩，
导致的腕关节尺骨征阳性。

11 并发症

11.1 早期并发症

- 固定失效。
- 肘关节不稳。
- 骨间背侧神经麻痹。
- 感染。
- 关节僵硬。
- 再脱位。

11.2 晚期并发症

- 异位骨化。
- 僵硬。
- 内植物凸出需要取出。
- 内固定失败。
- 骨不连，尤其是桡骨颈骨折。
- 尺神经病变。
- 关节炎改变和其所导致的疼痛。

- 腕关节疼痛伴 Essex-Lopresti 损伤。

12 预后与疗效

这种损伤比身体中其他任何部位的损伤更容易产生关节僵硬。有些患者在康复治疗过程中会因为疼痛而有一段困难期，许多患者并不配合初始的伸展训练[10]，所以一个明确的康复和疼痛管理计划是不可或缺的。随着时间的推移、锻炼的持续和重新开始部分有意义的活动，大多数患者都会获得功能性的关节活动。通过拉伸训练，在一年或更长时间里关节囊挛缩可以得到改善。超过 50% 的患者将会遗留前面列举的一个或多个并发症[26, 27]，有时需要在麻醉下进行早期干预处理以重获关节活动度。非甾体类抗炎药物、物理治疗、可伸屈支具等可以辅助重塑正常的关节活动度。功能性的关节活动度通常被定义为：屈伸范围在 30°~120°，总的旋后旋前范围大于 120°。极少情况下，肘关节僵硬持续存在则需要进行彻底的关节松解术。

参考文献

1. **Kuhn S, Burkhart KJ, Schneider J, et al.** The anatomy of the proximal radius: implications on fracture implant design. *J Shoulder Elbow Surg.* 2012 Sep;21(9):1247–1254.

2. **Puchwein P, Schildhauer TA, Schoffmann S, et al.** Three-dimensional morphometry of the proximal ulna: a comparison to currently used anatomically preshaped ulna plates. *J Shoulder Elbow Surg.* 2012 Aug;21(8):1018–1023.

3. **Keener JD, Chafik D, Kim HM, et al.** Insertional anatomy of the triceps brachii tendon. *J Shoulder Elbow Surg.* 2010 Apr;19(3):399–405.

4. **Mason M.** Some observations on fractures of the head of the radius with a review of one hundred cases. *Br J Surg.* 1954;42:123–132.

5. **Nijs SH, Devriendt S.** Proximal ulna fractures: a novel pathomechanic classification system. *Obere Extremität.* 2014;9:192–196.

6. **Adams JE, Sanchez-Sotelo J, Kallina CF, et al.** Fractures of the coronoid: morphology based upon computer tomography scanning. *J Shoulder Elbow Surg.* 2012 Jun;21(6):782–788.

7. **Foocharoen T, Foocharoen C, Laopaiboon M, et al.** Aspiration of the elbow joint for treating radial head fractures. *Cochrane Database Syst Rev.* 2014 Nov 22;(11):CD009949.

8. **Gallucci GL, Piuzzi NS, Slullitel PA, et al.** Non-surgical functional treatment for displaced olecranon fractures in the elderly. *Bone Joint J.* 2014;96-B:530–542.

9. **Brink PR, Windolf M, de Boer P, et al.** Tension band wiring of the olecranon: is it really a dynamic principle of osteosynthesis? *Injury.* 2013 Apr;44(4):518–522.

10. **Ring D, Horst TA.** Coronoid fractures. *J Orthop Trauma.* 2015 Oct;29(10):437–440.

11. **Nijs S.** Olecranon and ulna. In: *Intramedullary Nailing.* Rommens PH eds.,2015;147–159. London: Springer-Verlag London.

12. **Lapner M, King GJ.** Radial head fractures. *Instr Course Lect.* 2014;63:3–13.

13. **Pike JM, Grewal R, Athwal GS, et al.** Open reduction and internal fixation of radial head fractures: do outcomes differ between simple and complex injuries? *Clin Orthop Relat Res.* 2014 Jul;472(1):2120–2127.

14. **Ring D.** Radial head fracture: open reduction-internal fixation or prosthetic replacement. *J Shoulder Elbow Surg.* 2011;20:S107–112.

15. **Businger A, Ruedi TP, Sommer C.** On-table reconstruction of comminuted

fractures of the radial head. *Injury*. 2010 Jun;41(6):583–588.

16. **Schiffern A, Bettwieser SP, Porucznik CA, et al.** Proximal radial drift following radial head resection. *J Shoulder Elbow Surg*. 2011Apr;20:426–433.

17. **Iftimie PP, Calmet Garcia J, de Loyola Garcia Forcada I, et al.** Resection arthroplasty for radial head fractures: long-term follow-up. *J Shoulder Elbow Surg*. 2011 Jan;20(1):45–50.

18. **Zwingmann J, Bode G, Hammer T, et al.** Radial head prosthesis after radial head and neck fractures—current literature and quality of evidence. *Acta Chir Orthop Traumatol Cech*. 2015;8(3)2:177–185.

19. **van Riet RP, Sanchez-Sotelo J, Morrey BF.** Failure of metal radial head replacement. *TJ Bone Joint Surg Br*. 2010 May;92(5):661–667.

20. **Doornberg JN, Linzel DS, Zurakowski D, et al.** Reference points for radial head prosthesis size. *J Hand Surg Am*. 2006 Jan;31(1):53–57.

21. **Doornberg J, Ring D, Jupiter JB.** Effective treatment of fracture-dislocations of the olecranon requires a stable trochlear notch. *Clin Orthop Relat Res*. 2004 Dec;(429):292–300.

22. **Fayaz HC, Jupiter JB.** Monteggia fractures in adults. *Acta Chir Orthop Traumatol Cech*. 2010;77(6):457–462.

23. **Giannicola G, Calella P, Piccioli A, et al.** Terrible triad of the elbow: is it still a troublesome injury? *Injury*. 2015 Dec;46 Suppl 8:S68–76.

24. **Pierrart J, Bégué T, Mansat P, et al.** Terrible triad of the elbow: treatment protocol and outcome in a series of eighteen cases. *Injury*. 2015 Jan;46 Suppl 1:S8–S12.

25. **Chen NC, Ring D.** Terrible triad injuries of the elbow. *J Hand Surg Am*. 2015 Nov;40(11):2297–2303.

26. **Zwingmann J, Wetzel M, Dovi-Akue D, et al.** Clinical results after different operative treatment methods of radial head and neck fractures: a systematic review and meta-analysis of clinical outcome. *Injury*. 2013 Nov;44(11):1540–1550.

27. **Scolaro J, Beingessner D.** Treatment of Monteggia and transolecranon fracture-dislocations of the elbow. *JBJS Rev*. 2014 Jan 21;2(1).

致谢 · 我们由衷感谢 Jaime Quintero 和 Thomas Varecka 对《骨折治疗的 AO 原则》第 2 版中本章的贡献。

第 2 节 | 前臂、骨干

Forearm, shaft

—— 王秋根 译

1 引言

前臂骨干骨折包括桡骨干骨折、尺骨干骨折及尺桡骨干双骨折，它们由高能量创伤所致，可能更好发于男性。

1.1 流行病学

根据 AO 的病例统计（1980—1996），前臂骨折占所有骨折的 10%~14%。从 1996 年到 2006 年，前臂骨折手术治疗的数量增加了 200% 以上[1]。

1.2 损伤特点

这种损伤可能合并前臂近端或远端的关节脱位。

桡尺远侧关节（DRUJ）脱位合并桡骨干骨折称为盖氏（Galeazzi）骨折；桡骨头脱位合并尺骨近端骨折称为孟氏（Monteggia）骨折。

骨折与骨折脱位会增加前臂骨筋膜室综合征发生的风险。"警棍骨折"（单纯尺骨干骨折）通常由于抵抗钝性暴力而发生，这些骨折延迟愈合或骨不连的发生率较高，尽管这些骨折通常是闭合性的简单骨折。

2 评估与诊断

2.1 病史和体格检查

仔细询问病史能够提供有价值的信息，如损伤是否发生于污染的环境中。常见的损伤机制包括高处坠落伤、机动车撞击伤、运动损伤和前臂遭受直接打击。

症状通常包括疼痛、肿胀、前臂畸形以及前臂和肘关节活动受限。

体格检查常显示肿胀、瘀斑、畸形和触痛。在骨折部位可能会有骨擦音，并在前臂近端或远端的关节脱位处扪及畸形。

检查肘部屈伸，前臂旋前、旋后以及腕部屈伸、桡倾、尺倾时应注意轻柔操作。评估桡动脉、尺动脉搏动及正中神经、桡神经和尺神经的功能非常重要。

搜寻开放性骨折、腕关节和肘关节的稳定性、前臂筋膜室紧张和神经血管损伤。

2.2 影像学检查

常规双平面 X 线片通常已能提供足够信息，X 线检查须包括肘关节和腕关节以排除合并的关节内骨折和骨折脱位，以及一些特定的骨折类型，如孟氏骨折、盖氏骨折以及 Essex-Lopresti 损伤。极少情况下需要 CT 或 MRI 检查。如果不能清楚地评估畸形的程度，对比健侧 X 线片会有帮助。

3 解剖

桡骨和尺骨构成了前臂的骨性结构。尺骨是一个直的，位于后内侧的骨，近端与肱骨滑车相关节，远侧与桡骨构成桡尺远侧关节。桡骨是一个侧向弯曲的骨，在近端与肱骨小头和尺骨相关节，在远端与尺骨及桡腕关节相关节。桡骨的弯曲形态让其可以围绕尺骨，尺骨起旋转轴线的作用。

尺桡骨之间由骨间膜相连，包括近端斜索、背侧附属斜索、中央带、副带和远端斜束。三角纤维软骨连接尺桡骨远端，而环状韧带和外侧副韧带则连接尺桡骨近端，这些结构在复杂的前臂骨折中可能会发生破坏，并导致不稳定。

4 分型

4.1 AO/OTA 骨折与脱位分型

前臂骨折的 AO/OTA 分型根据位置、形态和复杂程度（图 6.3.2-1）。

4.2 骨折与脱位

4.2.1 孟氏骨折

孟氏骨折是指尺骨干骨折合并桡骨头在桡尺关节（PRU）向前或向外侧脱位（图 6.3.2-2）。

对于孟氏骨折，强烈建议早期行切开复位内固定手术，因为闭合复位很难获得成功并维持，而延迟固定会影响术后的功能。如果尺骨已得到正确复位和稳定固定，多数情况下桡骨头都能自动复位。

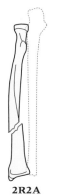
2R2A

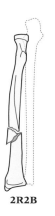
2R2B

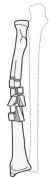
2R2C

图 6.3.2-1 AO/OTA 骨折和脱位分类：骨干段，尺骨和桡骨。为使编码更加适用，在 2018 年修订版中，桡骨和尺骨被分开进行单独的编码。
2R2A 桡骨，骨干，简单骨折。
2R2B 桡骨，骨干，楔形骨折。
2R2C 桡骨，骨干，粉碎骨折。
2U2A 尺骨，骨干，简单骨折。
2U2B 尺骨，骨干，楔形骨折。
2U2C 尺骨，骨干，粉碎骨折。

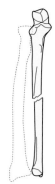
2U2A

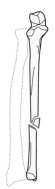
2U2B

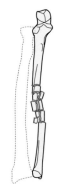
2U2C

通过临床体检结合影像学检查评估旋前和旋后功能。如果桡骨头仍然脱位或半脱位，最常见的原因是尺骨复位不良。必须仔细检查和纠正。如果桡尺近侧关节仍不稳定，则需进行手术探查，可以另外做一个外侧切口，或者延长原切口，剥离旋后肌和肘肌的尺骨止点探查桡骨头，应当取出嵌入的关节面碎骨块，可能需要修复环状韧带。

术后应早期进行全范围的活动，或者用可拆卸的支具将前臂固定于旋后位3周，以允许可控的肘关节功能锻炼[2]。

4.2.2 盖氏骨折

盖氏骨折是指合并桡尺远侧关节脱位的桡骨干骨折。它被称为"必须处理的骨折"——意味着其需要切开复位内固定。

对桡骨骨折进行正确的复位以及固定之后，桡尺远侧关节一般可自行复位（图6.3.2-3），但必须经临床及影像学检查仔细评估确认。若尺骨头仍存在脱位或半脱位，最常见的原因是存在不易察觉的桡骨骨折复位不良，必须反复地评估并纠正。若桡尺远侧关节可以复位但却不稳定，可在前臂轻度旋后位或旋转中立位时跨关节置入1.6 mm（对儿童）或2.0 mm（对成人）的克氏针来固定[3]，这类患者术后必须加用外固定来制动前臂、肘关节、腕关节以防止旋转和克氏针断裂。但若有训练有素的理疗师指导，患侧肘关节也可以进行轻柔的屈伸活动。仅在闭合复位无法维持时才推荐通过背侧切口来探查腕关节，这通常是由嵌入的尺侧腕伸肌肌腱引起的。

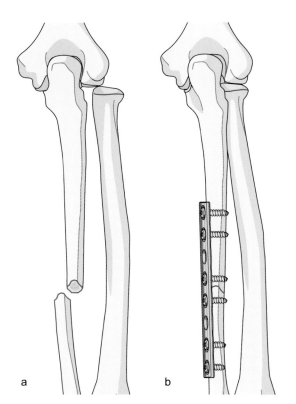

图 6.3.2-2　尺骨近端骨折合并桡骨头脱位，2R2A3（m）：孟氏骨折。尺骨解剖复位后，桡骨头通常会自动复位。采用3.5 mm 8孔有限接触－动力加压钢板（LC-DCP）进行轴向加压固定尺骨，可选择同时修复环状韧带。

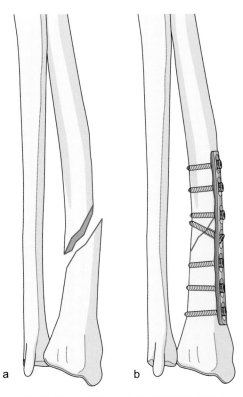

图 6.3.2-3　桡骨远端1/3骨折合并桡尺远侧关节脱位，2R2A2（b，g）和70A：盖氏骨折。用3.5 mm 有限接触－动力加压钢板（LC-DCP）解剖复位固定骨折后，桡尺远侧关节通常会自动复位而不需做任何进一步的处理。

4.2.3 Essex-Lopresti 损伤

Essex-Lopresti 损伤是指近侧桡骨干或者桡骨颈 / 头骨折合并桡尺远侧关节不稳定[4]。桡骨向近侧移位引起骨间膜撕裂，导致轴向不稳定。

桡骨头、颈以及近侧骨干的解剖复位对维持前臂的稳定性至关重要。即便是桡骨近端轻微的移位也会引起桡尺远侧关节的不匹配。可以用患侧与健侧的前臂旋转中立位时的正位 X 线片比较双侧尺骨的长度。小拉力螺钉、小的 T 形钢板以及桡骨头置换可用于桡骨头 / 颈骨折的治疗，3.5 mm 钢板则用来固定桡骨干。

如果一开始没有及时发现尺、桡骨之间的不稳定，将会导致桡骨持续轴向移位和桡尺远侧关节分离，后期要修复极为困难（图 6.3.2-4）。

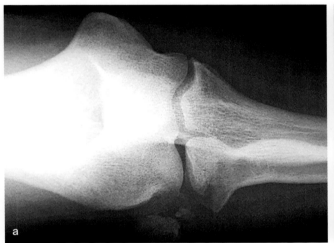
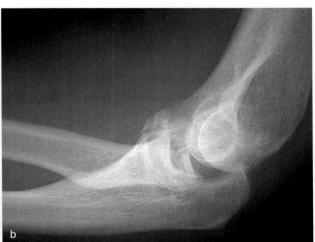
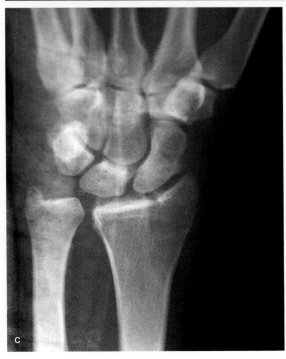

图 6.3.2-4 Essex-Lopresti 损伤。
a-b 肘关节正、侧位片示桡骨颈骨折。
c 腕关节正、侧位片示桡骨轻度短缩以及轻微移位的桡骨茎突骨折（患者诉腕关节和肘关节疼痛）。

5 手术指征

出现以下情况时需要手术治疗：

· 成年患者的有移位的尺桡骨干双骨折。
· 移位、旋转（>10°）或成角（>10°）的单一尺骨或桡骨骨折。
　— 简单、无移位的骨干骨折可以采用非手术治疗（例如支具或石膏固定）。
· 孟氏、盖氏骨折以及 Essex-Lopresti 损伤。
· 开放性骨折。
· 多发伤、上肢漂浮型损伤以及双侧上肢同时损伤。

6 术前计划

6.1 手术时机

正如绝大多数骨干骨折一样，前臂的闭合性骨折最佳手术时机是在伤后 24 小时以内。而开放性骨折需要第一时间进行清创、冲洗以及临时固定。如果固定不及时将会增加尺桡骨交叉愈合的风险[6]。

6.2 内植物选择

多年的临床经验证实，3.5 mm 钢板最适合前臂骨折的固定。一般来说，我们推荐使用有限接触－动力加压钢板（LC-DCP）。

每个主骨折块上至少要固定 6 层皮质或打入 3 枚双皮质螺钉，也就是说简单骨折通常要用 7 或 8 孔钢板固定，更复杂的骨折则推荐使用更长的钢板。

只要有可能，都应当独立或者经钢板打入一枚拉力螺钉来实现骨折块间加压。一般情况下，可用 3.5 mm 的骨皮质螺钉作为拉力螺钉，但对骨骼较

小的患者或是较小的骨折块，则需要 2.7 mm 甚至是 2.4 mm 的螺钉。对于大多数前臂骨折，使用非锁定螺钉就可以取得很好的效果，不需要常规使用锁定螺钉。

髓内钉在控制骨折的旋转移位上始终存有疑虑，所以它在前臂骨折中的地位还需进一步探索。弹性钉对于儿童的前臂骨干骨折有很好的治疗作用。但对成人而言，这种固定方式并不能为早期活动提供足够的稳定性[7]。

6.3 手术室布置

铺无菌巾来营造一个防水的手术区域。若用一般的铺单来包裹手部会显得体积庞大而不便于操作，使用一块无菌的弹力织物包裹，再用胶带或者塑料巾将其固定牢靠会更加合适（图 6.3.2-5）。术中透视机单独用无菌单包好。

主刀医生坐在远端，面对患者头部，助手坐在对面，其他手术相关人员都在搁置手臂的桌子末端位置。透视机从助手的方向推入放置手臂的桌子，透视时助手需暂时离开。整个手术团队和放射技师要能完全看到透视机显示屏（图 6.3.2-6）。

7 手术

7.1 手术入路

患者通常取仰卧位，患肢置于手臂托架或一旁的手术台上。如果使用止血带，那么尽可能将其固定在靠近端的位置以留出手术切口向近端延展的空间，部分医生仅在出血比较严重的时候才会将止血带充气。

有一些手术入路可以用于固定前臂骨干骨折：
· 尺骨——整个尺骨干：沿着尺骨的皮下边缘做一个直的切口。钢板置于尺骨的后外侧（伸肌侧）或是前侧（屈肌侧），但不要置于皮下尺骨嵴上。

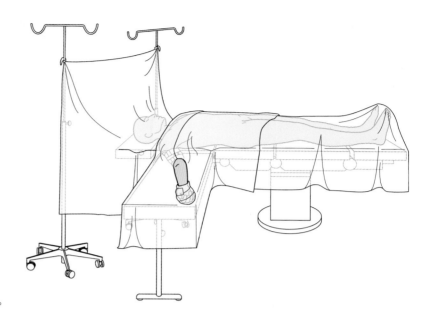

图 6.3.2-5　患者的体位、铺巾以及消毒方式。

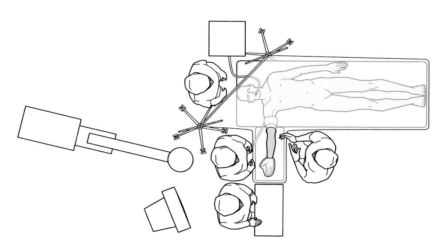

图 6.3.2-6　手术室布置。

- 桡骨——整个桡骨干：采用前侧的 Henry 入路，钢板置于桡骨干的前侧（屈肌侧）。
- 桡骨——桡骨近 1/3 及中 1/3 骨干：可用后外侧入路，钢板置于桡骨的后方（伸肌侧）。

按例，固定尺桡骨双骨折时需要分别为尺、桡骨各设计一个切口，两切口间需要保留一个宽的皮桥。

尝试采用单一切口来固定尺桡骨双骨折将增加神经损伤和尺桡骨之间交叉愈合的风险，不推荐采用[6]。

7.1.1　尺骨的手术入路

尺骨的解剖标志包括尺骨鹰嘴和尺骨茎突，皮肤切口平行于尺骨嵴（图 6.3.2-7a）。从尺侧腕伸肌和尺侧腕屈肌之间的间隙进入，暴露尺骨干（6.3.2-7b），钢板可以置于后侧（伸肌侧）或前侧（屈肌侧），但是不要直接置于尺骨紧贴皮下尺骨嵴的位置。

钢板置于后侧时，仅需将伸肌从骨面剥离。若将钢板置于前侧，则仅需将尺侧腕屈肌牵拉开。通常将骨折部位因创伤软组织剥离最多的一侧作为钢板置入的位置。无论选择哪种入路，在切口的远端都需注意避免损伤尺神经的背侧皮支，分支处位于距离腕横纹 5~8 cm 处并沿背侧行走。

7.1.2 桡骨的前方入路（Henry 入路）

肘关节完全伸直，前臂完全旋后将上肢置于托架或手术桌上。近侧的解剖标志为肱桡肌和肱二头肌远端肌腱（覆盖桡骨头）之间的沟，远侧的解剖标志为桡骨茎突（图 6.3.2-8a）。在前臂前方做一直切口，如需向近端延长切口，在肘关节上向内弯曲，绕过肘关节。然后在远侧切开肱桡肌和桡侧腕屈肌之间的筋膜，在近侧切开肱桡肌和旋前圆肌之间的筋膜。前臂外侧皮神经走行于肱桡肌的表面，而桡神经的浅支走行于肱桡肌的深面。将桡神经浅支向桡侧牵拉，桡动脉向尺侧牵开，两者之间的间隙即为入路。在显露近侧深层结构时（图 6.3.2-8b），必须仔细结扎供应肱桡肌的桡动脉返支。将肱桡肌牵向桡侧，将桡侧腕屈肌、桡动脉和伴行静脉牵向尺侧。分离深层结构时涉及 5 块肌肉，从远端到近端分别是旋前方肌、拇长屈

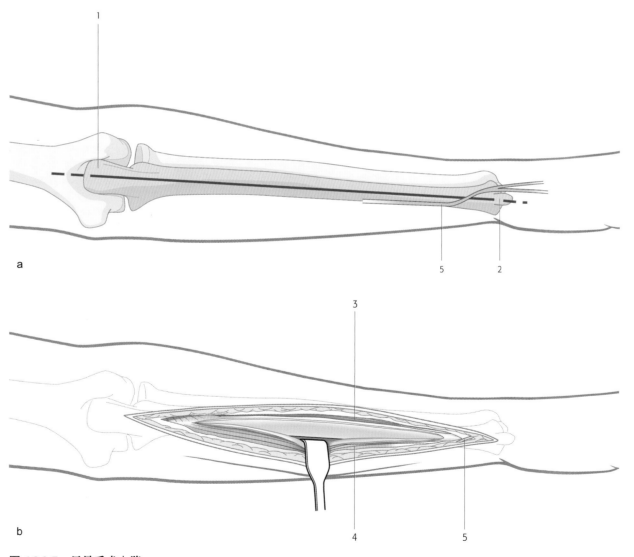

图 6.3.2-7　尺骨手术入路。
a　沿尺骨嵴的切口。体表标志：尺骨鹰嘴（1）、尺骨茎突（2）；直行切口。
b　根据骨折类型和钢板放置位置，可通过牵拉开屈肌群（3）或是伸肌群（4）来进行更深层次的暴露。在切口的远端，要注意保护尺神经（5）的背侧皮支。

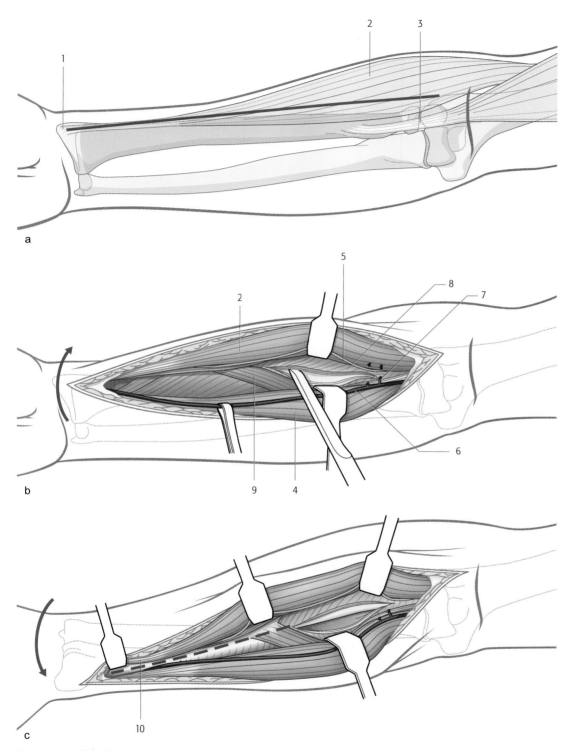

图 6.3.2-8 桡骨前方入路（Henry 入路）。

a 解剖标志：桡骨茎突（1）、肱桡肌（2）和肱二头肌肌腱止点（3）之间的间隙。切口：直行，必要时跨肘关节采用"S"形切口。

b 深层显露：分开肱桡肌和桡侧腕屈肌（4）之间的间隙，注意桡神经浅支（感觉支）（5）和前臂外侧皮神经。桡神经浅支向桡侧牵拉，桡动脉（6）向尺侧牵拉。在近端，必须结扎桡动脉的分支（7）。在旋后肌（8）止点平面注意骨间后神经的深支，此处可剥离肌肉暴露骨头，如同稍远处旋前圆肌的止点（9）也可剥离。

c 为了更好地显露桡骨，可以将前臂旋前。剥离肱桡肌肌腱（10），桡骨得到完全显露。

肌、旋前圆肌、指浅屈肌、旋后肌，应根据桡骨的显露需要进行分离。如需向近侧显露桡骨颈，需在前臂完全旋后位时将旋后肌从尺骨侧向桡骨侧牵开，千万注意保护骨间后神经。手术过程中随时可以通过旋转前臂来改善术野的显露（图6.3.2-8c），旋前位时对桡骨近端的显露最佳，但须记住旋后位能为骨间后神经提供最好的保护（视频6.3.2-1）。

7.1.3 桡骨的后外侧入路（Thompson 入路）

解剖标记包含肱骨外上髁、桡骨茎突（图6.3.2-9a），沿这两个标志的连线做皮肤切口。通过桡侧腕短伸肌和指伸肌之间的间隙暴露桡骨干，沿着肌间隙分离这两组肌肉，始于拇长展肌肌腹的近侧，该肌肉在切口的远侧部很好辨认。当处理更远的桡骨干骨折时，可能需要游离该肌肉，让钢板从其下方滑入（图6.3.2-9b）。

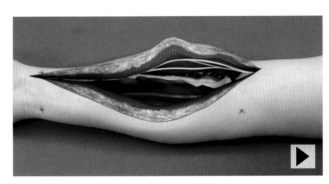

视频 6.3.2-1　前方 Henry 入路显露整个桡骨，其优势是术中可以将前臂旋前和旋后。

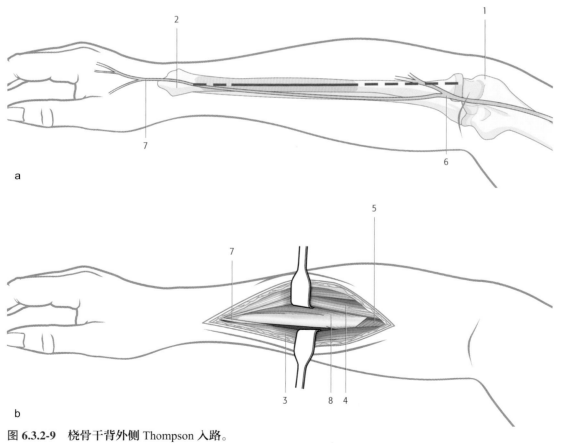

图 6.3.2-9　桡骨干背外侧 Thompson 入路。
a　标志：肱骨外上髁（1），桡骨茎突（2）。切口：直行。
b　深层显露：于桡侧腕短伸肌（3）和指伸肌（4）之间的肌间隙进入。将桡侧腕短伸肌和桡侧腕长伸肌及肱桡肌一同游离［Henry "彼此活动的屈肘三联肌（mobile wad of three）"］。桡骨近端 1/3 被旋后肌（5）覆盖，旋后肌还覆盖着骨间后神经（6），必须确认骨间后神经的位置以免损伤；桡神经浅支（7）、旋前圆肌（8）。

在切口远侧部，桡神经浅支沿着肱桡肌走行并穿过拇长展肌，在这个位置容易损伤。显露近侧桡骨干时，应注意保护垂直穿过旋后肌的骨间后神经，该神经可在距离桡骨头远侧三横指处触诊肌肉内的凸起部分来辨认，找到该神经后（可能通过劈开肌纤维找到），将旋后肌连同神经一起由尺侧往桡侧剥离，以充分暴露桡骨近端至桡骨颈。为固定桡骨近端骨折的外科器械提供进出通道，该入路比 Henry 入路更容易操作，但其潜在的问题是需要辨认骨间后神经，还会遗留广泛而明显的手术瘢痕。

7.2 复位

简单骨折（A 型）和楔形骨折（B 型）最好通过解剖复位和一枚拉力螺钉固定的技术。对于个子较小的成人，一枚 2.7 mm 的拉力螺钉比 3.5 mm 的螺钉更容易使用。粉碎骨折可使用相对稳定的桥接钢板固定，但为了达到桡尺近、远侧关节的解剖复位和恢复前臂的功能，维持前臂尺桡骨的长度、对线和旋转仍是至关重要的。切开复位必须达成精确的骨折复位，尽量减少骨膜的剥离（每个主要骨折块的骨折边缘 1 mm 左右），切勿环绕骨干完全剥离骨膜。较大的游离骨块可以通过小的拉力螺钉固定于主要骨折块上，该螺钉可独立置入，也可经钢板置入（图 6.3.2-10）。在主要骨折块复位固定后，如果小骨折块有良好的软组织附着，可置于原位而无需固定，如果小骨折块游离且缺少软组织附着，可用骨松质植骨替代[9, 10]。

简单的横行骨折可以借助两把小的复位钳牵引主要骨折端，恢复对线。在进行复位操作时须小心，不要剥离骨块上的软组织，可以使用点式复位钳并且避免术中过多的徒手复位。必须使两个骨折端齿对齿相互交错精确对合，以完全纠正旋转移位。当简单横行骨折或短斜行骨折不能用复位钳维持复位时，这在术中很常见，可将钢板先固定于一侧的主要骨折块上（一般是近端骨折块），然后将另外一个主要骨折块固定于钢板上，达到骨折复位。

7.3 固定

必须用骨折块间加压固定简单骨折，以获得绝对稳定。

如果骨折类型适合，可以先用一枚拉力螺钉将骨折块固定在一起，如果这时获得了稳定固定，就可以松开复位钳并随之加用保护钢板。也可以通过推 - 拉技术达到复位。先将钢板固定在一块主要骨折块上，接着在距离钢板另一端较近的骨干上打入一枚单独的螺钉，在钢板和螺钉之间放置撑开器，张开撑开器以牵开骨折端，这样可以轻柔地操纵骨折块（视频 6.3.2-2）。推 - 拉技术对粉碎骨折（C 型）的复位非常有效。对于该类骨折，预先使用单边外固定支架牵开骨折端可能也有助于骨折复位。

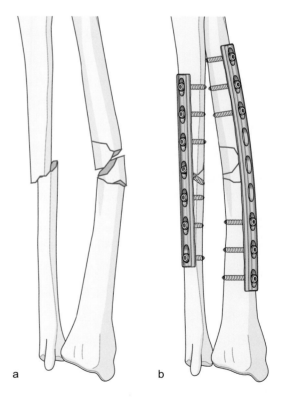

图 6.3.2-10 前臂双骨折尺骨简单骨折 2U2A2（b）用拉力螺钉和 3.5 mm LC-DCP 加压稳定固定。桡骨粉碎骨折 2R2C3（b）用 3.5 mm LC-DCP 桥接固定，提供相对稳定。恢复原有的长度、对线和旋转将有助于恢复前臂功能。

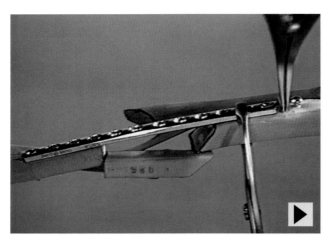

视频 6.3.2-2　使用推－拉技术间接复位复杂类型骨折。

如果尺、桡骨同时骨折（图 6.3.2-11a-b），应该首先复位比较简单的骨折。简单骨折容易复位，并且为另一骨头求得正确长度及旋转对位提供指导。先在骨折两端各放置 1~2 枚螺钉，用钢板暂时固定简单骨折，然后暴露及复位另一骨折，如果另一骨折复位困难，可拆除或松开前一骨折的钢板来帮助复位。在双骨折都固定之后，必须检查前臂的旋转功能，它应当完整、对称（图 6.3.2-11c）。

固定简单骨折时，对钢板进行轻度预弯很重要，否则钢板对侧的骨折端可能出现间隙。在一侧的主要骨折块上通过钢板偏心孔钻孔以轴向加压骨折端，也可在两侧主要骨折块上同时运用。对于斜行骨折，利用钢板螺孔打入拉力螺钉前必须先进行轴向加压。

通过术中透视可以验证骨折复位及内固定位置情况，必须获得前臂全长的正侧位影像来确保骨折精确对线和桡尺近、远侧关节的正确复位。小型透视机所获得的图像无法满足上述需求。

关闭切口时不缝合筋膜。皮肤切口一般不会敞开，除非患肢肿胀妨碍切口的无张力闭合，如果出现上述情况，可先予以负压封闭引流，在 48~72 小时后二期闭合切口或植皮。

既往在前臂骨折治疗中植骨的需求可能被高估了。通过对骨折部位软组织仅作有限的剥离，谨慎避免产生失活的骨折块，植骨已变得不那么重要。小的骨块会形成骨痂，与其他骨折一起愈合，若仍需植骨，例如在复杂的 C 型骨折中，则需将移植骨块置于远离骨间膜的位置。

7.4 挑战

开放性前臂骨折进行一期内固定的效果与闭合前臂骨折相当[11]。

只有当软组织缺损无法覆盖钢板时才考虑钢板固定以外的治疗技术。当前臂双骨折有一处骨折缺少软组织覆盖时，外固定支架临时固定该处骨折同时一期内固定另一处骨折也是一种可选方法。打入外固定钉时，尺骨可以经皮在其皮下的骨面置入，对于桡骨则推荐切开置入以免损伤血管神经，固定钉之间通过单管或碳纤维棒连接，或者用三根管通过管夹钳连接形成一个单边支架。单纯使用外固定支架无法达到骨折的稳定固定，会有相当比例的骨不连和畸形愈合发生（尤其是旋转畸形）[12]，因此，推荐后续尽早更换为钢板固定。如果伤口干净没有感染倾向，此类骨折有时会选用骨松质植骨。骨缺损可以采用桥接钢板固定及临时骨水泥填充，6~8 周后自体骨植骨（Masquelet 技术），大段骨缺损（如爆炸伤）可以通过带血管蒂的游离腓骨移植，或者甚至转为单骨前臂来处理。对于大面积软组织缺损，可行显微血管肌瓣或筋膜瓣移植修复创面。

8　术后处理

骨折稳定固定后，术后治疗应关注功能锻炼，早期进行手指、腕、肘和肩关节的主动活动以减少术后僵硬及复杂性局部疼痛综合征（CRPS）的风险。术后第 1 周可以用掌侧石膏托或糖钳夹板来减少疼痛，对依从性较差的患者可以延长该周期。应避免使用管型石膏，术后第 6 周和第 12 周应进行影像学检查，一般术后 6~8 周允许患肢负重。

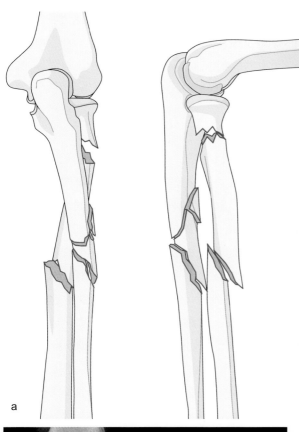

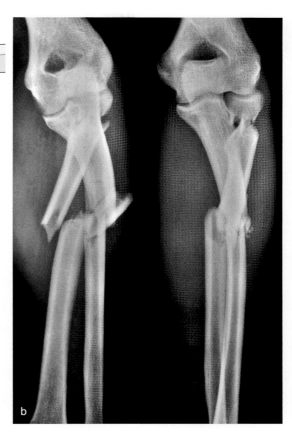

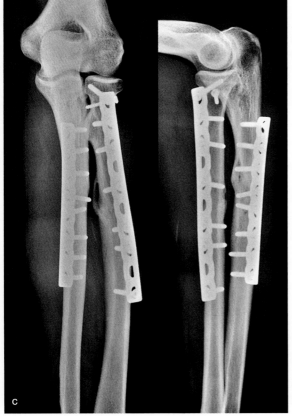

图 6.3.2-11

a-b 复杂尺、桡骨双骨折，2R2C2、2U2B3（a）。

c 用两块长 3.5 mm LC-DCP 固定，桡骨头单独使用
一枚 2.0 mm 拉力螺钉固定，术后 1 年随访。

对于没有症状的患者不需要取出内固定，因为发生并发症的风险很高，包括血管神经损伤及再骨折[13]。

9 并发症

9.1 早期并发症

9.1.1 神经性麻痹

骨间后神经可能会因桡骨近端的骨折或术中医源性因素造成损伤，骨间前神经在术中偶尔也会损伤，桡神经浅支和尺神经背侧支可在实施手术入路过程中损伤。

9.1.2 骨筋膜室综合征

骨筋膜室综合征多继发于高能量损伤，但偶尔也可见于类型相对简单的骨折内固定术后。所有患者在受伤及术后早期均需观察有无骨筋膜室综合征，包括有无过度疼痛和肌腱牵拉痛（详见第1篇第5章）。一旦确诊为骨筋膜室综合征，应立即切开减压两个前间室及一个后侧筋膜间隙。

9.2 晚期并发症

9.2.1 复杂性局部疼痛综合征

与上肢侧更近的骨折相比，复杂性局部疼痛综合征在前臂及腕部骨折中更为常见。最佳治疗方案是预防，包括良好的疼痛控制及早期功能锻炼。如果患者出现了早期CRPS的症状（详见第4篇第7章），加强运动疗法并辅以适合的镇痛方案通常都有效；也应考虑将患者尽早转诊至疼痛治疗专家。

9.2.2 交叉愈合

创伤后尺桡骨间骨性愈合（交叉愈合）虽然不常见，但一旦形成，很难处理。发生率为2.6%~6.6%[6]。可能的风险因素有：

- 尺桡骨骨折位于同一平面[6]。
- 骨间膜损伤[14]。
- 严重的软组织损伤或粉碎骨折[14]。
- 骨折延期固定[6]。
- 单一切口固定尺桡骨双骨折[13]。
- 骨松质植骨[6]。
- 术后石膏制动[6]。
- 合并颅脑损伤导致异位骨化倾向增加[14]。

学者们提出了一些治疗交叉愈合的方法。包括切除异位骨化、挛缩的软组织切除，以及早期全范围锻炼。切除的时机很关键，软组织必须是柔软的，骨折应当完全愈合同时异位骨化应已成熟，在X线片上见到骨小梁，这些通常发生在内固定术后6~9个月。其他治疗方法包括尺骨远端切除（Darrach手术）或切除骨桥并在尺桡骨间放置人工材料（如硅胶）或自体组织[14]。切除后开始辅助治疗，例如吲哚美辛或低剂量放疗[15]，预防复发。

9.2.3 骨折不愈合

文献报道的骨折不愈合发生率为3.7%~10.3%[5]，手术操作不当是首要原因[16]，通常包含术中复位不充分、软组织过度剥离、骨折块间加压不够以及稳定性不足。

运用良好的手术技术对前臂简单骨折实施解剖复位和绝对稳定固定的重要性，怎么强调都不过分。

简单骨折不应使用桥接钢板固定，如果粉碎骨折需要使用桥接钢板，内固定需提供充分（相对）的稳定性以允许早期活动。

9.2.4 内植物取出后再骨折

从前臂取出内植物存在显著的再骨折风险，再也不作推荐。

再骨折的发生率为 3.5%~25%[17]，尽管有研究表明使用 3.5 mm 钢板可以显著降低再骨折发生率[11]。复杂骨折、开放性骨折、骨缺损以及手术操作不当（软组织过度剥离、骨折块间加压不足）都是导致再骨折的风险因素；另一个因素是骨折初始移位程度；术后 12 个月内过早取出内固定也会增加再骨折的风险[17]。除非患者强烈要求，否则前臂骨折术后不应取出内固定。钛合金钢板具有较好的生物相容性，允许骨长入，这可能反过来也会增加内固定

取出的难度及再骨折风险。

10 预后与疗效

治疗目的包括完全的骨性愈合，恢复稳定的前臂旋转，肘及腕的全范围活动。功能结果很大程度取决于桡骨弓的重建以及桡尺近、远侧关节完美的解剖复位。如果遵循 AO 原则，这些目标常规都能实现。

参考文献

1. **Patel AA, Buller LT, Fleming ME, et al.** National trends in ambulatory surgery for upper extremity fractures: a 10-year analysis of the US National Survey of Ambulatory Surgery. *Hand (NY)*. 2015 Jun;10(2):254–259.

2. **Korner J, Hoffmann A, Rudig L.** [Monteggia injuries in adults: critical analysis of injury pattern, management, and results.] *Unfallchirurg*. 2004 Nov;107(11):1026–1040. German.

3. **Maculé Beneyto F, Arandes Renu JM, Ferreres Claramunt A, et al.** Treatment of Galeazzi fracture-dislocations. *J Trauma*. 1994 Mar;36(3):352–355.

4. **Essex-Lopresti P.** Fractures of the radial head with distal radio-ulnar dislocation. *J Bone Joint Surg Br*. 1951 May;33B(2):244–247.

5. **Sarmiento A, Latta LL, Zych G, et al.** Isolated ulnar shaft fractures treated with functional braces. *J Orthop Trauma*. 1998 Aug;12(6):420–423; discussion 423–424.

6. **Bauer G, Arand M, Mutschler W.** Post-traumatic radioulnar synostosis after forearm fracture osteosynthesis. *Arch Orthop Trauma Surg*. 1991;110(3):142–145.

7. **Van der Reis WL, Otsuka NY, Moros P, et al.** Intramedullary nailing versus plate fixation for unstable forearm fractures in children. *J Pediatr Orthop*. 1998 Jan-Feb;18(1):9–13.

8. **Henry AK.** *Exposures of Long Bones and Other Surgical Methods*. Bristol: John Wright; 1927.

9. **Mast J, Jakob R, Ganz R.** *Planning and Reduction Technique in Fracture Surgery*. Berlin Heidelberg New York: Springer-Verlag; 1989.

10. **Catalano LW 3rd, Zlotolow DA, Hitchcock PB, et al.** Surgical exposures of the radius and ulna. *J Am Acad Orthop Surg*. 2011 Jul;19(7):430–438.

11. **Chapman MW, Gordon JE, Zissimos AG.** Compression-plate fixation of acute fractures of the diaphyses of the radius and ulna. *J Bone Joint Surg Am*. 1989 Feb;71(2):159–169.

12. **Helber MU, Ulrich C.** External fixation in forearm shaft fractures. *Injury*. 2000;31(Suppl 1):45–47.

13. **Bednar DA, Grandwilewski W.** Complications of forearm-plate removal. *Can J Surg*. 1992 Aug;35(4):428–431.

14. **Failla JM, Amadio PC, Morrey BF.** Post-traumatic proximal radio-ulnar synostosis. Results of surgical treatment. *J Bone Joint Surg Am*. 1989 Sep;71(8):1208–1213.

15. **Cullen JP, Pellegrini VD Jr, Miller RJ, et al.** Treatment of traumatic radioulnar synostosis by excision and postoperative low-dose irradiation. *J Hand Surg Am*. 1994 May;19(3):394–401.

16. **Heim U, Zehnder R.** [Analysis of failures following osteosynthesis of forearm shaft fractures.] *Hefte Unfallheilkunde*. 1989;201:243–258. German.

17. **Rosson JW, Shearer JR.** Refracture after the removal of plates from the forearm. An avoidable complication. *J Bone Joint Surg Br*. 1991;73(3):415–417.

第 **3** 节 | 桡骨远端和腕

Distal radius and wrist

———— 陈云丰 译

1 引言

桡骨远端骨折是最早在文献中描述的骨折之一（1814 年由 Abraham Colles 报道），Colles 对把所有腕部损伤（当时没有 X 线片）都当作脱位的观点提出异议，他同时提出了与患者最终疗效相关的名言"除畸形外，一切功能都好"。

19 世纪末，X 线的发明使骨折的诊断更为准确。1908 年，Lambotte 用经皮针通过桡骨茎突固定骨折。20 世纪 60 年代早期，现代骨折治疗的前辈们制订了今天我们熟知的桡骨远端骨折处理的基本原则。

1.1 流行病学

桡骨远端骨折是最常见的上肢骨折，占急诊处理的所有骨折的 1/6 以上。尽管在儿童（占所有骨折的 25%）和老年人（占所有骨折的 18%）中发病率最高，桡骨远端骨折亦显著影响着青年人的健康。

1.2 特点

桡骨远端骨折的解剖形态多变，关节内结构复杂，而且常合并其他骨和软组织损伤，这使得治疗面临巨大挑战。

尽管大多数老年人桡骨远端骨折，尤其是向背侧移位和向背侧成角的关节外骨折，保守治疗即可治愈，但仍有约 30% 更复杂的骨折需要手术治疗。

2 评估与诊断

2.1 病史和体格检查

大多数桡骨远端骨折是过伸伤引起的。低能量跌倒后，弯曲力导致向背侧移位的关节外或关节内骨折。剪切力造成掌侧关节面部分移位，并导致损伤不稳定。压缩暴力多为高能量、轴向负荷损伤，可导致关节内骨折块的压缩。骨折脱位中，撕脱亦是一种高能量损伤，撕脱的骨片常有韧带附着[2]。

所有腕部骨折必须评估开放伤口（通常在掌侧/尺侧）和正中神经或尺神经损伤。高能量损伤可以导致骨筋膜室综合征。

2.2 影像学

2.2.1 X 线片

所有桡骨远端骨折必须摄前后位和侧位 X 线片。斜位片和对侧腕关节片有助于诊断，高能量损伤时 X 线片应包括前臂全长和腕关节。

一些正常的放射学指标可用于桡骨远端骨折影像学解剖特征的评估。

前后位影像（图 6.3.3-1）

- 桡骨高度（长度）指特定的两条垂直于桡骨干长轴的平行线之间的距离：一条经过桡骨茎突尖，另一条经过桡骨远端月骨窝的尺侧角，二者之间平均距离为 12 mm。

- 桡骨倾斜指两条线之间的夹角——其一为经桡骨远端月骨窝的尺侧角画一条垂直于桡骨干长轴的线，另一条为月骨窝的尺侧角与桡骨茎突间的连线，二者平均夹角为 23°。
- 尺骨变异定义为在后前位片时桡骨远端乙状切迹的尺侧角与尺骨头最远端之间的轴向高度差异，60% 人群无变异。

侧位影像（图 6.3.3-2）
- 掌倾角是指垂直于桡骨干长轴的线与桡骨远端背侧缘至掌侧缘连线之间的夹角，平均 12°。
- 泪滴角是指泪滴（桡骨干向掌侧凸起的 3 mm U 形结构）的中轴线与桡骨长轴之间的夹角，X 线倾斜 10° 投照时，泪滴角平均 70°。

影像学参数的变化随着前臂的旋转而改变。

应当按骨折不稳定的标准对 X 线片进行评估[3]：
- 干骺端严重粉碎。
- 成角畸形 >10°。

- 短缩 >5 mm。
- 关节面移位 >2 mm。
- 腕骨排列紊乱。

制订诊疗方案所需的大部分信息都能从 X 线片中获得，但 CT 扫描对某些复杂病例很有帮助。

2.2.2 CT

X 线片无法解释乙状切迹、月骨面和舟状窝关节面的完整性和移位时，应当做 CT 扫描检查（图 6.3.3-3），尤其是 CT 扫描可以更加清晰地显示乙状切迹关节面。

矢状位和冠状位格式化及三维 CT 重建可提供骨折块的位置、大小及延伸至干骺端的精确信息（图 6.3.3-4）。

2.2.3 合并损伤的影像学

30%~40% 的桡骨远端骨折合并其他的软组织损伤，可以有或没有明显的临床表现。

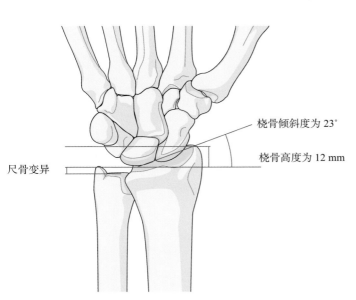

图 6.3.3-1　正常 X 线片解剖（前后位）。桡骨高度、桡骨倾斜度及尺骨变异的测量。

尺骨变异

桡骨倾斜度为 23°

桡骨高度为 12 mm

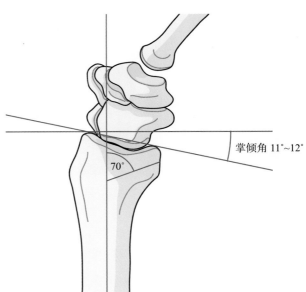

图 6.3.3-2　正常 X 线片解剖（侧位）。掌倾角和泪滴角的测量。

70°

掌倾角 11°~12°

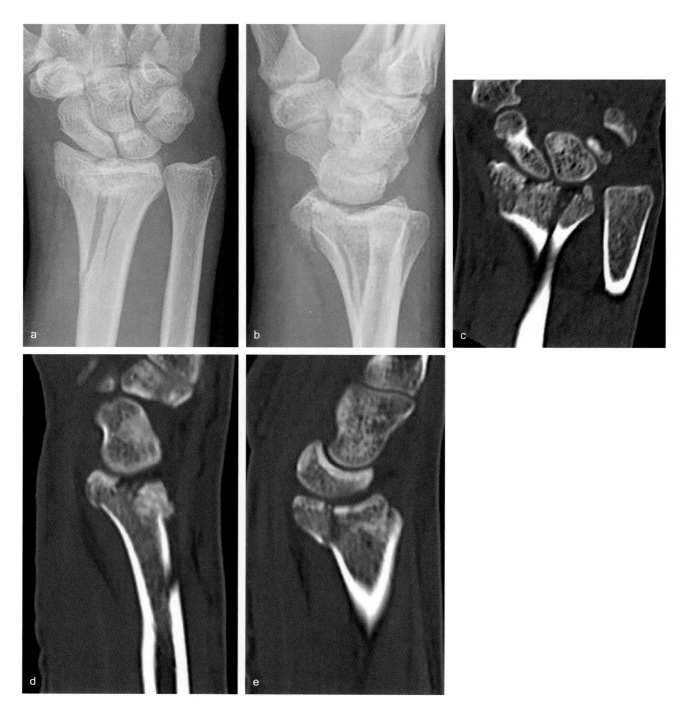

图 6.3.3-3 二维 CT 扫描（c-e）显示月骨窝和舟骨窝移位及压缩的骨块，而 X 线片显示不清（a-b）。

大多数移位的桡骨远端骨折伴有三角纤维软骨复合体（TFCC）损伤。腕骨间韧带损伤，尤其是舟月韧带损伤可出现在关节外骨折中，但更常见于关节内骨折，尤其是存在舟状窝和月骨窝分离的骨折。应仔细阅读 X 线片确定有无舟月间隙增宽（图 6.3.3-5），以及舟状骨屈曲和月骨背伸等腕骨不稳定的证据。

高能量桡骨远端骨折也可能伴有舟状骨腰部骨折。

3 解剖

三柱理论[4]是一种有助于理解腕部骨折病理机制的生物力学模型。桡侧柱包括桡骨茎突和舟状窝，中间柱包括月骨窝和桡骨远端的乙状切迹，尺侧柱包括 TFCC 及尺骨远端（图 6.3.3-6）。

桡骨茎突是腕部重要的稳定结构，为腕部外在韧带提供骨性支撑和附着。在正常生理状态下，仅有少量负荷沿着桡侧柱传导。大部分力学负荷通过月骨窝传递到中间柱，因此月骨窝是桡腕关节面的关键部分。尺骨是前臂旋转时的稳定结构，桡骨围绕着尺骨旋转，两者通过桡尺近、远侧关节处的韧带结构和骨间膜紧密连接在一起。尺侧柱为这个稳定的枢轴的远端。TFCC 使腕关节能够自由地屈伸、桡（尺）偏及旋前（旋后），因此也是腕部和前臂重要的稳定结构。尤其是紧握拳头时，大量外力经尺侧柱传递。

4 分型

4.1 AO/OTA 骨折和脱位分型

AO/OTA 骨折和脱位分型是桡骨远端最详细的分型，按照骨折的复杂性、治疗的难度和患者最终结果，分为三种基本的类型：关节外、部分关节内和完全关节内的骨折，严重程度逐步增加（图 6.3.3-7）。

4.2 Fernandez 分型

Fernandez[2]认为进一步理解损伤机制可以更好、更全面地评估损伤和潜在的软组织损害，并能提供更佳的治疗方案。从 I 型到 V 型，骨和软组织损伤的复杂性逐步递增，故此分型亦可更好地评估预后（表 6.3.3-1）。遗憾的是，目前所有的分型系统都缺乏评分者自身及不同评分者之间评估的一致性。

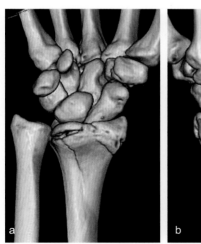
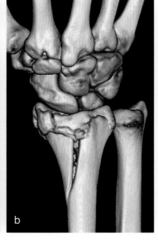

图 6.3.3-4　图 6.3.3-3 所示骨折的三维 CT 重建，显示掌侧和背侧关节面骨块的位置。

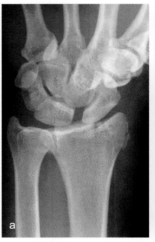
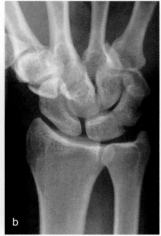

图 6.3.3-5　患侧紧握拳头时的前后位 X 线片，显示由于舟月韧带断裂导致舟月间隙增宽（a），并伴有桡骨茎突骨折，b 为健侧平片对比。

5 手术指征

- 开放性骨折。
- 骨折合并间室综合征。
- 合并神经血管或（和）肌腱损伤。
- 双侧骨折。

- 桡腕关节骨折脱位。
- 关节面的压缩性骨折。
- 掌侧和背侧剪力骨折。
- 掌侧弯曲力骨折。
- 背侧弯曲力骨折，复位后再移位且对功能要求高的患者。

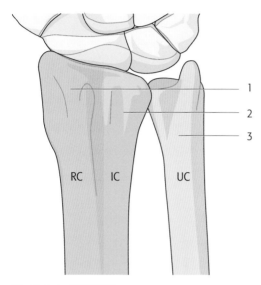

图 6.3.3-6　三柱理论。
1　桡侧柱（RC）。
2　中间柱（IC）。
3　尺侧柱（UC）。

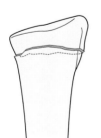 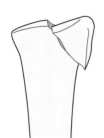 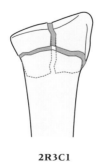

2R3A2　　　　　　**2R3B1**　　　　　　**2R3C1**

图 6.3.3-7　AO/OTA 骨折脱位分型——尺、桡骨远端。
2R3A2　桡骨远端，关节外，简单骨折。
2R3B1　桡骨远端，部分关节内，矢状面骨折。
2R3C1　桡骨远端，完全关节内，关节内和干骺端简单骨折。

表 6.3.3-1　Fernandez 分型

I 型 干骺端的弯曲力骨折	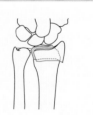 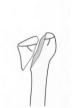
II 型 关节面的剪切力骨折	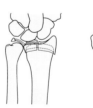
III 型 关节面的压缩骨折	
IV 型 撕脱性骨折、桡腕关节骨折脱位	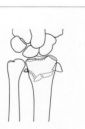 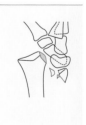
V 型 混合骨折（I、II、III、IV型），高能量损伤	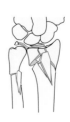

- 桡骨短缩 >3 mm。
- 背倾 >10°。
- 关节面移位 >2 mm。

针对闭合的桡骨远端骨折是否需要手术治疗，目前尚未达成共识。治疗指南和现有的证据显示：对于 65 岁以上患者的背侧弯曲力骨折，闭合复位石膏固定和手术内固定的远期疗效无明显差异[1,5,6]。

6 术前计划

6.1 手术时机

手术时机取决于合并的软组织损伤情况及最终手术固定的方式和手术条件。

复杂的桡骨远端骨折即使不是开放性骨折，也伴有明显的软组织损伤。高能量的桡骨远端骨折应仔细观察是否存在间室综合征，如存在应即刻切开减压。Gustilo Ⅱ 型和Ⅲ型开放性骨折与伴有神经血管损伤的骨折须立即手术治疗。大多数的严重软组织损伤，清创后用跨关节的外固定支架足以完成初期的骨折固定。

多数符合手术指征的桡骨远端骨折建议术前进行闭合复位及石膏（支具）固定。骨折复位后仍持续存在正中神经功能丧失时，是否需行正中神经减压的证据尚不明确[5]。

6.2 内植物的选择

桡骨远端骨折的手术方法多种多样。内植物包括克氏针和（或）外固定支架、掌侧和（或）背侧钢板、髓内钉和桥接钢板。

6.3 手术室的布局

安置止血带，用大的铺巾单覆盖患者的身体，铺巾单的游离缘包裹伤肢并封住上臂。影像增强器应当用消毒单覆盖，其末端（X 线球管端）置于手术台下方，无须铺巾覆盖（图 6.3.3-8）。

主刀医生应坐于患者头侧，助手位于手术台对侧。手术室工作人员应位于助手一侧。应确保助手和洗手护士的位置不妨碍透视机的推入。透视机显示屏的位置应保证手术团队和透视工作人员能够完全看得到（图 6.3.3-9）。

7 手术

桡骨远端骨折的解剖造成一些特别的手术挑战。内植物背侧放在其软组织覆盖少，还可能会激惹覆于其上的伸肌腱。旋前方肌可以良好覆盖掌侧的内植物。桡骨远端干骺端周围的骨皮质较薄，导致普通螺钉的螺纹把持力不足，难以达到绝对稳定，骨质疏松时更加明显。正因为这些不足，多年来，钢板仅建议用于支撑掌侧关节内剪切力骨折。外固定支架利用韧带整复原理和牵开技术复位骨折也成为治疗的选择。同时，外固定支架相关的并发症也推动了腕关节背侧内植物的研发。

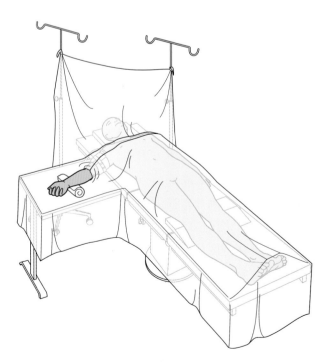

图 6.3.3-8 患者的铺巾和消毒。

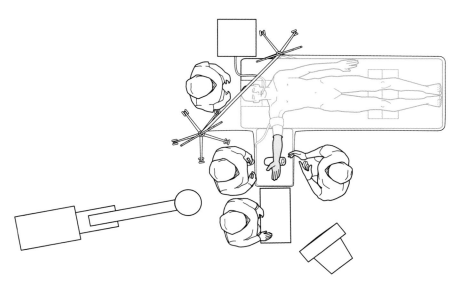

图 6.3.3-9　手术室的布局。

20 世纪 90 年代末期，随着锁定钢板的研发及对腕关节生物力学的进一步理解，涌现出了多种固定干骺端的锁定钢板系统。这些钢板能够针对性地支撑桡侧柱和中间柱。腕关节背侧低切迹锁定钢板的应用减小了对该部位软组织的激惹。

7.1 掌侧钢板

7.1.1 手术入路

沿着桡侧腕屈肌肌腱纵向切开皮肤（图 6.3.3-10a），打开桡侧腕屈肌腱鞘，将肌腱牵向尺侧，仔细操作以免正中神经受压（图 6.3.3-10b）。

桡侧腕屈肌腱鞘的下方为拇长屈肌，分离拇长屈肌并牵向尺侧，显露旋前方肌。将旋前方肌近端从桡侧缘的起点掀开，在远端转向内侧呈 L 形，其横行部分位于旋前方肌和分水岭之间的纤维移行区。该纤维移行区位于分水岭线近端数毫米处，在此处将旋前方肌从骨面锐性掀起，显露骨折线和掌侧骨块。可用皮下注射针头插入关节腔以明确关节线的位置（图 6.3.3-10c）。分水岭线标志着近侧切开的组织与掌侧腕关节外在韧带之间的界限。不应将韧带从桡骨上分离（为了显露关节面），因为这样会造成腕关节的不稳定。

如果骨折偏远端，近侧旋前方肌可不必完全掀开。辨认掌侧的骨折块，松解嵌插的骨折并进行复位。

桡骨远端掌侧面扁平，把扁平的内植物贴附于此表面将自动矫正骨折块的错位。

骨折固定后，应尽量将纤维移行区倒 L 形切口的水平缘重新缝合，以免内植物激惹表面的软组织。

7.1.2 复位

在治疗背侧移位的弯曲力骨折时，可将锁定钢板置于桡骨远端的掌侧面作为复位工具。在透视引导下将锁定螺钉置入软骨下骨中。由于螺钉在钢板上的偏心角度已经固定，故当钢板的纵向部分贴附于桡骨干后，可使其掌倾角恢复正常（图 6.3.3-11）。

掌侧剪力骨折必须使用掌侧钢板固定，这类损伤常不稳定且往往合并腕骨掌侧半脱位，掌侧支撑钢板能够牢靠固定骨折（图 6.3.3-12a-b）。此类骨折还应仔细评估背侧粉碎程度。钢板应尽可能偏尺侧放置以支撑重要的掌尺侧骨折块（图 6.3.3-12c-d），否则骨折可能再次移位。

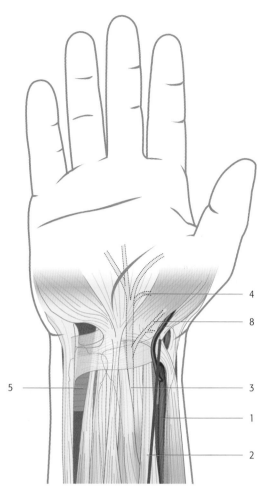

a

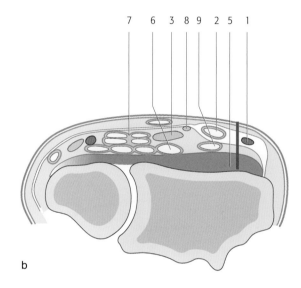

b

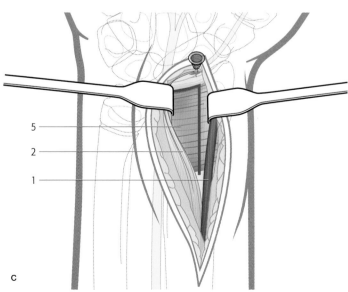

c

图 6.3.3-10　桡骨掌侧入路。

a　经桡侧腕屈肌肌腱下方入路。

b　桡侧腕屈肌肌腱与桡动脉间入路。

c　桡骨远端显露：倒 L 形切开旋前方肌，倒 L 形远端位于纤维移行区。

1　桡动脉。

2　桡侧屈腕肌肌腱。

3　正中神经。

4　正中神经运动支。

5　旋前方肌。

6　指深屈肌肌腱。

7　指浅屈肌肌腱。

8　正中神经掌皮支。

9　拇长屈肌肌腱。

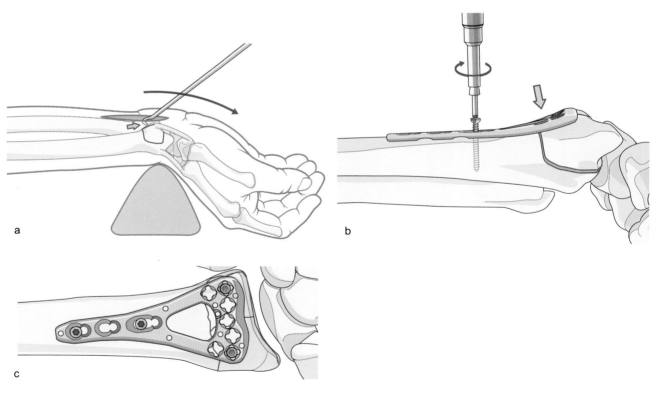

图 6.3.3-11

a 掌侧锁定钢板放置于远端骨折块上，钢板与桡骨干的夹角应与远侧骨折块移位的角度一致。

b 钢板贴附于桡骨干后完成骨折复位。

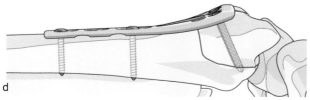

图 6.3.3-12

a 骨折复位时将腕部置于衬垫上过伸，并直接控制远端骨折块进行复位。

b 通过拧紧钢板对掌侧缘骨折块进行支撑和挤压使骨折复位。

c-d 钢板应最大程度地支撑桡骨的掌尺侧骨折块，以防骨折再移位。

7.1.3 固定

钢板固定应从桡骨的尺侧开始。应透视明确桡骨尺侧拐角螺钉的位置，以防其穿透桡腕关节、桡尺远侧关节或背侧皮质。

要特别注意存在尺背侧骨折块的关节内骨折（图 6.3.3-13），该骨块是桡腕关节和桡尺远侧关节的构成部分，必须解剖复位。新鲜骨折可在牵引时手法将其向掌侧骨折块及钢板方向按压进行复位（图 6.3.3-14）。如闭合复位失败，需要克氏针经皮复位或经背侧入路切开复位内固定。

骨折延伸至骨干时，首选用长的 T 形钢板桥接切开复位固定，因为干部骨折愈合时间比干骺端骨折长。

锁定钢板置于掌侧减少了因钢板造成的软组织问题，这类内植物足够稳定，无须对背侧骨缺损进行植骨。掌侧锁定钢板固定允许对长度和旋转的解剖恢复，且更少出现继发的复位丢失。此外，掌侧固定可早期活动，有助于快速恢复功能，发生复杂局部疼痛综合征的风险更低。

7.2 背侧钢板

7.2.1 手术入路

背侧入路的适应证：

- 背侧剪力骨折和 2R3B2.1-3 型桡腕关节脱位型骨折。
- 合并腕骨内在韧带完全断裂或腕部骨折移位。
- 月骨窝背侧骨折块移位无法经皮复位。
- 中央压缩（塌陷）骨折。

于 Lister 结节表面做直切口，向远侧延伸过桡腕关节线达第二掌腕关节近侧 1 cm 处，向近侧沿桡骨干延伸 3~4 cm。桡神经浅支位于皮瓣内，必须加以保护。

于第三伸肌间室底部显露中间柱（图 6.3.3-15a），沿拇长伸肌肌腱走行切开伸肌支持带，游离并保护拇长伸肌肌腱。保留支持带的远端使拇长伸肌肌腱远部走行得以维持。

通常在第 Ⅲ 和第 Ⅳ 伸肌肌腱间室之间显露桡骨，其次在 Ⅱ 和 Ⅲ 之间或 Ⅰ 和 Ⅱ 之间显露，取决于骨折的类型（图 6.3.3-15b）。

骨膜下剥离后可显露中间柱（图 6.3.3-15c），骨膜下掀起第二间室以显露舟状窝的背侧部分。此显露对标准（平行）的背侧钢板固定很有用。

不过，如选择垂直双钢板技术，可于浅层绕过第二间室打开第一间室，可以更好地显露桡侧柱，第二间室则不必打开。

闭合切口时，将拇长伸肌肌腱移位至支持带上方，在其下方缝合修补支持带。

根据骨折类型选择不同的伸肌肌腱间室入路，必须在评估 X 线片和 CT 后仔细进行术前计划（图 6.3.3-15d）。

7.2.2 复位

首先辨清移位的舟骨窝关节面和背侧月骨窝关节面骨折块。平行于桡骨背侧缘或在大的关节内骨块间切开背侧关节囊探查关节面，并查找所有合并的腕部损伤。如果背侧的骨块足够大，可临时用克氏针固定（图 6.3.3-16）。利用钢板远端的塑形，能够实现骨折块的精确复位。

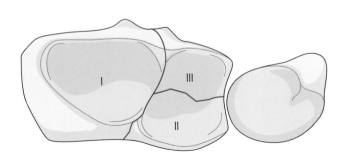

图 6.3.3-13 桡骨关节内的常见骨折块。
Ⅰ 桡骨茎突。
Ⅱ 掌尺侧。
Ⅲ 背尺侧。

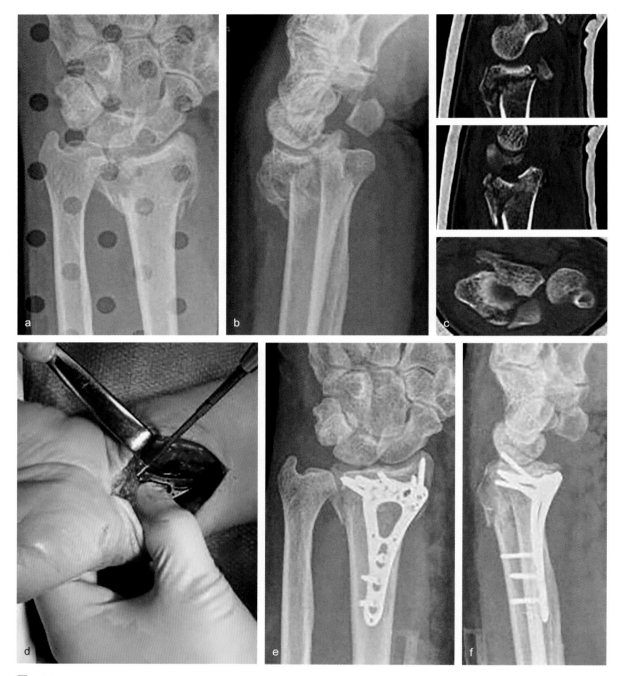

图 6.3.3-14

a-b 2R3C 3.2 关节内压缩骨折。

c CT 扫描显示桡骨远端常见的三种关节内骨折块：桡骨茎突、掌尺侧和背尺侧。

d 尺背侧骨折块通过韧带牵张法复位，向掌侧骨折块及钢板按压并固定。

e-f 轻度斜位片可以显示复位的月骨窝骨折块和桡骨茎突。

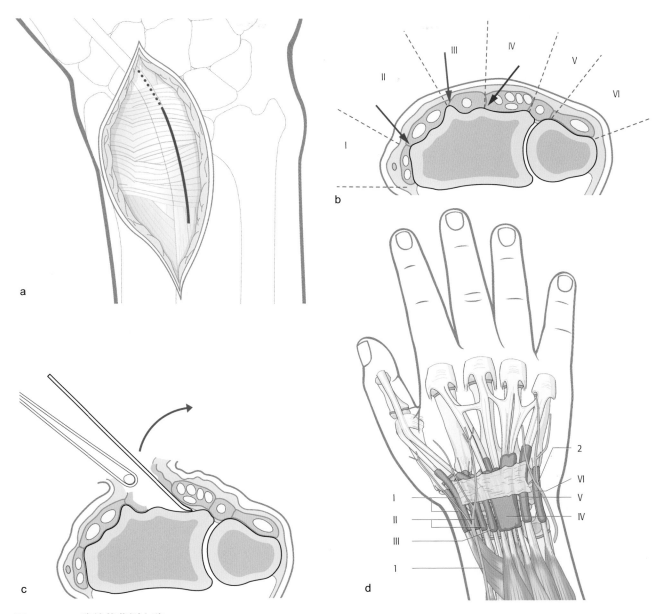

图 6.3.3-15　腕关节背侧入路。

a　切口以 Lister 结节为中心，打开第三间室，牵开拇长伸肌肌腱。

b　打开第三间室后，通常在第三/四伸肌肌腱间室间（红色箭头）显露桡骨，其次为二/三（绿色箭头）或一/二间室间（蓝色箭头）。

c　牵开拇长伸肌肌腱，将第四间室（三/四间室间）于骨膜下掀起，保留间室的完整性。

d　根据骨折类型选择不同的伸肌腱间室入路，须在评估 X 线和 CT 后仔细进行术前计划。

Ⅰ　拇长展肌肌腱、拇短伸肌肌腱。

Ⅱ　桡侧腕长、短伸肌肌腱。

Ⅲ　拇长伸肌肌腱。

Ⅳ　指长伸肌肌腱、示指固有伸肌肌腱。

Ⅴ　小指固有伸肌肌腱。

Ⅵ　尺侧腕伸肌肌腱。

1　桡神经浅支。

2　尺神经浅支。

7.2.3 固定

最终的固定可用背侧（锁定）钢板，支撑和把持桡侧柱和中间柱的骨块。

关节面重建后，应用背侧钢板固定中间柱，钢板既可以塑形，或若掌侧皮质完整，亦可作为支撑钢板。

钢板的放置可以垂直或平行，取决于手舟骨关节面的移位情况。远排螺钉应位于软骨下骨之下，以防继发性移位（图 6.3.3-16c-d）。

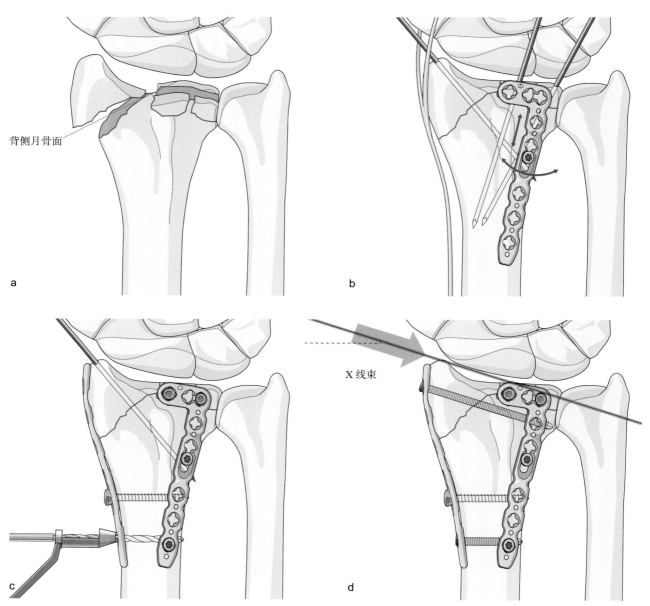

图 **6.3.3-16**

a 背侧缘骨折（2R3B2.2）。

b 克氏针临时固定后（避开桡神经浅支），调整背侧锁定钢板以支撑月骨关节面骨块。

c 用第二块钢板支撑桡骨茎突骨折块。

d 垂直固定方式稳定桡侧柱和中间柱，倾斜 20° 投照进行 X 线检查，以确保远排螺钉不穿入关节面小的背侧骨块可用带线铆钉或穿骨缝线加固，但之后需要附加外固定。

7.3 外固定

外固定可通过克氏针、外固定支架或二者结合完成。外固定支架通常作为跨关节桥接，但是当远端骨折块足够大时，亦可不跨腕关节固定。

外固定支架的指征：
- 严重开放、污染的骨折。
- 高能量损伤的临时固定。
- 多发伤。
- 术中牵开器。
- 当钢板或克氏针固定不够牢靠时可作为辅助保护装置。

当背侧弯曲骨折严重粉碎时，简单的手法操作后很可能不稳定和再移位，克氏针不足以维持复位，此时应加用外固定支架。

7.3.1 手术入路

于腕关节近侧 3~4 cm 将近侧 2 枚 Schanz 针钻入桡骨干，入针点位于指总伸肌和桡侧腕长（短）伸肌之间，应避免穿过肌肉。远侧的 Schanz 针置入第 2 掌骨，在冠状面上，外固定针应以 30°~40° 的角度钻入，以避免钉住伸肌或示指伸肌腱（图 6.3.3-17 a-c）。建议应用大切口来保护桡神经皮支和伸肌肌腱。

7.3.2 复位

握住拇指及示指或远侧两枚 Schanz 针，纵向牵引复位骨折（图 6.3.3-17d），根据特定骨折类型，可附加其他的手法操作。

应做术中透视以检查复位、Schanz 针的位置和固定的稳定性。必须避免过度牵引。在透视下，过度牵引后可见桡骨远侧关节面和近排腕骨之间的间隙增宽。同时，不建议为了骨折复位而将腕关节置于极度尺桡偏或掌屈的位置，这些极端位置和过度牵引会导致腕关节和手指僵硬，并增加复杂局部疼痛综合征（CRPS）的风险。

7.3.3 固定

外固定支架常用作桡腕关节骨折脱位的中和装

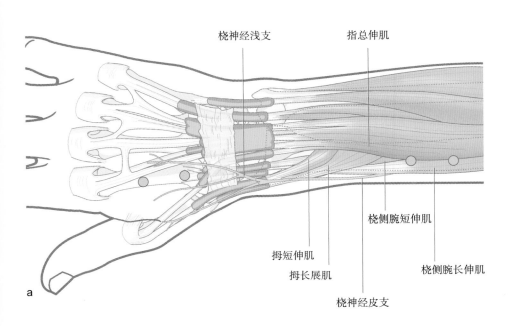

图 6.3.3-17

a　Schanz 针置入的解剖标志。

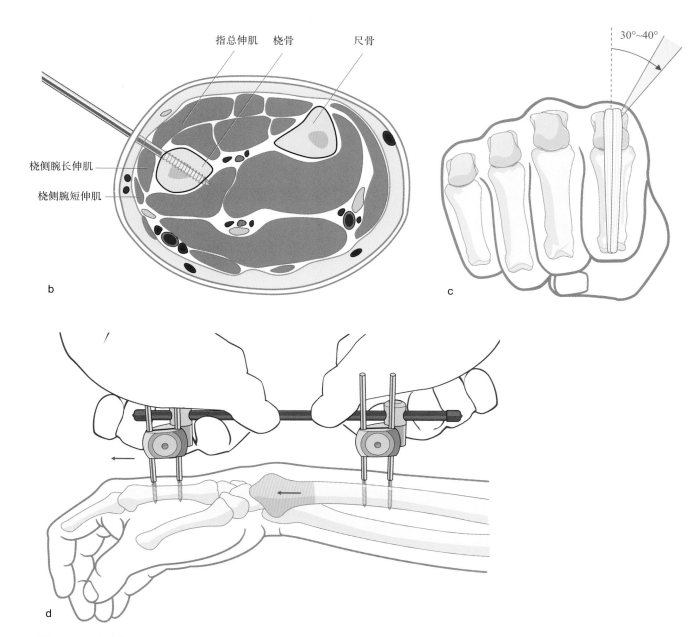

指总伸肌　桡骨　尺骨

桡侧腕长伸肌

桡侧腕短伸肌

30°~40°

b

c

d

图 6.3.3-17（续）
b-c　在冠状面上，外固定针应以 30°~40° 的角度钻入，以避免钉住伸肌或示指伸肌肌腱。
d　将碳纤维棒固定在近侧夹具内，握住远端两枚 Schanz 针，纵向牵引复位骨折。

置。桡骨茎突骨折块可被看作是坚强的掌侧桡舟头韧带和桡月韧带的骨性移位。在背侧，则有桡三角韧带断裂。掌侧桡腕和尺腕韧带的额外撕裂或骨性撕脱亦常见，并应当处理。外固定支架能保护修复后的韧带和骨性结构（图 6.3.3-18）。

当外固定支架作为最终治疗时，需要固定至骨折愈合足够牢固、不会出现再移位为止。具体放置时间取决于骨折的类型，但通常是术后 6 周。

7.4 挑战

7.4.1 复杂骨折

2R3C3.2 和 C3.3 复杂骨折常为年轻患者高能量损伤。同时存在的剪力和压力导致显著移位、塌陷及粉碎的关节内骨折，亦可合并严重的软组织损伤。

这些复杂的桡骨远端骨折的主要问题在于关节面粉碎。关节内骨块太小以至于用常规或甚至微型

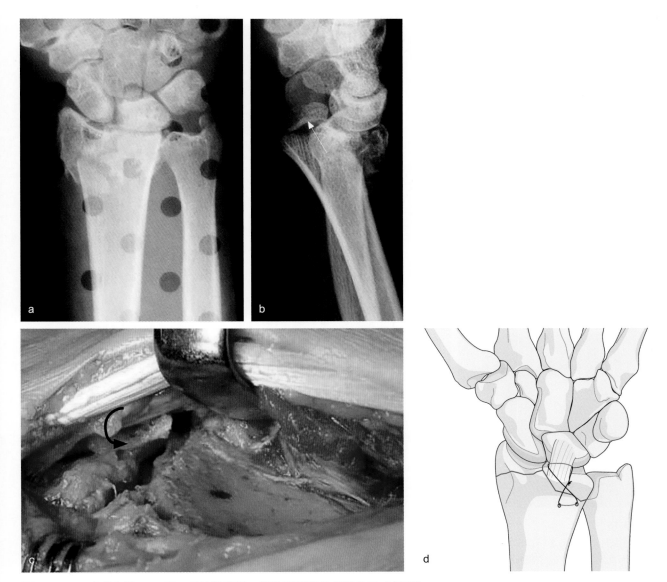

图 6.3.3-18　患者女性，59 岁，高处坠落伤，就诊时桡腕关节脱位已"复位"。
a-b　保守治疗 3 周，月骨关节面旋转移位 180°（箭头所示）未被发现。
c-d　术中照片显示旋转 180° 的月骨关节面骨折块（箭头所示），用通过掌侧韧带的 8 字缝线固定。

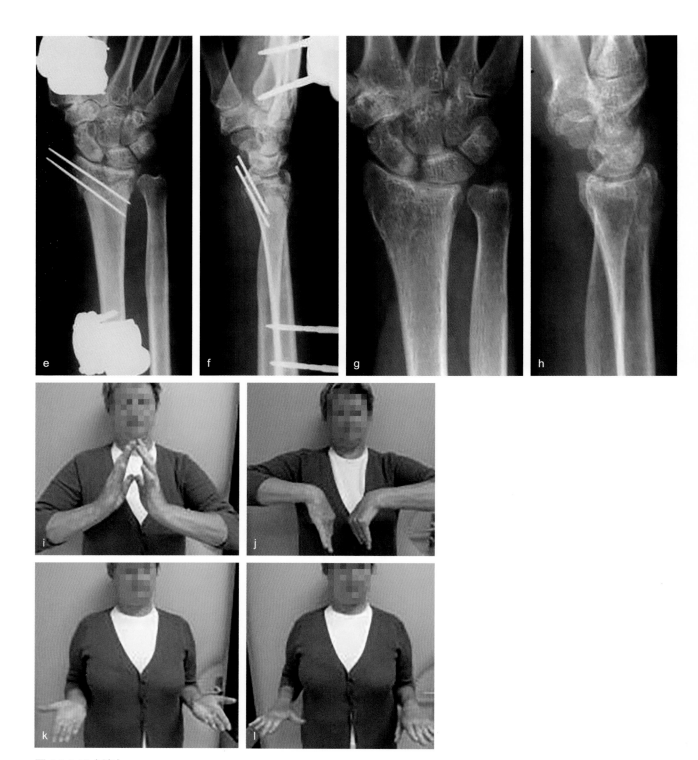

图 6.3.3-18 (续)

e-f　使用外固定支架 5 周, 保护修复的韧带和桡骨茎突内固定。

g-h　8 个月后 X 线片显示桡腕关节对位及力线良好。

i-l　8 个月时腕关节及前臂的活动度。

钢板和螺钉都难以固定。这种情况下，锁定钢板亦无额外好处。骨折还存在着多处软骨下和干骺端的空腔以及关节面的缺损。

即使关节内骨折明显粉碎，一般都有一些足够大月骨关节面和乙状切迹的关键骨块，大得足以重新拼接和复位。治疗的首要目的在于重建月骨关节面和乙状切迹。在术前和术中，应该能够辨认出这些骨折块。

因为掌侧月骨关节面的骨折块是整个桡骨远端结构的基石，所以要首先进行复位。同时须从背侧打开并探查桡腕关节，复位和拼接所有移位和压缩的骨折块。小的关节内骨块可用克氏针穿过软骨下

骨临时固定。软骨下骨缺损处应用骨松质植骨填充，支撑关节面复位并促进干骺端骨折愈合。根据骨折具体形态，可加用背侧或掌侧微型钢板以增加干骺端的稳定性。用外固定支架作为保护装置并保留 6 周（图 6.3.3-19）。

7.4.2 腕关节的桥接钢板

某些极度粉碎无法重建关节的病例中，可以考虑越过桡腕关节面的临时跨关节桥接钢板。可用近排腕骨作模板整复骨折块。将直形的腕关节融合钢板或 3.5 重建钢板或锁定加压钢板轻微折弯以匹配桡骨远端、腕骨和第 2 掌骨背侧面，维持腕关节于

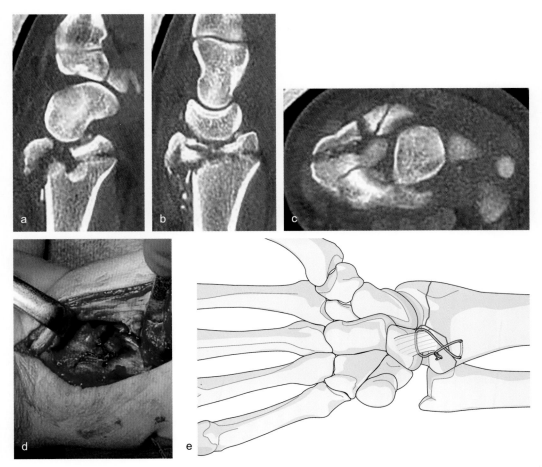

图 6.3.3-19　患者男性，34 岁，从梯子上坠落（4 m 高），多发伤。
a-c　复位后夹板固定下 CT 扫描：严重粉碎的舟骨窝和月骨窝关节面，关节面掌侧、中央和背侧骨折块较薄，软骨下和干骺端之间存在空腔。
d-e　8 字缝线穿过桡月韧带，固定掌侧月骨关节面的薄骨块。

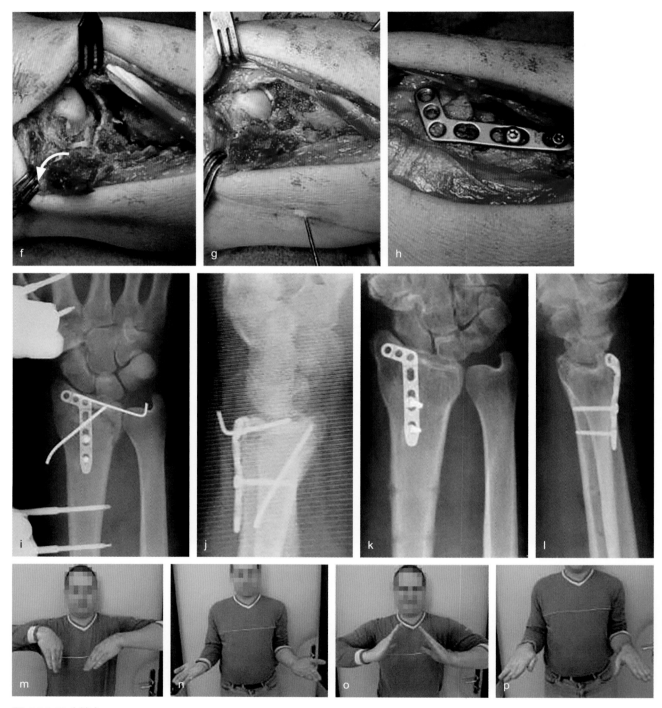

图 6.3.3-19（续）

f   背侧入路，将拇长伸肌肌腱牵开，背侧皮质开窗（箭头所示），桡腕关节面内所见、月骨软骨缺损、薄的关节面骨块和干骺端缺损。

g   克氏针置入软骨下骨，骨松质植骨填充空腔，支撑复位的关节内骨块。

h   2.4 系统的支撑钢板固定背侧皮质。

i-j   外固定支架作为中和装置，保护已重建的关节内、外解剖结构。

k-l   受伤后 4 个月，X 线片显示已重建的桡骨远端解剖结构和腕骨排列。

m-p   受伤 4 个月时的主动活动范围。

轻度背伸位。钢板可用微创技术置入，取桡骨干远端和第 2 或第 3 掌骨背侧切口，在伸肌肌腱和支持带的深层插入钢板而不扰乱骨折端。桥接钢板的目的是将粉碎的骨折块与腕骨和尺骨远端保持在可接受的对线和对位，直至愈合。影像学确认骨折愈合后，可取出钢板，一般为 3~4 个月（图 6.3.3-20）。尽管此类损伤注定会导致一定程度的关节僵硬，但患者亦可能获得意想不到的好结果。

8 术后康复

桡骨远端骨折术后让患者活动手和整个上肢十分必要，必须进行前臂的旋转活动锻炼。手指、腕关节、肘关节和肩关节应做轻微的日常活动操练。颈腕带仅需悬吊数天以控制肿胀。应告知患者活动手部时不会影响桡骨远端的内固定。

9 并发症

- 高能量损伤时出现间室综合征，需要立即切开减压。
- 损伤后即刻可能出现急性腕管综合征，不恰当

的石膏位置或骨折块位置不良可导致亚急性腕管综合征。闭合或切开复位前、后必须仔细检查。

- 复杂局部疼痛综合征的特征是自主神经功能异常、神经营养改变和功能障碍。通常由于石膏过紧导致肿胀或腕关节被置于极端位置：一种"致残石膏"（图 6.3.3-21）。
- 内植物位置偏远、入路及骨块显露不当或透视不佳（侧倾位透视）会导致螺钉穿入关节。通常有骨折复位不良，使用锁定螺钉者可能风险更高。
- 皮神经分支损伤：经皮或切开手术时可能损伤正中神经、桡神经、尺神经的皮神经分支。
- 经皮克氏针或外固定支架使皮肤拉紧后导致钉道感染。
- 背侧螺钉穿出致伸肌腱鞘炎和肌腱断裂；由于掌侧钢板放得太远又无旋前方肌覆盖导致屈肌腱鞘炎和肌腱断裂；石膏固定后拇长伸肌肌腱断裂；机械磨损或血管损伤[7]。
- 腕关节僵硬：一定程度的关节僵硬常见于所有的治疗方式中。用外固定支架强力牵开会引起严重的关节僵硬。

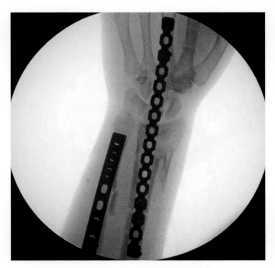

图 6.3.3-20　一例桡骨远端严重粉碎的骨折采用桥接钢板固定的术中透视片。钢板需固定 3~4 个月后方可取出。

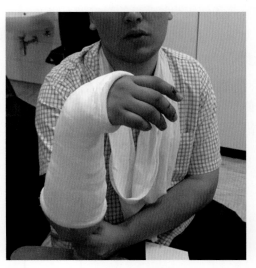

图 6.3.3-21　奥地利著名的外科医生 Lorenz Bohler 把这种石膏固定位置称作"致残石膏"，应禁止用该方式进行制动。

- 粉碎、不稳定的桡骨远端骨折在治疗不充分或不恰当时，或骨折塌陷时间过长后会出现关节内和关节外骨折畸形愈合。常见于骨质疏松性骨折，但患者耐受性较好[8, 9]。

10 预后与疗效

在过去 15 年里，桡骨远端骨折的手术量已经增长了 6 倍。长期制动和骨折再移位可能疗效不佳。故近 10 年来，锁定钢板的应用越来越多。

一项前瞻性随机对照研究[1]对 65 岁以上向背侧移位的桡骨远端骨折患者保守治疗与掌侧锁定钢板固定的疗效进行比较，结果表明 12 个月后两者的疗效无差异。解剖重建并未进一步改善主动活动范围或提高日常生活的能力。与其他治疗方法相比，老年患者手术治疗组的并发症明显较高[1, 8, 10]。

另一项入组了年轻患者的前瞻性随机对照研究[11]则比较了经皮克氏针与掌侧锁定钢板固定的疗效，结果发现二者均可有效治疗向背侧移位的不稳定性骨折。术后头 3 个月和 6 个月，掌侧锁定钢板固定组较克氏针固定组的主动活动范围、握力和功能结果更好；术后 12 个月两者结果无显著性差异。因此，锁定钢板固定使康复和功能恢复更快，而对远期疗效和创伤性关节炎的影响尚不明确。

对掌侧锁定钢板与外固定支架进行比较的试验显示类似的结果[12]。

掌侧移位或剪切力骨折以及桡腕关节脱位应手术治疗。

11 尺骨远端和桡尺远侧关节损伤

桡骨远端骨折移位时，许多稳定桡尺远侧关节的软组织结构均出现撕裂。此时可伴或不伴有尺骨茎突尖骨折，后者可发生于约 50% 的桡骨远端骨折中。此外，若尺骨茎突基底部骨折，会累及桡尺韧带的附着点。一般认为，尺骨茎突基底部骨折或三角纤维软骨复合体完全撕裂提示损伤不稳定，需要手术治疗。

然而，当桡骨远端骨折获得解剖复位及稳定固定时，多数合并的桡尺远侧关节损伤无须进一步手术治疗。此时须特别关注乙状切迹骨折块的复位和桡骨尺偏的矫正，此两者能够帮助恢复远侧骨间膜（DIOM）对桡尺远侧关节的稳定作用，故十分重要。骨折的稳定性为尺骨头与稳定的乙状切迹接触提供压力。远侧骨间膜是桡尺远侧关节的次要稳定结构，它起于尺骨干远侧 1/6 处，向远侧走行至乙状切迹的下缘[13]。

为了评估远侧骨间膜的动态不稳定性，可将尺骨向桡骨挤压，同时旋转腕关节。如感觉有撞击声，提示远侧骨间膜撕裂（图 6.3.3-22），应该进行软组织和（或）骨性修复。

桡骨远端骨折解剖复位坚强固定后，大多数尺骨头和颈骨折的力线即可恢复且能够维持复位。重要的是必须认识这些力线严重不良的损伤，并对它们考虑切开复位内固定以减少畸形愈合和（或）不愈合的风险。桡骨远端骨折偶尔合并尺骨远侧骨干的移位骨折，可能需要切开复位内固定，经常使用 2.7 系统的锁定加压钢板。

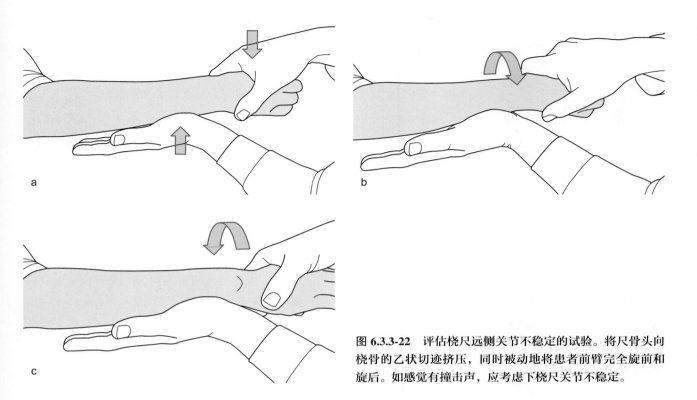

图 6.3.3-22 评估桡尺远侧关节不稳定的试验。将尺骨头向桡骨的乙状切迹挤压,同时被动地将患者前臂完全旋前和旋后。如感觉有撞击声,应考虑下桡尺关节不稳定。

参考文献

1. **Arora R, Lutz M, Deml C, et al.** A prospective randomized trial comparing nonoperative treatment with volar locking plate fixation for displaced and unstable distal radius fractures in patients sixty-five years of age and older. *J Bone Joint Surg Am.* 2011 Dec 7;93(23):2146–2153.

2. **Fernandez DL, Jupiter JB.** *Fractures of the Distal Radius.* New York: Springer-Verlag; 1995.

3. **Ng CY, McQueen MM.** What are the radiological predictors of functional outcome following fractures of the distal radius? *J Bone Joint Surg Br.* 2011 Feb;93(2):145–150.

4. **Rikli DA, Regazzoni P.** Fractures of the distal end of the radius treated by internal fixation and early function. A preliminary report of 20 cases *J Bone Joint Surg Br.* 1996 Jul;78(4):588–592.

5. **Lichtman MJ, Bindra RR, Boyer MI, et al.** Treatment of distal radius fractures. *J Am Acad Orthop Surg.* 2010 Mar;18(3):180–189.

6. **Koval K, Haidukewych GJ, Service B, et al.** Controversies in the management of distal radius fractures. *J Am Acad Orthop Surg.* 2014 Sep;22(9):566–575.

7. **Meyer C, Chang J, Abzug JM, et al.** Complications of distal radial and scaphoid fracture treatment. *J Bone Joint Surg Am.* 2014;59A(16):1517–1525.

8. **Diaz-Garcia RJ, Oda T, Shauver MJ, et al.** A systematic review of outcomes and complications of treating unstable distal radius fractures in the elderly. *J Hand Surg Am.* 2011 May;36(5):824–835.

9. **Lozano-Calderon SA, Souer S, Mudgal C, et al.** Wrist mobilization following volar plate fixation of fractures of the distal part of the radius. *J Bone Joint Surg Am.* 2008 Jun;90(6):1297–1304.

10. **Patel S, Rozental T.** Management of osteoporotic patients with distal radial fractures. *JBJS Rev.* 2014 May 6;2(5).

11. **Rozental TD, Blazar PE, Franko OI, et al.** Functional outcomes for unstable distal radial fractures treated with open reduction and internal fixation or closed reduction and percutaneous fixation. A prospective randomized trial. *J Bone Joint Surg Am.* 2009 Aug;91(8):1837–1846.

12. **Karantana A, Downing ND, Forward DP, et al.** Surgical treatment of distal radial fractures with a volar locking plate versus conventional percutaneous methods: a randomized controlled trial. *J Bone Joint Surg Am.* 2013 Oct 2;95(19):1737–1744.

13. **Moritomo H.** The distal interosseous membrane: urrent concepts in wrist anatomy and biomechanics. *J Hand Surg Am.* 2012 Jul;37(7):1501–1507.

致谢 · 感谢 Daniel Rikli 和 Douglas A Campbell 对《骨折治疗的 AO 原则》第 2 版中本章所做的贡献。

第 4 节 手

Hand

—— 陈云丰 译

1 引言

手部丰富的功能形式是人体任何其他部位均无法比拟的。其小关节的稳定性、外在与内在肌肉运动和稳定的平衡，以及肌腱系统的复杂功能均需要稳定并对线良好的骨骼作为支持。手部骨性损伤的治疗结果更应以功能恢复而非骨折愈合作为首要评判标准。

手部损伤后，必须要对肌腱、运动、感觉及血运情况进行仔细评估和记录。

掌骨指骨骨折的治疗无论使用何种方法，目标都是一致的，包括：
- 恢复关节的解剖结构。
- 矫正成角或旋转畸形。
- 骨折的稳定。
- 手术入路不影响手部功能。
- 尽早活动。

许多手部骨折保守治疗就很有效，然而以下骨折应当考虑稳定的骨骼固定，诸如：
- 粉碎骨折。
- 严重移位骨折。
- 多发掌骨骨折。
- 短斜行或螺旋掌骨骨折。
- 合并任何软组织损伤。

特殊部位的骨折：

- 近节指骨颈骨折。
- 中节指骨掌侧基底骨折。

移位的关节内骨折：
- Bennett 骨折。
- Rolando 骨折。
- 累及单髁和双髁的骨折。

一些损伤类型：
- 完全或部分离断。
- 某些骨折脱位。

骨折的稳定性取决于骨折的形态、部位、与肌腱和韧带附着的关系以及其他的合并损伤。

2 解剖

2.1 掌骨

5 块掌骨以第 2、3 掌骨为坚强的中心柱，构成了手部的宽度。手部远侧横弓的位置沿着掌骨深韧带的方向，后者则连接着各个掌骨头。第 1、4、5 掌骨是可动结构。稳定的掌骨基底部是手指正常功能的保障，这需要通过维持第 2~5 掌骨的宽度和稳定性来达到：4 根掌骨被基底韧带紧密连接在一起，同时远侧更松弛的掌骨间韧带亦能提供支撑。两侧的掌骨（示指和小指）的不稳定骨折使原本稳定的基底部宽度减小，导致握力差和手指功能的改变。掌骨干呈弓形轻度凸向背侧，掌侧凹面的骨皮质致密，因为掌骨干掌侧为压力侧，背侧为张力侧。

2.2 腕掌关节

头状骨与3根掌骨（第2、3、4掌骨）构成关节，第2掌骨与3块腕骨（大多角骨、小多角骨和头状骨）构成关节，第2、3腕掌关节几乎不能活动，而第4、5腕掌关节是可活动的铰链式关节，并有坚强的掌侧韧带附着。第1腕掌关节是双面凹形的鞍状关节，这种结构允许大范围的活动，包括一些旋转活动，在关节加压时亦能提供足够的稳定性（图 6.3.4-1）。

2.3 掌指关节

矢状面观察，掌骨头呈凸轮状，类似于膝关节。在屈曲过程中，旋转轴向掌侧移动。关节面呈髁状：掌骨头背侧窄而掌侧张开变宽，随着屈曲度数增加使掌骨头与近节指骨基的接触面逐渐增加。这种解剖形态结合侧副韧带的偏心起点，可使侧副韧带屈曲时紧张，伸直时松弛（图 6.3.4-2）。因此，手指仅在掌指关节伸直时方能张开（外展）。

由于侧副韧带的解剖特点，掌指关节制动时必须置于屈曲 90° 位以使关节僵硬减到最低。

2.4 指骨

近节和中节指骨分为基底、干部、颈部和头（髁）等部分。与掌骨不同，指骨被表面的手指内在和外在肌腱的滑动面包裹，在此区域骨折或手术入路可能导致瘢痕形成，并使表面的伸肌腱粘连，进而造成手指主动和被动活动障碍（图 6.3.4-3）。

2.5 指骨间关节

指骨间关节是铰链式关节，近节和中节指骨头呈双髁状关节面，类似带沟的滑车（图 6.3.4-4），无

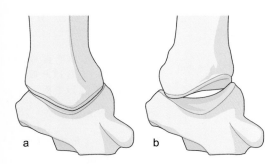

图 6.3.4-1 拇指腕掌关节呈鞍状关节。
a 中立位。
b 对掌位。

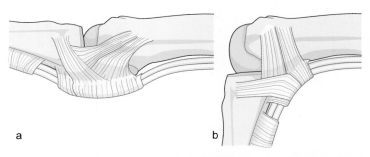

图 6.3.4-2 掌指关节。伸直位时侧副韧带松弛（a）和屈曲 90° 位时紧张（b）。

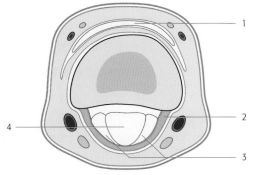

图 6.3.4-3 近节指骨与滑动肌腱的关系，指骨中节的横截面。
1 指总伸肌肌腱。
2 屈肌腱鞘。
3 分开的指浅屈肌肌腱。
4 指深屈肌肌腱。

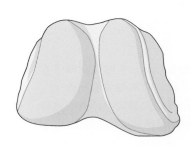

图 6.3.4-4 近节指骨的远侧关节面。

法内收和外展。关节的动态稳定源自加压的力量，捏和握拳时压力增加。侧副韧带和掌腱膜的张力提供关节的被动稳定性，手指完全伸直时被动稳定性最高。

近侧和远侧指骨间关节应在伸直位制动，以减少关节僵硬（图 6.3.4-5）。

3 术前计划

术前计划在手部骨折的治疗中很重要。手部骨折有许多手术入路，必须选择正确的入路以充分显露和固定骨折，同时将引起关节僵硬的软组织和肌腱粘连的可能减到最低。手部的骨骼小，骨量有限，所以内植物的选择尤为重要（图 6.3.4-6）。

3.1 内植物的选择

基于多种不同尺寸的螺钉，手部的模块化内固定系统有多种微小内植物可供选择（表 6.3.4-1）。简单的匹配式钢板是圆形螺钉孔，而 2.0 系统的有限接触加压钢板为椭圆形孔，允许偏心置入螺钉和钢板加压。最小的角稳定内植物为 1.5 mm 系统。这些内植物可用于掌骨和指骨关节内及干骺端骨折的固定。特殊外形的 T、Y 及 H 形钢板适用于不同骨折类型，而针对特殊类型骨折设计的解剖型钢板为某些难以处理的损伤提供了精准的解决方案。2.0 系统的锁定加压钢板常适用于掌骨和近节指骨骨折，而 2.4 系统则适用于粗大的掌骨以及桡骨远端。目前已有针对近节指骨远端、第 1 掌骨基骨折（图 6.3.4-7）

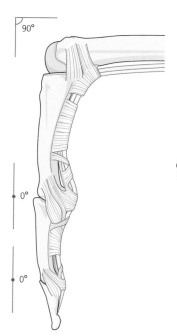

图 6.3.4-5　手部应制动于安全位，即掌指关节屈曲 90°，指骨间关节完全伸直。该体位使侧副韧带保持紧张。

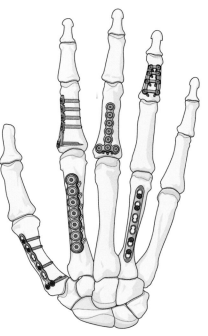

图 6.3.4-6　手部骨骼与对应的手部模块化内植物系统。

表 6.3.4-1　手部模块化内固定系统的螺钉大小与对应的钢板以及手部小型锁定加压钢板系统

解剖部位	螺钉尺寸	可选钢板
第 1 掌骨	2.4 mm	圆孔：直板、T 形板、H 形板、髁支撑钢板
		LC-DCP、LCP、LCP 直板、掌侧 LCP 板、T 形 LCP 板、Y 形 LCP 板、髁 LCP 板
		掌骨基底解剖型钢板
其他掌骨	2.0 mm	圆孔：直板、T 形板、H 形板、髁部刃钢板
		LC-DCP，LCP
		掌骨颈解剖型钢板
指骨	1.5 mm	圆孔：直板、T 形板、H 形板、截骨板
		LCP：T 形板、香蕉形板
		指骨颈解剖型 LCP 钢板
	1.3 mm	圆孔：直板、T 形板、H 形板
小骨片	1.0 mm	无

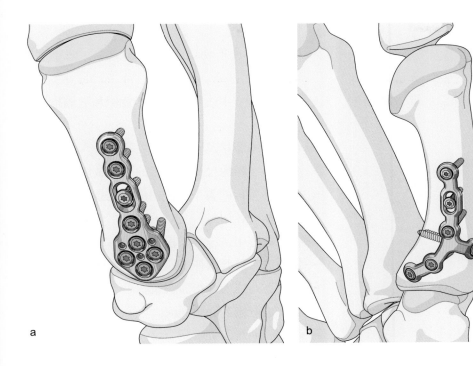

图 6.3.4-7
a 用于固定第 1 掌骨腕掌关节外骨折的解剖型钢板。
b 用于固定第 1 掌骨腕掌关节内骨折的解剖型钢板。

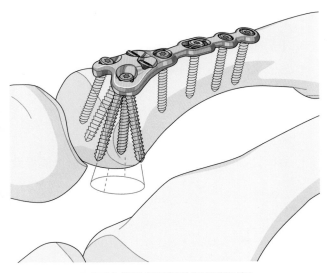

图 6.3.4-8 用于固定掌骨颈骨折的解剖型钢板。

及常见的掌骨颈骨折（图 6.3.4-8）的特定解剖形态而设计的特殊钢板（图 6.3.4-9）。这些部位的骨骼解剖形态独特但变异较少，传统的内植物难以固定。由于这些部位的骨折亦较为常见，引入专门设计的解剖型钢板降低了固定骨折的挑战性，并增加了固定的可靠程度。

3.2 手术室的布局

用合适的抗菌剂消毒整个手部、腕部及上臂，上臂范围应到达止血带的边缘，以方便驱血。消毒后的上肢应满足能在术中调整肢体位置的要求。如果使用酒精类抗菌剂，应注意勿浸湿止血带下方，因为术中长时间接触浸湿的布料会损伤皮肤。建议使用允许上臂充分张开的一次性粘贴手部铺巾单（图 6.3.4-10）。影像增强器也应铺巾。

主刀医生坐于患者的头侧，以获得手背侧良好的视野及操作便利。助手位于主刀医生对侧，手术室工作人员位于手术台的末端，应为所有手术相关人员提供可调高度的凳子和铅衣防护。透视机显示屏的位置应保证手术团队和透视工作人员能够完整观看透视（图 6.3.4-11）。

4 手术

4.1 手术治疗的原则

手部骨折手术时应遵循如下几项基本原则：

- 详尽了解解剖。
- 自始至终细致的软组织处理。
- 手指背侧可做直切口。
- 除用Z字成形方式关闭切口外，手指掌侧不应

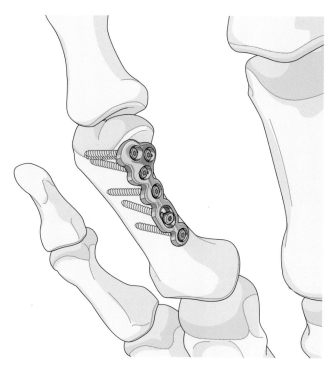

图 6.3.4-9 用于固定指骨颈骨折的解剖型钢板。

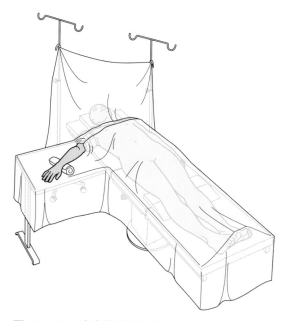

图 6.3.4-10 患者的消毒和铺巾。

做直切口。

- 皮肤Z字成形切口顶角必须 >60°，防止皮肤坏死。
- 沿手指侧方中线的切口位于背侧和掌侧指神经之间。
- 切口应避免累及甲床的生发基质。
- 避免在小指的尺侧和示指的桡侧做切口。
- 应根据骨折的类型、使用的固定技术及选择的内植物设计切口。
- 手术过程中，应常规检查手指的旋转。
- 显露时可劈开指伸肌肌腱和侧副韧带。
- 不应劈开或切开指屈肌肌腱。
- 重视手背侧的静脉回流。
- 手部制动时应置于安全位：
  — 腕关节背伸位。
  — 掌指关节屈曲 90°。
  — 指骨间关节完全伸直位。
- 骨折固定应允许早期可控的主动活动。
- 术后手部必须抬高以减轻肿胀。
- 患者必须知悉正确康复方法的重要性。

4.2 复位技巧

- 避免过度剥离而使骨块失活。
- 克氏针临时固定有助于维持复位，但可能导致

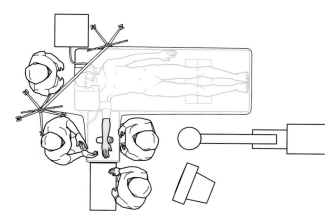

图 6.3.4-11 手术室的布局。

小骨块的劈裂。
- 外固定支架有助于临时复位。
- 于指骨上经皮使用精细的点状复位钳有助于牵引和控制旋转。
- 多发掌骨骨折时，首先固定第 3 掌骨能为第 4、5 掌骨提供稳定性并利于复位。
- 在粉碎骨折中，首先固定大的骨块可使小骨折块的复位和固定更加容易。

4.3 拉力螺钉

- 骨折线长度等于或者大于骨干直径 2 倍以上，可以单独使用拉力螺钉固定。
- 应切开暴露和探查骨折部位，查找隐匿的骨折线或合并的骨折，骨折复位前应当确定最佳的置钉位置。
- 骨折解剖复位使骨折线闭合，有助于防止拉力螺钉拧紧时可能造成的剪切移位。
- 避免螺钉孔的反复钻入或攻丝。
- 应注意钻滑动孔时不能穿透双层皮质。
- 螺钉置入的最佳位置应与骨折线垂直，不应由于手术显露的限制而改换角度。
- 只有在骨折块的宽度至少是螺钉螺纹直径 3 倍以上时，才考虑用螺钉固定单一骨折块。
- 髁部骨折拉力螺钉不能太长，否则可能损害或激惹对侧的侧副韧带。

4.4 钢板固定

- 需要仔细挑选大小合适的钢板，否则过大的钢板难以固定于骨上。
- 非解剖型钢板在固定到骨上之前必须精确塑形。
- 钢板的体积过大会干扰指骨周围肌腱的滑动，需要二次手术取出。
- 横行骨折背侧钢板固定，应在置入螺钉时仔细维持复位，否则会导致容易忽略的旋转畸形。
- 使用 T 形钢板时，如果钢板没有沿着背侧面的中线位置放置可能导致旋转畸形。
- 解剖型钢板应放在特定的位置上，第一枚螺钉将决定钢板的位置，因此要特别小心确保钢板放置的初始位置正确。

5 特殊类型的骨折

5.1 第 1（拇指）腕掌关节

第 1 掌骨基底骨折与腕掌关节密切相关，主要有 3 种类型：
- 关节外。
- 部分关节内（Bennett 骨折）。
- 完全关节内（Rolando 骨折）。

5.1.1 关节外骨折

这些骨折移位的原因是附着于骨折远端的拇短展肌、拇短屈肌及拇收肌收缩，导致屈曲、短缩畸形；附着于第 1 掌骨基底的拇长展肌的收缩，进一步加重了畸形。一般可接受小于 30° 成角畸形，因为该程度的畸形愈合不会导致功能缺失。移位更严重的骨折可使用闭合复位及克氏针临时固定，但可能无法防止再次移位和短缩。为了避免这种情况，可以采用外固定支架，或使用 2.0 系统的 LCP 钢板或特殊的解剖钢板进行切开复位内固定。

5.1.2 部分关节内骨折（Bennett 骨折）

导致 Bennett 骨折移位的作用力类似于关节外骨折，由于起自大多角骨的前斜韧带的附着，故关节内骨折块没有移位，余下的掌骨基底部分向桡背侧和近侧半脱位（图 6.3.4-12）。为了复位和稳定腕掌关节，这种骨折半脱位往往需要手术治疗。间接复位需牵引拇指，将掌骨旋前，并在掌骨基底骨折部位直接加压。可以使用经皮克氏针贯穿关节进行固定，但是如果关节无法达到解剖复位或骨折累及关节面 >25%，须切开复位内固定（图 6.3.4-13）。

桡掌侧入路可"开书"样显露骨折，将大骨折块旋后，然后在骨折端的中央"从内向外"（"inside-to-out"）钻滑动孔（图 6.3.4-14a）。这样可以精确复位、完成后续的螺纹孔（滑动孔）及置入拉力螺钉（图 6.3.4-14b）。此方法可确保小骨折块能被 2.0 或 2.4 拉力螺钉牢固固定（视频 6.3.4-1）。

5.1.3 完全关节内骨折（Rolando 骨折）

手术的主要目的是复位移位的关节内骨折和稳定掌骨干。这类骨折处理困难而疗效也可能不尽如人意。如果是简单的关节内骨折，复位后用克氏针或 2.0 系统的 T 形钢板固定可获得极佳的疗效（图 6.3.4-15）。此类骨折掌骨的掌侧是压力侧，因此掌

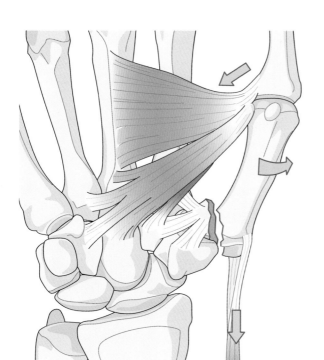

图 6.3.4-12 典型的 Bennett 骨折半脱位。

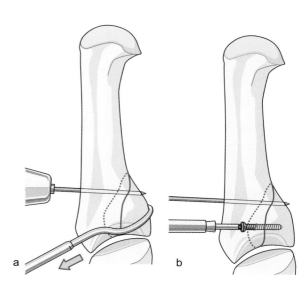

图 6.3.4-13 Bennett 骨折的固定。

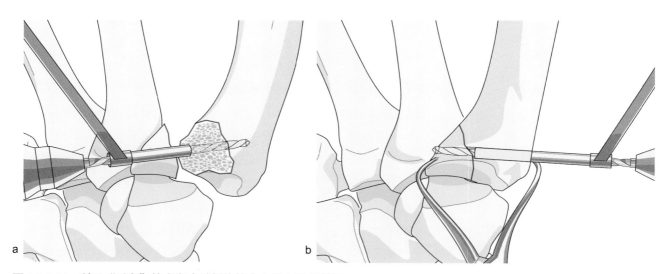

图 6.3.4-14 利用"开书"技术在小骨折块的中央拧入拉力螺钉。

侧常为粉碎骨折。用 2.0 或 2.4 系统的钢板置于掌骨背侧可防止骨折的晚期塌陷。针对复杂的关节内骨折，最好采用闭合或切开复位关节内骨块，然后用克氏针或 1.0 mm 的拉力螺钉固定，并从大多角骨到掌骨放置跨关节的小型外固定支架以维持长度、力线和旋转。

5.1.4 手术入路

第 1 掌骨基的桡掌侧入路。皮肤切口沿着第 1 掌骨外侧可触及的骨性边缘，于基底部弯向掌侧，并向桡侧腕屈肌肌腱方向延伸（图 6.3.4-16a）。须

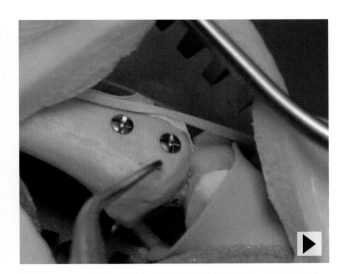

视频 6.3.4-1 第 1 掌骨基的手术入路和拉力螺钉固定技术。

注意保护桡神经浅支的分支，损伤会引起慢性疼痛。从掌骨的骨膜上掀起大鱼际肌，在拇长展肌的掌侧打开关节囊（图 6.3.4-16b）。掌骨旋后可以改善骨折的显露以允许直接复位。

5.2 其他手指腕掌关节

多数手指腕掌关节的损伤是简单的脱位，常伴有小的背侧撕脱骨片。70% 的手指腕掌关节损伤累及第 5 掌骨与钩状骨间的关节，因为此处关节的活动度最大。腕掌关节损伤很难发现，这要求仔细的体格检查和 X 线片评估。半旋前侧位 X 线片显示第 5 腕掌关节连续性最佳。轴向压力可引起骨折脱位。第 5 掌骨基底桡侧常常与钩状骨和第 4 掌骨保持相连，而尺侧的基底和干部会发生移位和脱位，类似于反向的第 1 掌骨 Bennett 骨折，闭合复位方法简单，但难以维持。可用经皮克氏针贯穿腕掌关节或多个掌骨基底以维持复位。如果骨折粉碎且骨折块足够大，能用螺钉固定时，可考虑应用拉力螺钉和 2.0 或 1.5 系统钢板切开复位内固定。

5.3 掌骨

掌骨颈是最常见的骨折部位，而其中大部分骨折是关节外骨折，成角畸形很少引起功能丧失，而旋转移位总须通过闭合复位或内固定术来纠正。如

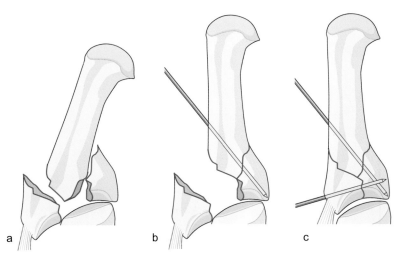

a   b   c

图 6.3.4-15 Rolando 骨折的固定。
a 矢状面 Y 形完全关节内骨折。
b 用一根 1.25 mm 克氏针复位一块关节内骨折块。
c 用两根 1.25 mm 克氏针解剖复位和固定。

果需要切开复位，可用 2.0 系统的掌骨颈解剖型钢板置于内侧（尺侧）面进行固定。

5.3.1 干部骨折

掌骨干骨折常可保守治疗，手术治疗的指征包括：

- 尝试维持闭合复位失败，尤其存在旋转移位时。
- 多发掌骨骨折。
- 开放和严重的软组织损伤。
- 再植手术。

5.3.2 简单骨折

简单骨折可用经皮穿针治疗或预弯针髓内固定，类似于儿童弹性髓内钉的固定方法。针对干部的螺旋形骨折，如果骨折线的长度是骨干直径的 3 倍以上，可切开复位单用 2.0 mm 或 2.4 mm 拉力螺钉内固定（视频 6.3.4-2）。更小的螺钉（例如 1.0 mm 或 1.3 mm）可用于骨折线的尖部。横行或斜行骨折，可用 2.0 系统的 LC-DCP 加压内固定。

5.3.3 关节内骨折

掌骨头的关节内骨折要求关节解剖复位并单用拉力螺钉固定（针对部分关节内骨折），或用拉力螺钉结合 T 形钢板、髁支撑钢板或掌骨颈解剖型钢板固定（针对完全关节内骨折）。

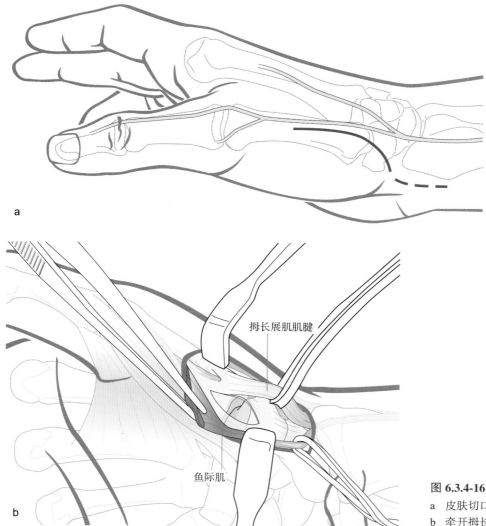

a

拇长展肌肌腱

鱼际肌

b

图 6.3.4-16　第 1 掌骨基的桡掌侧入路。
a　皮肤切口沿着皮下可触及的掌骨缘。
b　牵开拇长展肌肌腱，显露关节囊。

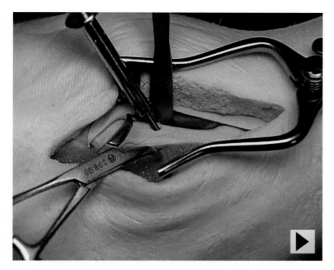

视频 **6.3.4-2** 拉力螺钉必须垂直于螺旋形骨折的方向植入。

5.3.4 **手术入路**

背侧入路可显露整个掌骨，仅需少量剥离骨间肌（图 6.3.4-17）。如需显露掌指关节，可劈开伸肌腱帽。第 5 掌骨的尺侧入路须避免损伤尺神经的背侧感觉支。

5.4 **近节和中节指骨**

大多数指骨骨折为无移位和（或）稳定骨折，无需手术治疗。手术治疗的指征包括：

· 闭合复位无法维持，尤其存在旋转移位时。

· 关节内骨折。

· 严重软组织损伤。

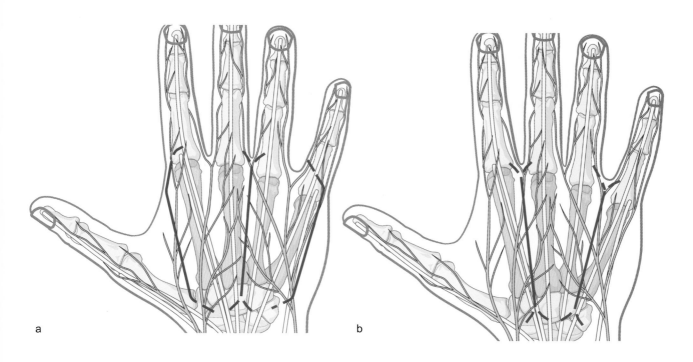

a

b

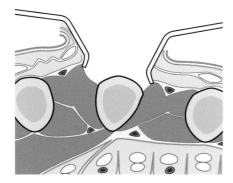

c

图 **6.3.4-17** 掌骨的背侧入路。

a 单个掌骨显露的切口。

b 显露所有 4 个掌骨的切口（第 2~5 掌骨）。

c 少量剥离骨间肌显露掌骨。

5.4.1 干部骨折

干部骨折可能是简单（螺旋形、斜行或横行）或粉碎骨折。不稳定的骨折可用经皮克氏针通过髓内或跨骨折线的方式固定。长螺旋形或斜行骨折可单用 1.5 mm 或 2.0 mm 拉力螺钉固定（图 6.3.4-18）。横行骨折须使用钢板（通常 1.5 mm 系统）内固定，钢板可置于背侧或侧面，粉碎骨折需用桥接钢板固定技术，这种情况下 1.5 系统的 LCP 是有用的。

5.4.2 手术入路

根据软组织损伤情况和骨折的形态，选用背侧、背外侧或侧中轴线切口。背侧入路采用沿中线的直切口或弧形切口（视频 6.3.4-3），劈开伸肌腱（图 6.3.4-19a-c）。另一种是背外侧切口，于侧束和伸肌肌腱之间显露指骨（图 6.3.4-19d）。如有必要，可横断侧束。将骨膜瓣整体掀起，尔后必须予以修复（图 6.3.4-19e）。

侧方中轴线入路要求仔细的术前计划。将指间关节屈曲，识别并用划线笔标记每个关节部位屈指皱褶的顶点（图 6.3.4-20），在标记间做切口，于背侧和掌侧指神经之间暴露指骨，劈开侧束，必须保护侧副韧带。

5.4.3 关节内骨折

指骨基或指骨头骨折很难处理，因为骨折块通常很小且有压缩，并可导致关节极不稳定。内固定的方法取决于骨折的形态及骨块的大小。撕脱骨折可用张力带技术，但大部分关节内骨折须采用切开复位和拉力螺钉技术治疗（图 6.3.4-21）。中节指

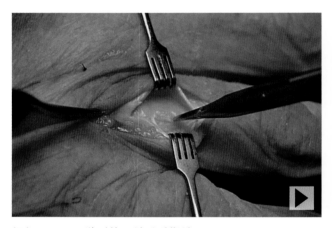

视频 6.3.4-3　劈开伸肌腱显露指骨。

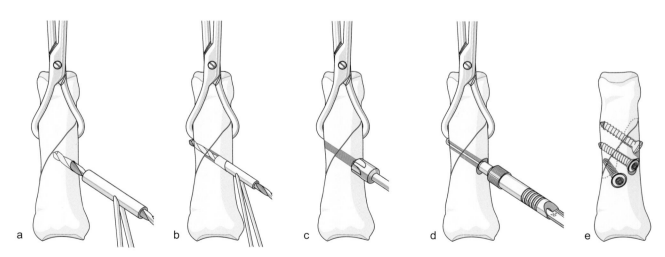

图 6.3.4-18　拉力螺钉固定近节指骨螺旋形骨折。

a　点状复位钳解剖复位，注意过度加压会引起骨折粉碎。用 1.5 mm 钻头在近侧皮质钻滑动孔。

b　用 1.1 mm 钻头钻中心孔。

c　埋头设计可减少接触面的压力，防止螺钉头过于突出。

d　将测深器的尖头伸向对侧进行测深。

e　垂直骨折线置入 3 枚 1.5 mm 自攻拉力螺钉，骨折片的尖端可能需要更小的螺钉。

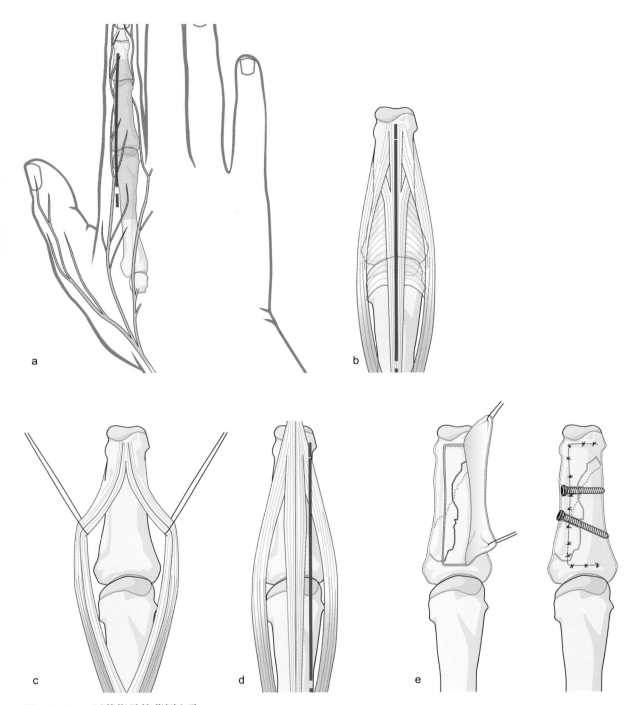

图 6.3.4-19 近节指骨的背侧入路。

a 背侧纵向切口。

b-c 劈开伸肌肌腱，显露指骨。

d 在侧束和伸肌结构之间，显露指骨。

e 宽幅皮瓣样掀起骨膜，之后需缝合。

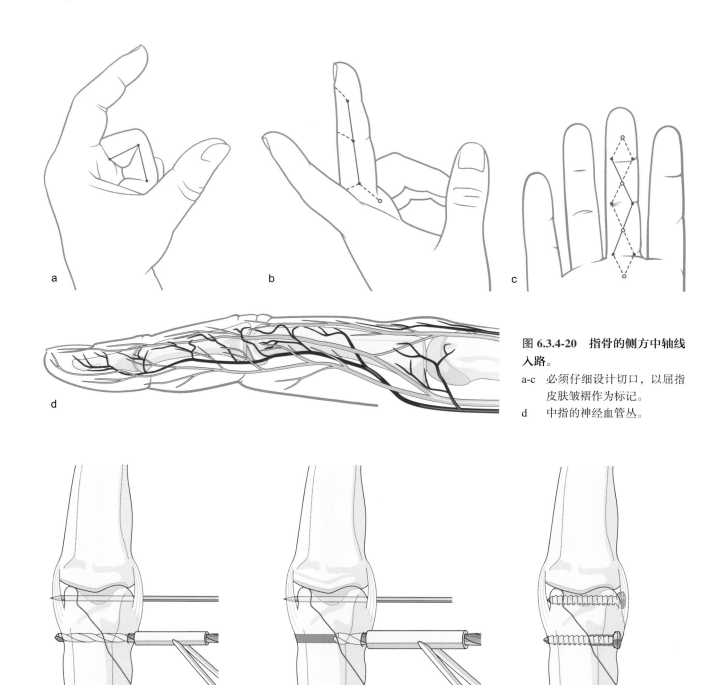

图 6.3.4-20　指骨的侧方中轴线入路。

a-c　必须仔细设计切口，以屈指皮肤皱褶作为标记。

d　中指的神经血管丛。

图 6.3.4-21　拉力螺钉固定近节指骨头的部分关节内骨折。

a　解剖复位和克氏针临时固定，钻预置孔。

b　钻滑动孔。

c　在克氏针固定下，先在近侧用拉力螺钉固定骨折块，随后用 1.3 mm 或 1.5 mm 螺钉作为远侧拉力螺钉替换克氏针，需要两枚螺钉才能控制旋转。

骨基的压缩性关节内骨折采用牵开器或经掌侧入路切开复位，以及拉力螺钉和微小支撑钢板固定（图6.3.4-22）。极少的情况下，骨折无法重建。关节融合术可作为一种选择或用作补救的措施。

5.4.4 手术入路

近侧指骨间关节的背侧入路

可采用低弯度的 S 形或直形切口（图 6.3.4-23a-c），在伸肌肌腱的中央束和侧束之间显露关节。另一种显露方式是以中央束远端为蒂呈 V 形将中央束瓣掀起（图 6.3.4-23d-e），但术毕须仔细修复。

近侧指骨间关节的掌侧入路

采用 Brunner 切口显露屈肌腱鞘，切开 A3 区滑车，牵开屈肌肌腱，在掌板远端切开。过伸位显露关节（"猎枪样"入路）（图 6.3.4-23f-h）。

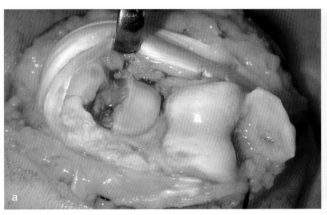
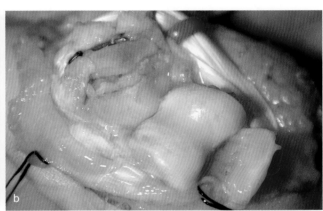

图 6.3.4-22　拉力螺钉和支撑钢板固定中节指骨基关节内压缩骨折。
a　中节指骨掌侧缘压缩和塌陷骨折。
b　关节内骨块复位，采用经支撑钢板的拉力螺钉固定。

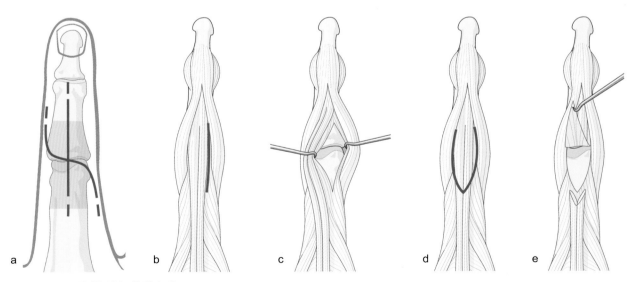

图 6.3.4-23　近侧指骨间关节入路。
a　皮肤纵向切口更为合适。
b-c　在侧副韧带与中央束之间显露关节。
d-e　做蒂在远端的中央束瓣显露关节。

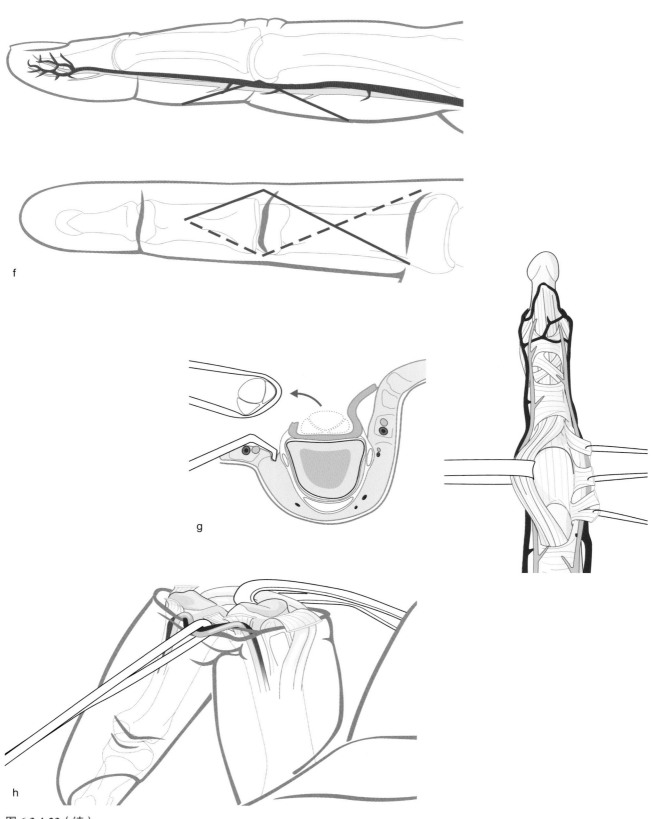

图 6.3.4-23（续）

f-h 掌侧"猎枪样"入路显露关节。

6 术后处理

术后手部必须要用夹板固定于安全位（图 6.3.4-24）并抬高，以防止肿胀。如固定牢靠，术后 2~3 天内应当开始早期、主动、可控的活动，有助于控制肿胀并减少粘连风险。充分的镇痛有助于早期活动。伸肌腱帽的表面积大，易与近节指骨的背面粘连，如果不鼓励早期活动，则会导致永久关节僵硬。动态的和静态的夹板有助于防止关节挛缩，将患指与相邻的可活动的手指进行简单捆绑亦十分有效。必须对患者强调活动的重要性，应当由物理治疗师指导康复训练。

7 预后与疗效

为了使手部骨折获得稳定内固定而开发更好的技术和内植物，极大地改善了疗效，尤其是骨折合并软组织、肌腱损伤或累及关节时。人们已进行了大量的工作用于精细处理手部内植物的表面工艺，改进内植物表面形态及微粗糙度以减少其与表面的滑动组织粘连。参考书目罗列了一些研究 [4, 7-9]，结果表明手部骨折疗效的提高主要与骨折的稳定固定有关，因为其允许更早、更全面的术后功能锻炼。

近侧指骨间关节的骨折会产生明显的功能障碍，已成为众所周知的治疗难题。目前已有学者报道了处理中节指骨基关节内压缩骨折的先进技术 [10-12]，包括如何对以前无法重建的关节损伤进行最佳重建 [13, 14]。然而必须意识到手部钢板和螺钉固定对手术技术的要求较高。有研究 [6] 报道了是否需要二次手术取出钢板并进行肌腱粘连松解术和（或）关节松解术的问题。

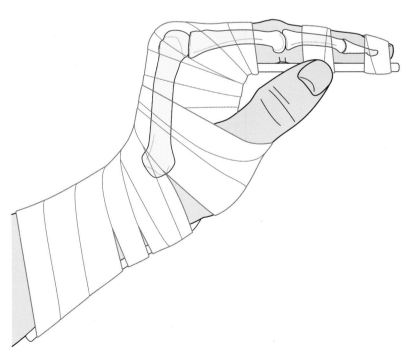

图 6.3.4-24　术后即刻夹板固定手部于安全位，手应始终抬高。

参考文献

1. **Weiss AP, Hastings H.** Distal unicondylar fractures of the proximal phalanx. *J Hand Surg Am.* 1993 Jul;18(4):594–599.

2. **Brüske J, Bednarski M, Niedzwiedz Z, et al.** The results of operative treatment of fractures of the thumb metacarpal base. *Acta Orthop Belg.* 2001 Oct;67(4):368–373.

3. **Jupiter JB, Ring DC.** *AO Manual of Fracture Management—Hand and Wrist. 1st ed.* Stuttgart New York: Georg Thieme Verlag; 2005.

4. **Bryan BK, Kohnke EN.** Therapy after skeletal fixation in the hand and wrist. *Hand Clin.* 1997 Nov;13(4):761–766.

5. **Drenth DJ, Klasen HJ.** External fixation for phalangeal and metacarpal fractures. *J Bone Joint Surg Br.* 1998 Mar;80(2):227–230.

6. **Faraj AA, Davis TR.** Percutaneous intramedullary fixation of metacarpal shaft fractures. *J Hand Surg Br.* 1999 Feb;24(1):76–79.

7. **Lee SG, Jupiter JB.** Phalangeal and metacarpal fractures of the hand. *Hand Clin.* 2000 Aug;16(3):323–332.

8. **Safoury Y.** Treatment of phalangeal fractures by tension band wiring. *J Hand Surg Br.* 2001 Feb;26(1):50–52.

9. **Gehrmann SV, Kaufmann RA, Grassmann JP, et al.** Fracture-dislocations of the carpometacarpal joints of the ring and little finger. *J Hand Surg Eur Vol.* 2015 Jan;40(1):84–87.

10. **Grant I, Berger AC, Tham SKY.** Internal fixation of unstable fracture dislocations of the proximal interphalangeal joint. *J Hand Surg Br.* 2005 Oct;30(5):492–498.

11. **Lee JYL, Teoh LC.** Dorsal fracture dislocations of the proximal interphalangeal joint treated by open reduction and interfragmentary screw fixation: indications, approaches and results. *J Hand Surg Br.* 2005;31(2):138–146.

12. **Liodaki E, Xing SG, Maillaender P, et al.** Management of difficult intra-articular fractures or fracture dislocations of the proximal interphalangeal joint. *J Hand Surg Eur Vol.* 2015 Jan;40(1):16–23.

13. **Frueh FS, Calcagni M, Lindenblatt N.** The hemi-hamate autograft arthroplasty in proximal interphalangeal joint reconstruction: a systematic review. *J Hand Surg Eur Vol.* 2015 Jan;40(1):24–32.

14. **Jones NF, Jupiter JB, Lalonde DH.** Common fractures and dislocations of the hand. *Plast Reconstr Surg.* 2012 Nov;130(5):722e–736e.

致谢 · 感谢 Jesse Jupiter 对《骨折治疗的 AO 原则》第 2 版中本章所做的贡献。

周东生 译

第 4 章 | 骨盆环
Pelvic ring

1 流行病学

骨盆损伤常见于高能量创伤。交通事故中，骨盆骨折发生率高达 42%，因骨盆骨折及血流动力学不稳定等因素，患者的院内死亡率高达 34%。因此，在明确排除其他相关损伤之前应将骨盆损伤视为严重创伤来进行救治。

由于骨盆的骨及韧带结构与盆腔脏器、神经血管、空腔脏器和泌尿生殖结构紧密相邻，因此，如果这些脏器损伤没有早期诊断和治疗，就会导致许多严重的并发症和晚期后遗症。

尿道损伤发生率为 1/1 000 000，这些损伤往往需要进行专科治疗。此外，与骨盆损伤相关的性心理问题也广泛存在且未得到足够重视。

骨盆损伤约占全身骨折的 3%，其发生率为每年（19~37）/10 万。它们呈双峰分布，峰值出现在 15~30 岁和 50~70 岁。在年轻人群中，大多数骨盆骨折发生于高能量创伤的男性，而女性则随年龄增加因单纯跌倒而导致骨盆损伤。

受伤机制反映了骨盆骨折患者的年龄差异，年轻人更倾向高能量损伤、车祸和高处坠落的不稳定损伤。骨质疏松症患者更常见的是低能量的跌倒导致的稳定骨折。但是英国的经验强调，活动量大的老年患者遭受严重的高能量伤害日渐增多。一个看起来简单的耻骨支骨折仍然会发生大出血导致的死亡。

骨盆环骨折往往为复杂损伤，早期计算机断层扫描（CT）评估应当是目标。这些患者的初步评估和复苏应遵循高级创伤和生命支持（ATLS）指南，包括检查任何出血的来源和血流动力学稳定性。理想情况下，这些患者将被首诊医生分类送至大的创伤中心。如果是在 II 或 III 级创伤中心，应当在急诊科（ED）稳定患者，然后计划安全但快速地转移到重症创伤中心——直接从 ED 到 ED 最理想。

骨盆固定保护应该像固定颈椎一样。骨盆束带可以用于固定骨盆，减少移动和疼痛。如果可能用于院前急救，必须放得正确，双膝内旋将束带放置在大转子上。骨盆挤压分离试验敏感性差，同时可能会破坏骨折部位形成的初始血凝块并使其再出血。这种检查已不再推荐使用。

骨盆损伤的大多数体征可以通过查体确定。一侧下肢可处于异常位置，两侧的瘀伤可能是腹膜后血肿的标志，阴囊或大腿周围（瘀点征）、会阴或臀部皱褶也可见到瘀伤。尿道口有血或血尿提示骨盆骨折合并尿道损伤，严重的损伤需要专科处理。腹部触诊时，耻骨上区压痛可能表示耻骨联合或耻骨支断裂。提示骨盆骨折的其他检查发现为髋部疼痛和骶骨压痛。直肠和阴道相关软组织损伤也必须确定。

根据骨盆的前后位 X 线片可以做出急诊诊断，而详细的骨折分型则需要特殊投照体位的 X 线片（45° 入口位和出口位，图 6.4-1）和（或）CT 检查。在情况不清或无法明确是否存在骨盆后环损伤的情况下，CT检查是诊断金标准。一旦怀疑有特定的损伤，则应采用超声或膀胱尿道造影等其他辅助诊断技术。

2 解剖

2.1 骨盆的骨性与韧带结构

骨盆是以坚强的骨韧带结构组成的环，包含关节（骶髂关节和耻骨联合）结构，在生理负荷下可进行有限的活动。这是一个真正的环状结构，因此如果骨盆环被破坏并在一个区域移位，则环的另一部分必然有损伤。到目前为止，绝大部分负荷经由后环传导，因此后环是否完整对骨盆稳定性的评估有重要意义。由于骨盆骨骼本身没有稳定性，因此韧带结构的完整性对于维持骨盆环的稳定性起着至关重要的作用（图6.4-2）。

2.2 软组织与神经血管结构

大量而密集的盆腔器官及软组织结构对骨盆损伤的急性（如出血）和晚期（如神经损伤及泌尿系统损伤）预后具有重要意义。对于骨盆骨折的治疗而言，清楚了解易受损伤的结构十分必要。

骨盆环的骨韧带损伤和骨盆周围软组织及器官损伤（空腔脏器、泌尿生殖系统及神经血管）加在一起导致死亡率明显增加，并被定义为复杂骨盆损

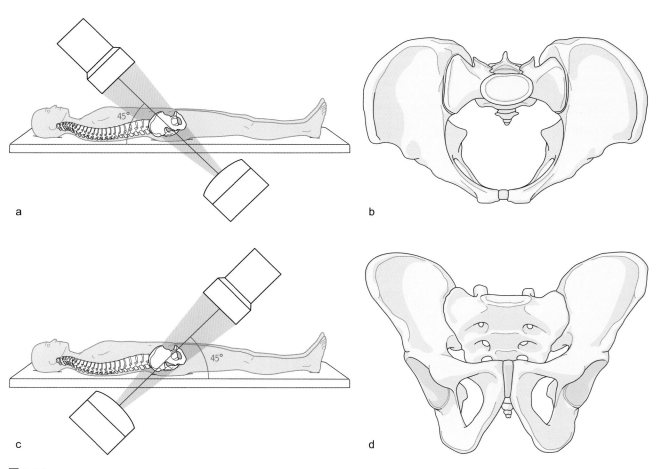

图 6.4-1

a-b 入口位，显示骨盆环。

c-d 出口位，显示骶骨、耻骨支和闭孔。

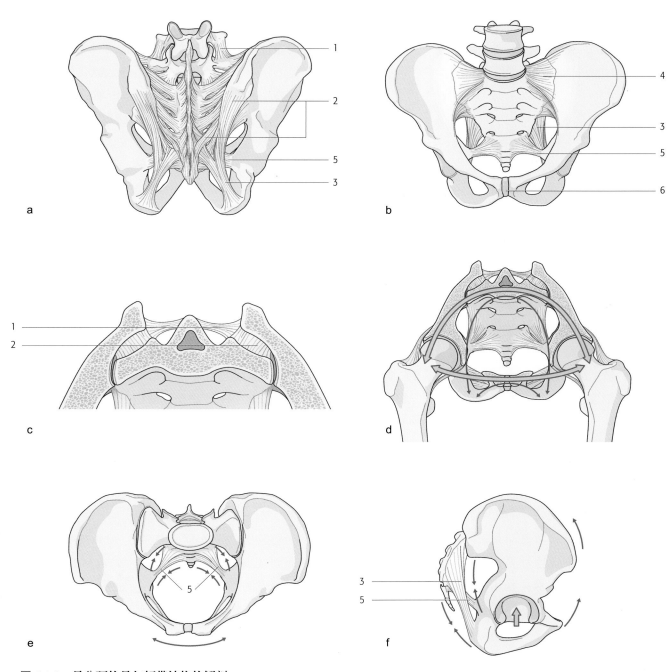

图 6.4-2　骨盆环的骨与韧带结构的解剖。

a-b　维持骨盆稳定的重要韧带结构。

c-d　骶髂后韧带是维持骨盆后环稳定性的关键结构。

e-f　施加于骨盆环的外力与负荷下的移位方向。

1　髂腰韧带。

2　骶髂后韧带。

3　骶结节韧带。

4　骶髂前韧带。

5　骶棘韧带。

6　耻骨联合。

伤。如果存在危及生命的大出血并因此出现血流动力学不稳定，死亡率会更高。因此对于失血量超过 2 000 ml 的患者应给予特别关注。

3 分型

骨盆环骨折两种最常见的分类系统为：① Tile 和 AO/OTA 骨折与脱位分型；② Young-Burgess 分型[1-5]。

Young-Burgess 分型是基于受力的方向。三个主要的受力方向分别是侧方挤压（LC）、前后挤压（APC）和垂直剪切（VS）（表 6.4-1）。一旦了解受力方向，就能预测相关骨及软组织解剖的破坏情况，以及同样能预测可能并发的其他骨骼系统的损伤和出血的来源。

理解 Young-Burgess 分型的关键是 LC 类型代表了解剖学上不同的位置。通过分类：1= 骶骨，2= 髂翼，3= 双侧后方损伤。每个类型都有从轻度到严重的损伤范围。AP 类型是同样的损伤，但沿这三种类型依次加重。

Young-Burgess 分型在急诊应用中优于 Tile 分型。一般来说，AP 损伤伴出血的患者最有可能因骨盆出血进而导致血流动力学不稳定。符合 LC 损伤，同时存在血流动力学不稳定，患者更有可能是由头部、胸部或腹部损伤引起的出血，LC 造成出血不稳定的可能性较小。了解这些可以早期聚焦治疗重心。

当遭受侧方冲击时，可以预测患者有 LC 损伤，暴力作用于骶骨和耻骨支，导致骶骨压缩骨折和耻骨支骨折（LC1）。随着受力增加，骶椎作为轴心，半侧骨盆向内旋转，导致髂翼骨折（LC2）。受力进一步增加，侧方挤压暴力成为对侧半骨盆的分离力，对侧半骨盆向外侧旋转，导致对侧骶髂关节（SI）分离和耻骨联合分离（LC3）。

骨盆的前后挤压导致外旋暴力作用于骨盆，进而破坏了耻骨联合。较低的暴力会分离耻骨联合，但骶髂韧带保持完整（APC1）。持续的受力将导致骶髂韧带断裂，进一步破坏骨盆环（AP2），进而骶髂后韧带完全断裂（AP3）。APC3 损伤通常被认为同时包含垂直和旋转不稳定。

巨大的垂直暴力将导致垂直剪切损伤，造成骶髂关节复合体、盆底和耻骨联合相关的所有韧带结构断裂，引起半侧骨盆垂直移位，伴有骶髂关节脱位或骶骨垂直骨折，同时伴耻骨联合分离或耻骨支骨折。最后一种类型是混合型损伤，表示受力不只来自一个方向——例如一个被车卡住的行人，在摔倒后会受到另一种暴力，该类型不是针对最初难以分类的骨盆环损伤。

骨盆损伤的 Tile 分型是基于 AO/OTA 骨折和脱位分类（图 6.4-3，表 6.4-2），源自对损伤机制及其所造成的骨盆环稳定 / 不稳定的评价。将 A、B 和 C 三种基本骨折类型进一步分成组、亚组和特

表 6.4-1 Young-Burgess 分型

损伤类型	1 级	2 级	3 级
侧方挤压	耻骨支骨折合并同侧骶骨压缩骨折	1 级前方损伤合并髂骨翼骨折	1 级或 2 级同侧损伤合并对侧前后挤压损伤："风扫骨盆"（骶髂关节和耻骨联合破裂）
前后挤压	耻骨联合分离（<2.5 cm）前、后骶髂韧带完整	耻骨联合分离（>2.5 cm），骶髂前韧带破坏，后骶髂后韧带完整。"开书样损伤"	耻骨联合完全分离、骶髂关节所有韧带断裂
垂直剪切	经骶髂关节或骶骨骨折前后方的垂直移位		
混合型损伤	损伤类型混合在一起：侧方挤压合并垂直剪切或侧方挤压合并前后挤压		

殊类型，对每一种损伤及其合并症都可以分型（参阅第 1 篇第 4 章）。

上述分型代表了 3 种逐渐加重的类型。它是根据骨盆环承载垂直或旋转生理力量后是否骨折，即是否维持了骨盆环的"稳定性"。在此分型中，后骨盆位于髋臼后侧，前环在它前面。Young-Burgess 分型中没有的 A 型骨折是稳定的，因此，生理应力下骨盆环不会移位；B 型骨折旋转不稳定，但垂直稳定；而 C 型骨折垂直和旋转都不稳定。

只要分为稳定型（A 型和 LC1 型）和不稳定型（所有其他类型）骨盆骨折，两种分型系统就都可以预测合并损伤的严重程度（如头部、胸部或腹部损伤）以及患者的死亡率。关于输血量的多少，LC3、APC2 和 APC3 骨折的输血量高于 LC1、APC1 和 VS 骨折。

4 早期评估与临床决策

骨盆损伤评估的主要目标是：

· 准确放置骨盆束带。
· 在血流动力学不稳定患者，确定骨盆是否为出血的主要源头。
· 诊断相关的开放伤、泌尿生殖道或脏器损伤。

骨盆骨折患者最好由一位经验丰富的创伤外科医生带领的团队在创伤中心进行治疗[6]。最近的证据表明在创伤中心治疗可以明显提高生存率。初期的处理类似于第 4 篇第 1 章中所述的多发伤患者，包括允许患者相对低血压，作为大规模输血方案的一部分，使用氨甲环酸和血液制品（可由快速凝固试验指导）以及应激评估，包括酸中毒和血乳酸浓度。

骨盆骨折的致死率很高，主要死因是不稳定骨

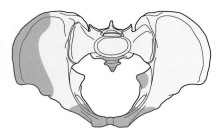
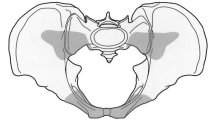
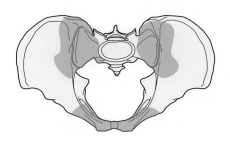

| 61A | 61B | 61C |

图 6.4-3 AO/OTA 骨折和脱位分类——骨盆环。
61A 骨盆环，完整的后环。
61B 骨盆环，后环不完全断裂。
61C 骨盆环，后环完全断裂。

表 6.4-2　Tile 分型

损伤类型	1 级	2 级	3 级
A 型：稳定	骨盆边缘撕脱骨折（如髂骨棘／坐骨结节）	髂骨翼骨折或单纯稳定的耻骨支骨折（罕见）	骶骨／尾骨横断骨折
B 型：垂直稳定、旋转不稳定	开书样损伤（耻骨联合分离但骶髂后韧带完整）	单侧挤压损伤（同侧前、后弓骨折）	双侧损伤：如一侧的 B1 和另一侧的 B2
C 型：垂直、旋转均不稳定	单侧：骶髂前后韧带和盆底一侧断裂	双侧：一侧 B 型，一侧 C1 型	双侧：双侧 C 型

盆骨折造成的出血。在急性期，可以实施一些简单有效的急救措施，像内旋髋关节同时捆住脚踝。骨盆束带也越来越多地应用于院前急救。

4.1 放置骨盆束带

骨盆束带是一种非侵袭性物体，围绕股骨大转子放置并手动捆紧（图 6.4-4a）。骨盆束带的功能就是夹紧骨盆环，降低骨盆的整体容积，减少骨折出血。此外夹紧骨盆环可起到填塞止血的作用，保护骨折后最初形成的血凝块，因为最初的凝血块对减少出血最有效。为了达到最有效固定，骨盆束带应当捆绑在大转子水平，同时内旋双下肢，根据束带说明书加以拧紧（不同品牌的束带拧紧方式不同），以便加压并夹紧骨盆。简单的巾单捆绑最初也有效，但更容易松动（图 6.4-4b）。束带和巾单都简单快捷易用，护理得好可维持固定达 24 小时，不发生对皮肤的压迫作用。

尸检和临床研究表明，使用骨盆束带可成功复位 APC 型骨盆骨折。与外固定相比，已经显示应用骨盆束带减少对输血的需求，对创伤患者可改善血流动力学，而不损害骨盆的机械稳定性。使用骨盆束带治疗 LC 型骨盆骨折尚有争议，目前几乎没有证据提示骨盆束带对 LC 型骨盆骨折治疗有潜

在的好处或风险。骨盆束带可以稳定骨盆，但有使 LC 型骨盆骨折移位的风险。对任何疑似骨盆骨折患者中应用骨盆束带都是一种很好的做法，但一旦确诊为 LC1 或 LC2 型骨盆骨折，那就应当松开束带，留置床旁用于提示该患者存在骨盆骨折，待手术治疗。

外固定现在已不太常用，但对"开书型"骨盆骨折，只要骨盆后方复合体完整，使用外固定就可以实现有效复位，并能提供前部良好的稳定性。骨盆前侧可在髂前上棘（ASIS）上方沿髂嵴置钉，或在髂前上棘和髂前下棘之间置钉。

理论上，外固定器对骨盆骨折能起到临时或终末固定的作用，必要时能允许施行腹部手术。但是，正确放置在大转子上的骨盆束带，并不会妨碍剖腹手术。

在急诊阶段，应用骨盆束带已经有效摒除对外固定器的需求。如果骨盆束带安放位置正确，松紧合适，仍不能改善患者的血流动力学状态，使用外固定器也不太可能有改善。切记骨盆损伤可能有垂直移位的成分，要使骨盆复位有必要连同使用骨盆束带，通过皮牵引或骨牵引作垂直牵引。此时，需要进一步干预以控制出血。

早期获得"清晰"骨盆影像至关重要。对临床

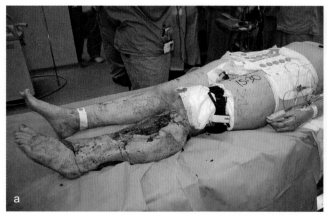
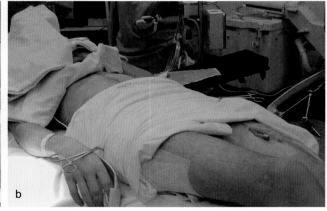

图 6.4-4

a 骨盆束带，患者左腿有开放性出血，院前已捆扎了军用止血带，大腿上记录了止血带的使用时间。

b 巾单。

表现明显的骨盆骨折，只要一张骨盆正位片就有高度的敏感性和特异性。当复苏一名多发损伤患者时，如果没条件立即行 CT 检查，那么应在拍胸片的同时或过后立即拍骨盆 X 线片，骨盆临床检查时应仔细寻找伤口及瘀斑，尤其是会阴部伤口。在急诊室不应进行骨盆机械稳定性的临床检查。这些检查不仅灵敏度差，给患者带来痛苦，而且可能破坏已形成并稳定的血凝块。专家用这些方法检查骨盆稳定性时应限制在手术室麻醉状态下进行，以便进一步评估伤情 [7, 8]。

如果患者穿戴骨盆束带拍骨盆正位片或 CT 检查的影像正常，而临床又怀疑有骨盆损伤时，应该松开骨盆束带，再次拍骨盆正位片，以排除可能被骨盆束带完全复位的前后挤压型骨盆损伤。

只有对骨盆进行影像阅片后，才能对患者进行"圆木样滚动"查体。让骨盆骨折不稳定的患者滚动将导致骨折处明显移位，势必进一步引发出血的风险。这种继发性出血很难控制，因为此期患者病情可能会进展为凝血障碍。

爆炸伤可能会导致骨盆骨折，合并背部的弹片贯通伤。

4.2 骨盆骨折与低血压

对严重骨盆骨折伴持续低血压患者，其治疗困难又复杂 [6]。需由经验丰富的骨科医师和普外科医生共同参与协商制订治疗决策，这点至关重要。这些患者均有进展为凝血障碍的高危风险，需要大量输血。

适当补液复苏后，血流动力学仍持续不稳，提醒临床医生患者还在出血。骨盆骨折导致骨折端与血管出血。在不稳定骨盆骨折，大约 80% 的出血来源于骨盆静脉丛。由于骨性结构和韧带破裂，生理性填塞没有发生，造成驱血进入腹膜后间隙的潜在风险 [7]。

最关键的是要确定出血是来自骨盆还是腹腔。腹部查体此时并不可靠，查体正常也不能完全排除

腹腔内出血的可能。用于创伤的腹部超声（FAST）或许会有帮助，但也可能会报出一个假阴性结果——腹部超声无助于制订诊疗决策。CT 扫描能提供更多有用的信息，是否要带低血压患者去行 CT 扫描，要由治疗团队来决定，它取决于当地的医疗专业经验和设施情况。抢救室就有 CT 机和 CT 机离开抢救室很远，来判断是否做 CT 检查是完全不一样的，前一种情况指征会放得很宽。一般来说，如果患者严重低血压（例如，血压 <70 mmHg），并且复苏后没有改善的迹象，应直接把患者推到手术室抢救。

通过用血管造影加栓塞的放射介入，或通过剖腹手术加腹膜外盆腔填塞止血，均能控制出血。究竟用盆腔填塞还是血管造影止血，取决于当地的医疗经验水平和具备的设施，但处理这些患者的医疗机构应当有合适的本地指南 [1]。两种技术哪种值得推荐还不明确，因为目前还没有这方面的随机化前瞻性研究。

盆腔和腹腔混合存在出血的情况是最难做出治疗决策的，而应当会同普外科医生一起做出治疗决策。如果患者骨盆有活动性出血，但血压尚可，在手术室进行栓塞治疗可能更理想。在许多医院，血管造影室常离手术室和重症监护室较远，而且不是处理有严重低血压患者的安全场所。在这种情况下，盆腔出血可通过腹膜外填塞止血控制。有经验的骨科医生会使用 C 形钳控制出血，但 C 形钳适应证有限，例如 Tile C 型骨折合并难以控制的出血 [9]。这将在本章其他地方和第 1 篇第 5 章详细讨论。

动脉栓塞可用于止血。理想的情况下，应对出血血管本身进行选择性栓塞。非选择性髂内动脉栓塞可以用，85%~100% 的病例出血得以控制。然而，它的并发症也较为严重，如臀肌和膀胱坏死，因此非选择性栓塞只能作为一个最后的治疗手段。

4.3 骨盆骨折、尿道损伤和导尿

所有遭受高能量损伤的患者应常规进行会阴及

直肠的检查，并严格记录。泌尿系损伤本身很少，每年严重尿道损伤的发生率仅占人口的百万分之一。大多数情况是由于钝性高能量损伤所致，常伴有多系统损伤，这些病例中有80%合并骨盆骨折。泌尿系损伤可能是致命的，它可导致长期的严重残疾。

即使临床检查或CT检查提示有尿道损伤，对于经验丰富的医生也允许尝试一次导尿，但操作要温柔。成人应使用16F软硅胶尿管。操作步骤及尿液是清亮还是带血，这些都必须在病历中注明。导尿管引流尿液中如果有任何血染的情况，都必须进行造影检查（通过尿管逆行膀胱造影）。

如果尿管不能通过或能通过但只引流出血液，导尿管气囊不应当充气。相反，应通过拔出导尿管至尿道，施行逆行尿路造影，并轻柔地将气囊充气以阻塞尿道。一旦发现尿道或膀胱损伤，应立即通知泌尿科处理。

如果尿管不能通过，就需要在耻骨上方留置尿管。可在急诊剖腹手术时插入尿管，或者可经皮由技术经验丰富的医生在超声引导下放置耻骨上尿管，皮肤穿刺点必须位于身体中线，应在耻骨联合上方三到四横指处。使用16F硅胶尿管。放置耻骨上导尿管可能会改变骨盆骨折手术时机，因此处理骨盆骨折的团队需要早期参与共同决策。

如果膀胱或尿道有尿外漏，而患者身体条件允许的话，骨盆骨折就应当像长骨开放性骨折一样通过抗生素和早期骨折固定来处理。腹膜内膀胱破裂需要紧急剖腹手术并直接修复。腹膜外膀胱的破裂可单独通过尿管引流即可。但是，如果合并有不稳定骨盆骨折，建议骨折复位固定与膀胱一期修复一起进行。腹膜外膀胱颈破裂时即使插了尿管，也会继续尿渗漏，此时需一期修复膀胱。

骨盆骨折手术中确定的膀胱损伤应同时修复，并确保膀胱引流通畅（如合适，可经尿道或耻骨上留置尿管）。儿童膀胱损伤很少见，但是通常比成人更复杂。小儿泌尿外科医生应早期参与这些损伤的救治。女性也很少发生尿道损伤，必须早期与区域内合适的泌尿科专家共同商讨诊疗。

一期（48小时内）尿道损伤修复的手术指征为合并肛门直肠损伤、会阴撕脱、膀胱颈损伤、膀胱巨大移位和前尿道贯通伤。成年男性尿道破裂建议在伤后3个月进行延迟的修复重建。这需要一个明确的转诊路径，转诊到一个公认的尿道重建手术中心治疗。

若合作的是一个缺乏经验的（泌尿）外科医生，不推荐骨折手术时，同时施行尿道的初期重建手术，因为可能出现额外损伤的风险要高于同时手术的好处。骨性骨盆环的准确复位，间接重建了尿道，这使得延迟尿道重建变得容易。

骨盆前部骨折移位或尿道损伤的患者，有很高的尿路障碍和性功能障碍的发生率，应为这样的患者提供理想的临床治疗护理服务。

4.4 开放骨盆骨折

开放骨盆合并软组织损伤需要专业的治疗，它们可以分为两大类：

- 皮肤伤口与骨盆骨折血肿相通。
- 累及邻近直肠的会阴损伤。

从严重程度来讲，第一类明显要比第二类轻。任何与骨盆骨折相通的皮肤伤口都是开放性骨折，但可应用简单的技术进行充分的治疗。通常冲洗伤口和初期封闭创口就足够了，也可根据当地的治疗指南短期应用抗生素。通常情况下，其深面的骨折不需要稳定固定，例如在髂嵴上的伤口。

开放骨盆骨折合并会阴部损伤则不同。骨盆骨折通常非常不稳定，需要固定，伤口可能直接与直肠相通，或者如此靠近直肠，以至于可能被污染。处理骨盆的医生应在手术室与普外科医生一起评估伤口[2]。骨盆需要用最小的组织剥离和外固定支架来固定骨折（图6.4-5）。有经验丰富专家在场的情况下，可对前环外固定器进行改良，使连接器和杆通过皮下隧道连接，避免固定针外置，即所谓的"内置外固定（Infix）"（图6.4-6）[10]。

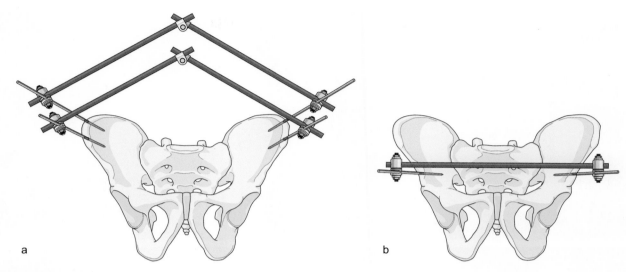

图 6.4-5　骨盆外固定。

a　通过髂嵴固定的骨盆架（"高路径"）。尽管髂嵴明确易识别，但 Schanz 钉仍经常被打错位置。

b　用一个 Schanz 钉在髋臼上区（"低路径"）简单外固定，在髂前下棘提供最佳的把持力，但要警惕穿透髋关节。

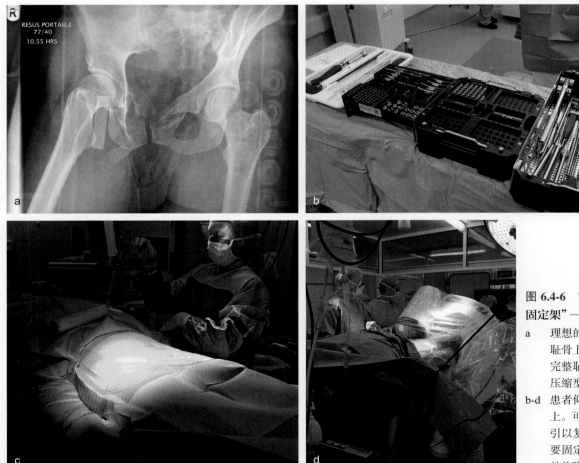

图 6.4-6　"骨盆内置外固定架"——内固定器。

a　理想的适应证是双侧耻骨上下支骨折伴有完整耻骨联合的侧方压缩型损伤。

b-d　患者仰卧在碳纤维床上。可能需在腿上牵引以复位骶骨。首先要固定骶骨，为随后的前路固定提供支点。

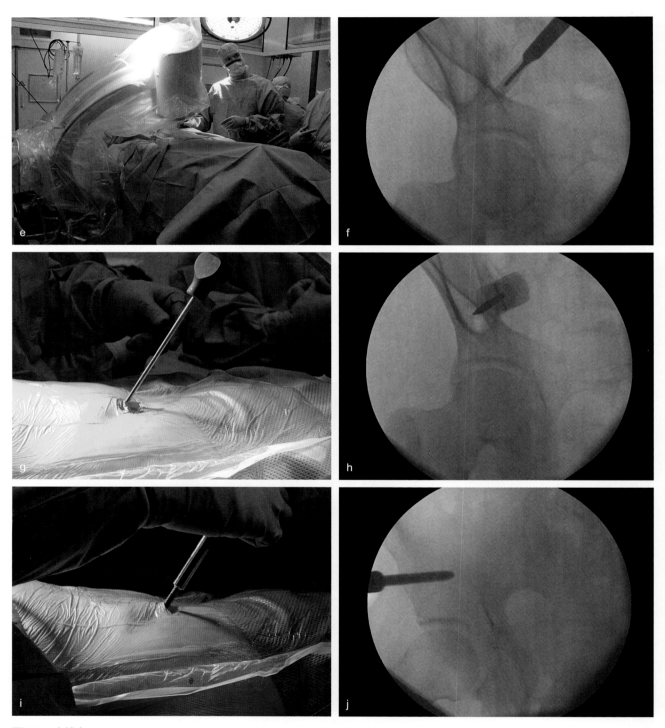

图 6.4-6（续）

e-f　手术起于闭孔出口位透视，在腹股沟皱褶处切开皮肤。钝性分离避免损伤股外侧皮神经。

g-h　针自髂前下棘向髂后上棘沿骨性通道打入，避免穿透髋臼。根据所用系统，遵循开口器、探针和螺钉这样合适的顺序进行操作。

i-j　髂骨斜位透视确认螺钉的轨迹。

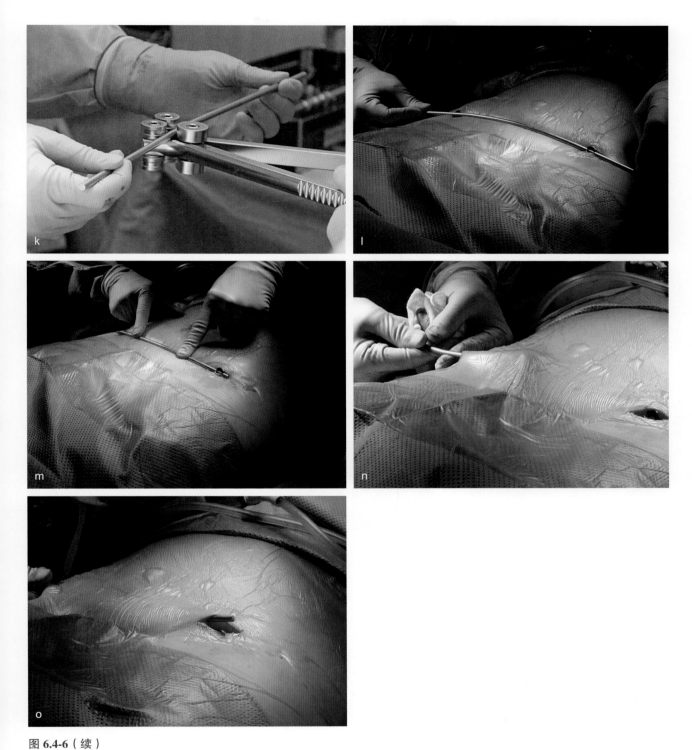

图 6.4-6（续）
k-l 对内固定连接棒进行预弯并在体表截取合适的长度，经腹直肌表面皮下脂肪层隧道进行穿棒。
m-o 皮下穿棒。

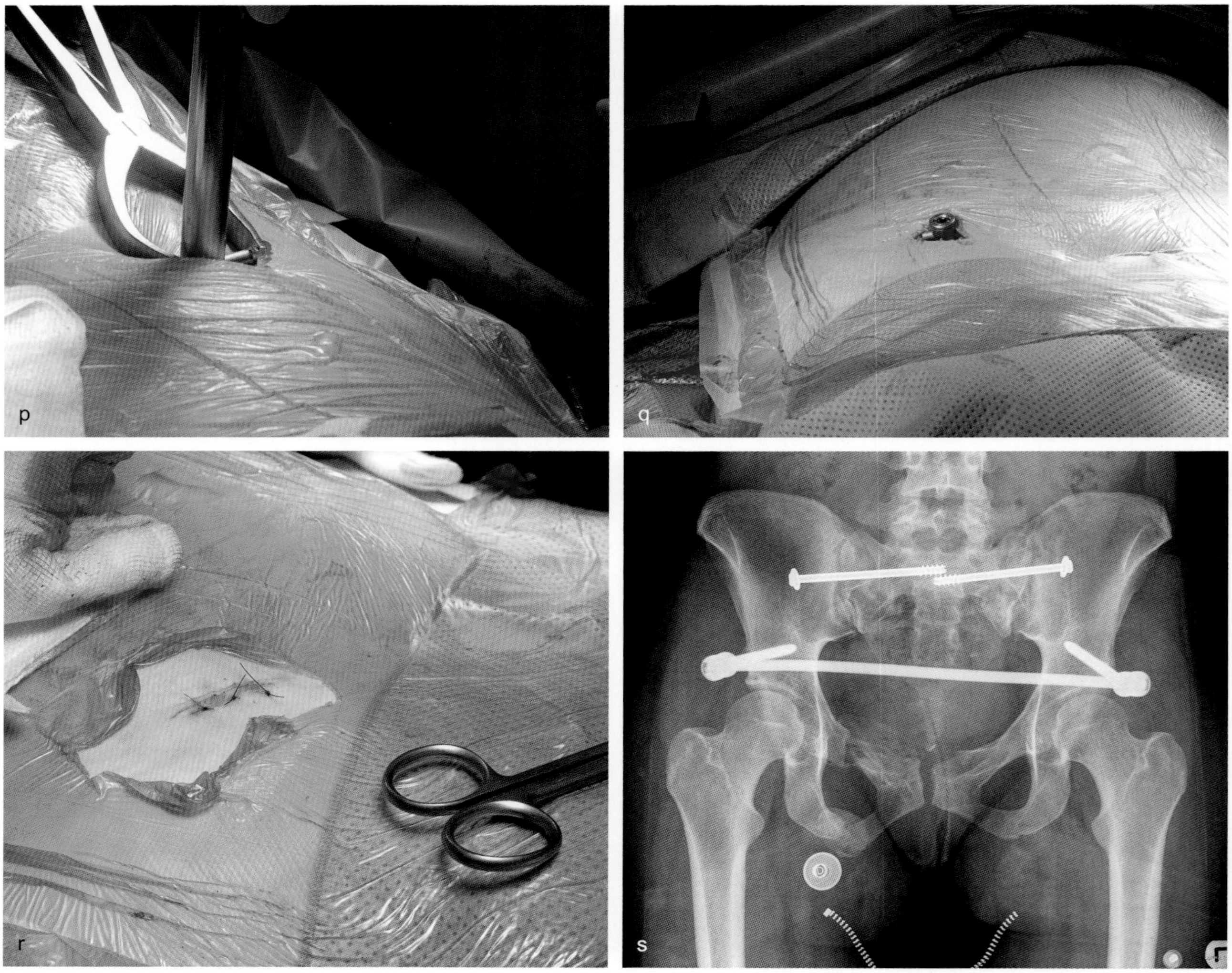

图 6.4-6（续）

p-r　用加长 2~3 cm 的链接棒撑开拉伸耻骨支至其解剖位置，将固定针剪短并关闭切口。
s　　术后 3 个月 X 线片。

　　粪流可能需要改道。这需要在 48 小时内完成，但并非总得急诊做。粪流改道也可用肛管引流，会阴伤口一期缝合可能会减少伤口的二次污染。事实上，会阴的伤口宁愿关闭而后重新打开再关闭，以不进一步弄脏而充分清除伤口污染。负压吸引装置也有助于伤口清洁。

　　骨科医生必须准备好反复清创，直到伤口得到充分处理，清创次数可能会超过 10 次，才能安全地关闭软组织伤口。

5 骨盆环不稳定骨折合并血流动力学不稳

5.1 治疗方案

一期临床治疗的标准方案用于所有入院的多发伤患者。需要立即采取的治疗包括：

- 早期骨盆夹板固定以保护原始的血凝块，防止过度移动。
- 早期输血。

- 尽早使用新鲜冷冻血浆、血小板和冷沉淀。
- 预防体温过低和酸中毒。

如果骨盆骨折导致血流动力学不稳定，此时的治疗方案则应扩展为"复杂骨盆骨折治疗模式"。这种治疗方案是基于患者收治后 30 分钟内做出的 3 个简单决定（图 6.4-7）：

- 骨盆骨折是否伴有机械不稳定？
- 是否有血流动力学不稳定？

- 是否有腹内出血？

如前面所描述的，应用骨盆束缚带或床单可以有效地固定骨盆。骨盆的力学稳定可以减少骨盆出血量，同时在这一阶段可以考虑进行血管造影和血管栓塞。

5.2 血流动力学不稳定患者的骨盆填塞技术

患者取仰卧位，整个腹部及骨盆区消毒铺巾。通常采用长 8 cm 的低位正中切口。如果同时有腹腔

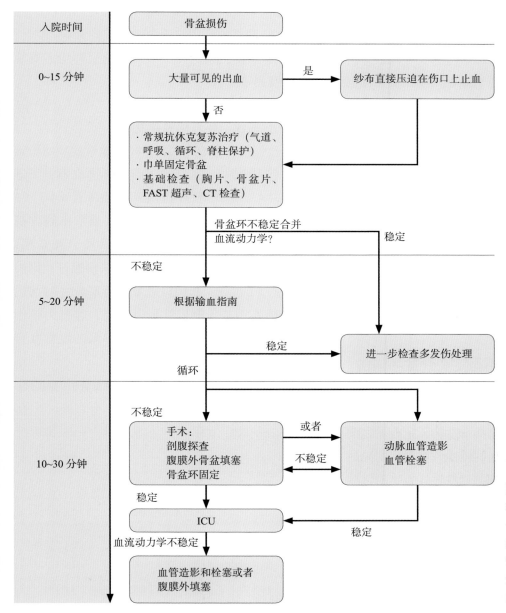

图 6.4-7 骨盆损伤的急救流程。医疗中心之间方案的不一样取决于各自的设施和专家。病情往往动态持续变化，需要普外科医生、骨科医生、介入放射科医生和麻醉师做出灵活的决策。

内出血，则应一并行剖腹探查止血，切口要延伸至耻骨联合区。通过腹白线及腹直肌入路显露骨盆。

大多数病例所有的盆腔周围筋膜层都已经遭到破坏，因此不需要进一步分离就可直接用手经左或右膀胱间隙到达骶前区。主要目标包括寻找出血的动脉，处理方法是迅速填塞，然后钳夹、结扎或者修补血管。对于大出血的病例，暂时阻断肾下主动脉可能有帮助（需剖腹探查）。在大多数病例中，弥散性出血往往源自骶骨、膀胱旁静脉丛和骨折端，无法确定具体的出血源。对于大多数损伤，出血部位往往来自骶前区。在骶前区和膀胱旁进行彻底填塞可以控制出血。在膀胱两侧各放置3块纱布进行填塞，放置位置深达真骨盆缘。填塞要有效，骨盆后环必须充分稳定，在紧急情况下，用骨盆束带也能做到。

在手术过程的最后，可以使用骨盆束带或者根据骨折的类型及特点用耻骨联合钢板或外固定架固定骨盆前环。合并腹腔内器官损伤，需要按照普外科手术原则进行修补。但是必须注意，进一步的手术要与患者的全身情况相匹配。许多病例在早期只建议做急诊损伤控制手术。填塞物放置24~48小时。然后在"二次探查"时取出或更换。有效填塞后仍然存在明显的骨盆出血时，推荐进行血管造影和栓塞术来止血。

6 血流动力学稳定的不稳定型骨盆环损伤

这是最常遇见的情况。对于血流动力学稳定的患者，在决定是否手术并选择合适的固定技术之前需要详细地评估骨盆环损伤的性质。在做出明确的治疗计划之前必须完成全部的诊断性检查工作（参阅第2篇第1章和第4篇第1章）。

6.1 适应证及决策

骨盆环非常结实，当骨盆出现至少两处损伤时才会出现机械不稳定。这种损伤既可以是骨折，也可以是耻骨联合或骶髂关节这种骨－韧带复合体的损伤[7]。

有明确的证据表明，麻醉下应力试验并行影像学检查可以更好地帮助了解骨盆损伤状况，从而进行更准确的分型。有些不稳定骨折在麻醉下应力试验的辅助下才能明确。比如有些AP2型骨折容易被误判为AP1型骨折。

对骨盆机械稳定性的准确评估在制订治疗方案时十分重要，做是否手术的决定是以骨折的类型为基础的：

- AP1和轻度LC1：很少有手术固定的指征。
- AP2：单纯前环固定通常就够了。
- AP2，AP3；LC2，LC3；VS：前后环均需要复位及固定。

6.1.1 最终治疗及相关并发症

骨盆骨折最终治疗的目的是恢复骨盆环的稳定性。如果不能确定骨折是否稳定，推荐在麻醉下进行应力检查。选择何种内固定可以参考表6.4-3。

前环损伤可分为耻骨支骨折（通常由侧方挤压机制引起）或耻骨联合分离（通常见于APC型，也可出现在一些LC3型损伤中）。采用螺钉和钢板通过横行Pfannenstiel切口修复耻骨联合。对前后挤压型损伤用4孔钢板就足以固定，起张力带作用。对于LC3型骨折中剪切暴力导致的耻骨联合

表 6.4-3　根据 Young-Burgess 分型选择骨盆骨折内固定的方式

位 置	区 域	内植物	分 型
前环	骨	Infix	LC1，2，3
	耻骨联合	AP-4 孔钢板 3.5	AP2
		LC-6 孔钢板 3.5	LC3
后环	骶髂关节	短螺钉 7.3 mm	AP2，3
	骶骨骨折	骶髂关节螺钉 7.3 mm	LC1
侧方	髂骨翼	钢板 3.5/LC2 螺钉 7.3 mm	LC2

损伤，则需要一块 6 孔钢板来对抗强大的剪切力（必要时可以使用两块钢板）。

如果前环损伤包括复杂耻骨支骨折而且有旋转不稳定或者垂直不稳定，可以采用皮下前骨盆固定（Infix），并在必要时和后环固定联合应用（图 6.4-6）。Infix 包括两枚髋臼上螺钉以及穿过阴阜皮下隧道的连接棒。Infix 属于微创手术，能够降低手术并发症的发生率。Infix 在术后 8~10 周取出。

骨盆后环的骨折和脱位可通过经皮螺钉进行治疗。在影像增强器监控下，经皮穿过骶髂关节置入带垫圈的 7.3 mm 或 8.0 mm 空心螺钉进行固定。确保螺钉准确通过骶骨翼并放置于 S_1 椎体中。对于 AP2 型和 AP3 型损伤引起的骶髂关节分离，一枚短螺钉足以获得充分的固定。但对于 LC 型损伤引起的骶骨骨折，最佳的选择是使用长的骶髂关节螺钉。

对于 LC2 型损伤中的髂骨翼骨折，可以联合使用钢板或者 LC2 柱螺钉进行固定。

6.2 术前准备及固定的选择

6.2.1 器械、内植物和手术时机

由于解剖结构复杂，骨盆骨折手术导致其他组织损伤（血管、神经、邻近器官及软组织等）的风险很大。对每一个病例进行详细分析，根据患者的情况制订个性化治疗方案至关重要。为了避免发生并发症，需要充分理解并掌握骨盆局部的解剖关系、复位及固定技术。所有的创伤外科医生都应熟知处理骨盆创伤的基本原则。骨盆手术是一种"专家级手术"，因此，如果医生个人经验不足，应考虑将稳定的患者转至更专业的医院治疗。

对于骨盆的大手术，下列一些预防和准备措施是必需的：

- 术后 ICU 监护治疗。
- 充足的血液供应。
- 最小化失血量的措施（手术技术、血细胞回输）。

- 经验丰富的手术团队，充分的配合帮助。
- 标准的骨盆手术专用器械（如包括复位器械和内植物的一套骨盆专用器械）。
- 透 X 线手术床以及高质量的影像增强器。

手术时机则取决于患者的全身情况。一般来说，骨盆束带的使用以及止血措施的应用能够允许患者在 ICU 进行 12~36 小时的复苏并使生理功能正常化。只有在开放性骨盆骨折合并会阴部损伤或骨折合并无法控制的出血需要纱布填塞时才进行急诊手术。大多数的病例都有充分的时间进行计划和术前准备，以期达到最佳手术效果。

大多数这类患者都是多发伤，早期对骨盆进行最终固定治疗将有益于整体预后。对于血流动力学稳定的患者，伤后 14 天内，最好是伤后 2~5 天内进行确定性手术。当需要处理合并的其他损伤时，骨盆环的稳定将有助于如胸部或颅脑等其他损伤的治疗，因此，骨盆骨折的手术是早期恰当治疗的关键。

受伤 14 天后，解剖复位的难度显著增加，导致许多患者复位不充分。为了避免因畸形愈合或不愈合造成的残疾，应早期决定进行解剖复位和固定，因为畸形愈合或不愈合会是后期手术纠正的复杂问题。另外还可选择尽早将患者转至更合适的医院进行治疗。

6.2.2 *术前准备*

术前进行耻骨区备皮，消毒范围从膝关节至胸部，包括整个腹部区域。铺手术巾时需要考虑有可能要进行剖腹探查和骨盆填塞（图 6.4-8）。影像增强器也应进行铺巾。

主刀医生和助手分别站在患者两侧。ORP 在主刀医生的一侧，图像增强器从主刀医生的对侧进来。同时确保整个手术团队都能看到影像增强器的显示器（图 6.4-9）。

患者平卧在可透视手术床上（图 6.4-10）。有时候可以旋转手术床降低患侧，以获得更好的髂骨

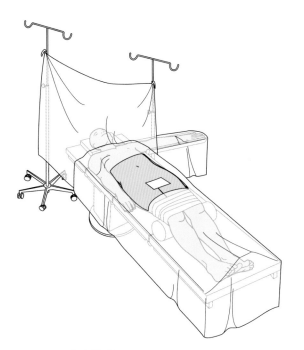

图 6.4-8　患者铺单。

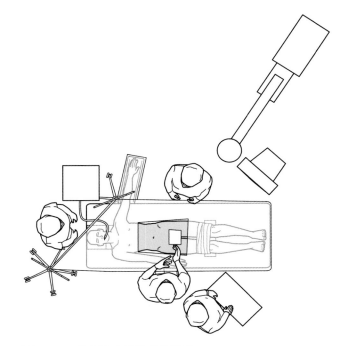

图 6.4-9　手术室人员及设备位置。

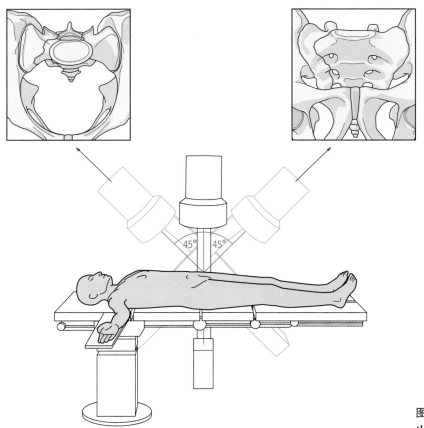

图 6.4-10　患者和影像增强器的位置（入口、出口位）。

斜位视野。在备皮前，应当进行预透视，以确保术中可以获得满意的骨盆正位、入口位、出口位及骨盆斜位透视。

手术开始前预防性使用抗生素。

6.3 推荐的固定方法

骨盆骨折的内固定技术很多且各不相同，下面介绍的方法都有赖于正确选择适应证和正确的手术操作。详见表 6.4-3。

6.3.1 前环损伤：耻骨联合分离

此类损伤的标准固定方法是切开复位 4 孔钢板内固定（图 6.4-11）。通常使用特制的耻骨联合钢板，经常用 3.5 系列。间接的固定方式比如 Infix，无法为韧带恢复提供足够的稳定。

为了达到最理想的固定效果，应特别注意以头尾方向放置螺钉，这样可使其在耻骨内获得尽可能长的骨性接触，通常需要超过 50 mm（图 6.4-12）。

一定要充分理解耻骨联合损伤的受伤机制。当

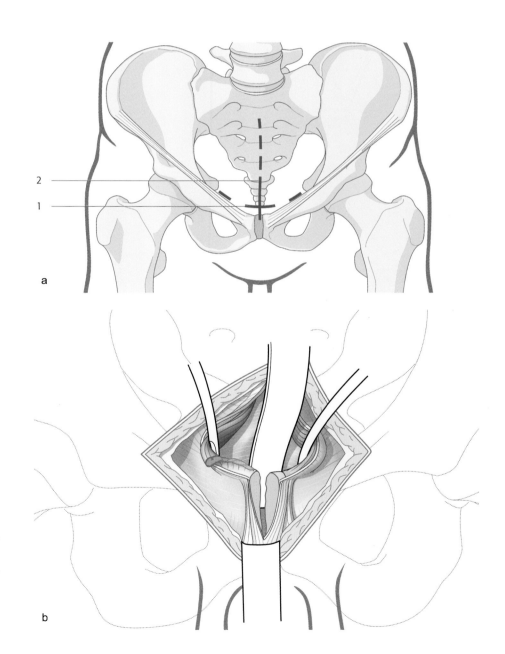

图 6.4-11 耻骨联合手术入路。

a 水平的 Pfannenstiel 切口（1）（7~12 cm 长），位于耻骨联合上方约两横指处，暴露由坚韧的腹直肌筋膜构成的腹壁，低位腹中线切口（2）的优点是在合并腹腔器官损伤时可以延长而扩大暴露。

b 劈开腹直肌筋膜，少许分离后即可暴露损伤部位，通常腹直肌有一侧发生撕脱，因此在置入钢板时不必再剥离另一侧腹直肌。

1 水平的 Pfannenstiel 切口。

2 低位腹中线切口。

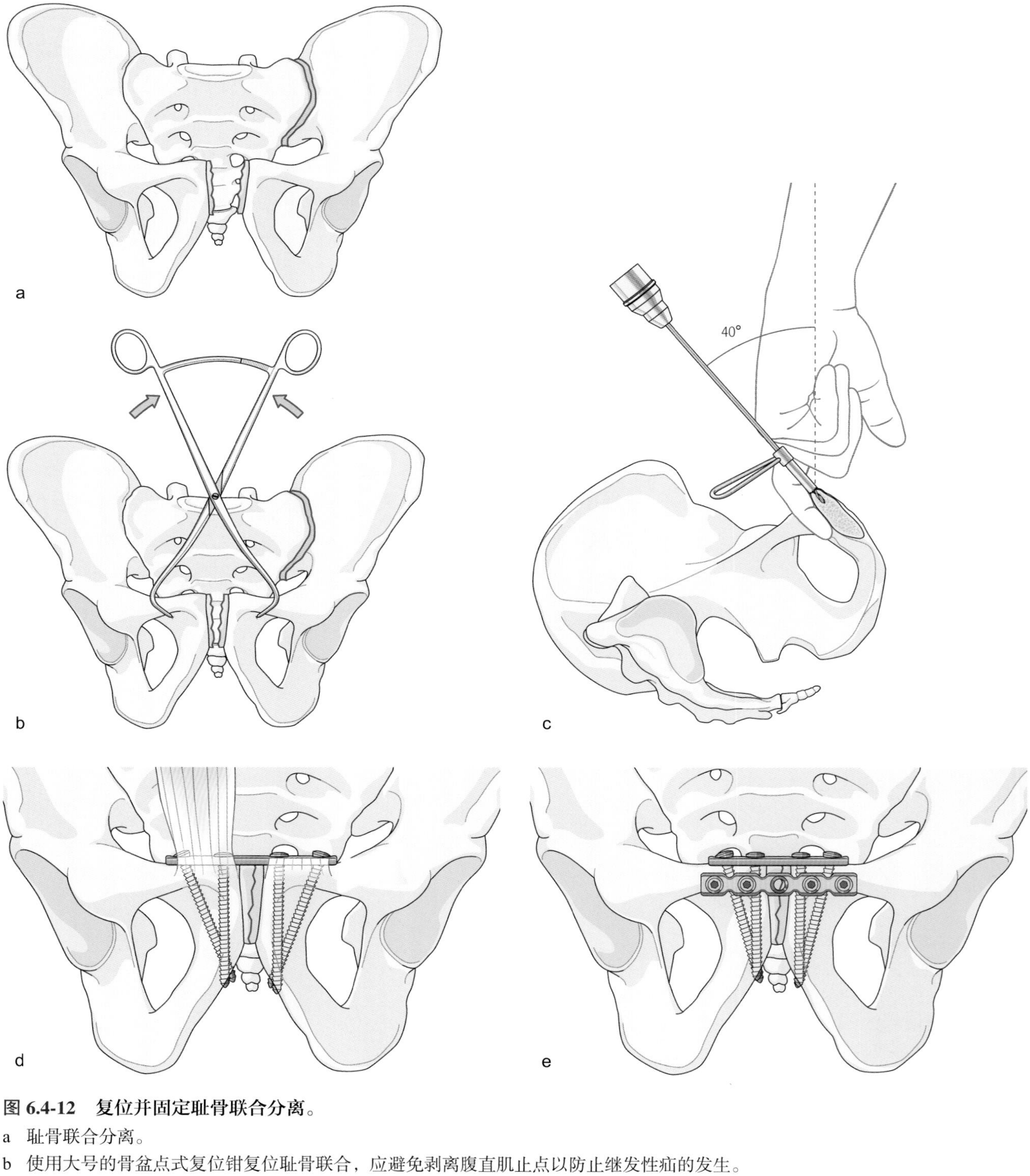

图 6.4-12　复位并固定耻骨联合分离。

a　耻骨联合分离。

b　使用大号的骨盆点式复位钳复位耻骨联合，应避免剥离腹直肌止点以防止继发性疝的发生。

c　在示指的指导下沿着耻骨支的内侧面置入螺钉。

d　在耻骨联合的"上方"使用 4.5 mm 或 3.5 mm DCP，或者 4.5 mm 或 3.5 mm LC-DCP 进行固定。

e　如果要使用 2 块钢板加强稳定度，可在耻骨联合"上方"使用 1 块 4 孔 3.5 mm 钢板，在前方使用 1 块 3.5 mm 重建钢板进行固定。

是 APC 型损伤的一部分时，如上所述起张力带作用的传统钢板加上适当的后环固定（必要时）就可以提供充分的固定。如果是由侧方挤压带来剪切力造成的耻骨联合损伤，通常见于 LC3 型，那么就需要进行额外的前环固定——要么使用 6 孔钢板，要么使用双钢板，或者两者合用来对抗剪力。在这种情况下使用 4 孔钢板是不够的。

6.3.2 前环损伤：耻骨支骨折

单纯的耻骨支骨折属于"良性"骨折。因为表面覆盖大量肌肉，在充分稳定的条件下伤后大约 3 周即可快速愈合。在大多数病例，坚韧的骨膜、韧带和肌肉包膜可以提供足够的稳定性。它们会大量出血，尤其是使用抗凝剂的老年患者。

耻骨支骨折可能是一些复杂骨折的一部分，在 LC1 型和 LC2 型中多见，其间骨盆环可能不稳定。麻醉下做应力试验能协助确定骨折是否稳定。耻骨支不稳定骨折可以使用置于耻骨支 1 枚超长螺钉（3.5 mm 或 4.5 mm 的皮质螺钉或者 7.3 mm 空心钉）进行固定（图 6.4-13）。必须小心避免螺钉穿入髋关节，因此术中必须要使用影像增强设备（视频 6.4-1）。

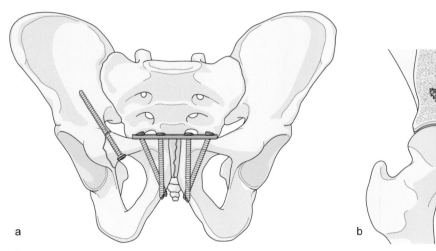

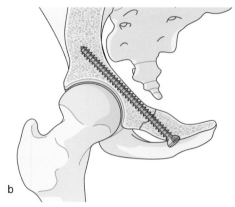

a

b

图 6.4-13
a 螺钉固定耻骨支骨折。耻骨支骨折的固定可以用同一手术入路做而无需进一步分离暴露，使用置于耻骨支内的 3.5 mm 皮质螺钉进行固定。为了准确瞄准位置需要使用影像增强器辅助。
b 断面图显示螺钉在前柱内的正确位置。

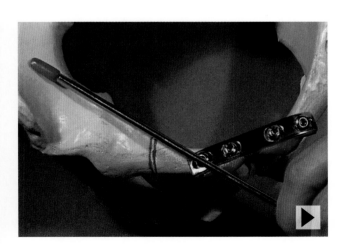

视频 6.4-1　前柱螺钉沿耻骨上支打入，避免穿入关节。

耻骨支多处骨折可以是受到直接暴力打击，因而是稳定的。但耻骨支多处骨折常常是不稳定的侧方挤压骨折的一部分，属于不稳定骨折。典型的耻骨支四部分骨折是双侧耻骨上支和下支骨折，最佳的固定方式是使用前环内固定器或者 Infix。这可以允许前环内旋，使之被牵开回到解剖宽度，同时具有无金属器具裸露便于护理的优势。

6.3.3 侧方损伤：髂骨翼不稳

这种往往是 LC2 型损伤，许多是简单侧方骨折合并前环损伤，从而导致骨盆内旋。经髂骨的骨折有很多形状，因此每个病例都应根据具体情况制订内固定的方案。髂骨嵴区域的骨折建议使用 3.5 mm 拉力螺钉进行固定，而骨盆缘区域的骨折则应使用 3.5 mm DCP 或重建钢板（图 6.4-14）。LC2 型骨折的最佳固定方式常常是用 7.3 mm 空心螺钉，在髋臼上方，经皮从髂前下棘向后指向髂后上棘置入。这被称为 LC2 螺钉。

如果 LC2 骨折线偏向后方，有可能进入骶髂关节，造成不同程度的"新月形骨折"。这个新月越小，骨折就越适用于骶髂螺钉。这一点可以通过骶髂关节横断面 CT 扫描制订。

6.3.4 后环损伤：骶髂关节分离

最常见于 APC2 型损伤引起的骶髂关节前方开书样损伤。最好在平卧位或者俯卧位经皮穿入骶骨椎体的 7.3 mm 空心螺钉固定骨折。Matta[11] 建议使用影像增强器以尽量降低骶神经丛医源性损伤的风险（图 6.4-15）。在有可能充分闭合复位的情况下，可经皮置入拉力螺钉固定骶髂关节（图 6.4-16）。

在更加复杂的类型中，像 AP3 这种完全分离的骨折，要选择前方入路（图 6.4-17）。髂窝的前外侧入路可非常好地暴露骶髂关节。在大多数的病例中，由于前方损伤（像耻骨联合分离）可同时暴露，所以复位容易。在多发伤患者中，仰卧位更具优势。这个体位可为检查骶髂关节提供良好的视野，并能够直视下在骶骨上钻孔置入螺钉。两块传统的 3.5 mm 或 4.5 mm LC-DCP（3 孔或者 4 孔）钢板是首选。两块钢板成 60°~90° 的夹角可保证螺钉在骨盆缘和背侧髂嵴固定在骨密质内。术中要仔细解剖，避免损伤腰骶干，L_5 神经根距离骶髂关节仅仅 1.5 cm。

如果存在骶髂关节骨折脱位，内固定方式取决于骨折的类型。应用前外侧入路，螺钉钢板联合固

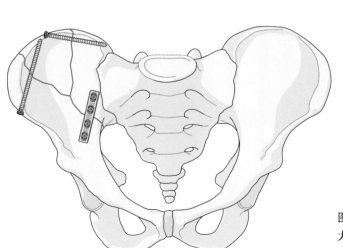

图 6.4-14 髂骨翼的固定。由于髂骨翼骨折的形态差异很大，固定的方式必须个体化选择。通常用 3.5 mm 骨皮质拉力螺钉（特殊情况可用 6.5 mm 的螺钉）固定髂骨嵴。

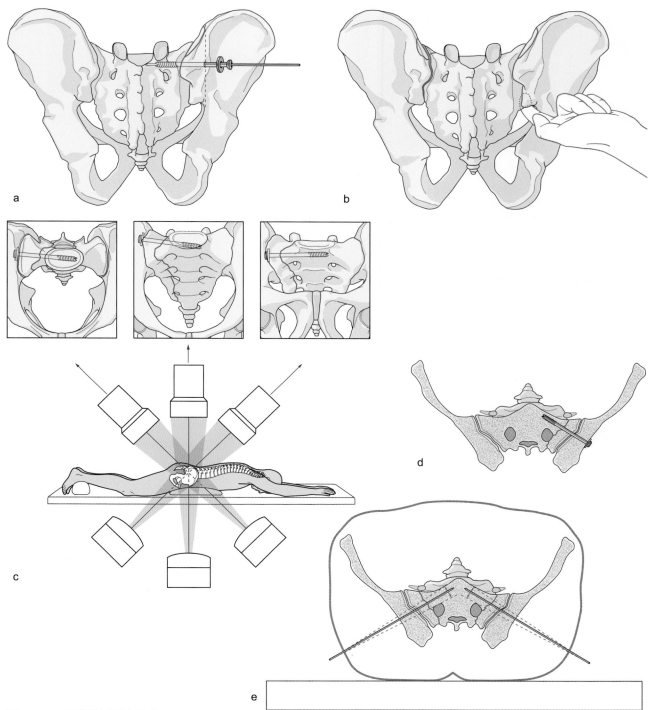

图 6.4-15 骶髂螺钉固定技术。

a 插入骶髂螺钉的朝向与置入点（臀肌止点前方 15 mm 处连线的中 1/3）。

b 对于单纯的骶髂关节脱位，可用手经坐骨大切迹触摸骶骨缘手工控制下置入螺钉。

c Matta 技术需要在影像增强器的辅助下（入口位和出口位）进行操作，确保螺钉准确地置入 S_1 椎体内。此方法还可以固定骶骨骨折。

d 7.3 mm 骨松质螺钉在 S_1 椎体内的正确位置，这是骶髂关节损伤治疗中推荐的位置。只有在确保椎弓根直径足够的前提下才可将螺钉置入 S_2 椎体中。

e 此项技术发生神经血管损伤的风险比较高，有严重的后遗症。计算机辅助手术有利于此项技术的应用，并大大提高了手术安全性。

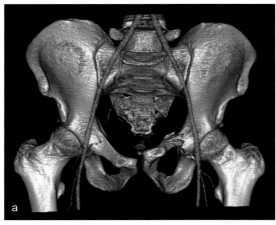
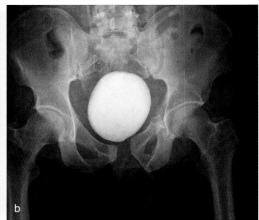
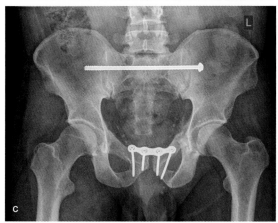

图 6.4-16

a 骨盆束带固定下的 3D CT 扫描，左侧骶髂关节已经复位。前环节段性
　损伤累及耻骨上下支骨折及耻骨联合。

b 松开骨盆束带后的骨盆正位片。左侧骶髂关节和耻骨已经移位。

c 内固定提供稳定性，以允许患者早期活动。耻骨联合钢板起张力带的
　作用。

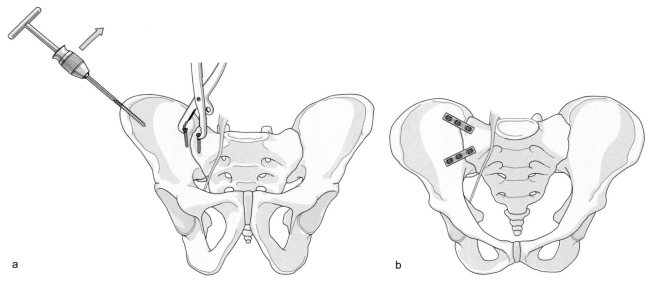

图 6.4-17　使用前方钢板固定骶髂关节。经前外侧入路进入髂窝，从而显露骶髂关节（参阅第 6 篇第 5 章）。要注意避免损
伤腰骶神经根 L$_5$，因其紧靠（10~15 mm）并跨越骶骨前缘。

a 通常可通过手法侧方挤压骨盆或将 Schanz 螺钉置入髂骨翼进行复位。在复位困难的陈旧性骨折的病例，可使用骨盆复位钳（小
　号或中号）进行复位。

b 推荐使用窄的 3 孔 4.5 mm 或 3.5 mm DCP 进行固定。2 块钢板呈 60°~90° 的夹角使之有可能固定在骨盆致密的部位，并避免剪
　切。直视下并与骶髂关节平行在骶骨上钻孔供置入骶骨螺钉。

定，效果更佳。根据术者的偏好，也可以使用后侧入路（图 6.4-18）。在手术室，能用 C 形钳作为复位工具，以便于经皮螺钉固定 AP3 类型的骨折[9]。

6.3.5 后方损伤：骶骨骨折

骶骨骨折大部分是复杂 LC1 型骨盆骨折的一部分，但是也出现在少数的其他类型中，像垂直类型骨折，以及高处坠落伤导致的复杂的骶骨 U 型和 H 型骨折。

复杂 LC1 型骨折损伤程度差异很大。这种骨折可以导致骶骨前上方压缩骨折，并且合并骨折的轻度向前移位。这是一种能够立即活动的稳定的骨折类型，是见于老年患者的典型骨折。

更严重的 LC1 型骨折包括骶骨的完全骨折，

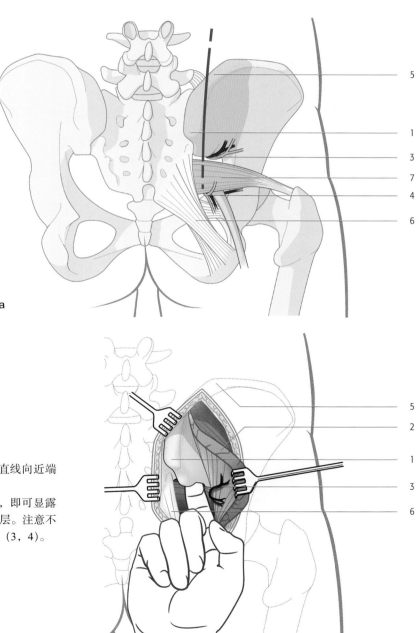

图 6.4-18　骶髂关节的后侧入路。

a　切口起自髂后上棘（1）外侧两横指处，直线向近端延长（10~15 cm）。

b　剥离臀大肌（2）在后侧髂骨嵴的附着点，即可显露髂骨翼与臀中肌，牵开臀中肌可以显露深层。注意不要损伤自坐骨大切迹穿出的大血管和神经（3，4）。

1　髂后上棘。

2　臀大肌。

3　臀上神经。

4　臀下神经。

5　髂骨嵴。

6　骶结节韧带。

7　梨状肌。

常常位于 Denis Ⅱ 区或者 Ⅲ 区，并向后方移位。由于解剖位置上骨盆前倾，所以在前后位 X 线片上，后方移位常常表现为上移，因而容易将严重的 LC1 型骨折误诊为 VS 类型。通过受伤机制以及出口位 X 线片可以证实，因为在 LC1 型骨折中，髂翼的高度在出口位 X 线片上是水平的。一定要注意严重的双侧 LC1 骨折类型也有可能发生类似情况。

在严重的 LC1 型骨折中，神经损伤的发生率是很高的，治疗的关键在于早期识别神经损伤的潜在风险（移位的骨折、体格检查神经功能障碍、CT 片上神经根位置的骨折碎片），同时要牢固地固定骨折，达到足够的稳定性。

患肢的早期牵引至关重要，可以用来维持复位，另外，可以通过仰卧位闭合牵引达到复位，以便为后路经皮骶髂螺钉的置入创造条件（图 6.4-15）。骶髂关节螺钉可以产生加压，为前方的损伤复位提供一个支点。第二步就是处理前方的损伤，可以应用皮下内固定器。

根据我们的经验，在早期牵引获得良好的复位后，骨折端获得加压可以防止骶骨骨不连。虽然理论上有神经根损伤的风险，但是我们从未见到。或者，应用后方入路（图 6.4-18），可直视骨折线，

并可以为骶神经丛减压。进而使用钢板在骶骨安全区内完成固定。或者可选择跨骶骨的髂骨间钢板进行固定（图 6.4-19）。

6.3.6 后方损伤：垂直不稳定骨折

这种类型少见，是由高处坠落伤导致。严重的 LC1 损伤常常被误诊为 VS 损伤[12]。真正的 VS 损伤需要更多的后方固定，我们认为此种类型损伤需要进行髂腰固定。

6.3.7 外固定

由于人们已经发现骨盆束带有效，外固定在急诊处理中不再普遍应用。在复杂的情况下可能有所作用但是效果甚微。钢针的置入及框架结构的构造技术在图 6.4-5 及视频 6.4-2 中阐明。

7 术后处理

骨盆固定的目的在于使患者早期进行活动。假如手术治疗已经获得解剖复位及坚强内固定，上述固定方法可为患者从部分负重到完全负重活动提供足够的稳定性。

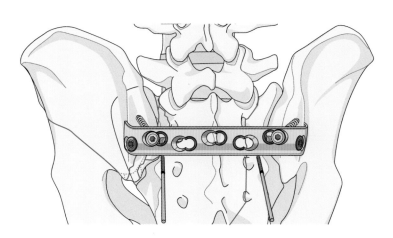

图 6.4-19 对于双侧骶骨骨折或骶骨粉碎骨折的病例，可以使用跨骶骨的髂骨间钢板进行固定。使用宽 5.0 mm 的 LCP 可以固定双侧骶骨。拉力螺钉应置入髂骨嵴处的骨密质。内植物应尽可能地置于远侧，这样有利于在后侧骶孔与髂骨外侧皮质之间进行调整。

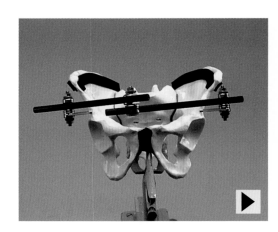

视频 6.4-2 骨盆前环外固定的应用。

无论是手术还是保守治疗的患者，开始活动后必须进行 X 线检查，以避免由于分型或者治疗失误导致骨折的后期移位。部分负重的持续时间至少 8 周。

除非要置入新的内植物，否则很少需要取出内固定。但 Infix 需要在 8~10 周取出，防止前方内植物导致异位骨化的发生。越来越多的医生选择取出骶髂螺钉，尤其是在年轻患者中广泛应用的跨骶骨螺钉。取出并不困难，而且能够减少下腰部不适的症状。

在育龄期妇女考虑取出耻骨钢板，以利胎儿的娩出。这个手术有膀胱损伤的风险，虽然它容易修补，但必须告知患者这个并发症。如果金属内植物没有取出，可能需要行剖宫产术。

8 隐患与并发症

骨盆损伤伴发下肢静脉血栓并发症的发生率很高，所以对于住院患者要进行持续的抗凝治疗。下肢深静脉血栓及肺栓塞的发生率分别为 35%~61%、2%~10%。门诊患者的治疗策略非常多，但是研究发现，使用低分子肝素 4 周可明显降低深静脉血栓的发生率，也不会产生并发症。

精准的手术技术以及围手术期抗生素的应用值得推荐，可以明显降低感染的发生率。术后一旦发现血肿，需及时清除。必须通过准确的术前计划，熟知解剖与入路（尸体解剖学习，进修），正确使用影像增强器来避免医源性的血管神经损伤。

在大部分的病例中，隐患来自以下几个方面：影像学检查与术前计划不充分、分型错误，以及困难的骨折类型，这些可导致手术入路和固定方式的选择与应用不当。准确的术前分析及对损伤个性化的完全理解是手术治疗成功的关键，这些损伤应当由一群专家讨论处理。

要彻底理解后方损伤本质，无论怎么强调都不过分。骶棘不稳定常常被忽视。这类损伤可能被诊断为简单的 LC1 类型，实际上它代表一系列骶骨损伤，有 U 型或 H 型骨折。这常常需要后侧脊柱骨盆器械以获得骨折的复位、加压及保持，而且应当和有脊柱专业知识的外科医生一起治疗。

固定复杂类型骨折的原则包括：

· 麻醉下检查可获得更加有价值的信息，常常会增加察觉的损伤等级。
· 早期手术复位及固定可预防晚期矫正手术的风险，以及对技术高要求的。
· 后环充分的复位和固定是必需的。
· 骨盆前环额外的钢板固定不能补偿后环损伤固定的不足。
· 早期放射线检查可显示继发移位，使得能够早期（<14 天）或更早进行手术纠正。

9 结果与长期评估

骨盆骨折尤其是不稳定型的骨盆骨折，发生后遗症的概率很高。一项多中心的研究显示，按照本书介绍的标准适应证与手术技巧进行治疗，甚至 C 型损伤的患者也有超过 80% 可以达到解剖复位。有证据证明，在专业中心进行治疗的患者可明显降低死亡率。

但是，就总体而言，骨盆骨折治疗的优良率仍然低于 60%。通常，长期的神经系统和泌尿系统功能障碍是患者抱怨的主要原因，但是骨盆后环和腰背的非特异性疼痛也常有报道，无论男女都可存在性功能障碍。

因此，骨盆损伤后的患者要采用特定的随访计划，并且最好在学科完整、配合高效的医疗机构进行。

最近的一项 2 247 例骨盆患者的研究显示死亡率为 10%。而多发伤与骨盆骨折相关的死亡率的比值比大约是 2。除了死亡的风险之外，不稳定型骨盆骨折的幸存患者手术后可能存在功能障碍，如疼痛、步态失衡、双下肢不等长。性功能障碍骨盆骨折后，男性患者有性功能障碍的比例为 61%，其中 19% 为持续阳痿；女性患者表现为性交疼痛。即使没有泌尿生殖系统的损伤，性心理的问题也很常见并且很难治疗。源自腰骶神经损伤和泌尿生殖系统损伤，如尿道损伤的长期问题导致预后不佳。但是需要简单治疗的稳定的骨盆骨折可以恢复得很好。

参考文献

1. **Letournel E, Judet R.** *Fractures of the Acetabulum.* 2nd ed. Berlin Heidelberg New York: Springer-Verlag; 1993.

2. **Tile M, Helfet DL, Kellam JF.** *Fractures of the Pelvis and Acetabulum.* 3rd ed. Baltimore: Williams & Wilkins; 2003.

3. **Tscherne H, Pohlemann T.** *Becken und Acetabulum.* 1st ed. Berlin Heidelberg New York: Springer-Verlag; 1998.

4. **Tile M, Pennal GF.** Pelvic disruption: principles of management. *Clin Orthop Relat Res.* 1980;(151):56–64.

5. **Pennal GF, Tile M, Waddell JP, et al.** Pelvic disruption: assessment and classification. *Clin Orthop Relat Res.* 1980 Sep;(151):12–21.

6. **Hak DJ, Smith WR, Suzuki T.** Management of hemorrhage in ife-threatening pelvic fracture. *J Am Acad Orthop Surg.* 2009 Jul;17(7):447–457.

7. **Bishop JA, Routt ML Jr.** Osseous fixation pathways in pelvic and acetabular fracture surgery: osteology, radiology, and clinical applications. *J Trauma Acute Care Surg.* 2012 Jun;72(6):1502–1509.

8. **Papathanasopolous A, Tzioupis C, Giannoudis V, et al.** Biomechanical aspects of pelvic ring reconstruction techniques: evidence today. *Injury.* 2010 Dec;41(12):1220–1227.

9. **Ganz R, Krushell RJ, Jakob RP, et al.** The antishock pelvic clamp. *Clin Orthop Relat Res.* 1991 Jun;(267):71–78.

10. **Vaidya R, Colen R, Vigdorchik J, et al.** Treatment of unstable pelvic ring injuries with an internal anterior fixator and posterior fixation: initial clinical series. *J Orthop Trauma.* 2012 Jan;26(1):1–8.

11. **Matta JM.** Fractures of the acetabulum: accuracy of reduction and clinical results in patients managed operatively within three weeks after the injury. *J Bone Joint Surg Am.* 1996 Nov;78(11):1632–1645.

12. **Pohlemann T, Gänsslen A, Hartung S.** *Beckenverletzungen/Pelvic Injuries: Results of the German Multicenter Study Group.* Berlin Heidelberg New York: Springer-Verlag; 1998. German.

致谢 · 我们特别感谢 Tim Pohlemann 和 Ulf Culemann 在《骨折治疗的 AO 原则》第 2 版中对本章做出的贡献。

王钢 译

第 5 章 | 髋 臼
Acetabulum

1 前言与流行病学

尽管近年来老年人髋臼骨折的数量已经上升，但髋臼骨折仍多见于青年人和活动量大的个人遭受的高能量损伤。髋臼骨折符合间接暴力，当股骨大转子、屈曲的膝关节或者伸膝状态下的足部遭受直接暴力时，能量经股骨传递造成髋臼骨折[1]。

髋臼骨折的治疗在过去的 30 多年取得飞速发展，在改善疗效的同时有效地降低了死亡率。这很大程度上归功于 Judet 和 Letournel 在技术上的推陈出新[2-4]。正确的诊断，选择合适的手术入路、恰当的手术技术和完备的手术器械也至关重要，这些都是为患者争取良好预后的必要条件。

2 解剖与分型

半骨盆拥有一个三维的复杂形状。髂骨、坐骨和耻骨这三块原始骨骼在"骨盆形软骨的基础上融合并形成髋臼"。从侧面看，髋臼犹如被架在倒置"软骨形结构的双臂上"（图 6.5-1）。

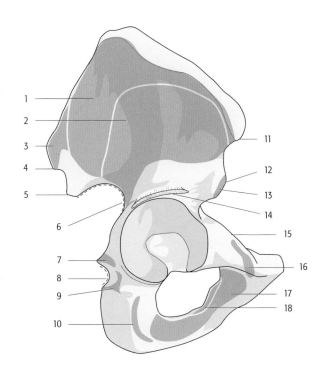

图 6.5-1 髋臼和半骨盆的侧面观。髂前上棘（11）和髂耻隆起（15）是髋臼的两个重要标志。

1　臀中肌。
2　臀小肌。
3　臀大肌。
4　髂后上棘。
5　髂后下棘。
6　坐骨大切迹。
7　上孖肌。
8　坐骨小切迹。
9　下孖肌。
10　股方肌。
11　髂前上棘。
12　髂前下棘。
13　股直肌。
14　股直肌腱反折部。
15　髂耻隆起。
16　耻骨肌。
17　闭孔外肌。
18　闭孔内肌。

后柱始于坐骨大切迹的厚密质骨，经髋臼中心向远端延伸以包括髋臼后壁、坐骨棘和坐骨结节。前柱从髂嵴开始延伸至耻骨联合，同时包括髋臼的前壁。

髋臼的上部分关节面通常被描述成圆屋顶或顶盖，即臼顶，这里骨质密，范围从髂前下棘向后延伸至后柱。这一区域是髋臼的负重面。前后柱孕育髋臼并汇聚形成中间的关节面及四方区。四方区可有效防止髋关节发生中心性脱位。

Judet 和 Letournel[2] 认为髋臼在解剖结构上是由两柱两壁组成的，分别命名为前柱、后柱、前壁、后壁（图 6.5-2），基于这一解剖基础，他们提出了一种髋臼骨折分型系统。该分型系统（图 / 动画 6.5-3，图 / 动画 6.5-4）包括 5 种基本的骨折类型和五种复合的骨折类型。为了定义每种骨折类型，需要识别 6 条基本的影像学标志线：髋臼后壁、髋臼前壁、臼顶、泪滴、髂坐线（后柱）以及髂耻线（前柱）。评估这些标志线的完整性不仅要观察正位

片，还要如下所述读 45° 斜位片（图 6.5-5）。

Letournel 分型还可以与更详细的 AO/OTA 骨折和脱位分型相对应，AO 分型系统将髋臼骨折定义为 62，并将其划分为 A、B 和 C 型（图 6.5-6）[5]。

Letournel 分型和 AO/OTA 分型都有进一步的亚型，在有关研究髋臼骨折的文献中有更详尽的阐述。

3 评估与诊断

3.1 检查

治疗髋臼骨折患者要优先处理危及患者生命的损伤，然后必须再一次检查评估，因为这些高能量骨折患者，往往合并骨盆环和长骨的骨折、脊柱和头部损伤、腹部盆腔脏器的损伤，这些损伤都是存在生命危险的[4]。股骨大转子、髂嵴部位的表皮擦伤及挫伤提示可能出现 Morel-Lavallée 损伤，这是一种皮肤脱套伤，因皮下巨大血肿和脂肪坏死出现

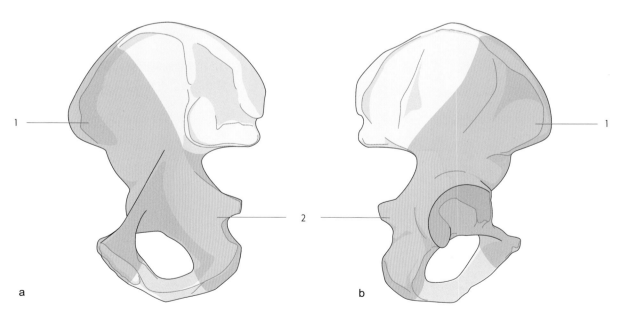

图 6.5-2　组成髋臼的两个柱。前柱标记为蓝色，后柱标记为红色。

a　内面观。

b　外面观。

1　前柱。

2　后柱。

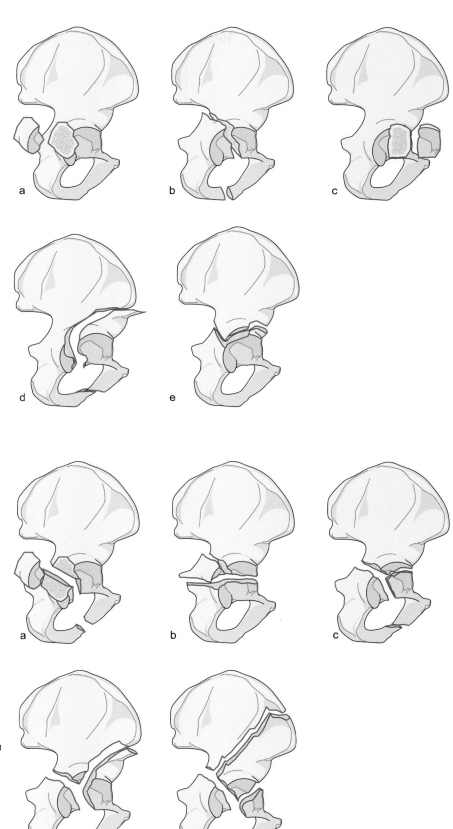

图 / 动画 **6.5-3** Letournel 分型：5 种简单骨折。

a 后壁骨折。

b 后柱骨折。

c 前壁骨折。

d 前柱骨折。

e 横行骨折。

图 / 动画 **6.5-4** Letournel 分型：5 种复杂骨折。

a 后柱加后壁骨折。

b 横行加后壁骨折。

c T 型骨折。

d 前柱加后半横行骨折。

e 双柱骨折。

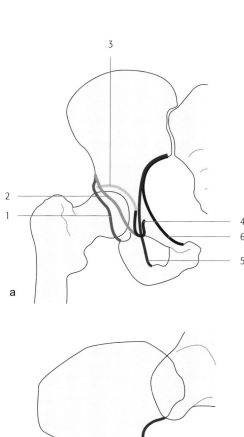

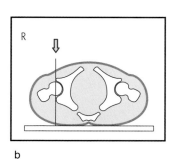

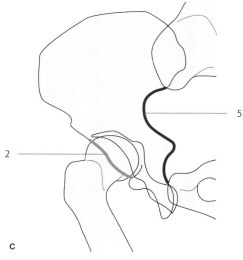

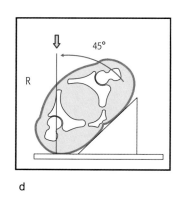

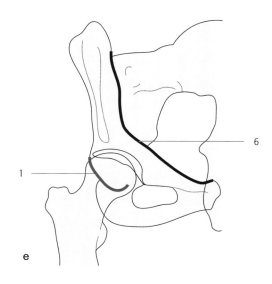

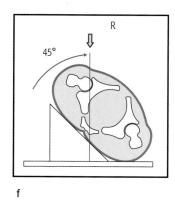

图 6.5-5 Letournel 提出的 6 条基本的影像学标志线：髋臼后壁（1）、髋臼前壁（2）、臼顶（3）、泪滴（4）、髂坐线（后柱）（5）以及髂耻线（前柱）（6）。

a-b 髋关节 X 线正位片。

c-d 髂骨斜位（Judet 位）。

e-f 闭孔斜位（Judet 位）。

1 后壁。

2 前壁。

3 臼顶。

4 泪滴。

5 后柱。

6 前柱。

局部波动感。虽然在理论上属于闭合性损伤，但是常常继发细菌污染。因此在髋臼骨折采取最终固定之前需要手术清创和引流。

必须行直肠和阴道检查，排除开放性骨折，也必须仔细评估血尿。当骨折累及坐骨切迹时可出现臀上动脉损伤，而术中也可能会损伤这一血管[4]。臀上动脉损伤可能导致危及生命的大出血，患者出现难以解释的血流动力学不稳或血色素水平骤降时，需要做增强 CT 扫描或盆腔血管造影。出血可能需要由手术或血管栓塞来紧急处理。

准确的神经学检查是必不可少的。

术前髋臼骨折并发坐骨神经损伤的发病率为12%~38%[6]。因为坐骨神经受损以累及腓总神经最多见，因此术前和术后均应该检查足背伸、足外翻功能，并在病历中详细记录。

合并髋关节脱位的髋臼骨折必须视为骨科急症，需要紧急复位，尔后评估稳定性。

如果复位后有任何髋关节不稳定的迹象，即有牵引指征，牵引重量不应超过患者体重的 1/6。如果处理髋臼骨折的手术时机将要延迟，则需使用骨牵引。髋关节后脱位非常常见，复位后髋关节必须保持在伸直和外旋位。

3.2 放射影像学

所有严重创伤的患者都需要拍骨盆正位片。若怀疑髋臼骨折，需要加拍另外 3 个体位片：

（1）患侧髋关节前后位片（图 6.5-5a-b）。

（2）髂骨斜位片用于评估后柱和前壁。让患者向患侧旋转 45°，可以拍摄到整个髂翼面和闭孔环的轮廓（图 6.5-5c-d）。

（3）闭孔斜位片用于评估前柱和后壁。骨盆向健侧旋转 45°，可以拍摄到整个闭孔环和髂骨翼的轮廓（图 6.5-5e-f）。

轴向序列（图 6.5-7）和三维 CT 有助于对损伤的评估[7]。这些 CT 影像特别有助于测量关节面粉碎和台阶的程度，还可以判断后壁骨折块的大小和数量、髋臼缘的压缩情况、前后柱的旋转和移位程

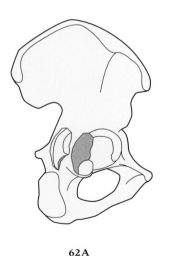
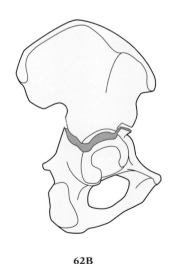
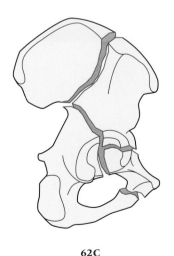

62A   62B   62C

图 6.5-6 AO/OTA 骨折和脱位分型——髋臼。
62A 骨盆、髋臼，部分关节内，单一的柱和（或）壁骨折。
62B 骨盆、髋臼，部分关节内，横行骨折。
62C 骨盆、髋臼，完全关节内，双柱骨折。

度，以及确定是否存在关节内的骨折块或股骨头骨折。CT 扫描还可以诊断骨盆后方的损伤，例如骶髂关节脱位或骶骨骨折。

　　更好地理解骨折线的方向有助于术前制订手术计划和选择合适手术入路，也利于术前模拟复位和确定放置内植物的合适位置。

4　手术指征与决策

　　决定进行保守治疗还是手术治疗，取决于患者损伤的特点[8]。患者的因素包括年龄、合并症、活动能力，以及合并的内脏和骨骼损伤。必须仔细检查软组织情况，通过完成术前计划所需的所有影像学检查来评估骨折类型。手术设施和手术团队的经验也是重要的因素。手术可以推迟数天进行，以获取完整术前资料，也允许将患者转诊到合适医院进行手术。

　　手术指征包括关节面移位、关节对合不良和不能接受的臼顶弧度改变[8]。这些手术指征是基于如下原则：精确复位关节面以获得髋关节良好对合，这将会恢复关节的正常机械力学特征，降低创伤性关节炎的风险。长期的随访研究显示髋臼术后的功能与手术复位质量密切相关[4, 8-10]。髋关节复位不良或半脱位将导致关节软骨的负荷不正常，随之而

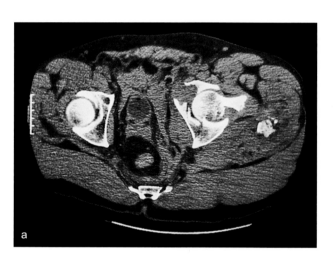

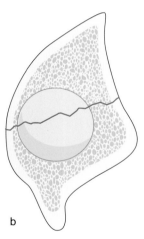

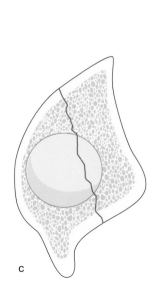

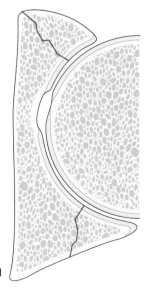

图 6.5-7

a　轴位 CT 更好地显示骨折类型。

b　垂直的（冠状位的）骨折线贯穿臼顶。

c　横行的（矢状位的）骨折线。

d　骨折线贯穿前壁和后壁，如 CT 所示。

来的是关节炎。目前一般认为，复位不满意是指关节面移位或台阶大于 1~2 mm[9-11]。

由于大多数无移位骨折的髋关节仍然是稳定的且关节对合良好，无需手术治疗。即使是一些移位的骨折病例，非手术治疗同样适用，包括：

- 骨折线未累及髋臼顶负重区的骨折。
- 低位的前柱骨折。
- 小的（稳定的）后壁骨折，且不合并髋关节脱位或不累及髋臼后上部分。
- 在三个体位片上臼顶弧线的角度均大于 45° 的低位横行骨折。
- 双柱骨折头臼匹配尚可但患者功能要求不高。

5 术前计划

5.1 手术时机

髋臼骨折很少需要急诊行切开复位内固定术，除非有下列情形：关节脱位闭合手段无法复位；在闭合复位后产生了关节内骨折块钳闭；由于后壁明显缺损，复位后不能维持的不稳定的髋关节后脱位。此外，髋关节脱位复位之后发生的进行性或坐骨神经麻痹也应当视为一种外科急症。

在其他情况下，手术时机更多地取决于合并伤的稳定性、影像学检查的完整性和有经验的外科医生的可用性。然后可以择期由一个更有经验的手术团队完成这个困难的手术。如果可能，应当避免延迟超过 1 周，因为逾期会使解剖复位变得更加困难。

5.2 术前准备

完整的骨折影像学资料对于手术计划是必备的。预防性治疗深静脉血栓形成[12]是有效的，但是迄今为止，尚没有证据表明预防性治疗能有效降低致命性的肺栓塞的风险。考虑用多普勒超声、磁共振静脉造影或增强 CT 扫描来筛查高危患者是恰当的。当筛查结果为阳性时，有指征放置腔静脉滤网。

将患者置于透 X 线的手术台上，允许术中牵引和透视成像。常规留置尿管。术中自体血回输可以利用 20%~30% 的实际失血量，将尽可能减少输血。

用体感诱发电位和肌电图进行神经监测，可以在一定程度上预防术中发生坐骨神经损伤。尽管目前还不能证明使用神经监测优于适当实施的手术本身，但是证实神经监测可能对缺乏经验的手术者最有好处。

5.3 内植物及器械的选择

骨盆环和髋臼的复杂解剖和骨折类型需要开发特殊的复位工具和技术。通常，在这个区域使用 3.5 mm 系统的重建钢板及其相应的骨皮质螺钉（尤其是长度超过 70 mm 者）。但有时需要更大尺寸的内植物，如 4.5 mm 或 6.5 mm 螺钉。

5.4 手术室准备工作

5.4.1 Kocher Langenbeck 入路（俯卧位）

患者俯卧在透 X 线的手术台上，屈曲膝关节以减少坐骨神经的张力。从伤侧髂嵴上方下达足部都要裸露，下肢铺巾使之能自由活动（图 6.5-8）。

主刀医生站在患者的患侧，助手站在主刀医生的对面，手术室人员站在主刀医生旁边。图像增强器从主刀医生的对面进来，图像增强器显示屏放置位置要使手术医师团队和放射医师都可以清楚看到图像（图 6.5-9）。

5.4.2 髂腹股沟入路（仰卧位）

患者仰卧在透 X 线的手术台上，铺巾后中胸部、整个腹部暴露，伤侧下肢自由并适当消毒（图 6.5-10）。

主刀医生站在患者患侧，助手站在主刀医生的对面，手术室人员站在术者旁边。图像增强器从主刀医生的对面进来，图像增强器显示屏放置位置要使手术医师团队和放射医师都可以清楚看到图像（图 6.5-11）。

6 手术

6.1 手术入路

术前对骨折进行详尽的评估,将允许经过单一的手术入路,从髋臼前方或者从后方处理大部分髋臼骨折[13]。

对于前、后柱均涉及的更复杂的骨折类型,可能需要扩展的髂股入路或前后联合入路来进行显露和复位[3, 4, 14],随着手术经验的增加,采用扩展和联合入路的需求也会相应地减少。相比于单一的前入路或后入路,扩展入路会给患者带来更多的并发症,包括手术时间延长和出血量增加,诸如感染、神经损伤、外展无力、关节僵硬以及异位骨化的风

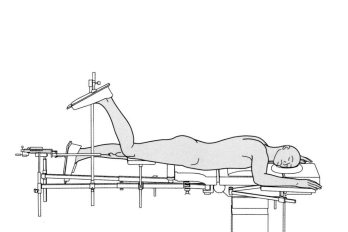

图 6.5-8 Kocher-Langenbeck 入路患者铺单(俯卧位)。

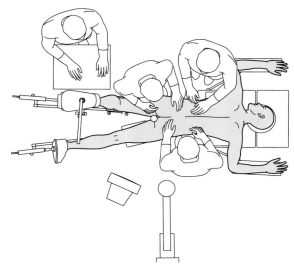

图 6.5-9 Kocher-Langenbeck 入路手术室位置安排。

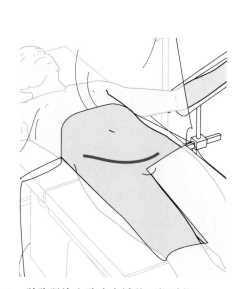

图 6.5-10 髂腹股沟入路患者铺单(仰卧位)。

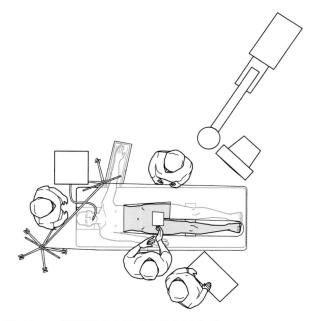

图 6.5-11 髂腹股沟入路手术室位置安排。

险也会增加[4, 14, 15]。如果患者已行耻骨上膀胱造瘘或结肠造口，髂腹股沟入路的手术感染率高，或是髋臼骨折的手术治疗延迟超过 2~3 周，更适合采用扩展的髂股入路[4]。

采用的手术入路常由手术医生的经验来决定，但是应该为关节面的解剖复位和固定提供最多的机会。

6.1.1 后入路：Kocher-Langenbeck 入路

在进行后壁或后柱骨折手术时，患者可置于侧卧位，但侧卧位时下肢的重量往往会妨碍 T 型骨折的复位，因此在这种情况下更倾向于使用俯卧位（图 6.5-8，图 6.5-9）。

在整个手术过程中，保持膝关节屈曲（90°）和伸髋可有效减小坐骨神经的张力。

切口中心位于大转子后半部分之上，向远端沿股骨干延伸约 8 cm，近端弧形绕向髂后上棘约 8 cm（图 6.5-12）。切开阔筋膜和臀大肌表面的筋膜，轻柔地钝性分离肌肉。能够在股方肌筋膜的内侧确认坐骨神经。臀大肌止点的一部分可能需要切开以减少张力。

内旋髋关节，确认短的外旋肌群（梨状肌、闭孔内肌、上孖肌、下孖肌）后标记，自股骨止点处离断翻转。为了保护为股骨头提供血运的旋股内侧动脉，短外旋肌群必须在距离其股骨止点 1.5 cm以上处离断，同时确保股方肌不受损伤。牵开闭孔内肌可显露坐骨小切迹，并保护沿肌腱表面走行的坐骨神经。牵开梨状肌可显露坐骨大切迹，但不能保护肌腱下方穿出的坐骨神经。用钝性拉钩小心放置在上述两个位置，可以显露整个髋臼的后表面。要小心地辨认并保护从坐骨大切迹穿出的臀上神经血管束。对于累及臼顶的高位横行骨折或 T 型骨折，偶尔需要作大转子截骨来获得髋臼上方负重区

的显露。然而，这也带来了潜在的骨不连和异位骨化增加的风险。

关闭伤口前，外旋肌群要缝回到大转子后方的软组织断端，或者钻孔重建其止点。如果臀大肌止点已切开，这时也要予以修补，按需放置深部和浅层的引流。缝合阔筋膜和臀大肌表面筋膜，缝合浅表层。

6.1.2 前路：髂腹股沟入路

患者仰卧于透 X 线手术床上，铺单使整个下腹部和骨盆区，以及整个臀部和患侧下肢都裸露并消毒（图 6.5-10，图 6.5-11）。切口起自髂嵴中点，弧形向髂前上棘延伸，继而与腹股沟韧带平行直至耻骨联合上方 2 cm 处。确认腹外斜肌腱膜和髂嵴骨膜的连接处并作锐性分离，在髂骨内板连续的骨膜下剥离腹肌和髂肌，髂骨内窝用纱布填塞（图 6.5-13）。

切口前方深入到腹外斜肌腱膜层，确认并牵开腹股沟管内容物。在距腹股沟韧带的止点 5 mm 处切开腹外斜肌腱膜，从髂前上棘直到腹股沟管外环。切口外侧，从腹股沟韧带处切开联合腱，腱袖保留 2 mm 以备缝合，同时要仔细地保护下方的股外侧皮神经。切口向内，可触及髂耻筋膜的反折。由于该结构内侧恰是股血管束，此时操作一定要十分仔细。保留股动脉、股静脉和淋巴系统上方的联合腱的完整，避免不必要的分离以保护这些结构。在血管的内侧，可切开联合腱，如需要，同侧的腹直肌可以自耻骨结节到耻骨联合处剥离，这样就能到达后方的 Retzius 间隙。持续导尿可以保持膀胱无张力，减少了术中对其损伤的概率。合并骨盆前环损伤可能需要做耻骨联合的固定，这时有必要部分切断对侧腹直肌。

髂耻筋膜的外侧是髂腰肌和股神经，内侧是股血管和淋巴系统。必须屈曲髋关节以减小髂腰肌张力，有利于髂腰肌、股神经血管的移动，一旦髂耻筋膜被确认和分离，则沿骨盆缘切开，自耻骨结节直到骶髂关节前方。小心地将股血管从其下方的耻骨处游离，但在探查这个区域之后做，以免损伤死

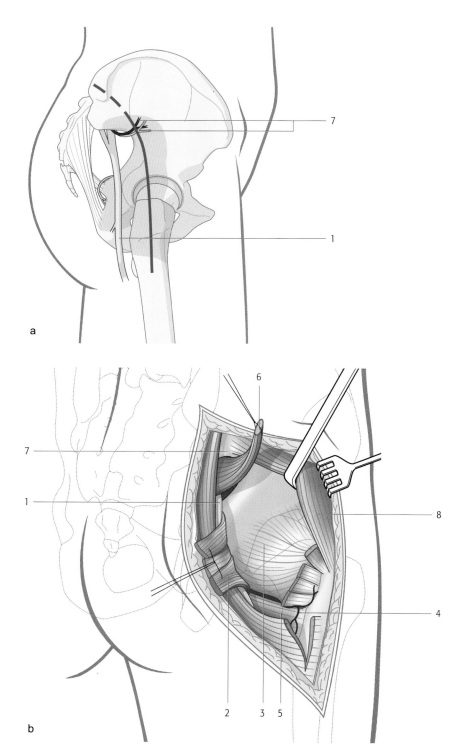

图 6.5-12 Kocher-Langenbeck 入路。

a 皮肤切口。

b 深部显露。必须时刻保护坐骨神经（1），切断短外旋肌群（2），显露后侧的髋关节囊（3）。旋股内侧血管（4）给股骨头供应血液，与股方肌（5）紧密相邻。必须避免对股方肌进行分离，以保护旋股内侧血管。切断梨状肌（6），必须保护臀上神经血管束（7），牵开臀中肌（8）。

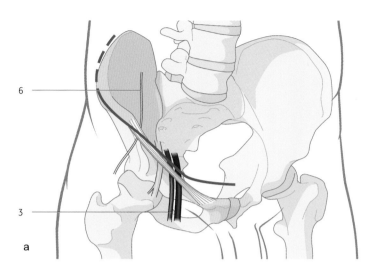

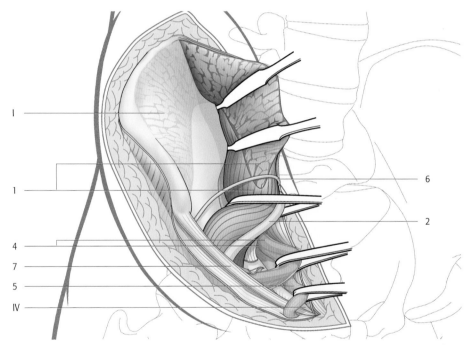

图 6.5-13　髂腹股沟入路。

a　皮肤切口。

b-c　深部显露；髂腹股沟入路形成 4 个解剖窗（Ⅰ~Ⅳ），以便到达髋臼的前柱。

Ⅰ　外侧窗：在髂腰肌的外侧。

Ⅱ　中间窗：在髂腰肌 / 股神经和髂外血管之间。

Ⅲ　内侧窗：在髂外血管和精索之间。

Ⅳ　正中窗：在精索内侧。

1　髂腰肌（已剥离）。

2　股神经。

3　股静脉和股动脉。

4　髂外动脉和静脉。

5　精索。

6　股外侧皮神经。

7　腹股沟韧带。

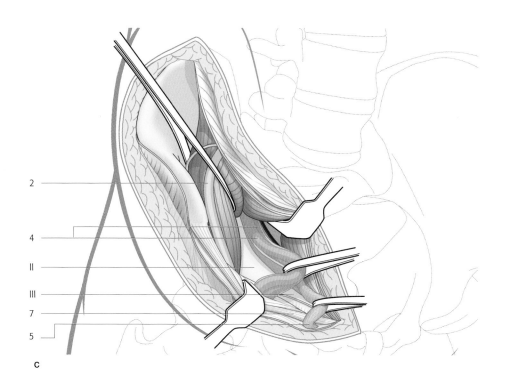

c

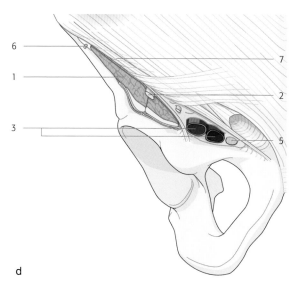

d

图 6.5-13（续）

c 深部显露（可参考前一页）。

d 半骨盆的冠状面观。股外侧皮神经和生殖股神经也得到保护。

亡冠，这是髂外动脉和闭孔或上腹深动脉之间在耻骨后形成不恒定而危险的交通支。

完整的髂腹股沟入路可以通过 4 个解剖窗口到达髋臼的前柱：

- 外侧窗：髂腰肌外侧。
- 中间窗：位于髂腰肌 / 股神经和髂外血管之间。
- 内侧窗：位于髂外血管和精索之间。
- 正中窗：精索内侧。

髂腹股沟入路的一种有效的改良是在其内侧再附加使用改良的 Stoppa 入路[8]（参阅第 6 篇第 1 章第 3 节）。这样做具有两个优点。首先，避免了腹直肌从耻骨结节上的剥离。其次，通过内侧窗有足够的空间来复位和固定骨折块，避免了进一步通过股神经和股血管之间的中间窗操作。

伤口关闭前，可以在 Retzius 间隙、四方体表面和髂窝处放置引流。腹直肌若是被剥离或撕裂，需重新将其缝到耻骨前方残留的组织袖上。用不可吸收缝线将联合腱缝到腹股沟韧带上，从而修复腹股沟管的底部。修补腹外斜肌腱膜和腹股沟外环，修复腹股沟管顶部。

6.1.3 前方骨盆内入路（改良 Stoppa 入路）

患者仰卧于透 X 线的手术床上。整个下腹部和骨盆区以及患侧整个臂都要裸露并消毒铺单。术者站在受损髋臼的对侧（图 6.5-14）。

在 Stoppa 入路中，术者必须始终保护闭孔神经血管束和腰骶神经干。

横切口位于耻骨联合上方 2 cm[8]，从同侧的腹股沟外环到对侧的外环，在腹中线处由下而上纵行劈开腹白线，近端部分操作必须小心地保持在腹膜外进行。保护膀胱，将同侧腹直肌从耻骨联合和耻骨上支处锐性切断并提起。然后，将腹直肌和腹壁下血管牵向前外侧以防止术中受损。其余的手术操作步骤在髂外血管、股神经、腰大肌深部进行。

手术中经常会碰到过多的血管吻合支，包括死亡冠，必要时可予以结扎。来自髂腰动脉的滋养血管常被骨折片切断，或者在剥离提起髂肌时撕裂。因此，在将后侧的髂肌提起之前，应当用血管夹夹住这些血管，以避免过多出血，大的淋巴结也可能需要牵开或切除。

从前向后沿着骨盆缘进一步显露，锐性分离并向上提起髂耻筋膜，向下牵开闭孔内肌筋膜。在后侧操作可以完全到达骶髂关节。提起腰大肌进一步显露髂骨的坐骨壁和骨盆缘的后方，轻柔地牵开腰大肌和髂血管，可以充分暴露骶骨两翼。对髂骨的进一步显露可以单独使用髂腹股沟入路的外侧窗（即髂窝入路）来完成。

在关闭切口时，若需要，可在 Retzius 间隙、四方体表面沿髂窝内放置引流。最后用不可吸收缝线修补腹白线，随后缝合皮肤。

6.1.4 前侧：髋关节外科脱位入路

患者取侧卧位，采用 Kocher - Langenbeck 入路。不需要离断臀中肌和显露梨状肌肌腱。用电刀标记大转子后缘的臀中肌，沿其后缘向远端即为股外侧肌后缘（图 6.5-15）。

先用电刀作标记，再沿着标记用摆锯作 1.5 cm 厚的大转子截骨。预先钻两个 3.5 mm 骨皮质螺钉孔用于截骨后固定效果更好。截骨远端必须超出股外侧肌边缘。股外侧肌沿后缘分离直到臀大肌肌腱水平，连同截下的大转子骨块向前翻转，松解残余的臀中肌后方纤维，可以使截骨块获得更大范围的移动。分别从股骨外侧和前方提起股外侧肌和股中间肌，可以获得更好的显露。臀中肌、大转子截骨块和股外侧肌作为一个整体向前方翻转。臀小肌从髋关节囊上分离并提起。髋关节屈曲和外旋可以显露髋关节和关节囊的前方、上方和后上方。

关节囊的切口起自前外侧表面，平行于股骨颈长轴。在股骨颈基底部，切口沿前关节囊返折处向远端折向前方和下方。

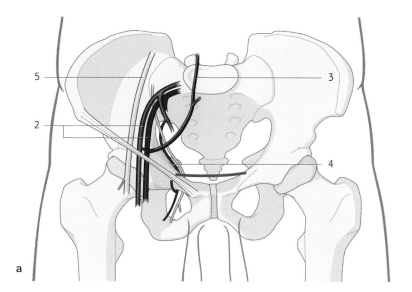

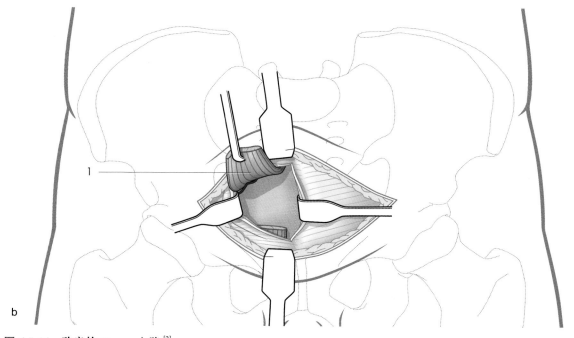

图 **6.5-14** 改良的 Stoppa 入路[2]。

a 横行皮肤切口。

b 切断腹直肌 (1)。

1 腹直肌。

2 髂外血管。

3 腹壁下血管。

4 闭孔动脉。

5 股神经。

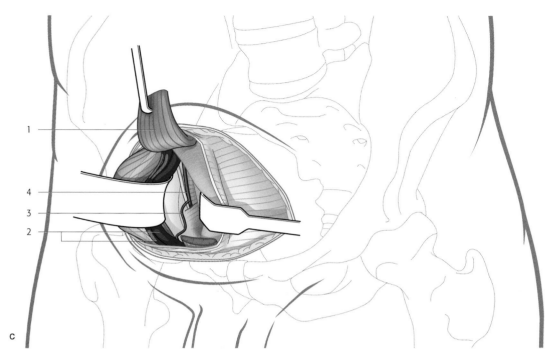

图 6.5-14（续）

c 牵开腹直肌（1）和髂外血管（2），显示腹壁下动脉（3）和闭孔动脉的吻合支（4）。

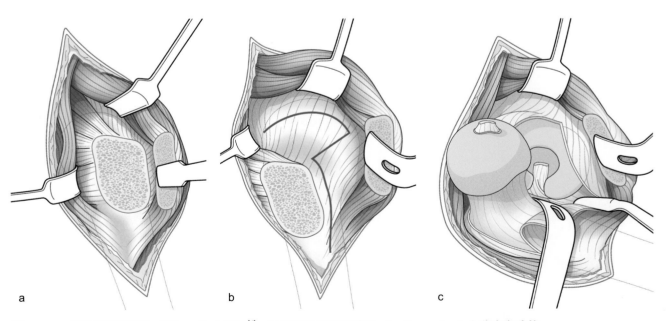

图 6.5-15　髋关节外科脱位（"Berne"入路）[4]**。最初的显露是通过 Kocher-Langenbeck 入路来完成的。**

a 转子滑行截骨，牵开转子骨块及附着的臀中肌和臀小肌，显露关节囊。

b 画出"Z"形切开关节囊的轮廓。

c 髋关节脱位，显露髋臼的关节面。

关节囊的切口必须保持在小转子的前方，以避免损伤旋股内侧动脉。

在近端，切口于髋臼缘弯向后方，保持与盂唇的平行，关节囊呈"Z"形切开。

可以通过髋关节屈曲外旋使髋关节前脱位，将小腿搁在手术床前的无菌垫子上。这样可以观察到股骨头、髋臼盂唇及整个髋臼的关节面。现在可以对关节进行清理，并固定股骨头骨折块。

关闭伤口之前，可以在阔筋膜张肌深部放置引流。缝合修补关节囊切开处。将 2 枚 3.5 mm 骨皮质螺钉朝向小转子方向拧入以固定大转子骨块。

6.1.5 扩大入路：扩展的髂股入路

患者取侧卧位，切口如倒转的"J"，从髂后上棘沿髂嵴直到髂前上棘，继续沿着大腿向前外侧延伸 [4, 11]。髂骨翼外侧的肌肉组织松解到坐骨大切迹的上缘和髋关节关节囊前上方（图 6.5-16）。

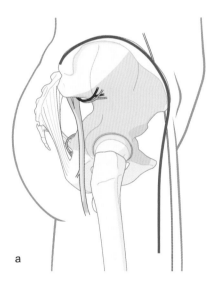

a

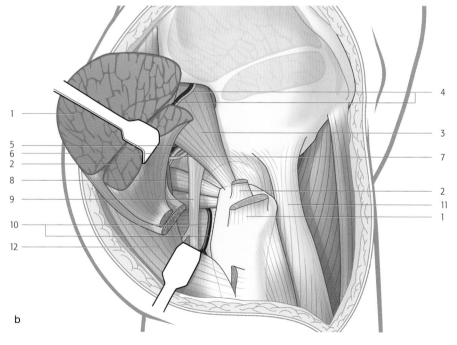

b

图 6.5-16　延长的髂股入路。

a　皮肤切口。

b　深部显露。臀中肌和臀小肌在起点处（髂骨翼）和止点处（梨状窝）游离，然后在穿出坐骨大孔的臀上血管束上方移动。必须时刻保护该血管束、坐骨神经和旋股内侧血管。

1　臀中肌。

2　臀小肌。

3　梨状肌。

4　臀上神经和动脉。

5　臀下动脉。

6　阴部神经。

7　臀下神经。

8　闭孔内肌。

9　坐骨神经。

10　旋股内侧血管。

11　股直肌。

12　臀大肌。

继续在远侧切口切开阔筋膜张肌的筋膜鞘，并从其后侧筋膜翻开肌腹。向外侧牵开 [4]，显露股直肌筋膜并分离。将股直肌的反折部和直头部牵拉向内侧，以暴露股外侧肌上的腱膜 [4]。随后，显露并纵向切开髂腰肌表面薄层鞘膜，从髋关节的前部和下部剥离肌肉。

在臀小肌和臀中肌近止点处作标记并横行切断其肌腱，留下少量腱袖以备修补。

外展肌群的起点和止点均被离断，要非常小心，避免过度牵拉臀上神经血管束，因为它从坐骨切迹穿过。

显露髋外旋肌群，进一步骨膜下剥离缝匠肌和股直肌直头，或作髂嵴截骨即可到达髂窝内侧和髋臼，从边缘切开关节囊暴露髋臼关节面。

有人已经提出其他的暴露方法 [14, 16]。这些方法中，最有价值的是 Mears 可延展的放射状入路 [16]。

6.2 复位技术和内固定

术中牵引可以将仍有关节囊或软组织附着的骨折块间接复位。

将股骨头牵开，以便探查关节腔。使用 Judet 骨折治疗床 [4] 或将患者置于能透 X 线的手术床上，小腿铺巾后可在手术台上自由活动：可直接在大腿或通过一枚由外侧拧入股骨颈和股骨头的 Schanz 螺钉实施牵引；尔后能够使用大的通用牵开器。

有许多不同的特殊复位器械可供选用。可能需要用其中几个纠正每一个移位方向。"唐王"（King Tong）和"唐后"（Queen Tong）钳设计用于从髂前下棘到骨盆内、外侧面或到坐骨大切迹的骨块的钳夹。Farabeuf 钳（大号的骨盆复位钳）可把持主要骨折线两侧骨块上的临时螺钉，通过钳子本身的杠杆传递，产生足够的钳夹挤压力量，并可控制骨折块的旋转（视频 6.5-1）（参考第 3 篇第 1 章第 1 节）。

髋骨很多部位的骨质能够为螺钉提供很好的把持力，如髂嵴、臀肌粗隆以及坐骨支柱、前柱与后柱。

通常先复位并固定脱位的骶髂关节或移位的骶骨骨折，然后复位髋臼骨折。

6.2.1 经后路切开复位内固定

牵开髋关节的最好办法是使用大号的通用牵开器，近端用 1 枚 5 mm 的 Schanz 螺钉置于坐骨支，远端用螺钉置于股骨小转子水平。这样可以显露关节，清理游离骨块，复位髋臼缘的塌陷骨折。放松牵引，则股骨头可作为髋臼关节面复位的模板。在大转子开一小窗，取自体骨松质移植到支撑复位后的髋臼边缘塌陷骨折（图 6.5-17）。

后壁骨折：62A1 型

每个后壁骨折块都要将内侧面的软组织尽量清除，以便于精确复位，同时保留尽可能多的关节囊附着，以保留骨块的血液供应。将这些骨折块复位后用直的顶棒维持，然后用克氏针作临时固定。用 3.5 mm 的重建钢板置于复位后的后壁作支撑固定，近端固定于髂骨，远端固定于坐骨。按照

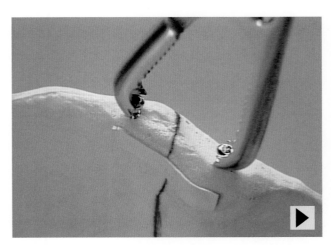

视频 6.5-1 Faraboeuf 钳通过骨皮质螺钉把持骨折块，协助髂骨翼骨折块的复位。

后壁的形态稍稍塑形钢板，有助于复位并对骨折产生加压固定作用（图 6.5-18，视频 6.5-2）。用 1 枚或多枚拉力螺钉穿过钢板，通过钢板将后壁骨块固定于后柱，防止骨折的移位。如果骨折严重粉碎妨碍拉力螺钉固定每一个关节骨块，就用弹簧钩钢板（图 6.5-19）。塑形后，钢板参照股骨头将小碎骨块复位并支撑。仔细确认钢板的钩端没有钉在髋臼唇上缘，并且离髋关节的边缘足够远，以免刮伤股骨头。

后柱骨折：62A2 型

髋臼后柱通常向后内侧移位并伴有骨块内旋。

理解导致移位的旋转因素可以帮助精确地复位。

复位时，将 4.5 mm 的双皮质螺钉拧入骨折两端主要的后柱骨块（某些骨盆器械配套采用 3.5 mm 双皮质螺钉），使用持钉钳夹住螺钉复位。此外，还可用 5 mm 的 Schanz 螺钉拧入坐骨或使用带阻

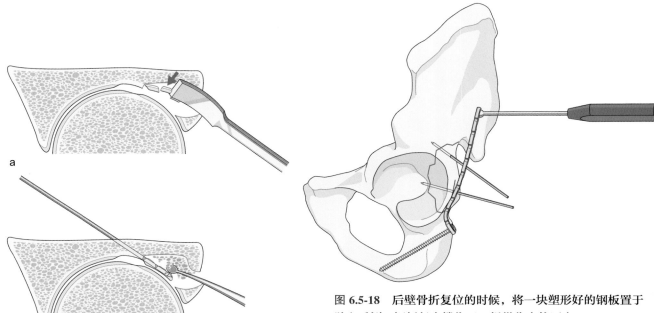

图 6.5-18 后壁骨折复位的时候，将一块塑形好的钢板置于髋臼后侧。钢板起支撑作用，提供稳定的固定。

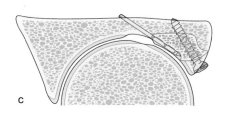

图 6.5-17 后壁骨折。
a 关节面四周边缘塌陷。必须小心地抬起这部分关节面，并以股骨头为模板塑形复位。
b 复位后的骨缺损可以使用自体骨松质或骨替代物充填。
c 后壁骨折复位后可用可吸收针、克氏针或 3.5 mm 螺钉固定。

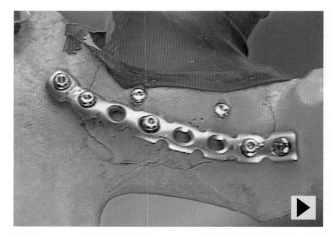

视频 6.5-2 用拉力螺钉和 3.5 mm 重建钢板固定髋臼后壁骨折，钢板塑形后起支撑作用。

挡的尖齿骨盆复位钳置于坐骨切迹，纠正后柱下部骨块的旋转移位。操作过程中臀神经血管蒂容易损伤，必须注意保护。骨折复位并用克氏针临时固定后，从坐骨到髂骨，使用 3.5 mm 的重建钢板固定（图 6.5-20）。用 1 枚拉力螺钉越过骨折线拧入前柱，就能提供绝对稳定。后柱骨折（A2 型）很少单独发生，经常伴发后壁骨折。在这些病例中，最后要使用单独的支撑钢板来固定后壁骨块。

横行骨折：62B1 型

手术中使用的技术与治疗 A2 型骨折相类似。因为合并前柱骨折，复位将更加困难。介绍一种操作技巧：先用一块钢板固定一侧的骨块，用其作为复位工具，暂时固定并探查复位情况。然后改用 3.5 mm 的重建钢板和拉力螺钉固定髋臼后方。该拧紧钢板贴近后柱的同时，应当用它对前柱骨折块实施加压（图 6.5-21）。在 A1 型后壁骨折中使用的钢板塑形实际上在纯粹的 B1 型横行骨折中会导致前柱的分离。从后柱向前柱的拉力螺钉可以防止前柱移位。该螺钉通常经后侧加压钢板放置，并且必须与四边体表面平行，以免穿入关节（图 6.5-22）。如果有关节面四周压缩骨折，必须解剖复位并用自体骨松质（或骨替代物）填充骨缺损。可以用可吸收钉、克氏针或螺钉临时复位。

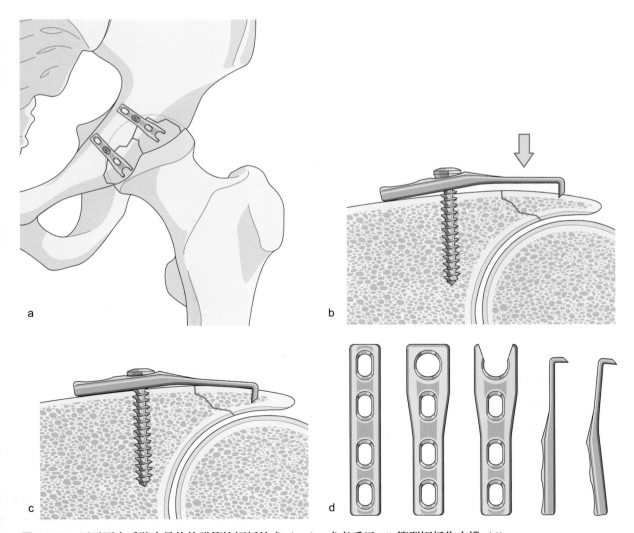

图 6.5-19 用于固定后壁小骨片的弹簧钩钢板技术（a-c）。术者采用 1/3 管型钢板作支撑（d）。

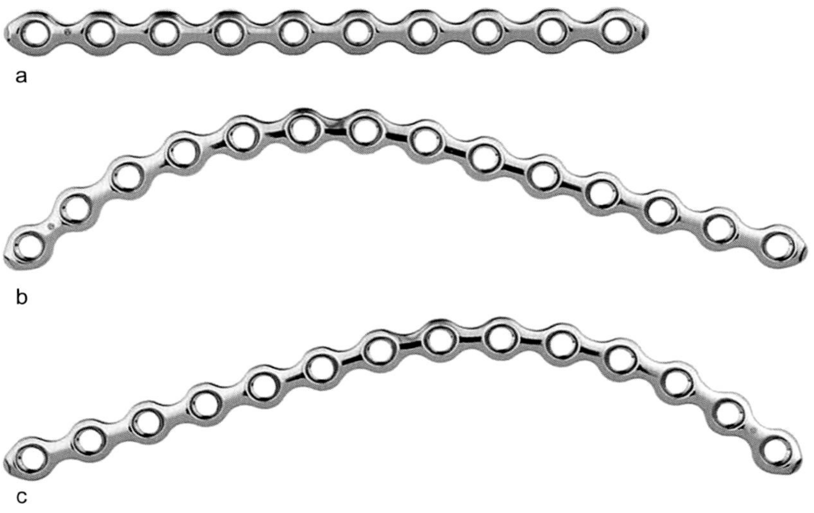

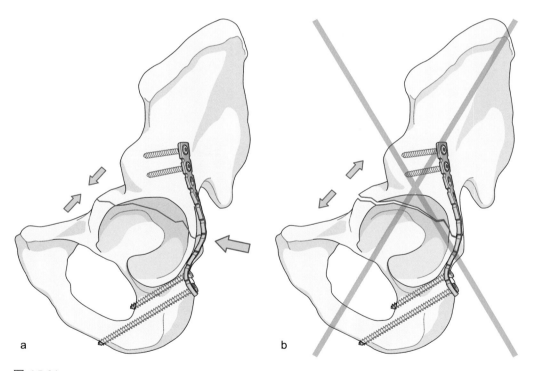

图 6.5-20　窄薄型骨盆器械系列包括各种外形的新的广角 3.5 mm 重建钢板，以及相应的新工具。

图 6.5-21

a　髋臼横行骨折的固定过程中，后方放置过度塑形的钢板会在骨折块前方产生压力并有助于复位。

b　相反地，髋臼横行骨折复位时后方放置塑形不足的钢板，会导致骨折块前方发生分离。

前柱 / 前壁骨折：62A3 型

屈曲髋关节以松弛跨越其前方的结构，有利于骨折的复位。用从股骨外侧拧入股骨头的 Schanz 螺钉进行手法牵引，可望通过韧带牵拉促进骨折复位。将第二枚 Schanz 螺钉置入髂嵴处以帮助复位外旋移位的骨折块。

将前柱复位至未受损的髂骨翼上，用克氏针或 3.5 mm 拉力螺钉临时固定在坐骨支柱上，最后将所有的前壁和耻骨上支的骨块复位后临时固定（图 6.5-23）。

由于通过本入路无法直接看到关节面，手术的每一步骤，包括每一块骨折碎片的精确复位，对于最终的效果都是非常关键的。

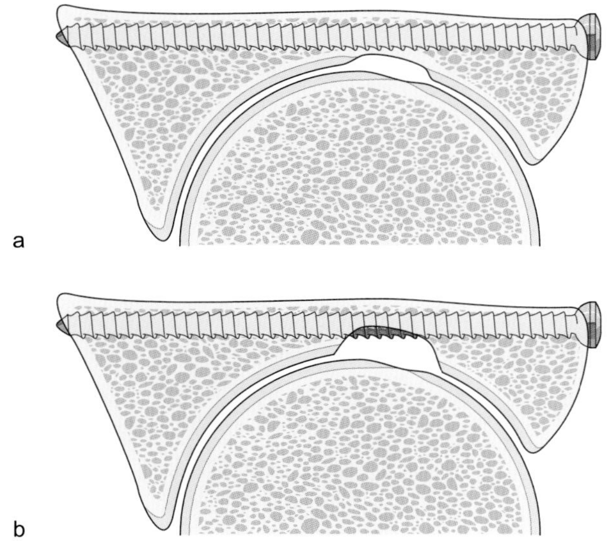

6.3　复杂型骨折

6.3.1　横行 T 型骨折：62B2 型

这部分是所有骨折类型中最难处理的，髋臼下方闭孔环的完整性被垂直的骨折线破坏为前后两部分骨块。

通过后路固定该类骨折，成功与否在于术者是否能通过坐骨大切迹触摸到前柱骨块和坐骨支的骨折线。要想通过对后柱骨块的操作来控制与之分离的前柱骨块是不可能的，因此术者必须熟悉如何将复位器械经坐骨切迹置入，并在后柱临时固定后用该器械来操控前柱骨块。仅有一种情况例外，那就

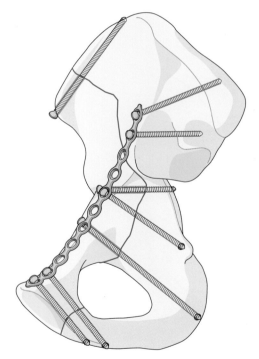

图 6.5-22

a 平行于四边体表面的拉力螺钉的最佳位置。

b 位置过深，穿入髋臼窝的螺钉可以保留至骨折愈合（然后再取出）。

图 6.5-23　骨盆边缘保护钢板。它通过一块用与复位的骨片表面匹配的预弯小块骨盆重建钢板来保护骨折复位后的拉力螺钉固定。该钢板桥接复位的前柱骨盆边缘部分，它向上延伸至骶髂关节前方髂窝内部，向下延伸至耻骨上支和耻骨体的完整部分。通过钢板螺孔放置数量足够的螺钉。有时可经钢板打入骨块间拉力螺钉。每个螺钉都应当置于关节外。

是后柱的内植物绕向前柱，但复位也是十分困难。如同治疗单纯的 B1 型横行骨折，用后侧加压钢板和拉力螺钉完成最终固定。

一些外科医生喜欢的另一种策略是，前入路直接复位前柱并用 1 块钢板固定，后柱间接复位用 1 枚拉力螺钉固定。

6.3.2 前柱和后半横行骨折：62B3 型

重建始于将髋臼周围的骨折块复位至完整的骨盆上。从外周向关节面依次复位骨折块并作固定。将前柱复位至未受损的髂骨翼上，用克氏针或 3.5 mm 拉力螺钉临时固定在坐骨支柱上。

在前柱解剖复位和固定之后，将旋转和内侧移位的后柱复位至恢复后的前柱。这通常需要用特殊设计的骨盆复位钳和打入股骨头的 Schanz 螺钉进行髋关节侧方和前方牵引。复位钳的一端尖齿通过

小切口有限显露置于髂骨的外侧面，另一端尖齿置于四边体骨板和（或）后柱。再用一把小的骨钩或 Collinear 钳，沿四边体骨板滑入坐骨棘，可以将后柱向前柱方向提拉，以利于复位。后柱复位后，用 3.5 mm 拉力螺钉从髋臼上方骨盆内缘处拧入后柱。螺钉要平行于四边体表面，朝向坐骨棘（图 6.5-24，图 6.5-25）。其他有效的方法和技巧请参阅第 3 篇第 1 章。

大多数骨折的最终固定需要使用 3.5 mm 重建钢板，塑形后沿髂窝、越过髂耻隆起直至耻骨支和耻骨结节（图 6.5-24）。通常不越过耻骨联合，除非合并耻骨支骨折或骨盆环损伤累及耻骨联合。钢板要很好地塑形，否则固定后会造成髋臼骨折的移位。

6.3.3 双柱骨折：62C 型

C 型骨折的治疗与用于治疗 B3 型骨折方法类

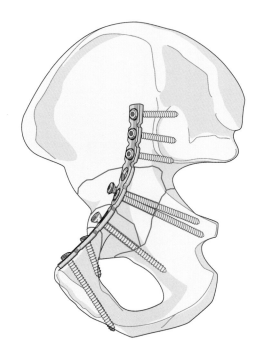

图 6.5-24 通常，前路的固定使用 1 块按骨盆内缘塑形的 3.5 mm 重建钢板，至少各有 2 枚螺钉固定在耻骨和完整的髂骨翼，其他为双皮质螺钉或拉力螺钉固定。本图中，共有 3 枚拉力螺钉拧入后柱，其中 1 枚通过钢板固定，另 2 枚在钢板外固定。

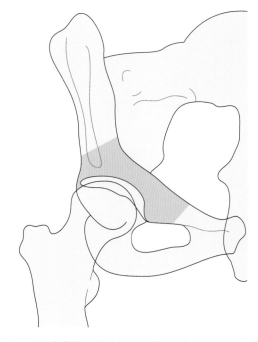

图 6.5-25 通过髂腹股沟入路放置螺钉的危险区域。本图中在闭孔斜位上的阴影即为手术中必须注意的部位，危险区域从髂耻隆起的前缘到髂前下棘的前缘，由于该区域内螺钉很容易穿入关节腔。因此仅在必要时应用，且螺钉必须保持与四方体板平行或只穿透单层皮质。

似，复位通常通过前侧入路进行。

每条骨折线都应仔细冲洗，并清创去除血肿和小碎片。从髂嵴到耻骨联合前柱的重建必须完美，为随后将后柱复位至前柱提供解剖模板。前柱骨块常发生典型的短缩和外旋，为了将其复位至未受损的髂骨上，常需纵向大力牵引。

前柱复位和固定之后，再处理后柱骨折，复位和固定技巧类似于 B3 型骨折（图 6.5-24，图 6.5-25）。

有一些伴随骶髂关节垂直移位的双柱骨折（C型）可能需要使用扩展髂股入路来处理。

7 复位与固定的评估

复位和初步固定后，必须对重建的髋臼进行评估，用影像增强器和术中 X 线摄片（骨盆前后位、闭孔斜位、髂骨斜位）证实复位满意，并在关闭切口前确认关节内没有内植物[17]。

按照入路的不同，可以用手指沿着四边体表面或穿过坐骨大、小切迹进行触摸，从而判断后柱相对于前柱的复位程度。也可以在活动髋关节的同时，用一个手指在四边体表面触摸，若感知到关节内有"咔嗒"声，则提示关节内有残留的骨块或内固定的螺钉。

8 髋臼骨折伴骨质疏松

在一些老年患者中，髋臼骨折经手术固定后能获得很好的治疗效果。然而，严重的骨质疏松会难以获得稳定的固定。而且年龄越大，复位不良的可能性也越大[18]。因此，在老年病例中，如果有以下情况，则需要考虑一期全髋关节置换术：

· 显著的骨关节炎。
· 关节内粉碎骨折。
· 股骨头塌陷或损坏。
· 髋臼关节面压缩超过髋臼表面的 40%。
· 其他导致复位不良的因素[13, 15]。

有经验的术者可以通过前侧或后侧入路作有限

切开复位和内固定，恢复解剖关系来进行急性髋关节置换术。

若患者术前有严重的合并症，必须考虑非手术治疗或微创和经皮固定[19]。

9 术后处理与康复

所有患者都应预防性应用抗生素，推荐使用血栓预防治疗。建议术后行 X 线摄片（骨盆的前后位、闭孔斜位和髂骨斜位）。如果 X 线片不能证实复位是否充分，或不能清晰地显示螺钉是否穿入关节腔，需要行 CT 扫描，后者能有效评估关节的对合程度。

在髂股入路、Kocher-Langenbeck 入路以及扩大的髂腹股沟入路延及髂骨翼时，从髂骨翼外侧面作肌肉剥离后常有异位骨化形成。轻度的异位骨化没有症状，但严重时可以导致关节挛缩甚至关节强直。每日 1 次口服吲哚美辛（75 mg 缓释剂），连续 6 周，可预防异位骨化[15]。单次小剂量辐照（800cGy）同样有效[15]。

应当强调早期活动，鼓励患者术后头 24~48 小时就坐起来。

随后可允许患者进行足趾触地的扶拐负重，并在理疗师指导下进行肌力和步态训练，术后 6~8 周内不得增加负重。如果采用扩大的髂股入路或经大转子截骨入路，术后 6~8 周内应避免主动外展活动。术后第 3 个月，根据影像学上骨折的愈合情况，允许患者逐渐过渡到完全负重。

10 并发症

10.1 早期并发症

术中并发症包括[4, 6, 9, 14]：

- 神经、血管损伤。
- 复位欠佳。
- 螺钉穿入关节。
- 肺栓塞（PE）。

术后早期并发症包括[4, 8, 9, 14]：

- 深静脉血栓形成（DVT）。
- 皮肤坏死。
- 感染。
- 复位丢失。
- 血栓栓塞和致命的肺部栓塞。

感染发生率为 4%~5%[4]，用扩大入路时更高。医源性坐骨神经损伤或原有的症状加重，能造成严重的问题。当与手术团队的经验有关时[15, 20]，甚至是最有经验的术者报道的并发症也可达 2%~3%[10]。通过下肢静脉彩超发现深静脉血栓形成的发生率约为 30%。最近研究发现，肺栓塞总的发生率为 1.7%，而致命的肺栓塞发生率为 0.3%。

10.2 晚期并发症

晚期并发症包括[4, 9, 14, 21]：

- 异位骨化。
- 软骨溶解。
- 缺血坏死。
- 创伤性关节病。

众多研究结果表明，约 20% 患者发生骨性关节炎，这是最常见的远期并发症。

创伤性关节病与复位的质量直接相关——复位越好，结果优良的概率越高。

不到 10% 的患者发生其他并发症。髋臼骨折手术内固定后最多见的并发症是异位骨化（无论有无临床意义），发生率为 18%~90%[4, 10]。髋臼骨折手术后股骨头坏死的发生率为 3%~9%。

11 预后与结局

影响患者功能效果的因素包括[1, 8, 20]：

- 患者因素：如年龄、合并症、合并的损伤。
- 骨折因素：如粉碎且塌陷，累及臼顶负重区，合并髋关节脱位，股骨头损伤。
- 手术因素：精确复位（超过 2~3mm 的复位不良会导致结果欠佳）。
- 并发症：如感染、异位骨化、缺血坏死。

临床结局和骨折复位的精确程度密切相关[1, 4, 8, 10, 18]。但关节炎的影像学表现有时不能完全反映患者的临床结局。部分患者有影像学表现但没有临床症状，另有部分患者有关节炎症状但没有影像学表现。这种情况可能缘于 X 线片自身的限制。尽管髋臼骨折术后有 20% 的患者会出现骨关节炎，但多中心的研究结果[9] 显示，仅有 8% 的患者需要再次手术，例如行髋关节置换。实际上，髋臼骨折术后 5 年的优良率可达 75%~80%。尽管在手术入路时切开了髋关节周围肌肉组织，大部分患者仍能恢复正常的肌肉强度，仅在站立和患肢活动时稍有差异。

临床结局评价采用肌肉骨骼功能评分（MFA），发现部分髋臼骨折患者术后的功能差于正常人群。这说明即使 Merle d'Aubignd 临床评分优良，患者也很少能完全恢复到受伤前的功能水平[1]。

参考文献

1. **Tannast M, Najibi S, Matta JM.** Two to twenty-year survivorship of the hip in 810 patients with operatively treated acetabular fractures. *J Bone Joint Surg Am*. 2012 Sep 5;94(17):1559–1567.

2. **Judet R, Judet J, Letournel E.** Fractures of the acetabulum: classification and surgical approaches for open reduction. Preliminary report. *J Bone Joint Surg Am*. 1964 Dec;46:1615–1646.

3. **Letournel E.** Acetabulum fractures: classification and management. *Clin Orthop*

Relat Res. 1980 Sep;(151):81–106.

4. **Letournel E, Judet R.** *Fractures of the Acetabulum.* Berlin: Springer-Verlag; 1993.

5. **Tile M, Helfet DL, Kellam JF, et al.** *Comprehensive Classification of Fractures in the Pelvis and Acetabulum.* Berne, Switzerland: Maurice E Müller Foundation; 1995.

6. **Haidukewych GJ, Scaduto J, Herscovici D Jr, et al.** Iatrogenic nerve injury in acetabular fracture surgery: a comparison of monitored and unmonitored procedures. *J OrthopTrauma.* 2002 May;16(5):297–301.

7. **Gary JL, VanHal M, Gibbons SD, et al.** Functional outcomes in elderly patients with acetabular fractures treated with minimally invasive reduction and percutaneous fixation. *J Orthop Trauma.* 2012 May;26(5):278–283.

8. **Tornetta P 3rd.** Displaced acetabular fractures: indications for operative and nonoperative management. *J Am Acad Orthop Surg.* 2001 Jan-Feb;9(1):18–28.

9. **Giannoudis PV, Grotz MR, Papakostidis C, et al.** Operative treatment of displaced fractures of the acetabulum. A meta-analysis. *J Bone Joint Surg Br.* 2005;87(1):2–9.

10. **Matta JM.** Fractures of the acetabulum: accuracy of reduction and clinical results in patients managed operatively within three weeks after the injury. *J Bone Joint Surg Am.* 1996 Nov;78(11):1632–1645.

11. **Tornetta P 3rd.** Non-operative management of acetabular fractures: the use of dynamic stress views. *J Bone Joint Surg Br.* 1999 Jan;81(1):67–70.

12. **Geerts W.** Venous thromboembolism in pelvic trauma. In: Tile M, Helfet DL, Kellam JF, Vrahas M, eds. *Fractures of the Pelvis and Acetabulum: Principles and Methods of Management.* Stuttgart: Thieme; 2015:377–399.

13. **Mears DC, Velyvis JH.** Acute total hip arthroplasty for selected displaced acetabular fractures: two to twelve-year results. *J Bone Joint Surg Am.* 2002 Jan;84-A(1):1–9.

14. **Starr AJ, Watson JT, Reinert CM, et al.** Complications following the "T extensile" approach: a modified extensile approach for acetabular fracture surgery—report of forty-three patients. *J Orthop Trauma.* 2002 Sep;16(8):535–542.

15. **Burd TA, Lowry KJ, Anglen JO.** Indomethacin compared with localized irradiation for the prevention of heterotopic ossification following surgical treatment of acetabular fractures. *J Bone Joint Surg Am.* 2001 Dec;83-A(12):1783–1788.

16. **Mears DC, Rubash HE.** Extensile exposure of the pelvis. *Contemp Orthop.* 1983;6:21–31.

17. **Norris BL, Hahn DH, Bosse MJ, et al.** Intraoperative fluoroscopy to evaluate fracture reduction and hardware placement during acetabular surgery. *J Orthop Trauma.* 1999 Aug;13(6):414–417.

18. **Murphy D, Kaliszer M, Rice J, et al.** Outcome after acetabular fracture. Prognostic factors and their inter-relationships. *Injury.* 2003 Jul;34(7):512–517.

19. **Ganz R, Gill TJ, Gautier E, et al.** Surgical dislocation of the adult hip a technique with full access to the femoral head and acetabulum without the risk of avascular necrosis. *J Bone Joint Surg Br.* 2001 Nov;83(8):1119–1124.

20. **Butterwick D, Papp S, Gofton W, el al.** Acetabular fractures in the elderly: evaluation and management. *J Bone Joint Surg Am.* 2015 May;97(9):758–768.

21. **Collinge C, Archdeacon M, Sagi HC.** Quality of radiographic reduction and perioperative complications for transverse acetabular fractures treated by the Kocher-Langenbeck approach: prone versus lateral position. *J Orthop Trauma.* 2011 Sep;25(9):538–542.

致谢 · 我们特别感谢 Craig S Bartlett 和 David L Helfet 在《骨折治疗的 AO 原则》第 2 版中对本章所做的贡献。

第 **6** 章 股骨与假体周围骨折
Femur and periprosthetic fractures

第 **1** 节 股骨近端
Femur, proximal

纪方 译

1 引言

在世界范围内，股骨近端骨折占用了创伤骨科最大量的资源。随着人口老龄化的进程，我们需要密切关注极易发生股骨近端骨折的老年患者，包括手术技巧和给患者提供很好的医疗与护理。

1.1 流行病学

大部分老年人的髋部骨折都是由摔倒引起的。在 2000 年的调查中，全世界范围内大约有 424 000 例男性髋部骨折和 1 098 000 例女性髋部骨折。随着老年人口比例的增长和寿命的延长，预计截止到 2025 年，男性髋部骨折将增加 89%，也就是说每年男性髋部骨折可以达到 80 万例，而女性髋部骨折可能会增加 69%，从而达到每年 180 万例[1]。此外，大概有 5% 的老年髋部骨折患者会同时发生一个其他的脆性骨折，最常见的就是腕部骨折，有 8% 的概率在接下来的 8 年里对侧的髋部也会发生骨折[2]。

老年髋部骨折患者 1 年内的死亡率约为 30%。大部分患者会伴有行动能力的显著下降，而大约有 1/3 患者存在长时间的日常活动下降，骨折降低了他们自主生活的能力[3]。

1.2 特征

高龄患者人群是被特别关注研究的，从而形成了一种更有效的、多学科的团队治疗方法。这个团队的组成包括内科医生、老年科医生、麻醉科医生、物理治疗师、护理人员，当然还有骨科医生。团队会为这样一个特殊的人群提供更加迅速而有效的治疗。

2 评估与诊断

2.1 病史和体格检查

完善的老年科、麻醉科和骨科的评估是非常重要的，一旦考虑患者在临床上适合手术，就应该立即进行手术，不应拖延。

这类患者通常都会有一个简单的跌倒病史，出现疼痛和不能负重。如果这位患者在摔跤之前就有髋部疼痛，那可能是伴随着病理性或者是应力性骨折，或者之前就存在髋关节炎。完整的既往史对于区分合并症和潜在的导致再次摔跤的原因是非常重要的。关键的预后评判因素包括他的行动能力、居住状态和认知状态，这些都要记录在册。

临床检查主要是表现为下肢短缩和外旋畸形，伴有严重的髋部旋转疼痛。完整的内科检查是非常必要的，同时骨科医生还必须要评估是否有合并上肢的脆性骨折，有没有神经血管的损伤，要评估伤肢的神经血管的状态，再看看有没有周围血管的疾病，同时检查有没有褥疮。更多的细节在脆性骨折和老年骨科治疗章节里进一步阐述（参见第 4 篇第 8 章）。

对于年轻患者，髋部骨折通常发生在高能创伤后，因此这些患者需要对多个系统创伤进行全面评估。

2.2 影像学检查

一个标准的骨盆正位 X 线片加上同侧股骨近段侧位 X 线片都是很必要的。我们要特别关注的是股骨近端外侧的皮质，要看有没有无移位的骨折线或者冠状位劈裂的骨折线，以此预判术中出现的问题。这样的骨折线有可能会把所谓的简单骨折变成一种复杂的骨折。如果是用髓内钉，那么为了测量股骨干髓腔的宽度，同时也要评估股骨干的形态，影像学检查一定要包含股骨的骨干部分。对于股骨前弓非常大的病例，是不太可能插入髓内钉的，因为这个髓内钉的尖端可能会穿透骨干前方的皮质或者导致骨折。

没有外伤史的老年人，负重时出现的髋部疼痛和不能负重，需要考虑有隐匿性的髋部骨折。这种骨折没有下肢畸形，但是存在髋部压痛，在负重或者旋转的时候出现疼痛。如果 X 线片没有发现骨折，那么需要进行磁共振检查，因为它比一般的 CT 扫描在诊断隐匿性骨折上有更高的精度 [3, 4]。

3 解剖

髋关节是一个杵臼关节，除了圆韧带附着的位置，股骨头是完全被软骨覆盖的。在幼儿时期，股骨头的血供来源于圆韧带血管加上来自股骨颈的逆行血流（图 6.6.1-1）。这种血供依赖于关节囊附着处的血管，两条后方动脉和一条前方动脉。在向成年转化的过程中，大多数个体失去了来自圆韧带的血供，变成依赖来自关节囊和股骨颈里面吻合支的逆行血流。这样，有移位或者粉碎的股骨颈囊内骨折，可能阻断股骨头的血供，股骨头缺血性坏死或骨折不连接的风险很高。在年轻患者，骨折早期解剖复位和坚强固定的效果最好，股骨头缺血坏死的概率比较低 [5, 6]。不过，在老年患者，为了避免这些并发症，需要做股骨头假体置换。

与之相反，在转子部有非常多的肌肉和韧带附着，所以这个部位的血供非常丰富，此部位的骨折可能会导致大量失血。良好的血供确保骨折有很高的愈合率，但是肌肉的附着可以导致很明显的骨折部位畸形，所以畸形愈合非常常见。如果骨折线是经过大转子和小转子的（也就是转子间），两个转子都可能是分离的。主要骨折线也可以通过大转子但不累及小转子（转子周围骨折）。

骨折线可以延伸到引起畸形的力量甚至更大的转子下区域，如果解剖对线没有恢复，还会形成一个高张力的环境。这样，在转子下区域骨折不愈合比较常见，它也是骨转移和病理性骨折的常见部位。

4 分型

4.1 AO/OTA 骨折脱位分型

根据 AO/OTA 的骨折脱位分型，股骨近端骨折分为 3 型（图 6.6.1-2）。

AO/OTA 骨折脱位分型将转子骨折进一步分为 3 个亚型：31A1 骨折是个内侧骨皮质有很好骨性支

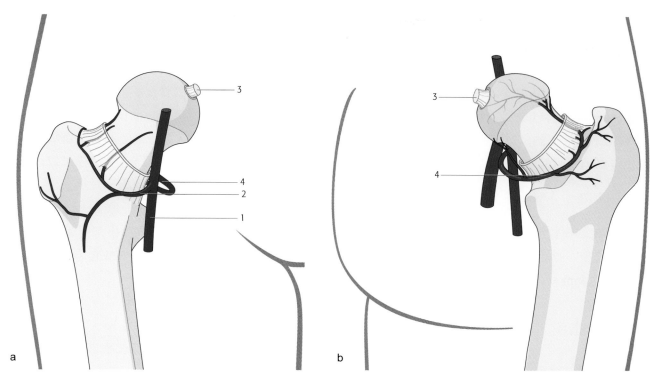

图 6.6.1-1 股骨头血供，前侧（a）和后侧（b）观。股骨头血供存在变化，但 60% 的患者旋股内侧和旋股外侧动脉来源于股深动脉（1）。大部分股骨头的血供来自于旋股外侧动脉（2），它发出 3 或 4 支分支，支持带动脉。这些分支沿股骨颈滑膜反折部分向后上行走，直达股骨头软骨边缘。圆韧带内的血管（3）来源于闭孔动脉。旋股内侧动脉的升支（4）供应股骨大转子，并与旋股外侧动脉吻合。

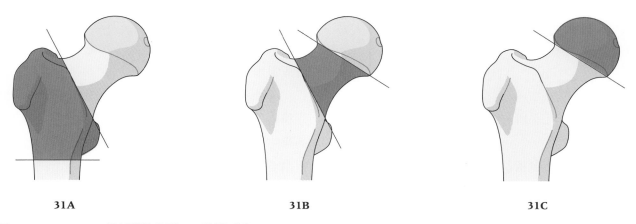

图 6.6.1-2 AO/OTA 骨折脱位分型——股骨近端。

31A 股骨转子部骨折。
31B 股骨颈骨折。
31C 股骨头骨折。

撑的、简单的两部分转子周围骨折，人们认为它在解剖复位后是个稳定的骨折；31A2 骨折是转子部粉碎骨折，其外侧壁不完整，这种骨折被认为是不稳定的；31A3 骨折是个在小转子平面有水平骨折线的转子间骨折（反斜型）；如果骨折的中心位于小转子下缘的远侧，那这种骨折就分类为股骨干近侧 1/3 的骨折（32A）。

4.2 其他重要分型

其他的比较常用的分类系统包括转子间骨折的 Evans 分型、股骨颈囊内骨折的 Garden 分型和股骨头骨折的 Pipkin 分型等 [7, 8]。

5 手术指征

- 任何移位的股骨近端骨折，累及股骨头、股骨颈或转子部。
- 多发伤。
- 没有移位的股骨近端骨折（以确保骨折不会发生移位）。

6 术前计划

6.1 手术时机

大体上，几乎所有股骨近端骨折患者都需要手术治疗。

非手术治疗包括长时间制动，大多使用外夹板或复位装置（牵引或者髋人字石膏），这种方式对患者来说是累赘的，且护理工作费力，花费高而效果差。通过老年科治疗团队的评估，有 5%~8% 的股骨近端骨折的老龄患者由于患终末期疾病，没有机会接受手术治疗，只能进行这种姑息的治疗。

对股骨颈囊内骨折移位的年轻患者，必须毫不迟疑地进行内固定，以挽救股骨头。解剖复位是很重要的，这通常需要切开复位和稳定内固定。

一个脱位的髋关节不论有没有骨折，都必须要紧急复位并维持在整复的位置上。最好在患者全麻肌肉松弛下求得复位。复位后应当检查髋关节的稳定性，再拍一张标准的骨盆正位片。髋关节间隙的宽度和匹配性要和对侧进行比较。在患侧，嵌入的骨块、破裂和反折的盂唇，还有折叠的圆韧带都可能造成关节间隙变宽。髋关节 CT 扫描可以评估关节内游离的骨块和股骨头的压缩和骨折。

对于大部分老年髋部骨折患者，越早治疗越好，因为将没有抵抗力的患者长久限制在床上还需要镇痛，原有的医疗问题将加重（参见第 4 篇第 8 章）。

6.2 内植物的选择

所有手术治疗选项的基石就是骨折的解剖复位和所用内植物的正确安置。

对于转子部骨折（31A1 和 31A2），髓内钉内固定可能手术时间更短、失血量更少、负重更早。但是还没有证据表明在囊外骨折的治疗上髓内钉优于用滑动螺钉做髓外固定 [9]，而且髓内钉固定的再手术率明显比较高。

相比之下，反斜行骨折（31A3）用髓内钉固定的效果更好；不过，用带转子稳定钢板的滑动螺钉固定也是有效的（图 6.6.1-3）。

滑动髋螺钉系统（如动力髋螺钉，DHS）是治疗稳定的股骨近端骨折（31A1）的首选内植物 [10]。如果它已经准确地安置在股骨头的中心，就允许骨折沿着髋螺钉的杆滑动而获得二次加压（图 6.6.1-4）；如果螺钉位于股骨颈的上 1/4，常由于切出而导致失败，尤其是骨质疏松的患者。为了避免这样的情况，中心放置导针是非常重要的，必须通过两个平面的 X 线检查（视频 6.6.1-1）仔细检查，从而使尖顶距小于 25 mm。

在正位和侧位 X 线片上，髋螺钉的导针必须位于股骨头中心。

髓内系统，像股骨近端防旋钉或者股骨转子

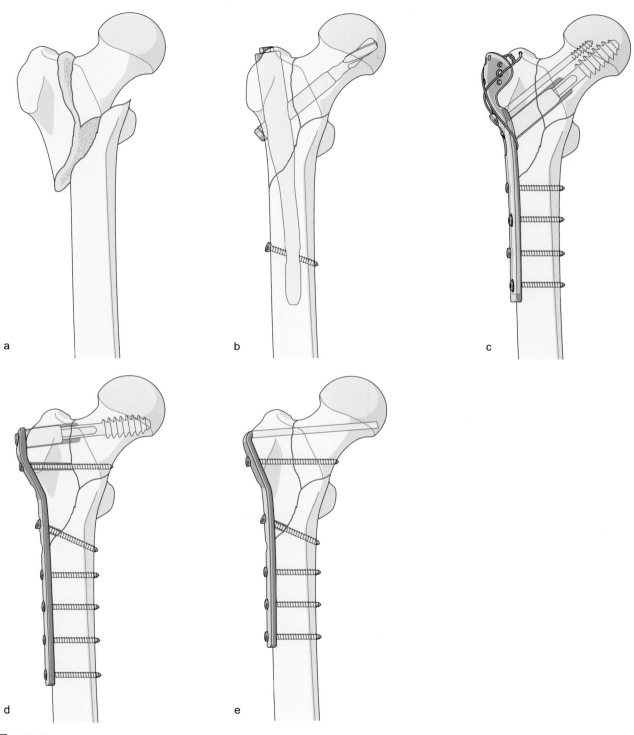

图 6.6.1-3

a 转子周围骨折（31A2.3）。

b 这种骨折用髓内装置（PFNA、TFN 等）固定。

c 也可以使用带有大转子稳定钢板和张力带钢丝或螺钉的 DHS。

d-e 骨折也可以用动力髁螺钉或髁刃钢板固定。动力髁螺钉或钢板的刀刃应安置在近端骨片的高位。钢板必须在张力下放置，患者术后不能马上完全负重，对老年患者，不推荐这种技术。

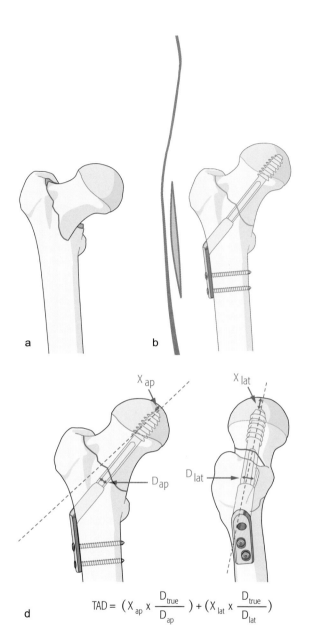

$$TAD = \left(X_{ap} \times \frac{D_{true}}{D_{ap}} \right) + \left(X_{lat} \times \frac{D_{true}}{D_{lat}} \right)$$

图 6.6.1-4

a 二部分转子部骨折。

b-c 这种骨折能够用 DHS 固定，额外插入 1 枚骨松质螺钉以增加旋转稳定性。

d 尖顶距（TAD）应当小于 25 mm，以防止动力髋螺钉切出。

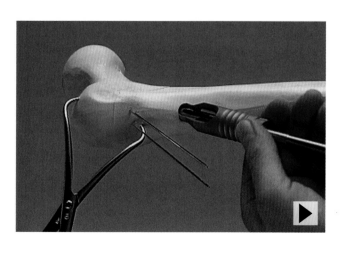

视频 6.6.1-1 安置动力髋螺钉的技术。

钉（TFN）具有一些生物力学上的特点，使其在处理不稳定的转子间骨折（31A2 和 31A3）时有优势（图 6.6.1-5），虽然这些优势在前瞻性临床研究中尚未得到证实。远端的锁钉要选择静力孔（视频 6.6.1-2）。

不稳定的转子间骨折包括[12]：

- 后内侧的粉碎（塌陷成内翻伴旋转不稳定）。
- 转子间骨折向转子下延伸。
- 外侧壁爆裂（对近端股骨颈骨块缺乏支撑）。
- 反斜行骨折（股骨干向内侧移位）。
- 反斜行的变异体（主要的倾斜方向是由前上方向后下方）。

正在进行的大样本随机对照研究，比较不同的内植物的临床疗效，将提供重要的数据来支持治疗股骨颈骨折的决策。

治疗的策略应当把注意力集中在患者年龄、活动水平、骨密度、合并症、预期寿命以及患者的依从性上[13]。处理这种有移位的囊内骨折的时候，荟萃分析表明内固定会有更低的感染率、更少的失血量、更短的手术时间和更低的术后死亡率，然而关节置换明显降低了再手术率[14]。因此，80 岁以上患者，或者伴有同侧关节病、类风湿关节炎，或者骨质疏松性骨折，应采用关节置换术，可以是股骨头置换术或者是全髋关节置换术。任何年龄患者伴有严重的慢性疾病或者生命有限，也应行关节置换术[3]。没有证据证明，双动头有更好的治疗结果或者更好的性价比[15]。对于功能要求较高、骨量很好的患者来说，内固定是治疗的首选。65 岁以下、美国麻醉协会（ASA）评分低、健康和活跃的患者应该急诊进行切开解剖复位和内固定[16]，但是，外科医生必须知道，一些女性在更早的年龄便患上了骨质疏松症。

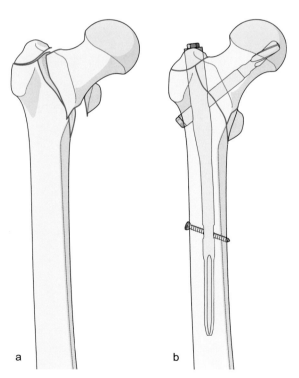

图 6.6.1-5

a 粉碎性转子部骨折（31A2.3）。

b 用股骨近端防旋钉治疗不稳定的转子部骨折，钉杆防止骨块向外侧移位（或股骨干在冠状位上内移）。

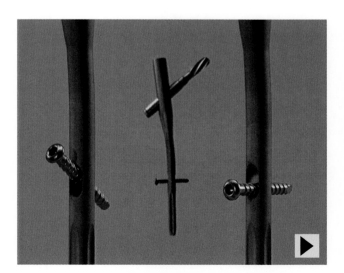

视频 6.6.1-2 股骨近端防旋钉（PFNA）的置钉技术。

6.3 手术室布置

患者摆好体位之后，暴露的区域都要用合适的消毒液消毒（图 6.6.1-6）。可以使用一次性手术铺单，术中透视的影像增强器是放在手术单非无菌的那一面。整个手术过程中，必须保持无菌，尤其是在进行侧位（轴位）透视的时候要确保无菌，如果使用了传统手术铺单，整个手术操作区域要做好防水，影像增强器也要铺无菌单。

手术室的工作人员和外科医生站在患侧。影像增强器是摆放在患肢对侧，在患者两腿之间。透视显示器要放在手术团队和透视团队都能够看到完整影像的区域（图 6.6.1-7）。

7 手术

7.1 无移位的头下型股骨颈骨折

无移位（31B1.2）或外翻嵌插的股骨颈头下型骨折（31B1.1）（也称作外展嵌插），有足够的稳定性，可以行非手术治疗。但是有一个共识，目前大多数这样的骨折还是应当行手术治疗[17]，不然需在影像增强器下检查骨折的稳定性并定期随访。由于

继发的移位确实会发生，尤其是股骨头哪怕轻微后倾（会增加股骨头缺血坏死风险），都有必要进行内固定治疗[17]。滑动髋内植物或空心螺钉都可以防止这些骨折继发移位。

7.2 移位的头下型股骨颈骨折（31B1.3）

如果有关节置换的指征，应该在患者全身情况稳定后头 24 小时内施行手术，以降低术后死亡率。

7.2.1 手术入路

同样的原则也适用于多发伤患者，在这些患者的治疗方案中，移位股骨颈骨折的复位内固定治疗必须优先实施。在麻醉和透视下，通过轻柔牵引和内旋通常能够做到闭合复位。也可以采用 Leadbetter 法通过侧方牵引和外旋，使下肢外展，然后患肢缓慢回到中立位并内旋。再减少牵引力，让骨折端靠近。

应该在多个平面，如 0°、30°、60° 和 90° 位拍 X 线片对复位进行检查。未能复位者，必须避免反复强行复位，有指征则行切开复位。患者取仰卧位，采用髋关节前侧或前外侧入路（Watson-Jones 入路），切开前侧关节囊（图 6.6.1-8）。手术可以在下肢牵引或铺巾后下肢能自由活动的情况下进行。

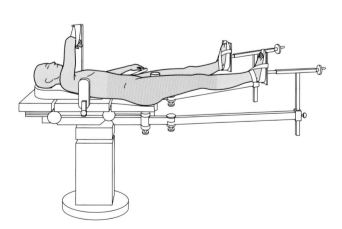

图 6.6.1-6 患者体位和暴露区域的消毒。

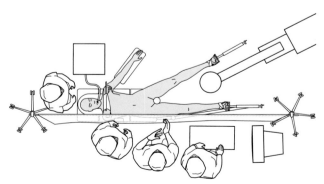

图 6.6.1-7 手术室的布置。

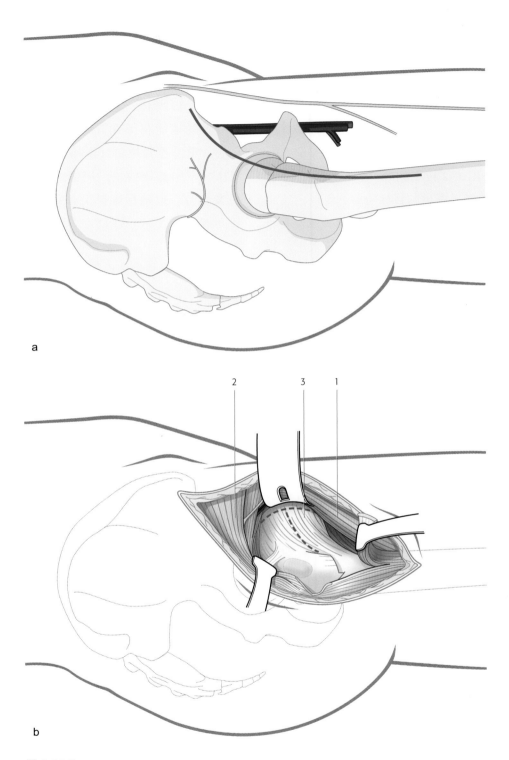

图 6.6.1-8

a 年轻患者有移位的头下型骨折切开复位的前外侧入路（根据 Watson-Jones）。

b 在阔筋膜张肌（1）和臀中肌（2）之间钝性分离，暴露髋关节前侧关节囊（3）；旋股外侧
   动脉的一分支往往需要结扎；T 形切开关节囊，横臂位于髋臼边缘，以保护血供。

7.2.2 复位

股骨颈骨折时，股骨头一般向后下移位，通过额外外展下肢或用骨钩向外牵拉轻柔地解除股骨头的嵌插。在股骨头骨块上临时打入 2 枚 2.0 mm 克氏针可能有帮助。它们可以用作撬棒辅助复位，因为用 1 根克氏针难以纠正和控制旋转畸形（图 6.6.1-9）。然后用 1~2 枚 2.0 mm 的克氏针维持复位。对于年轻患者，医生的目标是解剖复位，然而在骨质疏松的老年患者，可让骨折端嵌插在轻度外展的位置上。通过多平面透视来证实复位效果。如果这样处理之后复位不稳定，可以用小锁定钢板作为临时或最终固定。

7.2.3 固定

影响骨折固定方式和内植物选择的决定因素是骨骼质量。任何应用于骨质疏松性骨折的内固定方式都应该是安全和容易使用的。在并发症和疗效方面，已经证实 DHS 优于单纯螺钉固定或角钢板固定（图 6.6.1-10a-c）[18]。为获得旋转稳定性和骨折部位良好的支撑作用，可以在 DHS 的头侧加用 1 枚螺钉固定，特别是对于后方粉碎的患者。骨量好的病例，可使用 2 枚，推荐 3 枚 7.0 mm 或 7.3 mm 的空心骨松质螺钉固定，以获得骨折块间的加压（图 6.6.1-10d-e）。借助瞄准装置使插入的空心钉

彼此平行，以允许骨折滑动和二次加压。在股骨颈内，螺钉应该沿四周行进（图 6.6.1-10e）。必须小心使 3 枚螺钉的螺纹都位于股骨头骨块内，而不跨在骨折线上：有螺纹的长度常常需要 16 mm。只有这样才能获得骨折断端间的加压。其间必须小心并重复拧紧螺钉（视频 6.6.1-3）。如果使用牵引床，牵引必须放松。用影像增强器拍摄多平面的 X 线片，以确保螺钉没有穿入髋关节。如果能够间接复位，空心螺钉也可以通过皮肤戳创经皮置入。

对于大多数身体虚弱的老年患者，建议用单极假体行骨水泥半髋置换；对于活动量较大或伤前即有骨关节炎的患者，应当考虑全髋关节置换[16]。

7.2.4 挑战

股骨颈垂直剪切的骨折是比较少见的，但是我们一定要认识到。解剖复位比较困难，内固定装置必须能够对抗强大的剪切力。可能需要 1~2 枚加压螺钉垂直于骨折线，或者在股骨矩置入一块小的支撑钢板，但这在技术上要求较高。

骨质疏松骨骼的固定总是具有挑战性的，因此空心螺钉必须置入复位良好（没有内翻）的股骨颈皮质的周缘，使用滑动髋螺钉者，尖顶距必须少于 25 mm[11]。

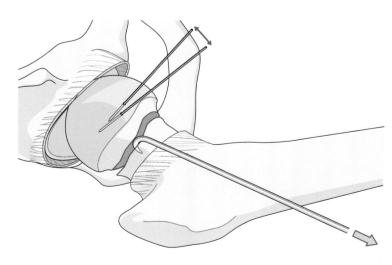

图 6.6.1-9　有移位的头下型骨折的切开复位。年轻患者必须解剖复位，但往往很难做到。用骨钩解除骨块的嵌插，打在股骨头上的 2 枚克氏针用作操纵杆以控制旋转。

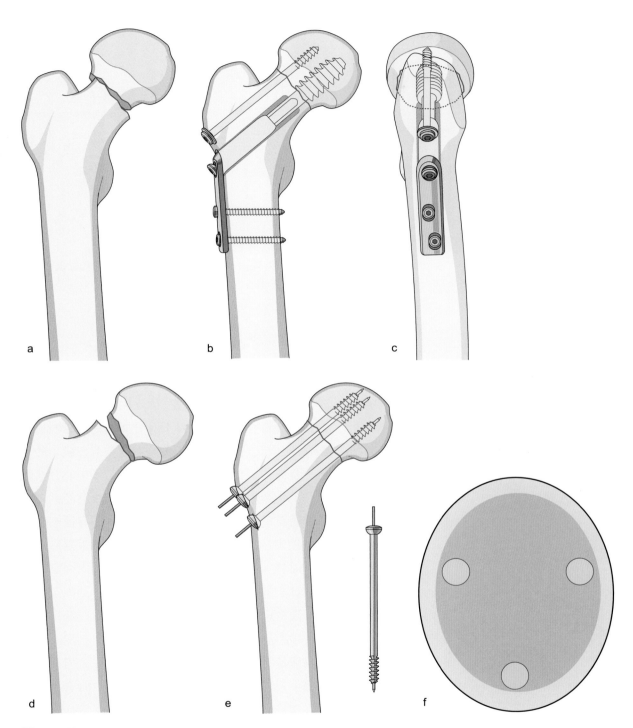

图 6.6.1-10

a   移位的股骨颈骨折 (31B1.3)。

b-c   骨折已经复位,轻度矫枉过正呈外翻嵌插,没有后倾。用 135° 动力髋螺钉和 2 孔侧方钢板固定。作为替代,也可以用 4 孔钢板。平行髋螺钉插入额外 1 枚空心钉,以防股骨头骨块旋转。髋螺钉的螺纹应该完全处于股骨头骨块内。由于负重时会发生骨折端压缩,螺钉有部分退出是可能的。

d-e   与 a 类似的骨折,用 3 枚 7.0 mm 或 7.3 mm 空心钉固定;螺钉应当彼此平行、位于颈的周缘;下方的螺钉要紧贴股骨颈下方的皮质(股骨距);所有螺钉的螺纹均需位于股骨头骨块内;空心钉便于正确置钉,如能获得闭合复位,甚至可以经皮置入。

f   带钉的股骨颈横截面显示螺钉位于股骨颈周缘,防止各个方向的移位。

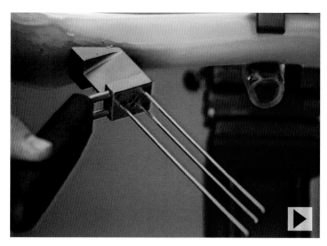

视频 6.6.1-3　头下型股骨颈骨折安置 7.3 mm 空心螺钉的技术；使用导向器以确保螺钉平行。

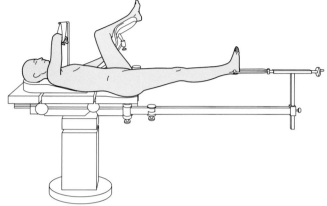

图 6.6.1-11　患者在牵引床上的体位。作为替代，也可以使用可透视手术台，患者仰卧其上。

7.3　股骨转子间骨折

累及转子的骨折是囊外骨折，并且发生在血供非常好的干骺端，不会给股骨头的血供造成威胁。治疗的目的是立即完全负重和早期康复，治疗方法是手术。

7.3.1　手术入路
骨折必须复位，接下来的关键是选择髓外还是髓内的内植物[9, 10]。

7.3.2　复位
复位是成功的关键。如果复位后内翻，是不可能把髋螺钉放在正确的位置上，内植物失效（切出）的风险就会增加。患者仰卧于透光或牵引床上，在影像监控下进行闭合复位（图 6.6.1-11）。通过纵向牵引和内旋达到复位，通常能纠正畸形。术中必须有两个垂直平面的影像监控。稳定的骨折类型或者部分移位伴内翻畸形的骨折，复位通常可以通过闭合复位来完成。移位很大或者小转子与近端骨折块相连者技术要求高：它们需要直接的操控，如采用微创小切口或切开复位。在扩髓和置钉的时候，需要用 Schanz 钉、施氏针、持骨钳、Weber

钳，或钢丝环扎进行骨折的临时固定。

7.3.3　固定
滑动髋螺钉仍然是髓外固定内植物的首选，它的设计允许在可控的条件下对骨质疏松的骨质进行断端的加压，而螺钉并不会穿出髋关节。成功的关键是良好的复位，将髋螺钉精确地置入中心并获得正确的尖顶距。股骨近端解剖锁定钢板已经运用在一些特殊的病例中可能有用，但是还没有证据说明解剖锁定钢板优于滑动髋螺钉，因为骨折端进一步嵌插时锁定螺钉有穿入关节的风险。髓内固定材料在设计上同样具备股骨头或股骨颈的滑动固定，同样需要把内植物放置在一个精确的位置以获得正确的尖顶距。远端的锁钉要锁在静力孔上。没有明确的临床证据表明哪一种髓内固定器更好，但是外科医师一定要意识到选择一个短的髓内钉时会有髓内钉远端骨折的风险，这是一个严重的并发症，但随着股骨近端髓内钉越来越现代的设计，其发生率越来越低（视频 6.6.1-1，视频 6.6.1-2）。

7.3.4　挑战
解剖锁定钢板的效果令人失望[19]。在某些诸如年轻人的垂直剪切骨折这类技术要求高的病例，它们可能有指征。

尽管治疗股骨转子间骨折的合适内植物还在不断发展，但是在骨质疏松性骨折中仍有失败。外科医生应该知道改善手术结果的 10 个建议[20]。股骨头内的内植物用骨水泥增强的技术还在开发研究中，但是看起来令人期待[21]。

髋关节先前存在有症状的骨性关节炎是个难题，在这种情况下，一期关节置换是困难的，而且有很高的并发症率[22]。因此，一期采用固定是比较合适的。如果患者在骨折愈合后仍然存在症状，可以做关节置换，比在新鲜骨折时做要容易得多。

7.4 股骨头骨折

7.4.1 手术入路

股骨头骨折是关节内的骨折，通常是需要早期手术治疗的。髋关节脱位时，经常会伴有股骨头骨折。一个单纯的股骨头骨折，骨块很小，而且是在圆韧带以远的位置（Pipkin Ⅰ 型），骨块不需要解剖复位，除非骨块影响关节运动。在这种情况，这个小的骨块可以直接取除，而不是固定。即使在髋关节闭合复位之后，骨块已经复位，但是它仍然是不稳定的。确保经常 X 线随访，检查骨块有无移位，需要取出还是固定。如果软组织或者骨块卡在关节间隙，这是明确的手术指征，否则关节会迅速损坏（软骨溶解）。圆韧带可以从股骨头上撕下小骨块，它并不会跑到真正的关节间隙，如果没有其他的手术适应证，可以不用处理。骨块在关节窝的位置，可以通过 CT 确定。

骨折线延伸到圆韧带以近端的骨软骨块是股骨头负重面的一部分（Pipkin Ⅱ 型，AO/OTA 31C1.3），这使解剖复位和固定变成非做不可了。如果存在髋臼骨折，也就是 Pipkin Ⅳ 型的骨折，需要进一步处理。这种类型骨折的处理，详见第 6 篇第 5 章。如果在急诊复位之后，关节仍然不稳或者游离骨块卡在关节间隙里面，但又不可能立刻手术者，可以做下肢骨牵引一直到手术能够做为止。

单纯的头劈裂的骨折，需要通过前方或者后方的入路来进行手术，手术入路的选择，取决于骨折的位置。如果合并有股骨颈或髋臼骨折，需要同时手术治疗，合并损伤的情况决定了手术入路的选择。针对这种股骨头骨折有三种手术入路可以选择：前方的 Smith-Petersen 入路、后方的 K-L 入路，还有大转子二腹肌截骨入路，所有这些入路都有各自优点和可能的并发症，没有证据显示哪个入路在疗效上是优于其他的，骨折的类型决定了我们要选择哪种手术入路[23]。

7.4.2 复位和固定

小心保护好血供，直接复位骨块，用 3.5 mm 或者 2.7 mm 小骨块螺钉或者用带螺纹垫圈的 3.0 mm 空心螺钉，或者用埋头螺钉固定（图 6.6.1-12）[24]。螺钉的头一定要埋到软骨面以下，一些生物可降解的骨折固定针也可用于非常小的骨软骨骨块的固定。股骨头另外压缩的区域应当撬起，间隙用自体骨松质移植物填充。对明显压缩的骨折区域（31C2.1-31C2.3），可以考虑同样的方法。

7.4.3 挑战

股骨头劈裂骨折合并股骨颈骨折（Pipkin Ⅲ 型骨折）的预后最差，因为在大部分的病例当中，股骨头的主要骨块已经丧失血供。如果股骨头血供依然完好的希望尚存，在固定股骨头骨折之前，应当用 7.0 mm 或者 7.3 mm 骨松质螺钉固定股骨颈骨折。对于年轻的患者倾向于保髋，40 岁以上患者选择一期全髋关节置换术，在选择性病例，也可考虑关节融合。

8 术后康复

治疗的目的就是能够允许术后第一天进行功能锻炼。对于老年患者，因为没有办法来适应部分负重，所以内固定需要能够允许老年人术后可以立即

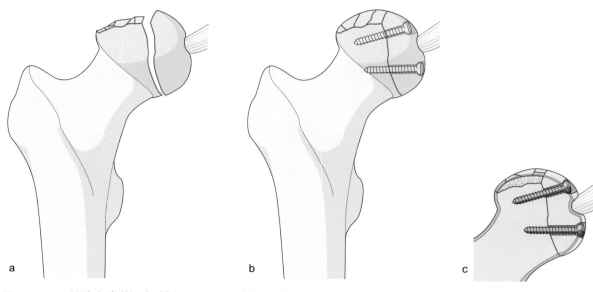

图 6.6.1-12　股骨头劈裂塌陷骨折（31C2.3）。撬起压缩的区域，骨松质植骨，经软骨用螺钉固定劈裂骨块。2.7 mm 的皮质拉力螺钉要埋头以避免损伤关节软骨。

完全负重。骨折通常是在术后 3 个月内就能达到完全愈合。如果内植物放置正确，即使患者存在明确的骨质疏松，仍可以提供稳定的固定[11]。年轻患者应当能够进行部分负重的功能锻炼。

9　并发症

如果发生固定失败或复位丢失，接下来如何选择取决于失败的类型、骨骼的质量、患者的年龄及需求。对于年轻患者而言，如果股骨头看起来是活的，考虑做内固定翻修。遇骨不连或内翻畸形，可能有指征做外翻截骨。对于骨骼质量差、功能要求有限的患者，可以选择双极股骨头置换或全髋关节置换。如果股骨头坏死发生在年轻患者，塌陷的面积不到股骨头的 50%，转子间截骨可能会减轻疼痛，功能也相对好一些。髋关节融合也是一种选择，但如果存在缺血坏死的骨骼，技术上较困难。全髋关节置换术可能是最好的选项。

术后髋关节创伤性关节炎的发生率，是由软骨和软骨下骨在撞击时的初始损伤以及股骨头骨折复位的质量决定的。股骨头缺血性坏死通常发生在移位的头下型骨折，通常两三年就能在 X 线片上表现出来。这种缺血性坏死还会导致继发性的关节炎。在存在完全缺血性股骨头坏死或者疼痛性关节病情况下，全髋关节置换术或者髋关节融合术可作为后续治疗的选择。

10　预后

老年人股骨近端骨折的预后取决于他们的年龄和现有疾病[25]。国家数据库显示死亡率各不相同，但都很高。诺丁汉髋部骨折评分[26]对患者个体 30 天死亡的风险进行预测：它已经证实有效，也有 app 可用。直到髋部骨折 1 年以后，人口规范死亡率才开始下降，而且有 1/3 高龄患者在社会和护理上的需求会有持续增长，这部分人群也是再次发生脆性骨折的高危人群，应考虑采取二级预防措施（详见第 4 篇第 8 章）。

股骨头骨折的结果对患者个体依然是不可预测的，甚至在恢复关节解剖之后也是这样。骨性关节病是常见的并发症，尤其是当股骨头骨折合并股骨颈或髋臼骨折时[27]。

参考文献

1. **Eastell R, Lambert H.** Strategies for skeletal health in the elderly. *Proc Nutr Soc.* 2002 May;61(2):173–180.

2. **Lawrence TM, Wenn R, Boulton CT, et al.** Age-specific incidence of first and second fractures of the hip. *J Bone Joint Surg Br.* 2010 Feb;92(2):258–261.

3. **Haubro M, Stougaard C, Torfing T, et al.** Sensitivity and specificity of CT- and MRI-scanning in evaluation of occult fracture of the proximal femur. *Injury.* 2015 Aug;46(8):1557–1561.

4. **Zielinski SM, Meeuwis MA, Heetveld MJ, et al.** Adherence to a femoral neck fracture treatment guideline. *Int Orthop.* 2013 Jul;37(7):1327–1334.

5. **Pauwels F.** [Der Schenkelhalsbruch, ein mechanisches Problem: Grundlagen des Heilungsvorganges, Prognose und kausale Therapie.] *Z Orthop Chir.* 1935;6:(Suppl 3). German.

6. **Swiontkowski MF.** Intracapsular fractures of the hip. *J Bone Joint Surg Am.* 1994 Jan;76(1):129–138.

7. **Philpott M, Ashwood N, Ockendon M, et al.** Fractures of the femoral head. *Trauma.* 2014;16(1):9–17.

8. **Pipkin G.** Treatment of grade IV fracture dislocation of the hip. *J Bone Joint Surg Am.* 1957 Oct;39-a(5):1027–1042.

9. **Parker MJ, Handoll HH.** Gamma and other cephalocondylic intramedullary nails versus extramedullary implants for extracapsular hip fractures in adults. *Cochrane Database Syst Rev.* 2010 Sep 08(9):Cd000093.

10. **Mittal R, Banerjee S.** Proximal femoral fractures: principles of management and review of the literature. *J Clin Orthop Trauma.* 2012 Jun;3(1):15–23.

11. **Baumgärtner MR, Curtin SL, Lindskog DM, et al.** The value of the tip-apex distance in predicting failure of fixation of peritrochanteric fractures of the hip. *J Bone Joint Surg Am.* 1995 Jul;77(7):1058–1064.

12. **Tawari AA, Kempegowda H, Suk M, et al.** What makes an intertrochanteric fracture unstable in 2015? Does the lateral wall play a role in the decision matrix? *J Orthop Trauma.* 2015 Apr;29 Suppl 4:S4–9.

13. **NICE Guidelines.** Available at: http://guidance.nice.org.uk/CG124. Accessed 2015.

14. **Zhao Y, Fu D, Chen K, et al.** Outcome of hemiarthroplasty and total hip replacement for active elderly patients with displaced femoral neck fractures: a meta-analysis of 8 randomized clinical trials. *PLoS One.* 2014;9(5):e98071.

15. **Yang B, Lin X, Yin XM, et al.** Bipolar versus unipolar hemiarthroplasty for displaced femoral neck fractures in the elder patient: a systematic review and meta-analysis of randomized trials. *Eur J Orthop Surg Traumatol.* 2015 Apr;25(3):425–433.

16. **Florschutz AV, Langford JR, Haidukewych GJ, et al.** Femoral neck fractures: current management. *J Orthop Trauma.* 2015 Mar;29(3):121–129.

17. **Handoll HH, Parker MJ.** Conservative versus operative treatment for hip fractures in adults. *Cochrane Database Syst Rev.* 2008 Jul 16;(3):CD000337.

18. **Bonnaire F, Strasberger C, Kieb M, et al.** [Osteoporotic fractures of the proximal femur, What's new?]. *Chirurg.* 2012 Oct;83(10):882–891.

19. **Wirtz C, Abbassi F, Evangelopoulos DS, et al.** High failure rate of trochanteric fracture osteosynthesis with proximal femoral locking compression plate. *Injury.* 2013 Jun;44(6):751–756.

20. **Haidukewych GJ.** Intertrochanteric fractures: ten tips to improve results. *Instr Course Lect.* 2010;59:503–509.

21. **Gupta RK, Gupta V, Gupta N.** Outcome of osteoporotic trochanteric fractures treated with cement-augmented dynamic hip screws. *Indian J Orthop.* 2012 Nov;46(6):640–645.

22. **Adam P.** Treatment of recent trochanteric fractures in adults. *Orthop Traumatol Surg Res.* 2014 Feb;100(1 Suppl):S75–83.

23. **Massè A, Aprato A, Alluto C, et al.** Surgical hip dislocation is a reliable approach for treatment of femoral head fractures. *Clin Orthop Relat Res.* 2015 Dec;473(12):3744–3751.

24. **Mostafa MF, El-Adl W, El-Sayed MA.** Operative treatment of displaced Pipkin type I and II femoral head fractures. *Arch Orthop Trauma Surg.* 2014 May;134(5):637–644.

25. **Sathiyakumar V, Greenberg SE, Molina CS, et al.** Hip fractures are risky business: an analysis of the NSQIP data. *Injury.* 2015 Apr;46(4):703–708.

26. **Moppett IK, Parker M, Griffiths R, et al.** Nottingham Hip Fracture Score: longitudinal and multi- assessment. *Br J Anaesth.* 2012 Oct;109(4):546–550.

27. **Marecek GS, Scolaro JA, Routt ML, Jr.** Femoral head fractures. *JBJS Rev.* 2015 Nov 3;3(11).

致谢 · 我们感谢 Rainhard Hoffmann 和 Norbert P Haas 对《骨折治疗的 AO 原则》第 2 版所做的贡献。

第 2 节 | 股骨干骨折（包括转子下骨折）

Femur, shaft (including subtrochanteric fractures)

———— 周琦石 译

1 引言

骨质健康、发育成熟的个体发生股骨干骨折是高能量损伤的标志。股骨干骨折常合并多发伤，患者可能会出现全身炎症反应综合征，这种反应综合征即使在单纯的股骨干骨折中也可能会发生。虽然大多数的股骨干骨折的标准治疗毫无疑问都是扩髓、锁定、使用顺行髓内钉固定，但跟治疗相关的问题还很多。有些问题涉及术中体位摆放、直接和间接复位技术、股骨干其他部位的合并骨折以及选择手术治疗的时机，从而避免系统并发症的发生。

1.1 流行病学

最近一个基于人口的前瞻性流行病学研究表明，股骨干骨折的发病率在城乡接合部为 (10~37)/(10 万人 · 年)[1]。院前死亡占 17%，高能量损伤占 48%，低能量损伤占 35%。股骨干骨折的年龄呈典型的三峰分布，相对较低的儿童比例之后是年轻成年人的比例高峰，而 65 岁以上患者的比例随年龄逐渐增加。65 岁以上患者比例逐渐增高的原因是骨质疏松症、骨质疏松治疗发生的并发症（如使用双膦酸盐治疗）、假体周围骨折以及老年人的活动增加。

1.2 特征

股骨是人体内最大的长骨，可能因为周围肌肉有良好的血液供应，通常有较高的愈合率。股骨干骨折常见各种合并伤，如同侧股骨颈骨折、同侧股骨远端关节内骨折、膝关节韧带与半月板损伤、同侧胫骨干骨折（浮膝）以及多发伤。股骨干骨折可伴随全身并发症并常见畸形愈合。双膦酸盐相关股骨骨折是一种新的类型，具有独特的病理生理机制[3]。随着年龄的增长，转移性疾病所致的股骨病理性骨折的发生率也会增加。

2 评估与诊断

2.1 病史与体格检查

对于有潜在股骨干骨折的创伤患者，必须按照高级创伤生命支持（ATLS）原则，系统地对患者进行初次和二次检查。除股骨骨折以外，失血可能会来自合并的头颅、脊柱、胸腹部和骨盆的损伤。单纯的闭合股骨干骨折在伤后 48 小时内失血量可高达 1.5 L。

股骨干骨折作为孤立损伤时，在院前时间较短的健康人群中一般不会引起失血性休克。所以，出现血流动力学不稳定的患者应考虑其他失血原因（胸部、腹部、骨盆、开放性伤口和其他骨折）。

开放性股骨骨折和双侧股骨骨折可引起大量失血和休克，尤其是有凝血障碍的患者。早期牵引和局部压迫是减少出血的关键。双侧股骨干骨折的患者死亡率较高，而且更加可能有其他系统性损伤（5.6% *vs.* 1.5%）[4]。

没有多少决定性实验室检查能预示对损伤和复苏的（病理）生理反应和不良预后的可能性（延长重症监护时间、多脏器功能衰竭、脓毒血症或死亡）。动脉血气分析中，代谢性酸中毒（碱丢失和乳酸过多）是失血性休克和组织低灌注的良好标志，而且连续多次的检测有助于对复苏反应的监测。这些参数比血压和血红蛋白浓度更可靠、更特异。如果创伤患者在 24 小时内未能纠正代谢性酸中毒，初始血小板计数降低和肌酐升高患者更有可能会出现严重的全身炎症反应综合征和器官衰竭。

最新的数据显示，在主要处理钝性损伤的一级创伤中心，伤后头 24 小时内最常见的输血原因是骨折和骨骼肌肉系统损伤。

有关联的股骨颈股骨干骨折和膝关节韧带损伤必须仔细检查。当我们集中关注股骨骨折本身时，必须仔细评估软组织损伤（如闭合性脱套、开放性骨折的伤口、撕裂伤）和肢体的神经－血管情况。

2.2 患者的一般状况

在文献中有很多理论和随意的分型，虽然没有多少被证实有效。最常见是把患者归类为"稳定""临界""不稳定""临终"，这些类别划定是基于许多不相互独立的变量。从实际工作考虑，关键是决定通过 24 小时内骨折最终内固定进行早期全面治疗，还是尽快使用临时外固定来控制损伤。因此，实际上只有两个类别。患者的情况是动态的，治疗的决策要基于病情的发展、合并伤、患者的生理状况、合并症、后勤和资源。

2.3 影像学

高质量术前影像学资料是计划股骨骨折固定和排除在做股骨干固定时需要手术干预的股骨近端或远端骨折必不可少的。

X 线检查应该包括两个互相垂直的平面，必须包含骨折部位以远、以近两个关节。股骨骨折合并的股骨颈骨折（31B）和股骨远端部分关节内骨折（Hoffa，AO/OTA 33B3.2）是最常被漏诊的，也是需要手术治疗的。这些骨折常常没有移位，或因为其他更明显和潜在威胁生命的损伤而被忽视。术前影像资料的改善措施为股骨颈内旋 15° 影位 X 线片、标准的膝关节侧位片及仔细评估 CT，以及术中在影像增强器寻找隐匿性骨折。

3 解剖

3.1 重要的解剖特征

股骨干不是直的，弯曲半径约为 1.5 m。在近端和远端干骺端皮质向外扩大，当使用长板时必须考虑这些特征：需要进行塑形。

3.2 股骨干的血供

股骨干的血液供应有两个主要来源：股骨内侧 2/3 的皮质和骨髓的血液供应来自股动脉第二穿支的滋养动脉，在近侧和后侧沿股骨粗线进入股骨；外侧 1/3 皮质的血供来自骨膜动脉，后者源自由穿支动脉供养的周围肌肉（图 6.6.2-1）。骨折移位后，股骨干的循环模式因髓内血供中断而急剧改变。然而，骨膜血管由于垂直于皮质表面，损伤后很少出现广泛剥离。在骨内膜循环恢复之前，骨膜血管是骨折周围主要的血液供应来源。这说明了保护骨膜血管和穿支动脉的重要性。

4 分型

4.1 AO/OTA 骨折及脱位分型

AO/OTA 骨折和脱位分型系统将股骨干骨折和股骨转子下骨折归于 32 区域（参阅第 1 篇第 4 章），此处骨折的分型与其他骨干骨折分型并无不同。在股骨干的范围内，骨折的类型并不会真正改变所采用的内固定方法（例如：扩髓的交锁髓内钉）。骨折分型有助于在术前计划采用直接或间接复位技术，并且预测获得旋转方面的解剖复位的难度以及术中并发症的发生概率。骨折分型能提示周围软组织损伤及失血情况，预测延迟愈合的风险（图 6.6.2-2）。

5 手术指征

通过牵引或石膏固定行股骨干骨折的非手术治疗，效果常不可接受，只应当在手术并非选项时才使用。牵引仅用于临时稳定，直到能做确定性内固定。大多数股骨干骨折采用髓内钉治疗。当合并干骺端或关节内骨折或是假体周围骨折时，可以使用钢板内固定。临时外固定支架固定适用于损伤控制，有时也用于感染性骨不连的治疗。

逆行髓内钉的使用没有绝对的适应证，但相对

适应证包括：

- 肥胖（难以找到正确的顺行进针点）。
- 同侧股骨颈和股骨干骨折。
- 同侧股骨和胫骨干骨折（两枚髓内钉可使用同一个切口）（图 6.6.2-3）。
- 多发伤（患者仰卧于透视床上时可以同时进行其他肢体、腹部或胸部的准备和铺巾）。
- 双侧股骨骨折（于透视手术床上仰卧位一次性摆放体位）。
- 不稳定的脊柱损伤。
- 妊娠（使胎儿的射线暴露最小化）。
- 未污染的创伤性膝关节切开术。
- 同侧骨盆和（或）髋臼骨折（顺行髓内钉的切口可能会影响后续的切口）。
- 顺行进钉点处存在严重的软组织损伤或烧伤。
- 股骨近端已有内植物（图 6.6.2-4）。

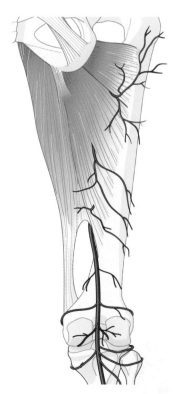

图 6.6.2-1 沿股骨干的骨膜循环。关键穿支动脉的后部视图。

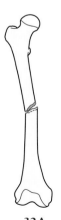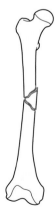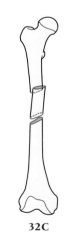

32A   32B   32C

图 6.6.2-2 AO/OTA 骨折及脱位的分型——股骨干（骨干）。

32A 股骨，骨干段，简单骨折。

32B 股骨，骨干段，楔形骨折。

32C 股骨，骨干段，多段骨折。

股骨钢板固定的相对适应证包括：

- 近端延伸至转子间区域或远端延伸至股骨髁区域的 32B 和 32C 型骨折。
- 骨骺仍然开放的年龄超过 8 岁的儿童，或使用弹性钉不可能获得稳定时。
- 骨折而髓腔狭窄或变形。
- 骨折合并相关的脊柱或骨盆骨折（股骨髓内钉固定用骨折手术床可能引起进一步损伤）。
- 骨折合并腹部损伤，需要剖腹手术（可以同时在普通手术台上进行骨折的固定）。
- 骨折合并有需要修复的血管损伤。
- 假体周围或内植物周围骨折。
- 同侧股骨颈和股骨干骨折，股骨颈已另外单独使用内植物进行治疗。
- 骨折合并严重肺挫伤时，使用髓内钉存在高风险。

6 术前计划

6.1 手术时机

20 世纪 70 年代以前，长骨骨折的固定（包括股骨）通常在几天后进行，以允许有足够的时间让患者"稳定"下来。现已明确长骨骨折的早期固定可以降低致残率和死亡率，尤其是对损伤严重的患者[5]（参阅第 4 篇第 1 章）。股骨骨折的及时固定减少了远处器官损伤的机会，改善了严重脑损伤的预后，并减少了各种与制动相关的并发症[6]。这种及时的稳定可以通过采用临时外固定支架固定或使用髓内钉、钢板进行最终的固定。

实施固定的时间期限没有绝对的规则，但是它应该在迅速复苏（患者状况理想、最佳的医疗资源和人力资源）之后，在最早的安全时间点进行，

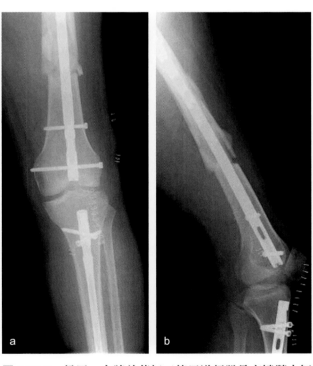

图 6.6.2-3　经同一个膝关节切口使用逆行股骨交锁髓内钉和顺行胫骨髓内钉治疗同侧股骨和胫骨骨折。

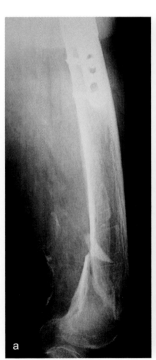
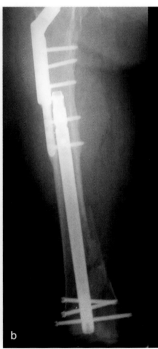

图 6.6.2-4　在既往使用的滑动髋螺钉以远的股骨干骨折。采用逆行股骨交锁髓内钉固定。

通常在受伤后 24 小时内。如果临床上没有明显的代谢性酸中毒 [碱剩余 <4 mmol/L（或处于下降趋势），乳酸浓度 <2 mmol/L]，则认为患者复苏了。严重的头和胸部损伤可以是股骨骨折分期治疗的原因（一期外固定支架进行损伤控制，继以二期髓内钉内固定），也为早期确定性治疗提供证据，以优化患者体位摆放，更好地进行通气和颅内压管理。一般而言，是早期进行确定性的固定还是采取损伤控制的决定有赖于患者的生理状态而不是损伤的解剖部位。

与立即行髓内钉或钢板固定相比，临时外固定已被证明可减少失血和手术时间。临时外固定可在受伤后 2 周内安全转换为髓内钉固定 [7, 8]。初始外支架固定和后期髓内钉固定的分阶段治疗，与初始行髓内钉固定相比，两个阶段的白细胞介素 6 水平都较之降低 [9]，它在现代合理止血复苏中的临床相关性还是未知的。临床证明，与早期完全治疗相比，不必要地过度使用损伤控制（用于能够复苏的未遭致损害的或处于边界的患者）会导致 ICU 停留和辅助通气时间增加，以及更高的感染和并发症发生率 [10]。

6.2 内植物选择

6.2.1 髓内钉
闭合扩髓交锁髓内钉是股骨干骨折治疗的金标准，它为通过骨痂形成愈合的骨折提供相对稳定。通过微创技术，髓内钉固定可以减少软组织损伤，减少对血供的扰乱，减少失血量，降低感染率。髓内钉是分担负荷的内植物，因此推荐早期负重；内固定失败并不常见。术者必须了解每种髓内钉的设计特点和特殊的手术技巧，例如转子进钉、梨状肌附着点进钉。

逆行或顺行髓内钉
髓内钉可采取顺行或逆行置入。顺行髓内钉虽是金标准（参阅第 3 篇第 3 章第 3 节），但逆行髓内钉在某些情况下具有明显的优势（参阅第 5 篇）。虽然逆行髓内钉存在关节内进针点带来的潜在缺陷，顺行髓内钉的临床疗效与之相比并没有明显优势 [11, 12]。若顺行置入髓内钉，必须告知患者存在进钉处附近髋部疼痛的风险；而逆行置入髓内钉，则必须告知患者在进钉点处有膝关节疼痛的风险。

扩髓 vs. 不扩髓操作
股骨髓内钉可以在扩髓后、也可以不扩髓直接插入（"扩髓"或"非扩髓"髓内钉）（参阅第 3 篇第 3 章第 1 节）。不扩髓的骨折愈合率较低，而这些患者比扩髓处理者需要更多二次手术 [13]。最初认为，严重损伤的患者出现致命性肺栓塞与扩髓有关。近期研究表明 [14]，肺部原发损伤的程度和复苏效果比所使用的内固定器材或置入技术对呼吸功能衰竭的发生更具决定性的意义（参阅第 4 篇第 1 章）。利用锐利的深槽铰刀头和递增 0.5 mm 的扩髓，可以进一步减少扩髓技术的潜在并发症。扩髓－灌洗－抽吸（RIA）系统的出现是为了解决骨髓颗粒和炎症介质进入全身循环的问题，但目前在选择性和半选择性的情况下，这项技术几乎专用于取骨以及扩髓并冲洗已感染的髓腔。

6.2.2 钢板固定
作为首次治疗的选项，股骨干钢板固定的适应证十分有限（参阅第 6 篇第 5 章）。一般而言，推荐使用 4.5 mm 的宽钢板，预弯至和股骨弧度相匹配是有帮助的。对于延伸到远侧干骺端和关节的股骨干骨折，选择锁定是有帮助的，它由股骨远端锁定钢板（LCP-DF 4.5）提供。对于近侧延伸到转子间区域的复杂的股骨干骨折，95° 角钢板仍然是一个有用的选择。

股骨的切开固定
在紧急状态下，很少有指征做股骨干切开复位加压钢板固定。在内植物选择和技术方面，建议使

用长而宽的 4.5 mm 锁定加压接骨板，并在骨折两侧各固定至少 8 层皮质。只要有可能，建议垂直于主要骨折线，最好通过钢板，打入拉力螺钉。对于横断骨折，预弯钢板、带关节的张力装置和通过钢板的动力加压都是正确内固定技术的重要组成部分。

微创钢板接骨术

目前，对于累及干骺端的多节段粉碎骨折，通过骨折远近端小切口、间接复位和经皮、肌肉下置入钢板的技术已经成为热门。实验研究表明，这项技术对穿支血管和骨膜血供的损害较小[15]。经皮桥接钢板技术的优点在于更好地保护了血运，并且由于这是一种相对稳定，更利于早期的骨痂形成。

该技术还使供养内侧 2/3 骨干的髓内血循环不受干扰。但由缺乏经验的外科医生实施这种技术有较高的畸形愈合风险[16]。以 LCP 为代表的最新一代钢板非常适合微创接骨术（见第 3 篇第 1 章第 3 节）。术前计划应包括选择合适的钢板长度和类型、钢板预塑形的评估，以及使用螺钉的类型、位置和数量、螺钉打入的顺序（图 6.6.2-5）。

6.2.3 外固定支架固定

在股骨干，外固定支架固定广泛作为损伤控制的手段而被推崇。近期在现代肺保护性通气和止血复苏治疗方面的改变，使早期恰当固定治疗的理念得到发展，减少了使用股骨外支架固定对股骨干骨折进行损伤控制的需求[6, 8]。股骨干的外支架适用

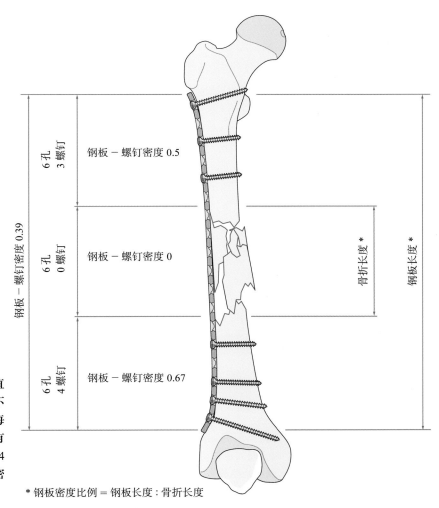

图 6.6.2-5　计算用作桥接钢板的常规直钢板的最佳长度，以及跨越骨折区而不拧入螺钉的钢板孔的数量。在骨折的每一侧应该最少有 5~6 个孔。但是，没有必要在所有的钢板孔打入螺钉。通常 3~4 个螺钉就足够了。推荐的钢板－螺钉密度为 0.4~0.5。

钢板－螺钉密度 0.5
6孔 3螺钉

钢板－螺钉密度 0
6孔 0螺钉

钢板－螺钉密度 0.67
6孔 4螺钉

钢板－螺钉密度 0.39

骨折长度 *

钢板长度 *

* 钢板密度比例 ＝ 钢板长度：骨折长度

于高危患者骨折的临时固定。手术可以在用或不用影像增强器的情况下进行，甚至可以在 ICU 于镇静状态下进行。骨折上下方各使用 2 枚固定针，通过一个具有两个平行连杆的单侧框架（通常桥接膝关节）进行连接可以满足短期固定的需要。大多数现代外固定器组件与 MRI 理想地兼容。固定针可以从前到后或从外侧到内侧经股四头肌放置。这些通道面临针孔感染和股四头肌粘连的很高风险（图 6.6.2-6）。根据回顾性评估，使用外固定 14 天后进行确定性固定，感染并发症会增加[7]。环形外固定器在特殊情况下很有用，如畸形矫正、骨搬运或股骨延长等，但难以在股骨上使用。

6.2.4 手术室布置

股骨的外支架固定、钢板固定和髓内钉固定可以在标准或牵引手术床上进行。

标准（透 X 线）手术台：患肢铺巾使用一次性 U 形垫。在准备过程中，患肢维持轻柔手法牵引（助手可能需要站立在凳子上），以避免骨折部位过度畸形。暴露区域消毒从髂嵴上方至胫骨中部。用

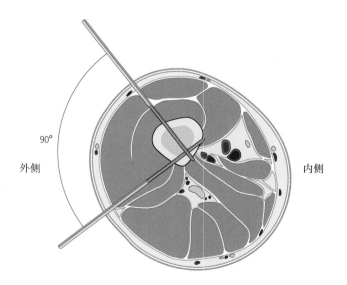

图 6.6.2-6 外固定架固定股骨骨折时 Schanz 螺钉的放置。用于临时外固定几乎不会影响后期的钢板固定。如果用外固定架作为最终的固定方法，例如儿童股骨干骨折，Schanz 螺钉必须在后外侧沿肌间隔置入，以免影响肌肉运动。

一只袜套包裹患侧小腿并用胶布固定（图 6.6.2-7）。下肢铺巾使之可以自由移动。膝部在衬垫得很好的柱上屈曲，影像增强器也进行铺巾覆盖。

手术医生和手术室工作人员站在患肢同侧，助手站在术者旁边，影像增强器放置在患肢的对侧，需要将显示屏放置在手术人员和放射医师的视野中（图 6.6.2-8）。

牵引（骨折）手术床：牵引床（可行的话）放在手术室内可以为手术侧的外科医生、工作人员和手推车提供最大空间。可以使用骨牵引针（图 6.6.2-9）或将脚放入牵引靴中对股骨进行牵引。术者、助手和手术室工作人员站在患侧，影像增强器放置在牵引床的另一侧、患者两腿之间，用塑料膜隔离手术区域与图像增强器。屏幕必须放置在侧面，以便放射医师和手术人员都能看到全景（图 6.6.2-10）。

7 手术

7.1 手术入路

7.1.1 体位

患者的体位取决于术者个人经验、当地医疗资源、合并损伤、体型和骨折类型。每种体位（仰卧或侧卧；用或不用牵引床）都有其优缺点。对于不同的场景，创伤骨科医生需要熟悉至少两个或三个体位。

在透 X 线手术床上的平仰卧位可以处理所有受伤部位，是多发伤的理想选择。这种体位允许打入逆行髓内钉，双侧同时手术，处理浮膝损伤，修复血管损伤，双侧桥接外固定和骨盆环的紧急固定。对健侧肢体消毒铺巾有助于下肢长度和旋转的理想控制。缺点是需要助手持续徒手牵引或使用股骨牵开器，以及使用顺行髓内钉时难以获取顺行进针点，特别是肥胖的患者或使用梨状窝进针的髓内钉时更是如此。要获得股骨近端真正的侧位图像也很困难。在此体位，可以通过在同侧髋关节下方放

置布垫，给转子进钉提供便利（图 6.6.2-11a）[17]。

在透射线手术床上的侧卧位也是经常采用的选择。这有利于到达股骨近端的进钉点，梨状窝进钉在侧卧位更容易得多。小转子完整的转子下骨折，在患者侧卧时易于通过屈曲远端骨折块获得复位。在侧卧位不太可能出现明显的旋转畸形。缺点是侧位透视成像更加困难，难以处理其他损伤部位，多发伤患者需要处理好脊柱，以及需要徒手牵引或使用股骨牵开器（图 6.6.2-11b）。

牵引床上的仰卧剪刀式牵引方法不需要徒手牵引，并且需要较少的辅助，但牵引床对于多发伤患者来说并不理想。它会导致阴部神经受压，并且在存在盆腔和髋臼骨折或同侧下肢损伤时会出现一些问题。不过，用与健侧比较的方法评估下肢长度和旋转要容易得多（图 6.6.2-11c）。

牵引床上的侧卧位适用于转子下骨折，但需要更长的摆设体位时间；它结合了牵引的好处和股骨近端的入路优势。倡导这一体位的学者主张，复位和手术操作时间的缩短可弥补摆设体位时间的延长（图 6.6.2-11d）。

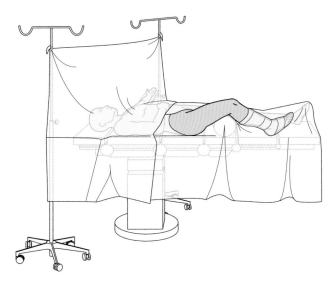

图 6.6.2-7 不用牵引时的患者铺巾。

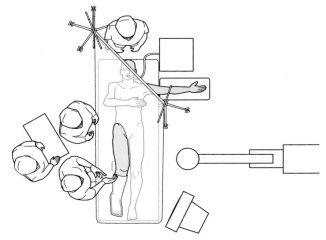

图 6.6.2-8 不用牵引时的手术室布置。

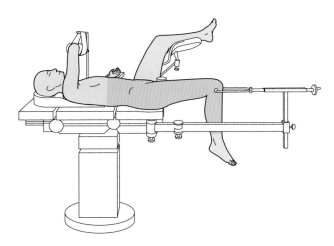

图 6.6.2-9 股骨牵引时的患者铺巾。

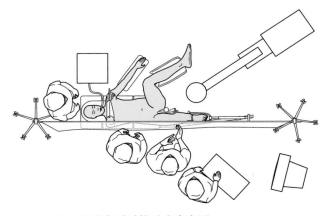

图 6.6.2-10 股骨牵引时的手术室布置。

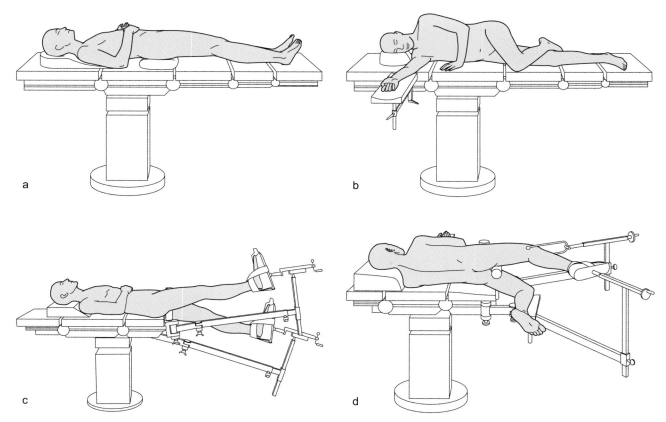

图 6.6.2-11 固定股骨干和转子下骨折的体位选择。看到健肢允许进行比较，帮助克服长度、旋转和轴线移位的困难。

a 普通平卧位。

b 标准手术床上进行髓内钉固定的侧卧位。

c 股骨干和股骨近端骨折进行髓内固定时在牵引手术床上的平卧位。剪刀式体位使确认长度、轴线和旋转更为容易。非术侧肢体降低 15°，术侧肢体抬高 10°。影像增强器从非手术侧推进来，对远端交锁没有阻碍。

d 牵引手术床上髓内钉固定的侧卧位（需要更多的体位摆放时间，但是容易对转子下骨折进行复位）。

7.1.2 髓内钉固定的进钉点

顺行髓内钉的进钉点因主钉的设计而不同，进钉点可以在前后位上与髓腔成一直线的梨状窝（图6.6.2-12），也可在大转子顶点。现代的髓内钉很多都是大转子进钉的。使用髓内钉时，进钉点不恰当会造成复位不良和（或）医源性骨折。术者必须清楚意识到进钉点外侧骨质通常较软，而内侧骨质通常较硬。特别是对于年轻患者的复杂股骨近端骨折，因为相对坚硬的内侧骨皮质使得进钉处更容易向外侧扩大。这会使得进钉点比计划的要偏外，置入髓内钉时会导致内翻畸形。所以当处理这类骨折时想要避免上述问题，哪怕使用的是大转子进钉的

髓内钉，术者也应该选择大转子最高点的内侧作为进钉点（图 3.3.1-4a-c）。

用皮肤标记显示关键的解剖学标志是有帮助的。通常在股骨大转子以近 2~4 cm 处（按体型而定）做皮肤切口。梨状肌窝是一个偏后的结构，由股骨近端前侧皮质所覆盖（图 6.6.2-13），因此，正确放置的梨状窝导针尖端看起来已经进入骨质，但其实还没有刺穿皮质。

逆行髓内钉的进针点在正位透视上应与髓腔成一直线，而侧位像上位于 Blumensaat 线前方（图6.6.2-14）。可采用内侧髌旁切开关节入路或者劈开髌腱入路。使用这种经皮技术时，整个操作过程

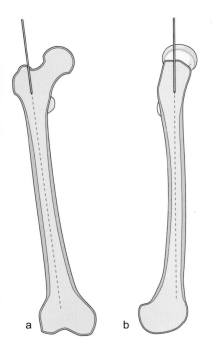

图 6.6.2-12　梨状肌窝进钉点。

a　正位片：导针与髓腔方向成一直线。

b　侧位片：导针与股骨的后 1/3 一致。导针必须在两个角度的透视中都与髓腔共线。

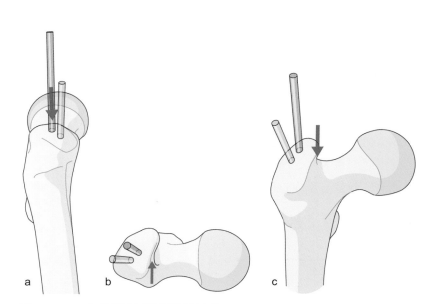

图 6.6.2-13　各种髓内钉的正确进钉点。

绿色箭头显示梨状肌窝进钉点；蓝色为股骨近端防旋髓内钉，绿色为专家型顺行（逆行）股骨髓内钉进钉点。

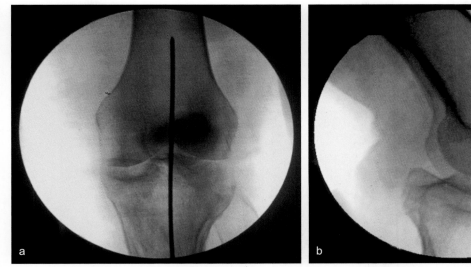

图 6.6.2-14　股骨远端的正侧位透视。逆行股骨髓内钉的进钉点在正侧位上都与髓腔对线一致。

（进入髓腔、扩髓等）通过与髁间切迹匹配的组织保护套进行是非常关键的。

7.1.3 钢板固定

如果进行切开钢板固定，切口做在大腿外侧（图 6.6.2-15）。切开阔筋膜后将股外侧肌从肌间隔上提起，保持在肌间隔平面。结扎越过手术野走行的穿支血管。使用直接复位的方法。切开钢板固定可能引起严重失血，所以在急性期凝血功能障碍是禁忌的，而且与髓内钉固定相比，钢板内固定骨折愈合率较低、并发症发生率更高。

肌肉下置入钢板可用于固定骨折线延伸至干骺端的股骨干骨折。在骨折部位近侧和（或）远侧做1或2个切口，钢板在肌肉下和骨膜外间隙做隧道样插入。采用间接或者直接的经皮复位技术。运用骨折固定的原则是很重要的，这种方法最好用于多骨片粉碎骨折，当固定的目的是使用桥接钢板提供相对稳定的时候。骨折断端的骨膜血供会得到更好的保护，尤其是使用锁定加压钢板（LCP）时更是如此（图 6.6.2-16）[15]。

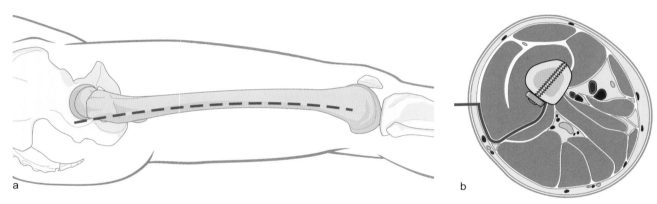

图 6.6.2-15
a 股骨干的标准入路是大腿外侧直切口。
b 沿肌间隔进行深部分离至股骨粗线，但保持在骨膜外解剖。尽量少显露骨质，以能置入钢板为宜，尽可能保留骨折块的血供。

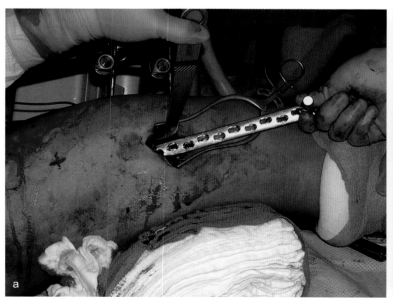

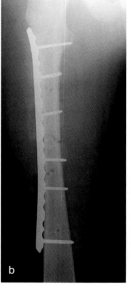

图 6.6.2-16 经皮肌肉下放置钢板入路的例子。骨折远近侧分别做切口，钢板经肌肉下隧道在骨膜外平面插入，跨过骨折端。

7.2 复位和固定

髓内钉固定股骨骨折首选间接复位技术进行闭合复位。方便复位的措施有置于患肢下方的衬垫、股骨牵开器、透光的"髓形复位工具"一种髓内钉空心复位工具（或小直径髓内钉），从不消毒部位支撑牵引床上下垂的下肢的拐杖（图 6.6.2-17~ 图 6.6.2-19）。有限切开、骨折端外、经皮辅助，例如骨钩、球刺顶棒和装在 T 形手柄上的 Schanz 螺钉帮助进行优雅、微创的直接或间接复位（图 6.6.2-20）。在所有情况下，都建议用足够的药物诱导使肌肉松弛。

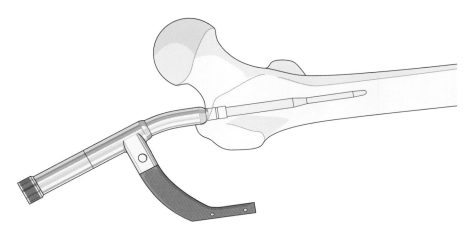

图 6.6.2-17 装上手柄的"傻瓜钉"可以用作复位的撬棒，或装上瞄准装置用于 Schanz 螺钉的打入。

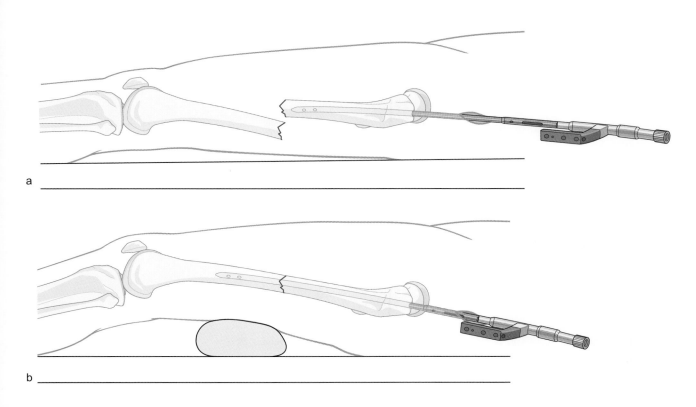

图 6.6.2-18 为骨折复位而在大腿下放置衬垫。

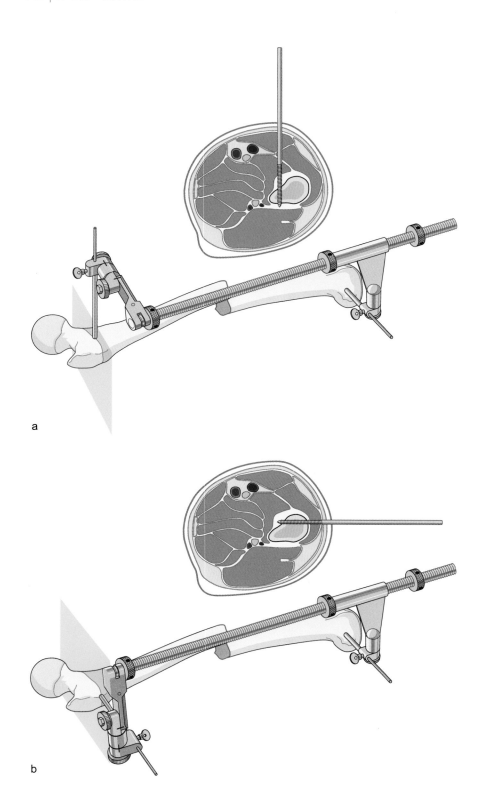

图 **6.6.2-19** 股骨牵开器用于股骨干骨折，使用正确放置在远侧和近侧的 Schanz 螺钉。

a 在特制瞄准器帮助下，在近端插入前后方向的 Schanz 螺钉，以避免影响髓内钉置入。横断面显示该技术不会损伤股骨的神经血管。

b 牵开器上的两枚 Schanz 螺钉也可以在冠状位上置入。

除非有禁忌证，大多数股骨骨折都做扩髓。持续扩髓直到皮质咔咔作响，标志着扩髓钻头开始在狭部咬到了皮质。

远侧骨折通常需要阻挡螺钉，使髓内钉在宽大的髓腔的位置更加居中。在使用顺行和逆行技术的时候都有助于避免复位不良（参见第 3 篇第 3 章第 1 节）。

对于多节段粉碎骨折，当远近主要骨折块之间没有接触时，不能用骨皮质标志的 X 线评估判断正确的长度和旋转。典型的错误发生在用牵引床时，力量过大（过度延长）和人工牵拉时力量不足（短缩）。股骨干骨折髓内钉内固定后旋转畸形相对常见，并且会引起患肢功能恢复不佳。

能用几种方法确定正确的长度和旋转（参见第 3 篇第 3 章第 1 节）：

· 术前在放射科用尺子放在髋膝关节上透视能取得正规的扫描图。
· 将放在原包装里的髓内钉放在对侧股骨上进行透视，直到找到合适长度的钉子。
· 在手术室可以用放在对侧大腿上的尺子进行透视。
· 比较小转子的轮廓以获取远侧干骺端的标准侧位。
· 双下肢同时消毒铺巾，以比较长度和旋转。
· 用计算机导航。

顺行髓内钉的远端应达到髌骨中段水平，而逆行髓内钉的近端应刚好超过小转子。急性股骨髓内钉固定都得锁定在静力交锁位。而动力交锁只用于

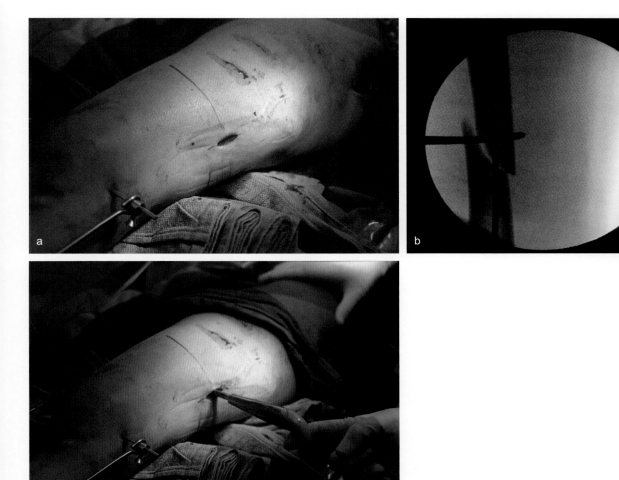

图 6.6.2-20 微创切口中利用骨钩的直接复位技术。

骨折延迟愈合或者不愈合，且内固定的稳定性（长度和旋转）获得确认的情况下。因此，大部分股骨髓内钉在头尾各用两枚螺钉进行交锁固定。

7.3 挑战

7.3.1 股骨颈（干）骨折

有 2.5%~6% 的股骨干骨折合并股骨颈骨折[1]，这些股骨颈骨折通常无移位，而且骨折线比单纯股骨颈骨折更加垂直（图 6.6.2-21），经常被漏诊（图 6.6.2-22）。

年轻患者移位的囊内股骨颈骨折，因为存在股骨头缺血性坏死的风险，是相对的急诊指征。一般而言，同侧股骨干合并股骨颈骨折发生在没有血流动力学不稳定的患者时，优先考虑股骨颈解剖复位和固定。对早期确定性治疗不可能实施的不稳定的多发伤患者，优先通过夹板固定或者牵引稳定近端骨折临时固定股骨干，直至患者的情况可接受确定

性手术治疗。囊外的股骨颈骨折没有临床治疗的急迫性，理想状态下，在股骨干骨折固定时进行确定性固定治疗[1]。

目前推荐的是用两种互相独立的内植物治疗股骨颈和股骨干骨折，因为是两个不同部位的骨折，最好是各自选择固定方式。有时可以只使用一种内固定，但多数时候，当股骨颈骨折发生移位和股骨干骨折发生在中或下 1/3 时都需要使用两种内固定治疗[1]。高能量损伤时，股骨颈骨折多数需要切开和直接复位的技术。在高能量以及非常不稳定的垂直的股骨颈骨折，可以达到解剖复位和（或）轻度的外翻复位。

股骨颈骨折的固定选择包括对无移位的 31B2（经颈）型采用拉力螺钉固定，而对股骨颈基底部骨折采用滑动髋螺钉附加防旋螺钉固定（图 6.6.2-23）。当有必要切开复位时，小的前（下）方复位钢板有助于获得或维持复位。股骨干骨折的固定装置包括逆行股骨干髓内钉和肌肉下置入的钢板。尽管有些器械可以同时固定两处骨折，比如髓内钉也允

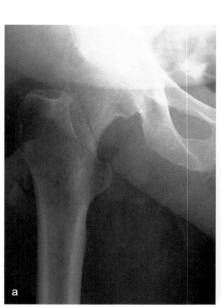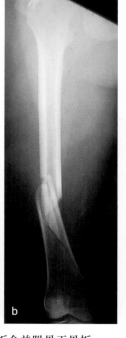

图 6.6.2-21 轻度移位的垂直型股骨颈骨折合并股骨干骨折。

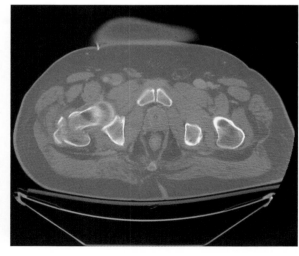

图 6.6.2-22 骨盆 CT 包括了股骨颈，显示股骨近端骨折。

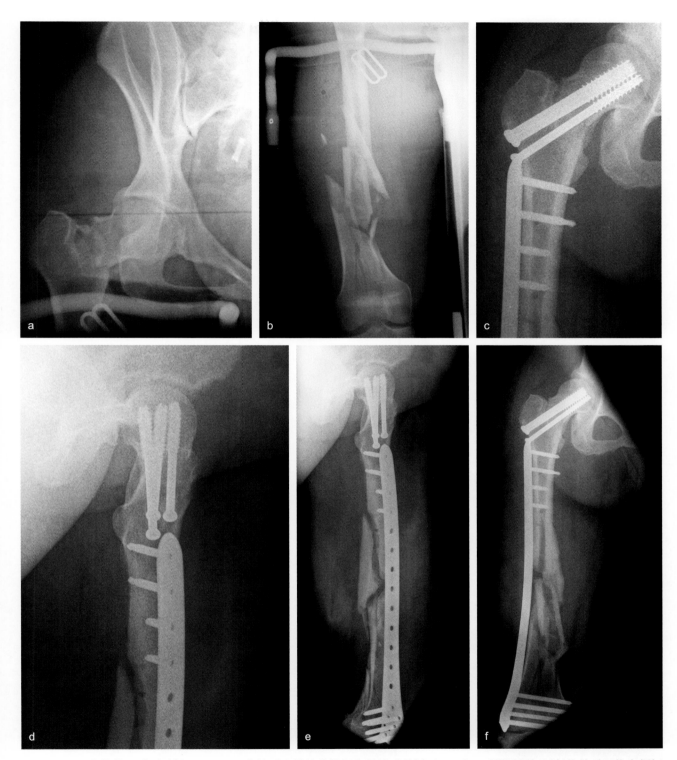

图 6.6.2-23 移位的股骨颈骨折（31B1.3）合并累及膝关节的复杂股骨干骨折（32B3）。对股骨颈切开复位并采用拉力螺钉固定，间接复位并通过肌肉下置入微创固定系统固定股骨干。

许在近端向头颈部进行固定，但是同时复位和固定两处骨折可能有困难[1]。如果髓内钉置入后发现存在股骨颈骨折，应另外使用几枚拉力螺钉固定股骨颈骨折 ["避开髓内钉（miss-a-nail）"技术]（图6.6.2-24）。

7.3.2 同侧股骨干合并股骨远端关节内骨折

同侧股骨干合并股骨远端关节内骨折通常需要通过 CT 扫描进行详细的术前计划，选择手术入路。通过膝关节切开对股骨远端关节内骨折进行直接切开复位和绝对稳定固定，可以为插入逆行髓内钉提供良好的暴露。股骨髁后部的冠状面骨折 (Hoffa 骨折) 需要解剖复位和拉力螺钉固定。如骨折条件允许，可附加使用支撑钢板。如股骨干骨折位于下 1/3，钢板可以同时固定这两处骨折。

7.3.3 转子下骨折

转子下骨折发生在小转子至小转子以远 3 cm 的区域。此区域股骨的内侧皮质承受较大压力，外侧皮质承受较大张力，同时它也是转子间区域骨松质向股骨干骨皮质过渡的移行区。

可用于固定转子下骨折的方法很多（图 6.6.2-25），用于此区域的固定装置需足够坚强以承受高应力，直至骨折愈合。

这个区域内导致畸形的肌肉力量牵拉骨折近端，使之屈曲、外展和外旋。治疗上最重要的原则就是获得良好复位并保护血运。

必须避免内翻复位不良。

如果遵循了上述原则，不管是髓内钉还是钢板固定手术都是成功的。髓内钉固定的明显优势在于它是应力分享形式的内植物，不容易失败，尤其是对于骨折延迟愈合的情况。

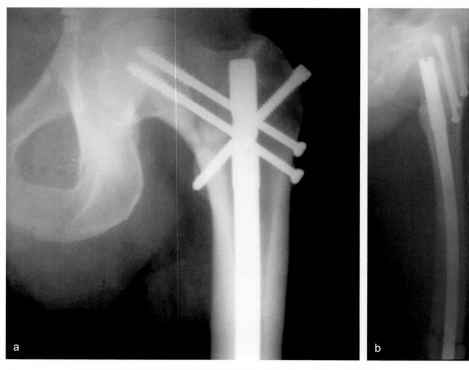

图 6.6.2-24 螺钉置于髓内钉周围以固定股骨颈，螺钉位于髓内钉的前方。

髓内钉已经成功应用于转子下骨折的治疗并获得很高的愈合率。股骨近端髓腔粗大，单靠钉的插入并不能使骨折复位，所以在髓内钉插入之前应该获得可接受的骨折复位。如果小转子仍然连在近端骨折块上，可使用普通髓内钉（图 6.6.2-25）。如有小转子骨折，应该使用能固定头和颈部的髓内钉。如果骨折线延伸至梨状窝，在骨折复位、手法操作、扩髓和插钉过程中可能会发生骨折的移位和（或）骨折区域扩大。如同股骨干合并股骨颈骨折一样，股骨近端的 CT 扫描可以准确勾画转子下区域的骨折型态特点。

钢板固定是另一种有效的替代手段（图 6.6.2-26）。过去，在切开复位时，将所有骨折块都加以暴露游离，这些骨折发生延迟愈合、不愈合和内固定失败是常见的。使用有限暴露和间接复位技术治疗骨折时，不愈合发生率和植骨的需求明显降低[18, 19]。这些技术特别适用于桥接钢板治疗多节段的粉碎骨折。

7.3.4 非典型股骨骨折（双膦酸盐相关性股骨骨折）

双膦酸盐作为治疗骨质疏松症的主要治疗措施

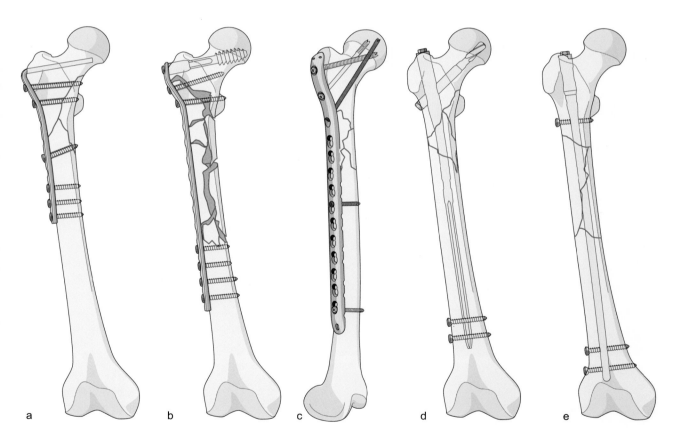

图 6.6.2-25　转子下骨折的 5 种固定选择。

a　95°角钢板，解剖重建和绝对稳定。

b　动力髁钢板桥接复杂骨折区域，钢板可用"隧道技术"置入。

c　股骨远端锁定加压钢板。

d　从大转子尖端插入的抗旋转型股骨近端髓内钉（PFNA）。对更复杂的 32B3 型骨折，尤其是骨折向更远端延伸者，长 PFNA 可作为另一种选择。

e　小转子完整，髓腔狭窄时可选择标准股骨髓内钉。

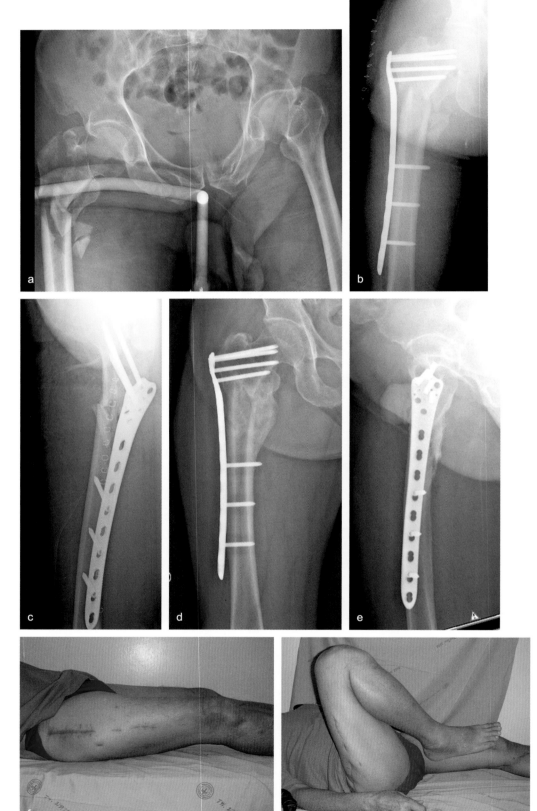

图 6.6.2-26 36 岁男性患者，粉碎性转子下骨折并延伸至转子间，用微创钢板固定技术治疗。

a 术前 X 线示转子下骨折。
b 术后前后位 X 线片。
c 术后侧位 X 线片。
d-e 前后位和侧位片示骨折已愈合。
f-g 关节活动范围。

被广泛使用，这类药物会抑制破骨细胞功能并避免骨吸收。这使得骨量得到保持，骨质变硬，但也使骨变得更脆。服用双膦酸盐的患者出现大腿部疼痛以及 X 线发现股骨骨质透亮线是即将发生骨折的指征（图 6.6.2-27）。前驱性大腿部疼痛但透视未见骨折线的患者应该进行 MRI 检查[20]。这些病损和骨折见于转子间和股骨干，可以双侧同时发生[21]。

这些即将发生的或新鲜的骨折可采用扩髓交锁髓内钉治疗，但其愈合缓慢且双膦酸盐需要在骨折治疗期间停止服用[3, 20]。

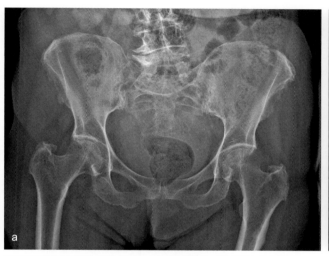
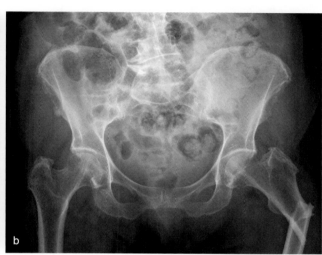
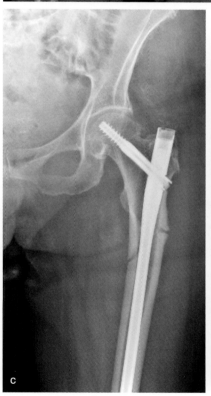
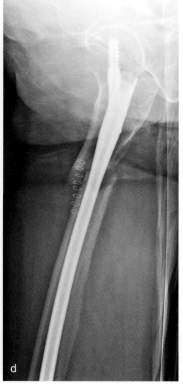

图 6.6.2-27　股骨的双膦酸盐相关性骨折（非典型股骨骨折）。

a　82 岁女性的骨盆正位片，患者口服双膦酸盐 10 年。她表现为左大腿上段疼痛，X 线片示左侧股骨转子下外侧皮质可见骨膜新骨形成。

b　患者 1 周后、本来应该做预防性股骨髓内钉固定之前的 X 线片，为非典型股骨骨折。

c　术后正位片示典型的双膦酸盐相关性股骨骨折。

d　术后侧位片。

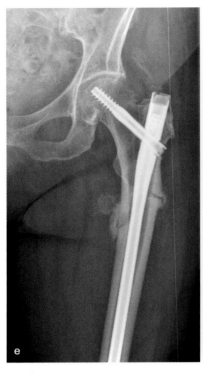
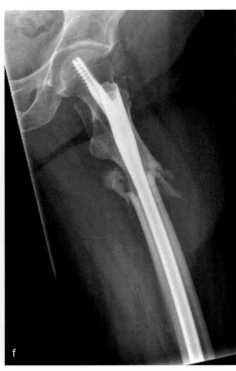

图 6.6.2-27（续）
e-f 术后 6 周正侧位片。

8 术后处理

术后应尽可能早地开始活动，并进行髋膝关节活动范围锻炼。股骨干骨折在使用远近端均交锁的髓内钉固定后，即使是多节段粉碎骨折[22]，均允许手术后在患者可以耐受的情况下进行负重。鉴于骨盆部深静脉血栓形成的发生率较高，必须进行预防性治疗[23]。钢板固定转子下骨折的患者在术后 6~8 周内不可完全负重。

9 并发症

9.1 骨折不愈合

顺行扩髓髓内钉治疗股骨干骨折愈合率达 95%[24]。非扩髓和直径相对较小的髓内钉，其骨折不愈合发生率在统计学上明显高于扩髓髓内钉（7.5% *vs.* 1.6%）[13]。当发生骨折不愈合时，治疗要根据骨折不愈合的类型、现有内固定种类和有无骨缺损进行考虑（参阅第 5 篇第 2 章）。始终要考虑感染的可能性。骨折间隙比较小且没有轴线畸形的患者可选择更换扩髓髓内钉进行固定[25]。另一个选择是附加一个股骨干钢板固定，也会提高骨不连的愈合率[26]。股骨不愈合超过 12 个月将会对患者的生活质量产生深远的影响[27]。

9.2 感染

浅表感染可通过清创并口服或静脉使用抗生素进行治疗。深部感染的治疗应遵循第 5 篇第 3 章的原则。病原菌一定要查清，切除所有感染组织，关闭死腔，建立良好的软组织覆盖（股骨有良好的肌肉覆盖，后者通常不存在问题）。如果内植物仍然有效，应该保留直至骨性愈合。抗生素至少使用 6 周（参阅第 4 篇第 5 章）。一旦骨折愈合即可取出内植物并进行扩髓操作，必要时使用抗生素以根除感染。伴有内植物松动的侵袭性更强的深部感染需要清创，使用抗生素并取出内植物后，用外支架固定，直至感染得到控制方可去除。此时，才可以开始最终的重建（参阅第 5 篇第 4 章）。对于髓腔的清创，扩髓－灌洗－抽吸系统（RIA）是一种理想的工具。

逆行髓内钉的潜在并发症，通常与膝关节内进钉点以及进钉点靠近交叉韧带有关。只要髓内钉尾部埋入关节面下，迄今为止的研究没有显示逆行髓内钉会增加膝关节的退行性病变以及导致膝关节活动受限。有开放性股骨干骨折逆行髓内钉置入后发生膝关节化脓性感染的病例报道。膝关节疼痛常见于逆行髓内钉固定术后，而顺行髓内钉术后髋痛和进钉点异位骨化更多见 [11]。

起初有研究发现逆行髓内钉的骨折愈合率较顺行髓内钉要低，但当时使用的逆行髓内钉直径和髓腔并不匹配。前瞻性随机研究表明 [11, 12]，逆行髓内钉要达到骨折愈合需更多的二次手术，但两者总的愈合率相同。

9.3 畸形愈合

畸形愈合最常发生于股骨近端 1/3 或远端 1/3

处。一项用 CT 扫描评估旋转畸形的研究表明，多达 28% 的患者有大于 15° 的旋转对位不良，如果旋转畸形足够严重，会影响到轴向力线 [28]。患者可能会在进行积极的日常活动，如上楼梯、运动和跑步时遇到麻烦。如果进行髓内钉固定后早期发现旋转畸形，可取出髓内钉一端的锁钉，恢复旋转对位，并在正确方向上重新交锁。如果骨折已愈合，则需进行正式的截骨手术。

10 预后与结果

股骨干骨折是严重的损伤，通常与高能量撞击机制有关：多发伤常见 [1, 2]。老年患者股骨干骨折可与关节置换或病理过程有关，如转移瘤和双膦酸盐药物治疗。单纯的股骨骨折预后是好的，大多数患者会有良好的结果：有约 30% 的患者要求取出内固定 [29]。即使是多发伤，股骨骨折的患者还是有较为满意的结果，遗留的残疾通常与其他损伤有关，而与愈合的股骨骨折无关 [1, 2, 27]。

参考文献

1. **Neumann MV, Südkamp NP, Strohm PC.** Management of femoral shaft fractures. *Acta Chir Orthop Trauma Cech.* 2015;82(1):22–32.

2. **Enninghorst N, McDougall D, Evans JA, et al.** Population-based epidemiology of femur shaft fractures. *J Trauma Acute Care Surg.* 2013 Jun;74(6):1516–1520.

3. **Einhorn TA, Bogdan Y, Tornetta P 3rd.** Bisphosphonate-associated fractures of the femur: pathophysiology and treatment. *J Orthop Trauma.* 2014 Jul;28(7):433–438.

4. **Nork SE, Agel J, Russell GV, et al.** Mortality after reamed intramedullary nailing of bilateral femur fractures. *Clin Orthop Relat Res.* 2003 Oct;(415):272–278.

5. **Bone LB, Johnson KD, Weigelt, et al.** Early versus delayed stabilization of femoral fractures. A randomized prospective study. *J Bone Joint Surg Am.* 1989 Mar;71(3):336–340.

6. **Roberts CS, Pape HC, Jones AL, et al.** Damage control orthopaedics: evolving concepts in the treatment of patients who have sustained orthopaedic trauma. *Instr Course Lect.* 2005;54:447–462.

7. **Nowotarski PJ, Turen CH, Brumback RJ, et al.** Conversion of external fixation to intramedullary nailing for fractures of the shaft of the femur in multiply injured patients. *J Bone Joint Surg Am.* 2000 Jun;82(6):781–788.

8. **Scalea TM, Boswell SA, Scott JD, et al.** External fixation as a bridge to intramedullary nailing for patients with multiple injuries and femur fractures: damage control orthopedics. *J Trauma.* 2000 Apr;48(4):613–621.

9. **Pape HC, Grimme K, Van Griesven M, et al.** Impact of intramedullary instrumentation versus damage control for femoral fractures on immunoinflammatory parameters:

prospective randomized analysis by the EPOFF Study Group. *J Trauma.* 2003 Jul;55(1):7–13.

10. **Dunham CM, Bosse MJ, Clancy TV, et al.** Practice management guidelines for the optimal timing of long-bone fracture stabilization in polytrauma patients: the EAST Practice Management Guidelines Work Group. *J Trauma.* 2001 May;50(5):958–967.

11. **Ostrum RF, Agarwal A, Lakatos, R, et al.** Prospective comparison of retrograde and antegrade femoral intramedullary nailing. *J Orthop Trauma.* 2000 Sep-Oct;14(7):496–501.

12. **Tornetta P 3rd, Tiburzi D.** Antegrade or retrograde reamed femoral nailing. A prospective randomised trial. *J Bone Joint Surg Br.* 2000 Jul;82(5):652–654.

13. **Canadian Orthopaedic Trauma Society.** Nonunion following intramedullary nailing

of the femur with and without reaming. Results of a multicenter randomized clinical trial. *J Bone Joint Surg Am.* 2003 Nov;85-A(1):2093–2096.

14. **Canadian Orthopaedic Trauma Society.** Reamed versus unreamed intramedullary nailing of the femur: comparison of the rate of ARDS in multiply injured patients. *J Orthop Trauma.* 2006 Jul;20(6):384–387.

15. **Farouk O, Krettek C, Miclau T, et al.** Minimally invasive plate osteosynthesis: does percutaneous plating disrupt femoral blood supply less than the traditional technique? *J Orthop Trauma.* 1999 Aug;13(6):401–406.

16. **Agus H, Kalenderer O, Eryanilmaz G, et al.** Biological internal fixation of comminuted femur shaft fractures by bridge plating in children. *J Pediatr Orthop.* 2003 Mar-Apr;23(2):184–189.

17. **Stephen DJ, Kreder HJ, Schemitsch EH, et al.** Femoral intramedullary nailing: comparison of fracture-table and manual traction. A prospective, randomized study. *J Bone Joint Surg Am.* 2002 Sep;84-A(9):1514–1521.

18. **Oh CW, Kim JJ, Byun YS, et al.** Minimally invasive plate osteosynthesis of subtrochanteric femur fractures with a locking plate: a prospective series of 20 fractures. *Arch Orthop Trauma Surg.* 2009 Dec;129(12):1659–1665.

19. **Joglekar SB, Lindvall EM, Martirosian A.** Contemporary management of subtrochanteric fractures. *Orthop Clin North Am.* 2015 Jan;46(1):21–35.

20. **Blood T, Feller RJ, Cohen E et al.** Atypical fractures of the femur: evaluation and treatment. *JBJS Rev.* 2015 Mar;3(3).

21. **Thompson RN, Phillips JR, McCauley SH, et al.** Atypical femoral fractures and bisphosphonate treatment: experience in two large United Kingdom teaching hospitals. *J Bone Joint Surg Br.* 2012 Mar;94(3):385–390.

22. **Brumback RJ, Toal TR Jr, Murphy-Zane MS, et al.** Immediate weight-bearing after treatment of a comminuted fracture of the femoral shaft with a statically locked intramedullary nail. *J Bone Joint Surg Am.* 1999 Nov;81(11):1538–1544.

23. **Geerts WH, Pineo GF, Heit JA, et al.** Prevention of venous thromboembolism: the Seventh ACCP Conference on Antithrombotic and Thrombolytic Therapy. *Chest.* 2004 Sep;126(3 Suppl):338S–400S.

24. **Wolinsky PR, McCarty E, Shyr Y, et al.** Reamed intramedullary nailing of the femur: 551 cases. *J Trauma.* 1999 Mar;46(3):392–399.

25. **Hierholzer C, Glowalla C, Herrler M, et al.** Reamed intramedullary exchange nailing: treatment of choice of aseptic femoral shaft nonunion. *J Orthop Surg Res.* 2014 Oct 10;9:88.

26. **Park J, Kim SG, Yoon HK, et al.** The treatment of nonisthmal femoral shaft nonunions with IM nail exchange versus augmentation plating. *J Orthop Trauma.* 2010 Feb;24(2):89–94.

27. **Zeckey C, Mommsen P, Andruszkow H, et al.** The aseptic femoral and tibial shaft nonunion in healthy patients: an analysis of the Health Related Quality of Life and the Socioeconomic Outcome. *Open Orthopedic J.* 2011;5:193–197.

28. **Buckley R, Mohanty K, Malish D.** Lower limb malrotation following MIPO technique of distal femoral and proximal tibial fractures. *Injury.* 2011 Feb;42(2):194–199.

29. **Hui C, Jorgensen I, Buckley R, et al.** Incidence of intramedullary nail removal after femoral shaft fracture healing. *Can J Surg.* 2007 Feb;50(1):13–18.

致谢 · 我们感谢 Philip Wolinsky 和 David Stephen 对《骨折治疗的 AO 原则》第 2 版本章所做的贡献。

第 3 节 | 股骨远端

Femur, distal

禹宝庆 译

1 引言

股骨远端骨折约占全部股骨骨折的 6%。

股骨远端骨折典型地发生在高能量损伤的年轻患者或低能量损伤的骨质疏松老年患者。

1/3 的年轻患者为多发伤，仅有 1/5 的年轻患者为单处损伤，通常存在相当大的软组织损伤。高能量创伤导致的股骨远端关节内骨折，约一半为开放性骨折。近年来，随着膝关节置换患者人数的增加，假体周围骨折的发病率不断增加。

2 评估与诊断

老年骨质疏松患者常由低能量损伤引起，骨折类型为简单的螺旋形骨折或斜行骨折。而青壮年患者常由高能量损伤所致，可能伴有严重的软组织损伤，骨折严重粉碎；开放性骨折可能伴有骨缺损。神经血管的仔细检查很有必要。股动脉经收肌管进入腘窝时容易损伤，可行多普勒超声或更精确的血管造影术来诊断。术前行膝关节韧带的体格检查不仅会给患者带来痛苦，而且对治疗帮助不大，建议在骨折稳定固定之后进行。如果怀疑下肢有多发性损伤，则必须对股骨和胫骨（包括相邻关节）进行正侧位 X 线检查，并以膝关节为中心。如果骨折存在明显的缩短，或者使用了跨关节外固定支架，

牵引下的 X 线对治疗评估骨折类型有帮助。对于关节内骨折，推荐使用 CT 平扫、二维及三维重建。这是为了评估关节内骨折及其有无压缩，尤其是 X 线片会漏诊的后髁冠状位骨折（Hoffa 骨折）。一旦伴有 Hoffa 骨折，术前计划将随之改变[1]。MRI 能够提供更多关于软组织损伤的信息，但是对于急性损伤而言，MRI 不是必需的。

3 解剖

从远端向近端观察股骨远端呈梯形，且髁的后方比前方宽大，从而在内侧形成了约 25°的倾斜角，外侧形成了约 10°的倾斜角（图 6.6.3-1）。钢板应平放在外侧面上。从股骨外侧髁的前部到股骨内侧髁的前部（髌骨倾角）之间画一条线，这条线的倾斜角度约为 10°。在置入任何内植物时，这些解剖细节都很重要。了解 X 线片上正常膝关节力线角度有助于术中评估力线有无恢复。股骨解剖轴与膝关节平面所成的夹角为 80°~84°，也称股骨远端外侧力线角（LDFA）（图 6.6.3-2）。测量健侧的 LDFA 可以用作患侧力线评估的参照。

不同种族人群的股骨弓存在差异，这可能导致解剖型股骨远端锁定钢板与某些人群骨骼不匹配，尤其是在亚洲人当中。如同 11 孔的股骨远端加压锁定钢板（LCP-DF）的近端部分与股骨不匹配一样，这可能导致膝外翻对线不良[2]。

股四头肌、筋膜和内收肌群会引起骨折端明

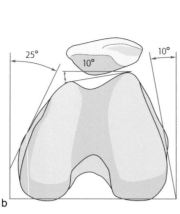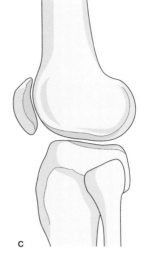

图 6.6.3-1 左侧股骨远端解剖。

a 股骨远端正位像。

b 膝关节处于屈曲位置的关节表面视图，外侧面与垂直线夹角约为 10°，内侧面与垂直线夹角约为 25°，股骨外侧髁的前方与股骨内侧髁前方连接，与水平线夹角约为 10°。

c 股骨干相对于髁的侧位像。

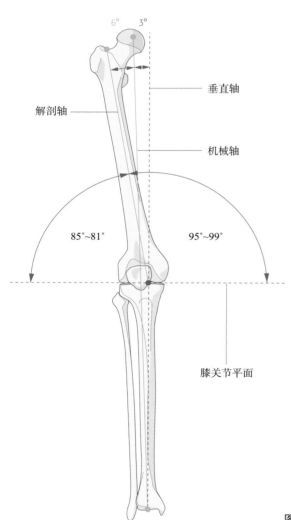

图 6.6.3-2 膝关节的垂直、机械和解剖轴。

显短缩和内翻移位，尤其是当干骺端严重粉碎时（33A3、33C2 和 33C3 骨折）。起自股骨内外侧髁后方的腓肠肌会引起股骨远端屈曲畸形。典型的畸形是短缩畸形，近侧骨折端向前方移位刺穿股四头肌（有时刺破皮肤），而远侧骨折片屈曲、内翻及向后旋转（图 6.6.3-3）。

关节囊、交叉韧带和侧副韧带均起自股骨髁，这些结构将有助于维持膝关节的功能和稳定性。交叉韧带位于髁间窝中，一旦螺钉置入位置错误可能会侵犯髁间窝，进而损伤交叉韧带。这一点需要避免，尤其是在使用万向锁定钢板的时候。

由于股骨远端邻近血管神经，在股骨远端骨折中有约 3% 存在血管损伤，1% 存在神经损伤，8%~12% 的股骨远端骨折伴有半月板和骨软骨骨折，15% 伴有髌骨骨折。高能量损伤时，能够导致股骨远端和髌骨关节面软骨的破坏。

4 分型

股骨远端骨折采用和所有关节周围骨折一样的分型方法（图 6.6.3-4）。

5 手术指征

标准治疗方法包括手术复位固定及早期康复。

非手术治疗只适用于嵌插、无移位的关节外（A 型）股骨远端骨折或预期无法活动和不能耐受

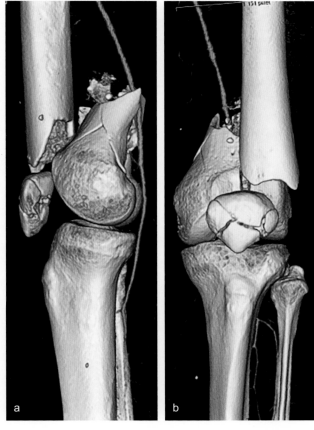

图 6.6.3-3　三维 CT 血管造影显示股骨远端骨折患者的典型畸形。股浅动脉在收肌管处面临危险，因为它通过内收肌管进入腘窝。

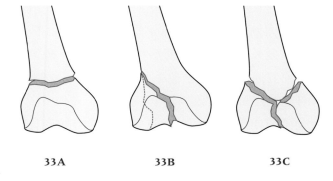

33A　　　　　33B　　　　　33C

图 6.6.3-4　AO / OTA 骨折和脱位的分型——股骨远端。

33A　股骨远端，关节外骨折。
33B　股骨远端，部分关节内骨折。
33C　股骨远端，完全关节内骨折。

手术的患者。这些患者采用膝关节支具固定，一般能够取得满意效果。手术适应证包括：

- 移位的股骨远端骨折。
- 移位的股骨远端关节内骨折。
- 股骨远端力线不良。

过去我们常采用扩大切口，切开复位内固定治疗干骺端粉碎的股骨远端骨折，由于其骨不连和内固定失败的发生率高，故现在不提倡这种方法。生物接骨板固定的概念采用创伤小的途径，仔细地处理软组织，现在已成为治疗的金标准。

依然必须对股骨髁和关节面的解剖进行精确的重建，并恢复肢体的正确力线和旋转。

这往往需要通过适当的手术途径直接显露膝关节。

6 术前计划

6.1 手术时机

对于多发伤、开放性骨折伴有严重软组织损伤、血管损伤的患者，或在不允许做早期确定性手术的情况下（例如，医师经验不足），推荐采用损伤控制性手术。在这些病例，跨关节外固定支架是一种快速且有效的固定方法（图 6.6.3-5）[3]。沿着胫骨前内侧置入 2 枚 Schanz 螺钉带一根棒，徒手牵引恢复长度和旋转，然后将两个 Schanz 螺钉从股骨前方远离二期确定性手术的区域置入，安装连接杆组装外固定支架。应当注意的是，在长度恢复之前经股四头肌置入 Schanz 螺钉，将会妨碍长度的恢复。跨关节的外固定支架，有助于恢复股骨长度和对线，纠正旋转畸形，这为确定性治疗提供了便利。

大部分的开放伤口位于股骨前方，股四头肌均有不同程度的损伤。早期适当使用抗生素以及仔细

清创和冲洗很重要。后续的最终固定以及早期的功能锻炼将有助于恢复膝关节功能。

6.2 内植物选择

关节外骨折选用逆行髓内钉或钢板固定均可。骨质良好的青壮年患者，非锁定的钢板也能获得良好的临床结果；骨质疏松或假体周围骨折的老年患者，其股骨远端骨量少，锁定钢板可以提供更强的固定稳定性。

股骨远端关节内骨折治疗的基本原则是直视下解剖复位关节面[4]。通过用拉力螺钉对关节面骨块进行加压固定。当存在骨缺损时，建议采用位置螺钉进行固定。接下来根据骨折类型的不同，采用不同的内固定将关节面和骨干部进行固定（图 6.6.3-6）。对于骨质疏松或骨折线垂直的 B 型骨折，拉力螺钉需结合支撑钢板来实现稳定固定（图 6.6.3-7）。

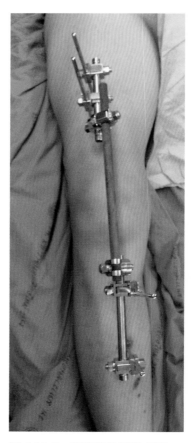

图 6.6.3-5　跨关节外固定支架。

6.3 手术室布置

术前适度徒手牵引以避免骨折端的过度畸形。整个下肢从臀部至足部均进行消毒。手臂架上放置消毒的一次性 U 形巾单或者下肢巾单。消毒布料包住足部和小腿，用胶带固定。这样小腿可以自由移动（图 6.6.3-8）。膝下垫高将膝关节稍屈曲，C 臂机用巾单保护。

手术室人员和医生站在患侧。C 臂机置于手术台的另外一侧，其显示屏对着手术团队和放射技师（图 6.6.3-9）。

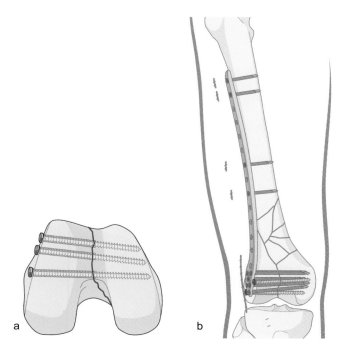

图 6.6.3-6

a 拉力螺钉固定 32C2 远端股骨骨折，用 3.5 mm 骨皮质螺钉。

b 干骺端粉碎时，采用微创桥接钢板固定技术。

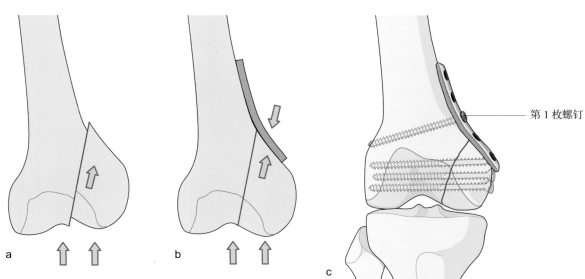

第 1 枚螺钉

图 6.6.3-7 部分关节内骨折（33B）的固定。

a-b B1 骨折用支撑钢板固定。先用钢板支撑以防止关节骨块向上移位。这类损伤常为复杂的骨折－脱位的一部分，严重韧带损伤很常见。

c 第一枚螺钉应在近侧靠近骨折处置入，然后将拉力螺钉置于骨折骨片关节内。

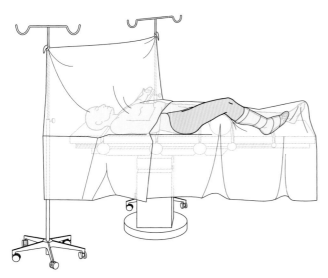

图 6.6.3-8 铺巾和消毒。

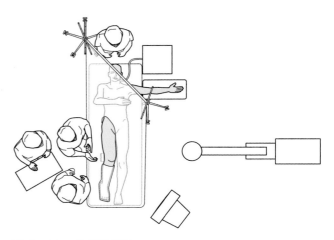

图 6.6.3-9 手术室布置。

7 手术

7.1 入路

7.1.1 患者体位

当膝关节完全伸直时，腓肠肌和内收大肌的牵拉有导致膝反屈和缩短的趋势。

仰卧体位，膝下垫高使得膝关节屈曲 30°~45°，从而放松腓肠肌（图 6.6.3-10）。徒手或使用牵引器来纠正短缩。当骨折严重粉碎时，用对侧作模板进行仔细的术前计划有帮助。

在骨质疏松和复杂骨折中，宁愿接受适度嵌插短缩，也不要骨折不稳定。

7.1.2 手术入路

手术入路的选择取决于关节内骨折还是关节外骨折。对于关节外骨折，可采用标准外侧入路或改良的标准外侧入路结合微创接骨板接骨技术（MIPO）。对于关节内骨折，可采用外侧或内侧髌旁入路或股内侧肌后方入路。开放伤口会影响手术

入路的选择。在伤口清创过程中需要周密的规划，以便不要干扰最终的治疗和手术入路。开放性骨折常伴有软组织覆盖不足。如果不可能无张力关闭切口，有如下几个选项，立刻行局部肌肉瓣和皮肤移植或让伤口开放（覆盖合适的敷料），规划在下一个 48~72 小时内进一步清创和软组织重建（参见第 4 篇第 3 章）。

标准外侧入路

这种入路利于骨干和干骺端的解剖复位，但是软组织剥离损伤大。该入路适用于简单骨折，可以实现解剖复位和绝对稳定的固定。粉碎的股骨远端骨折需要保护局部的软组织，故不推荐该入路（图 6.6.3-11）。

改良的标准外侧入路或微创接骨板接骨术（MIPO）

皮肤切口起自 Gerdy 关节，向近端延伸 5~8 cm。按纤维走向切开髂胫束暴露外侧关节囊。牵开关节囊可见股骨远端外侧面。在股外侧肌下方建立隧道，便于插入合适长度的锁定钢板。然后在钢板的最近端做一小切口，调整钢板位于股骨正中，通过多个小切口置入螺钉（图 6.6.3-12）。

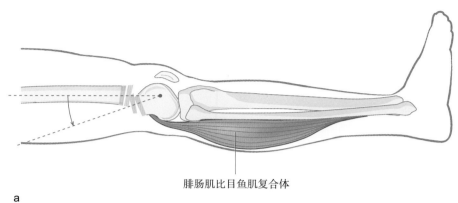

腓肠肌比目鱼肌复合体

a

图 6.6.3-10

a 股骨远端骨折常见的屈曲畸形意味着患者的体位对手术至关重要。

b 在骨折部位下面垫高使膝关节屈曲 30°，骨折一般将会复位。用跨膝关节股骨牵开器或置入远侧骨块的撬棒可以辅助复位。

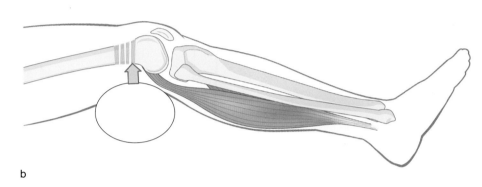

b

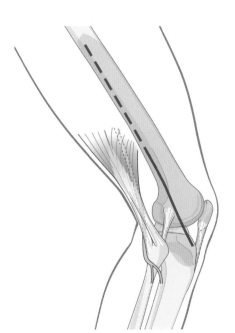

图 6.6.3-11 至股骨远端的外侧入路，应当少对股外侧肌进行分离，避免骨膜剥离。

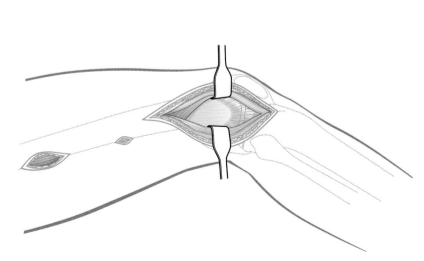

图 6.6.3-12 对于 33A 型骨折，改良的标准外侧入路是足够的。切口位于股骨远端，仅暴露部分股骨髁和关节，在钢板的近端另做近侧切口。

髌旁入路

该入路能够暴露内外侧髁及髌股关节，适用于复杂的股骨远端关节内骨折。根据软组织损伤及开放伤口的位置选择外侧或内侧髌旁入路。通过翻转髌骨，两种入路均能对关节面充分显露，并在外髁或内髁放置钢板。切开伸肌支持带时保留髌骨外侧约1cm，便于术后缝合修复。内侧髌旁入路可以对髌韧带止点做有限剥离后更容易向外翻转髌骨，屈膝90°以上后显露股骨远端关节面。如髌韧带止点相对较窄，则会出现撕脱韧带的风险。在这种情况下，可以进行胫骨结节冠状位截骨显露股骨远端关节面，并保持伸肌装置的连续性。截骨处可以通过1~2个拉力螺钉进行固定。通过干骺端的临时缩短和改变膝关节屈曲角度有助于暴露股骨远端关节面。钢板插入后，近端切口根据钢板在近端的位置，劈开股外侧肌肉进行暴露（图6.6.3-13）。

股内侧肌后方入路

股内侧肌后方入路可以用于内侧股骨髁关节内骨折、内侧 Hoffa 骨折。当双髁关节严重粉碎采用外侧髌旁入路时，也可以辅助使用这个入路。皮肤切口起自收肌结节并向近端延伸至股内侧肌后方。辨认股内侧肌和缝匠肌之间间隙，向前牵开股内侧肌暴露股骨内髁。切开内侧关节囊显露关节面。腘血管束位于内收大肌和肌间隔的后方，如有必要则可通过此入路进行显露（图6.6.3-14）。

逆行髓内钉入路

在髌韧带内侧做3 cm的切口，将髌韧带向外侧牵开，以便导针插入髁间窝前端（图6.6.3-15）。当然也可以采用劈开髌韧带的入路。无论采用哪种入路，在扩髓时都应保护好软组织。

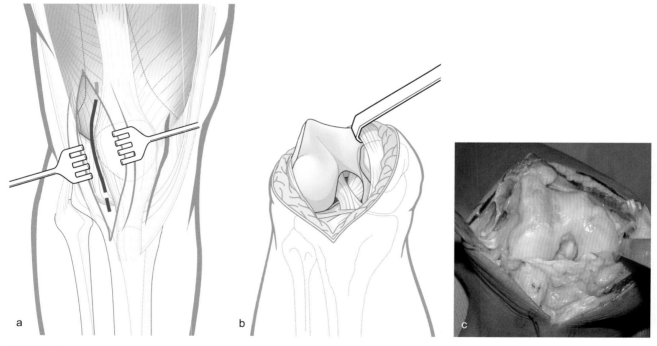

图6.6.3-13

a 33C型骨折：外侧皮肤切口和外侧髌旁显露。
b 膝关节屈曲后关节面将得以充分显露。
c 用两个 Hohman 拉钩并屈曲膝关节以显露关节面。

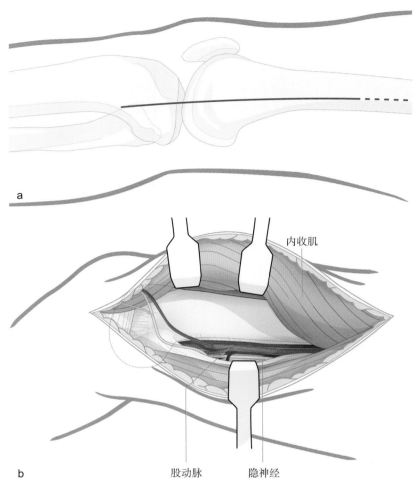

图 6.6.3-14　股内侧后方入路。

a　间隙位于股内侧肌和后侧腘绳肌之间。

b　向前牵开股内侧肌，腘血管束位于内收大肌肌腱（肌间隔）的后方。

内收肌

股动脉　隐神经

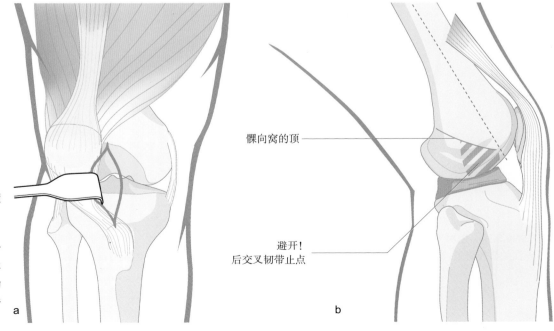

图 6.6.3-15　逆行髓内（IM）钉入路。

a　内侧髌旁入路。

b　使用逆行髓内钉时，股骨远端重要的标志线将有助于置入理想的导针（绿色虚线）。

髁向窝的顶

避开！
后交叉韧带止点

7.2 复位和固定

7.2.1 关节外骨折

简单关节外骨折（A2 型）可以通过标准的外侧入路进行切开复位。闭合复位钢板螺钉内固定的 MIPO 技术（图 6.6.3-16）或逆行髓内钉（图 6.6.3-17）可能提供更佳的临床疗效，但需要术者具备丰富的临床经验。股骨远端髓腔宽大，髓内钉直径无法与其匹配，为了避免复位不良，术者必须具备使用 Poller 螺钉的丰富经验。对于粉碎的关节外骨折，推荐采用闭合复位内固定（A3 型）[4-6]。

7.2.2 关节内骨折

关节内骨折复位

一般通过外侧或内侧髌旁关节切开术行直视下关节面复位（图 6.6.3-18）。

经皮将 Schanz 螺钉置入内侧髁骨块，将有助于骨折复位，利于钳夹固定简单关节内骨折，这样可以减少对关节面的暴露。克氏针临时固定复位的关节面骨块，然后使用 3.5 mm 皮质拉力螺钉或 3.5 mm 空心拉力螺钉进行固定。但对于粉碎的关

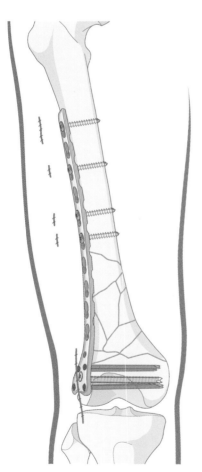

图 6.6.3-16 采用外侧入路微创钢板接骨术固定股骨远端粉碎性关节外骨折。

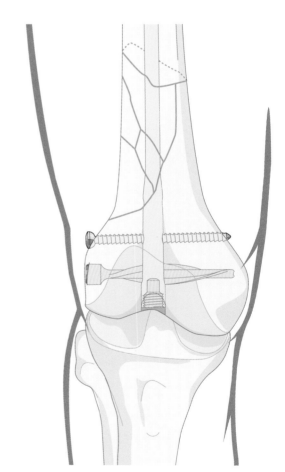

图 6.6.3-17 逆行股骨髓内钉治疗粉碎性关节外骨折。逆行髓内钉近端也需要锁定，以维持长度、对线和旋转。

节内骨折，可能需要位置螺钉而不是拉力螺钉，因为拉力螺钉加压固定后会导致股骨远端关节面变窄。拉力螺钉或位置螺钉需置于合适的位置，以免影响钢板放置和锁定螺钉置入。关节内骨折复位固定后，则可用锁定解剖钢板对关节内骨块与骨干骨折进行桥接固定。对于某些复杂的骨折，术者可以考虑采取不同的固定顺序：首先将简单的髁骨折块与股骨干进行复位固定，以此作为复位参考，再将粉碎的髁骨折块进行复位。

关节内骨块至股骨干的复位

髁刃钢板 / 动力髁螺钉是 95° 角度固定装置，提供角稳定性以维持力线，防止继发塌陷内翻（图 6.6.3-19，视频 6.6.3-1，视频 6.6.3-2）。但是，使用这些装置需要有经验的外科医生和高超的手术技术。

股骨远端微创固定系统（LISS-DF），锁定支撑髁钢板或股骨远端锁定加压钢板（LCP-DF）

LISS 钢板需结合锁定螺钉一起使用，可通过

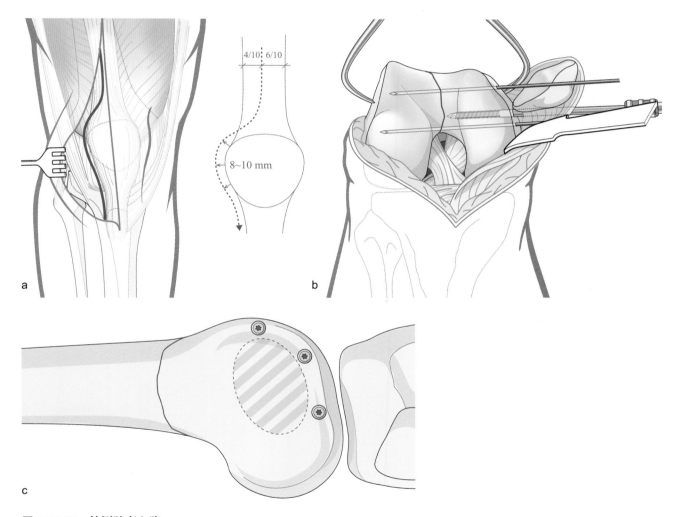

图 6.6.3-18　外侧髌旁入路。

a　外侧髌旁切口必须能够充分显露股骨远端关节面。

b　临时固定。在进行最终固定之前，可用多个复位钳临时钳夹固定，从内向外或从外向内打入 1~2 枚克氏针辅助临时固定。如果克氏针从内向外固定，内侧可能需要做小切口置入克氏针。

c　最终的关节面固定。全螺纹的 3.5 mm 拉力螺钉或 3.5 mm 空心半螺纹拉力螺钉可以置于外侧髁关节面的边缘区域，从外向内置入加压固定髁间骨块。按照这种方式置入拉力螺钉后，在外侧髁的外侧面就存在放置外侧钢板的"空白区"（虚线圆圈）。

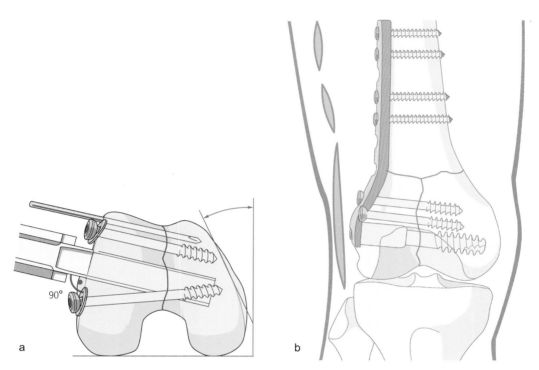

图 6.6.3-19
a 95°角刃钢板：平行于关节线插入座导凿。如骨折累及关节，则须用一或两个拉力螺钉固定关节骨块后再插入钢板。
b 最后打入动力髁螺钉。

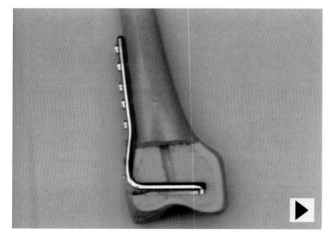

视频 6.6.3-1　插入 95° 股骨髁刃钢板治疗股骨远端骨折的技术。

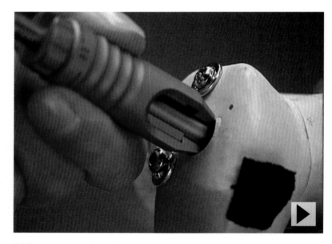

视频 6.6.3-2　应用动力髁螺钉治疗股骨远端骨折的技术。

瞄准装置经皮置入锁定螺钉（图 6.6.3-20）。单皮质或双皮质螺钉均可使用，但不能全部使用单皮质螺钉固定，因为这种固定方式的内固定失败率比较高[5-7]。

锁定支撑髁钢板或远端股骨 LCP 钢板（图 6.6.3-21）均有结合孔，新近推出了 4.5 mm 万向锁定髁钢板。这些新的解剖型股骨远端钢板的使用原则与过去的内固定器械是一致的，如关节面与骨干的间接复位与桥接固定，关节面骨块使用加压螺钉辅助固定等。股骨的长度、旋转和对线必须得到恢复，可使用临时跨关节外固定器或股骨干牵开器[3]能帮助做到这一点。

在股骨髁上的下方垫高可以帮助控制股骨髁屈曲畸形的出现。从前后方向置入关节骨块的 Schanz 螺钉有利于控制矢状面移位，从前后方向置入在骨干的第二个 Schanz 螺钉有助于控制旋转移位。复位满意后，其关节骨块可用克氏针临时固定在骨干上，或者将 Schanz 螺钉与跨关节外固定器整合在一起临时固定。对于简单的螺旋形或斜行骨折，在放置钢板之前，可以借助微创环扎钢丝技术对骨折端进行复位。

当力线恢复后，解剖型锁定钢板可通过髌旁切口在股外侧肌下插入。钢板位置须在直视下及透视下进行仔细的评估。需要注意股骨远端外侧呈倾斜角度，确保钢板块位于股骨远端外侧面合适的位置。Schanz 螺钉或 Steinmann 针插入钢板远端中心

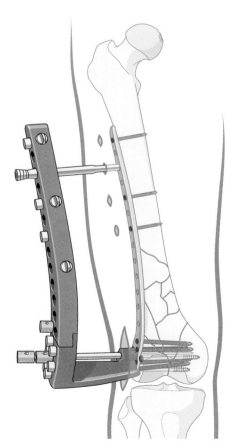

图 6.6.3-20 股骨远端微创固定系统，近端推荐使用双皮质螺钉固定。

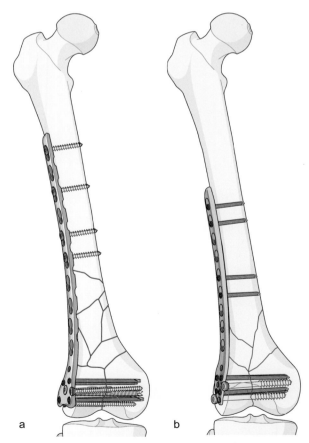

图 6.6.3-21 近端推荐使用三或四个双皮质锁定螺钉。

a 锁定支撑髁钢板。

b 股骨远端加压锁定钢板（LCP）。

孔上。在正位透视片上，Schanz 螺钉或 Steinmann 针需要平行于股骨远端关节线以避免力线内翻或外翻。在侧位透视片上，后方皮质线应可见并且平行于钢板的后缘。徒手牵引恢复骨折的长度及旋转，然后在钢板最近端的螺钉孔中置入临时克氏针。

建议使用双皮质锁定螺钉以减少螺钉拔出的风险，并增加螺钉的工作长度。建议内旋 25° 透视以避免远端螺钉从内侧穿出，一旦螺钉过长从内侧穿出，将会导致疼痛性刺激并需要取出内植物。对于年轻骨质良好患者的近端固定，单独使用普通螺钉可以提供很好的固定。如果使用锁定螺钉，术者应遵循第 3 篇第 3 章第 4 节中所列出的原则。

在干骺端骨折，特别是内侧严重粉碎的情况下，单用外侧钢板可能无法提供足够的轴向和旋转稳定性。可在前内侧加上第二块 3.5 mm 小钢板来提高结构的稳定性。在使用前内侧钢板时，髌旁入路显露充分，而额外的软组织剥离很少。

逆行髓内钉

逆行髓内钉适用于关节外骨折（33A）和某些简单关节内骨折（33C1，33C2）（图 6.6.3-22）。在治疗关节内骨折时，需固定关节骨块后再置钉。关节骨块可用拉力螺钉固定（图 6.6.3-18c），但必须始终考虑髓内钉的位置，以免拉力螺钉影响髓内钉的置入。闭合髓内钉固定通常采用髌下入路，可将髌韧带向外侧牵开，避免纵行切开髌韧带。

手术入路取决于骨折类型。无论何时，髌下软组织必须始终得到保护，避免铰刀和其他器械的损害。膝关节屈曲 30° 时，插入导针进入髓腔，进钉点位于髁间窝前方，即后交叉韧带止点的前方，并在正侧位透视片上确认导针的位置。将带瞄准装置的新型专家型逆行/顺行股骨髓内钉插入髓腔中（视频 6.6.3-3）。

为了防止交锁螺钉置入位置错误，使用瞄准装置将交锁螺钉或螺旋刀片从外侧向内侧进行锁定。

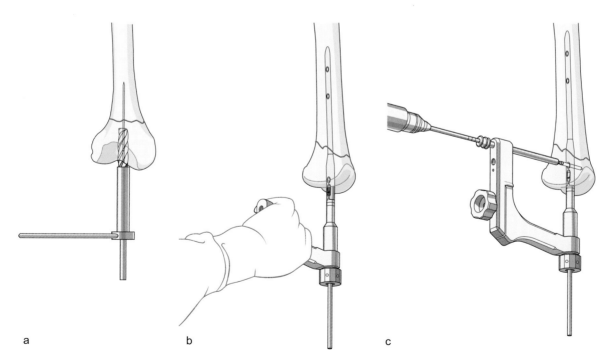

a   b   c

图 6.6.3-22   **用股骨远端髓内钉（DFN）行逆行髓内钉固定技术。**

a   正侧位透视确认进钉点位置，进钉点位于髁间窝前方，在导针上扩髓。

b   使用插入手柄在导针上插入逆行髓内钉（DFN）。

c   使用固定的瞄准装置为远端交锁螺钉钻孔。

如有必要，通过小心地进行轴向加压使骨折端压缩是可能的。使用射线可穿透的钻头完成近端螺钉锁定。由于其轴向及抗弯曲稳定性，锁定后的髓内钉为早期负重提供足够的稳定性，甚至是粉碎的股骨髁上骨折也是如此。

外固定

临时跨关节外固定支架的适应证为多发伤、开放性骨折或脱位、伴有严重软组织损伤或血管损伤的闭合性骨折的患者。如果可能，用 3.5 mm 普通或空心拉力螺钉进行内固定以重建关节内骨折块，然后在远离受伤区域置入 Schanz 螺钉装上跨关节外固定支架。Schanz 螺钉在股骨前方置入，以避开确定性手术的切口，在胫骨则从前内侧置入。上下两部分用杆－杆连接在一起（图 6.6.3-23），就这样提供足够的稳定性，直到能够进行确定性治疗为止。

假体周围骨折

随着全膝关节置换病例逐年增加，骨质疏松性假体周围骨折的数量也必将增加。为了处理这些骨折，建议使用基于锁定钢板原理的固定系统（图 6.6.3-24）。能否使用逆行髓内钉（图 6.6.3-25）取决于股骨假体的设计。股骨髁间窝必须足够宽，以容许抵达正确的入钉点。更多细节详见第 6 篇第 6 章第 4 节。

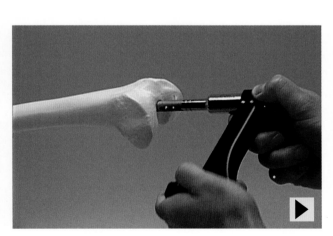

视频 6.6.3-3　股骨远端髓内钉（DFN）（逆行／顺行股骨髓内钉）。

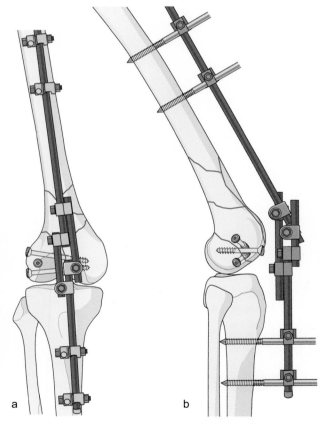

a　　　　　b

图 6.6.3-23　临时外固定，用管－管外固定架跨关节固定膝关节。在股骨前侧及胫骨前内侧置入 Schanz 螺钉。膝关节屈曲约 20°，关节内骨块仅用拉力螺钉固定。固定器应位于损伤区域和未来的手术（内固定）区域之外。

7.3 挑战

只要术中没有暴露和剥离干骺端间接复位和生物学桥接钢板固定，就无需骨松质植骨。然而，遇较大骨缺损或为了给严重粉碎的髁提供稳定性，特别是在清创遗下明显，骨缺损的开放性骨折，可以有指征植骨。可用聚甲基丙烯酸甲酯水泥间隔物填充干骺端的空隙，局部将形成生物膜，在6~8周时按计划进行第二阶段骨移植（Masqualet技术）。在严重的骨质疏松骨折的特殊情况下，骨水泥可为内固定提供更好的把持力。同时发生膝关节侧副韧带断裂的十分罕见。交叉韧带损伤比较常见，通常发生在关节内粉碎骨折中。撕脱骨折常常可以用拉力螺钉固定。韧带部分断裂时，尽管可以一期进行重建或修复，但许多外科医生建议对这类交叉韧带损伤进行保守治疗，如果患者发生膝关节症状性不稳定，则行二期重建。

8 术后处理

手术的目的是提供稳定的固定，允许患膝早期功能康复。假如软组织损伤允许，患者又有良好的镇痛治疗方案，可在48小时内就能开始髋关节、膝关节和踝关节的主动、有辅助的运动。持续的被动运动也可能有效。简单骨折复位后内固定稳定足以允许术后立即部分负重（10~15 kg）。粉碎骨折

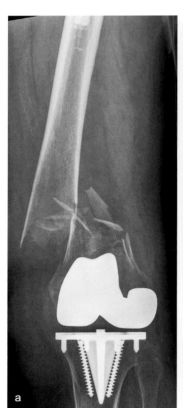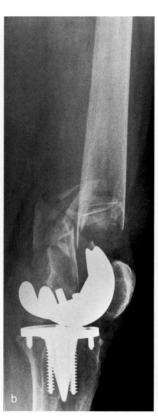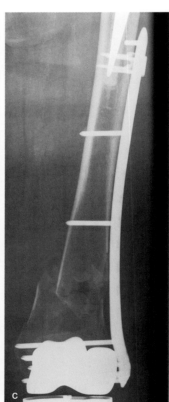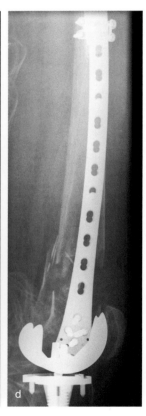

图 6.6.3-24 假体周围骨折。

a 左膝关节正位片显示股骨远端骨干与膝关节假体存在明显的侧向移位。

b 左膝关节侧位片，膝关节假体未松动。

c 左膝关节正位片显示关节骨块明显内移，这可能是由于骨折的缩短，也可能是钢板相对于外侧髁偏后放置引起，或系两者共同作用。

d 左膝关节侧位片显示了轴线对位良好。

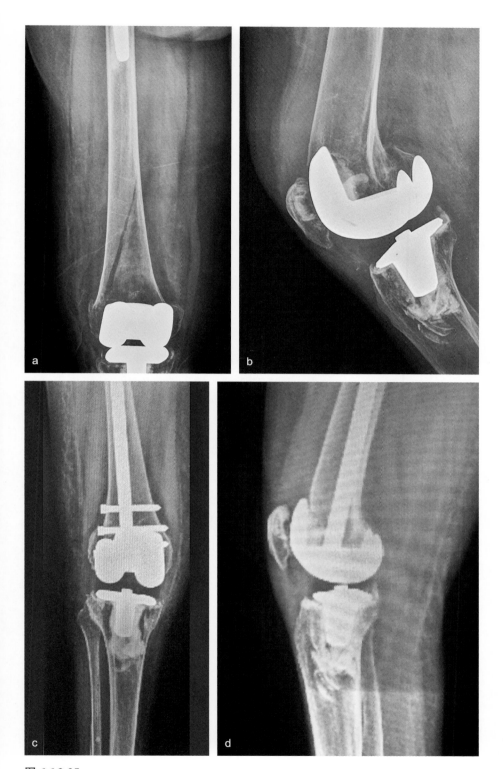

图 6.6.3-25

a-b　与图 6.6.3-24 为同一位患者，第一次左股骨远端假体周围骨折后 8 个月，右膝关节正侧位 X 线片显示右股骨远端假体周围骨折。

c-d　微创髓内钉固定术后 4 个月的右膝关节正侧位 X 线片。

桥接钢板固定后，大体上需要更多的保护，不应当早期负重。术后 6~12 周随访过程中见到骨痂形成后允许逐步负重活动。

9 并发症

9.1 对线不良

股骨远端骨折术后容易出现轴向对线不良和旋转不良[8, 9]。由于腓肠肌和内收大肌的牵拉，股骨远端有膝反屈尔后过伸和膝关节松弛的风险。手术时屈膝 60° 有助于避免出现上述情况。股骨远端骨折 MIPO 术后易发生旋转不良，高达 38.5%，已引起业内关注[10]。同锁定钢板相比，髁钢板固定后更容易出现内翻畸形和旋转不良。一旦髁刀片的插入点过于靠后，使髁骨块向内侧移动，势必导致内翻畸形。

9.2 钢板位置不佳

由于螺钉的置入与钢板保持固定的角度，钢板放置不当则会造成锁定螺钉位置不佳。钢板偏前放置时易造成螺钉进入髌股关节，或者为避免螺钉进入关节而选择短螺钉，导致螺钉把持不足。股骨远端钢板放置偏远则会激惹软组织、远端关节骨块内移（即高尔夫球杆畸形）。钢板偏后放置易造成螺钉进入髁间窝。

9.3 骨不连

在高能量损伤导致的开放性骨折，特别是存在骨缺损时，极易发生骨不连。内固定过于坚强也可造成不当的应变环境，导致骨不连[7]。

9.4 髓内钉的并发症

进钉点位置不佳，髓腔过宽或远端骨块固定不牢靠将导致内翻、外翻以及前后成角畸形。阻挡钉可用于控制骨折远端出现异常成角。

10 预后

基于就骨不连、内固定失败、感染而言的临床效果，用 MIPO 技术插入锁定钢板治疗老年患者的效果看起来是有希望的[11, 12]。再手术的危险因素包括：患者开放骨折、糖尿病、吸烟、BMI 过高、钢板偏短。使用长钢板可以降低内固定失败风险[10, 12]。与开放性骨折相比，闭合性骨折有更高的愈合率。Ⅰ、Ⅱ型开放性骨折较Ⅲ型愈合率明显增高（80% vs. 61.3%）[10]。肌层下插入钢板相对于切开复位骨不连发生率更低（10.7% vs. 32.0%）[10, 12, 13]。原有全膝关节置换者内植物失败的风险增高[14]。

参考文献

1. **Baker BJ, Escobedo EM, Nork SE, et al.** Hoffa fracture: a common association with high-energy supracondylar fractures of the distal femur. *AJR Am J Roentgenol.* 2002 Apr;178(4):994.

2. **Hwang JH, Oh JK, Oh CW, et al.** Mismatch of anatomically preshaped locking plate on Asian femurs could lead to malalignment in the minimally invasive plating of distal femur fractures: a cadaveric study. *Arch Orthop Trauma Surg.* 2012 Jan;132(1):51–56.

3. **Babst R, Hehli M, Regazzoni P.** [LISS tractor. Combination of the "less invasive stabilization system" (LISS) with the AO distractor for distal femur and proximal tibial fractures]. *Unfallchirurg.* 2001 Jun;104(6):530–535. German.

4. **Bolhofner BR, Carmen B, Clifford P.** The results of open reduction and internal fixation of distal femur fractures using a biologic (indirect) reduction technique. *J Orthop Trauma.* 1996;10(6):372–377.

5. **Fankhauser F, Gruber G, Schippinger G, et al.** Minimal-invasive treatment of distal femoral fractures with the LISS (Less Invasive Stabilization System): a prospective study of 30 fractures with a follow up of 20 months. *Acta Orthop Scand.* 2004 Feb;75(1):56–60.

6. **Schütz M, Müller M, Krettek C, et al.** Minimally invasive fracture stabilization of distal femoral fractures with the LISS: a prospective multicenter study. Results of a clinical study with special emphasis on difficult cases. *Injury*. 2001 Dec;32(Suppl 3):SC48–54.

7. **Ricci WM, Streubel PN, Morshed S, et al.** Risk factors for failure of locked plate fixation of distal femur fractures: an analysis of 335 cases. *J Orthop Trauma*. 2014 Feb;28(2):83–89.

8. **Krettek C, Miclau T, Grün O, et al.** Intraoperative control of axis, rotation and length in femoral and tibial fractures. Technical note. *Injury*. 1998;29(Suppl 3):29–39.

9. **Maier DG, Reisig R, Keppler P, et al.** [Post-traumatic torsional differences and functional tests following antegrade or retrograde intramedullary nailing of the distal femoral diaphysis.] *Unfallchirurg*. 2005 Feb;108(2):109–117. German.

10. **Buckley R, Mohanty K, Malish D.** Lower limb malrotation following MIPO technique of distal femoral and proximal tibial fractures. *Injury*. 2011 Feb;42(2):194–199.

11. **Syed AA, Agarwal M, Giannoudis PV, et al.** Distal femoral fractures: long-term outcome following stabilisation with the LISS. *Injury*. 2004 Jun;35(6):599–607.

12. **Beltran MJ, Gary JL, Collinge CA.** Management of distal femur fractures with modern plates and nails: state of the art. *J Orthop Trauma*. 2015 Apr;29(4):165–172.

13. **Doshi HK, Wenxian P, Burgula MV, et al.** Clinical outcomes of distal femoral fractures in the geriatric population using locking plates with a minimally invasive approach. *Geriatr Orthop Surg Rehabil*. 2013 Mar;4(1):16–20.

14. **Hoffmann MF, Jones CB, Sietsema DL, et al.** Outcome of periprosthetic distal femoral fractures following knee arthroplasty. *Injury*. 2012 Jul;43(7):1084–1089.

致谢 · 感谢 Florian Gebhard 和 Lothar Kinzl 对《骨折治疗的 AO 原则》第 2 版中本章所做出的贡献。

第 **4** 节 | 假体周围骨折
Periprosthetic fractures

————— 胡岩君 译

1 引言与流行病学

假体周围骨折常发生在假体或内植物周围，由创伤、骨溶解、病理性骨质、疲劳或者劳损所导致。创伤性骨折可能发生在手术过程中（在插入假体过程中）或者更常见于术后。对于老年患者，术后的假体周围骨折常常由于低能量创伤引起，并且可以导致非常严重的症状以及功能障碍。由于承受更大的机械应力，假体周围骨折更常见于下肢。

从社会经济学的角度而言，假体周围骨折也是需要慎重考虑的，因其治疗很复杂，并且需要根据不同的患者和骨折类型进行个性化治疗。这些治疗所带来的高昂费用，以及可预期的发生率的增加，会造成卫生保障系统非常沉重的财政负担。有研究[1]统计了每一例假体周围骨折治疗的费用为20 000~200 000美元。随着人口老龄化以及初次假体置换例数的不断增加，假体周围骨折的发病率必将随之增加[2]。从2005年到2030年，初次髋关节和膝关节置换的数量有望增加171%和673%[3]，假体周围骨折和假体翻修手术预期将随之增加，甚至是更大比例的增加。关节置换术后优异的临床结果引起了适应证的扩大，包括了更年轻、活动能力不差，甚至是那些希望能够生活自理的高龄患者[4]，这部分高龄的群体有更高的假体骨折的风险，因为其骨的质量更差、假体周围骨丢失、服用药物更多和摔倒的风险更高。

还有其他一些因素能够影响假体周围骨折的发生率。在置入假体后骨的血运的改变能够引起生物学环境的损害，不理想的假体位置和力线能够导致骨周围物理载荷的改变，这些都能够导致骨吸收和应力增加。虽然假体周围骨折有很多种类并且必须个性化考虑，但是大部分的骨折可以分类或分型采用为标准分型系统（UCS）分类或分型[5]，与AO/OTA骨折和关节脱位分型类似。

假体周围骨折的治疗，要求对患者进行充分的整体评估和仔细的诊疗规划。治疗要求由经验丰富的外科团队来完成，熟悉不同的内固定技巧和关节翻修术式，并且应该熟练掌握所有的外科入路。

为了避免制动所引起的二期并发症，任何治疗应该能够提供足够的稳定性，以允许患者术后即刻或者早期进行功能锻炼。

1.1 髋关节假体周围骨折

髋关节假体周围骨折可能波及髋臼或者股骨。这些部位的骨折可能发生在术中或者术后，术中髋臼假体周围骨折比较罕见，并且几乎总是由于在使用压配式非骨水泥髋臼假体组件时的撞击力引起。美国Mayo诊所未经报道的32 684例初次全髋置换的回顾性数据显示，78例（0.24%）被确诊髋臼骨折，70例（0.43%）为非骨水泥型，而8例（0.05%）为骨水泥型假体。在5 720例翻修手术中，放置髋臼假体组件时发生的骨折增加到了39例（0.68%），其中0.74%为非骨水泥型，而0.53%为骨水泥型假体。

股骨假体组件周围发生骨折要常见得多。术中股骨假体组件周围骨折的发生率取决于其是初次置换还是全髋关节翻修，以及使用的是非骨水泥型（压配型）或者骨水泥型技术[2]。目前文献显示[2]，使用骨水泥型股骨柄的初次全髋置换股骨骨折的发生率最低，为 0.1%~2.5%，而同样使用骨水泥型股骨柄的翻修手术股骨骨折的发生率上升到 3.0%~3.6%，但这仍低于非骨水泥型（压配型）技术，其初次置换的发生率是 3.7%~5.4%，全髋翻修的发生率是 6.3%~20.9%[2]。由于骨质吸收和额外的手术操作都有导致骨折的风险，因此翻修术中股骨骨折的发生率非常高（表 6.6.4-1）。这些骨折可能发生在显露、髋关节脱位、移除内植物、移除骨水泥、隧道准备、内植物置入和关节复位的过程中。

假体周围骨折术后的发生率有上升的趋势。与术中发生骨折相似，我们可以看到翻修术中的发生率（2.1%~4.2%）比初次全髋关节置换的发生率（0.4%~3.5%）要高（表 6.6.4-1）[6]。目前尚不清楚股骨组件的类型（骨水泥或非骨水泥）是否对术后骨折的发生率产生影响。

1.2 膝关节假体周围骨折

全膝关节置换假体周围骨折的发生率要低于髋关节，但是绝对数量却在不断上升，因为全膝关节置换越来越普遍，且患者活动度以及生命周期预期生命越来越长。这些骨折大部分发生在股骨组件周围，术中骨折的发生率要低于术后，但是术中骨折的发生有可能被低估，因为有些骨折并没有被发现。目前的文献证实，股骨骨折发生率在初次全膝置换术时为 0.1%~0.4%，而翻修术中为 0.8%[2]。术中一般较少发生胫骨骨折，但是其翻修术的发生率和股骨骨折基本在同一水平。

术后发生骨折要比术中发生骨折常见得多，且股骨骨折更为多见[2, 7]，大部分发生在股骨髁上区域[7]。

髌骨骨折要比胫骨假体周围骨折更为常见，但是要少于股骨假体周围骨折[2, 8]。髌骨表面成型是髌骨假体周围骨折最常见的风险因素，翻修仍然可以导致骨折的上升（1.4% *vs.* 2.7%）。

1.3 上肢的假体周围骨折

由于机械应力降低，上肢的假体周围骨折并不常见。我们仍然需区别术中和术后骨折。肩关节假体周围骨折的研究显示，翻修手术、非骨水泥型假体和女性似乎都是骨折的风险因素[9]。

肩关节假体置换术后肱骨骨折的发生率为 0.6%~3%，术中骨折较少见，其发生率一般大约小于 1.5%[9]。

表 6.6.4-1　髋关节假体周围骨折发生率[2, 6]，髋臼骨折的发生率是基于 Mayo 诊所未发表的数据（本章 1.1）

	初次全髋关节置换比例（%）	全髋关节翻修比例（%）
术中		
髋臼		
—非骨水泥型	0.43	0.74
—骨水泥型	0.05	0.53
股骨		
—非骨水泥型	3.7~5.4	6.3~20.9
—骨水泥型	0.1~2.5	3.0~3.6
术后		
髋臼		
—非骨水泥型	NA	NA
—骨水泥型	NA	NA
股骨		
—非骨水泥型	0.4~2.9	2.1~4.2
—骨水泥型	0.8~3.5	NA

注：NA，无可用资料。

2 假体周围骨折的诱因和风险因素

2.1 老年骨科的现状和老年性骨的临床背景

大多数做了关节置换的患者是老年人，人口转移加上预期寿命延长意味着现在有很大数量的人群正面临假体周围骨折的风险。大部分因关节炎而做关节置换的患者与其年龄是匹配的，但是随着老龄化的继续，这些患者可能发生骨质疏松、肌无力和多种临床合并症，以及伴随服用多种药物而出现的各种医疗并发症。因此，很多假体周围骨折的患者就诊时与老年髋部骨折患者所面临的挑战相似。术前对患者进行彻底评估是很重要的，要把注意力放在其生理及精神健康所有必要的部分。需要检查的重要方面包括：

- 贫血。
- 血小板（凝血）。
- 代谢紊乱。
- 心血管疾病。
- 肺部疾病。
- 糖尿病。
- 肾功能。
- 营养不良。
- 帕金森综合征。
- 神经系统疾病。
- 多重用药。

社会支持的有效性也是一个重要因素。对于老年人群，虚弱的患者发生术后并发症的概率非常高。虚弱症候以不断增加病症为特征，外部和内部压力因素可导致多重、相互关联的生理系统损害。这些病症导致机体自我平衡能力和顺应性的下降，并且增加与健康相关的不同疾病的风险，虚弱症候包括了肌肉萎缩、骨质疏松和肌无力等[10-14]。

2.2 关节置换的技术

精确的关节置换技术能够帮助减少假体周围骨折的风险，仔细的术前计划、良好的手术技巧和内植物的选择都是非常重要的。意识到假体周围骨折患者相关危险因素也非常重要，例如：

- 炎症性的关节病变。
- 骨质疏松。
- 代谢性骨病。
- 女性。
- 高龄。
- 骨质吸收。
- 感染。
- 力线不良。
- 以往手术干预史。

生物力学问题也是需要意识到的重要问题，如应力遮挡和应力集中。内植物和骨之间硬度的不同是很重要的因素，内植物的存在改变了骨周围的应力分布：应力的降低可导致内植物周围的骨质吸收[15,16]，然而应力增加最终可能导致应力性骨折。假体的涂层也会对骨的吸收产生影响，广泛的涂层可以导致很严重的骨溶解[17]。导致骨溶解的另外一个重要原因是聚乙烯碎屑的形成，可引起无菌性松动，这是最常见的内植物的失效模式。

术中骨折最常见于移除原有的假体柄或骨水泥，骨髓腔准备或假体置入的过程中，采用如下策略以降低这些风险：

- 手术显露要足够，可能需要转子间或者胫骨截骨。
- 扩髓过一点，以减少环向应力与置入压配式非骨水泥柄和髋臼杯时发生骨折。
- 避免偏心性或者内翻扩髓。
- 小心移除骨水泥。
- 预防性应用捆扎钢缆或钢丝以免骨折蔓延。
- 在翻修手术中使用影像增强器。

3 评估与诊断

3.1 病史和体格检查

评估应该包含诊断假体周围骨折，评价患者的一般情况和功能水平，并确定假体组件的稳定性，这些都是进行诊疗决策和为患者推荐最优治疗方案的关键因素。

患者经常以疼痛、不稳、功能下降，或者近期的外伤史就诊，简单的站立高度的摔倒是常见外伤机制，但是诊断前超过接近一半的患者没有摔倒或者外伤史。如果骨折发生没有明确的外伤原因，或者如果 X 线显示假体周围有骨吸收的表现，在着手准备进行翻修手术前应该考虑三个关键因素：

- 感染可能。
- 鉴别被取出假体类型。
- 残余骨量。

感染的鉴别是非常重要的，且它的发生率有可能被低估了。每一个因疼痛、不稳和疑似骨折而就诊的患者，都应考虑感染的可能，直到感染被排除。对于感染有几种可行的诊断性检验，每一种都有不同的敏感性、特异性和费用，每一位患者的诊断途径都应由临床怀疑指数来决定（参阅第 5 篇第 4 章）。

3.2 影像学

影像学诊断是对关节置换术后有症状患者评估的基础，根据不同的情况，检查应逐步进行，包括 X 线、CT、骨密度测量和核医学检查。X 线是基础的一线检查，与前期的影像学检查进行对比，可以发现松动、下沉、力线改变和骨吸收的相关信息。应当仔细评估骨水泥是否存在裂缝。CT 对于发现内植物松动和假体周围骨折的诊断是非常有用的，且能够帮助进行翻修手术的术前规划并评估骨残余量。在评估力线的旋转和发现骨吸收或者隐匿性骨折等方面具有很高的可重复性（图 6.6.4-1）。

由于金属相关伪影使得 MRI 的应用有所限制。技术的改进、信号处理技术的进步使 MRI 成为骨－假体界面和周围软组织的诊断工具[18]。MRI 巨大的优势在于其提供假体固定界面高清图像和检查股骨髓腔内的骨水泥的能力。

对于翻修手术，双能 X 线骨吸收扫描能够显示新的翻修内植物是否具有足够的稳定性。有很强的证据表明，这种扫描对于预测骨折具有很高的敏感性[19]。

4 分型

已经为不同骨和关节分别提出了假体周围骨折的分型，Duncan 和 Haddad 用统一分型系统（UCS）把其他不同的分型系统组合和统一起来，包括原来没有分型的部位（腕关节和踝关节）也应用了 UCS 的分型原则。

4.1 温哥华系统

股骨近端假体周围骨折的温哥华系统是得到普遍认可并且是大部分分型的原型。Duncan 和 Masri 于 1995 年提出分为三型（A、B、C）（表 6.6.4-2，图 6.6.4-2）[20]。

4.2 统一分型系统

Duncan 和 Haddad 在统一分型系统中总结出来的核心原则是成功评价和处理假体周围骨折的基础，可以非常容易地应用于肩、肘、腕、髋、膝和踝关节的假体周围骨折[5]。

首先，假体周围骨折的解剖位置必须编码入相关的关节和骨中，对于关节，Duncan 和 Haddad 将

表 6.6.4-2　股骨近端假体周围骨折的温哥华分类系统[20]

类 型	部 位	亚 型
A	转子间区域	A~G：大转子
		A~L：小转子
B	假体柄周围或者恰于柄以远	B1：假体稳定（牢固）
		B2：假体不稳定（松动）
		B3：内植物松动且骨量不足
C	假体柄侧远	—

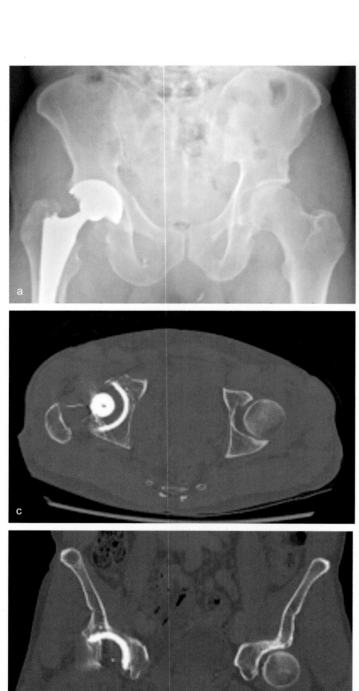
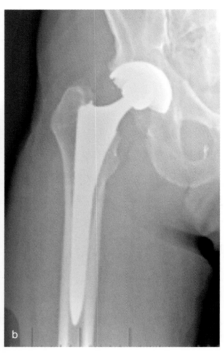

图 6.6.4-1

a-b 老年男性，72 岁，从自行车上摔下导致骨盆假体周围
骨折（侧向压缩）。

c-d CT 提供了有价值的信息，允许据此做出保守治疗的
决定，因为骨折没有延伸进臼杯区域。

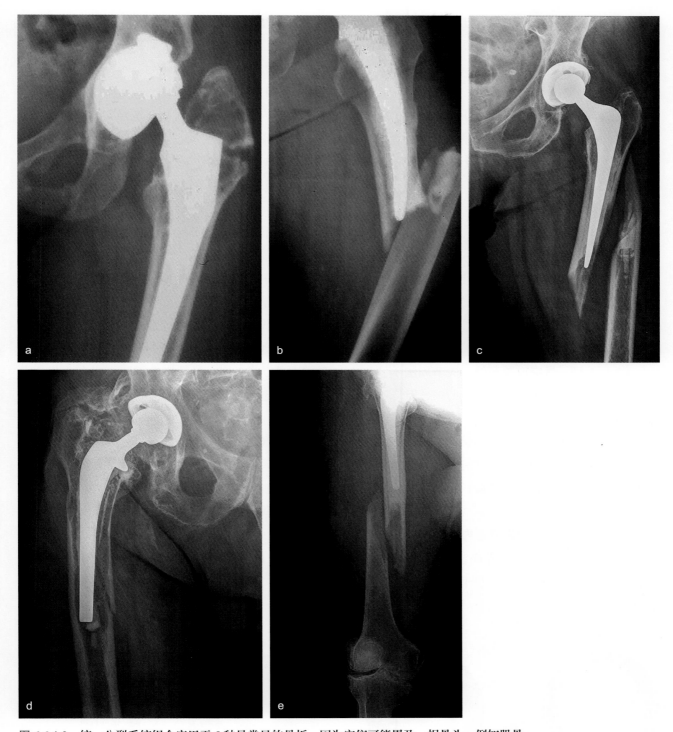

图 6.6.4-2 统一分型系统组合应用于 5 种最常见的骨折，因为它们可能累及一根骨头，例如股骨。

a A1 型骨折。

b B1 型骨折（着重强调界面的稳定性）。

c B2 型骨折，在长螺旋形骨折使柄失稳前固定牢靠。

d B3 型骨折，假体柄松动且骨丢失严重。

e C 型骨折，离假体柄很远。

其编码为 Ⅰ ~ Ⅵ，从肩关节（Ⅰ）、肘关节（Ⅱ）、腕关节（Ⅲ）、髋关节（Ⅳ）、膝关节（Ⅴ）到踝关节（Ⅵ）。为了识别所有的骨，编码依据 AO/OTA 骨折和脱位分型。

为了进一步描述，假体周围骨折被分为 6 型（A~F），并且还有 A 型和 B 型两个亚型。为了更加容易地记忆不同骨折类型，设计了下面帮助记忆的编码：

- A 型：骨突。
- B 型：内植物床。
- C 型：与内植物无关。
- D 型：两个内植物之间的骨断了。
- E 型：两根骨的每一根行关节置换。
- F 型：面对并与半关节置换假体相关节。

4.2.1 A 型：骨突或关节外（关节周围）

骨折波及骨或者内植物邻近的骨突，但是对内植物稳定性影响很小。外科治疗的需要是基于部位和每一种骨折类型的特点，以及与内植物无关的保守治疗的效果。指导原则是基于附着在骨突上的软组织的重要性，以及骨突是否移位。例如小转子或者肩峰骨折。

4.2.2 B 型：内植物床或者内植物周围

骨折波及骨 - 内植物界面，这是内植物稳定性的基础。治疗的关键是将其归为三个亚型中的一种（图 6.6.4-3）。两个问题需要注意：

- 内植物固定牢靠或者松动。
  - 如果固定牢靠：B1 型。
  - 如果松动：B2 型。
- 对于内植物松动的病例，是否有足够的残余骨量以承受翻修手术。
  - 如果有足够骨量：分型仍然是 B2。
  - 如果没有足够骨量：分型是 B3。

B1 和 B2 的区别常常能够通过 X 线片来分别，但是有时需要更多影像学检查（如 CT 或者 MRI）或者仅仅能在术中确认。

另外 B2 和 B3 的区别是一个相对特别的情况，没有非常清晰的界限，这部分取决于手术医生重建的喜好。作为一个简单经验总结，作者推荐，如果松动假体能够通过非常简单的技巧翻修，那么骨折就可分类为 B2 型。但是如果需要更多专业化技术或者需要进行抢救治疗，骨折应该被分类为 B3 型。

4.2.3 C 型：与假体无关

骨折离假体有一段距离，距离的程度使内植物可以被忽视。应用现代骨折治疗原则并且不得不考虑使用一些经过改进的钢板固定。

4.2.4 D 型：两个内植物之间，即假体间骨头断裂

目前，这是假体周围骨折中不常见的一个类型，

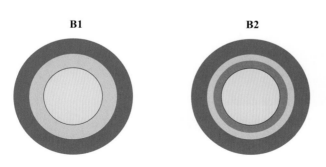
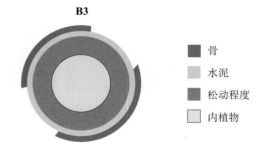

图例：
- ■ 骨
- ■ 水泥
- ■ 松动程度
- □ 内植物

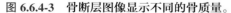

图 6.6.4-3 骨断层图像显示不同的骨质量。
B1 骨质量好，没有内植物松动。
B2 骨质量好，内植物松动。
B3 骨质量不佳，或者骨缺损并内植物松动。

通常累及处于髋关节置换和膝关节置换之间的股骨。

4.2.5 E 型：支撑着关节置换假体的两根骨头中每根都骨折，或者假体周围多发骨折

在这些罕见的病例中，在关节置换的两端，支撑假体的两根骨头都骨折了（如髋关节置换术后的髋臼和股骨，膝关节置换术后的股骨和胫骨），骨折、假体稳定性和关节置换术两侧的骨量都要各自分析并进行相应治疗。

4.2.6 F 型：面对半关节置换假体并与之相关节的骨头的骨折

这类骨折见于没有进行关节置换的关节面，它与半关节置换的假体相关节（如半髋置换术后发生的髋臼骨折）。必须对这种罕见的假体周围骨折进行分析，分析其没有做置换的关节面的健康情况。没有移位的骨折可以行保守治疗。如果未行置换的关节面没有退变，而且患者在骨折前没有疼痛，则可以考虑骨折复位并内固定。否则，应该计划对骨折后的关节面进行置换。

UCS 分型的概要见图 6.6.4-4。

5 决策

治疗假体周围骨折时，手术决策取决于许多因素，这些因素对所有类型的骨折都一样，与它们的解剖部位无关。假体周围骨折的治疗有很多不同的可能性。

- 保守治疗。
- 骨折内固定。
- 关节翻修。
- 多种复杂的固定技术。

6 术前计划

计划是从患者完整的病史和临床评估开始的，

继而获得原来关节置换手术的详细信息（包括 X 线和假体的类型/制造商）。为了判定内植物的稳定性和力线，以及评估骨的质量，选取最优的治疗方案，充分的影像学检查是必需的。最后但同样重要的是，应该在术前排除感染是松动的一个原因，以决定是否进行一期或者分期治疗（图 6.6.4-5）。

6.1 手术室的布置

在消毒铺巾时，对患肢施行轻微手法牵引维持位置（助手可能需要站在脚踏上），以避免骨折部位过度畸形。选用合适的消毒剂对从髂嵴之上到足部的暴露区域进行消毒。

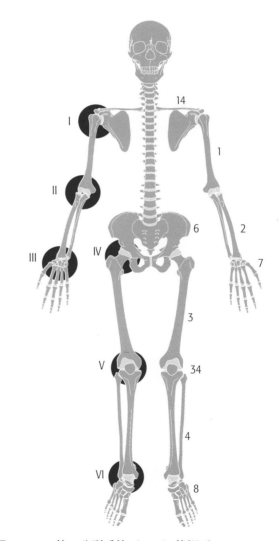

图 6.6.4-4 统一分型系统（UCS）的概要。

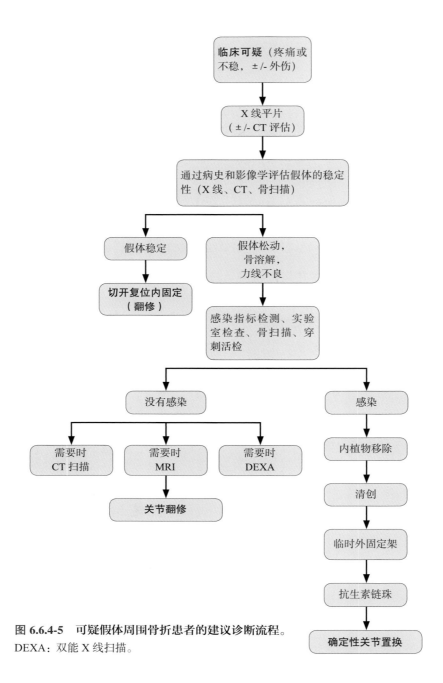

图 6.6.4-5　可疑假体周围骨折患者的建议诊断流程。
DEXA：双能 X 线扫描。

肢体的铺单使用一次性 U 形单，用弹力织物包裹下肢，并用胶带固定（图 6.6.4-6）。腿部铺巾要使它可以自由活动。膝关节屈曲置于衬垫得很好的圆柱上，影像增强器也需要包裹铺单。

手术医生和手术室相关人员均站在患肢一侧，助手就站在手术医生旁边，透视机放置在对侧，且手术团队及放射人员应该能够完全看到显示屏（图6.6.4-7）。

6.2 保守治疗

保守治疗是治疗假体周围骨折的一个选择，但是受累关节制动的时间会很长。对于老年患者，制动的并发症发生率高，并且导致功能下降，快速失去独立能力和生活质量。这种治疗方法只应当在一些例外的情况下选用，一般是无移位的关节外 A型骨折。

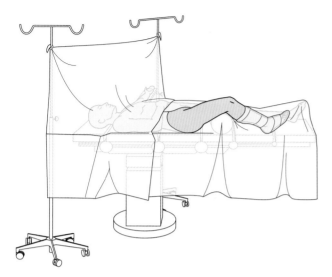

图 6.6.4-6 体位，铺单，患者消毒。

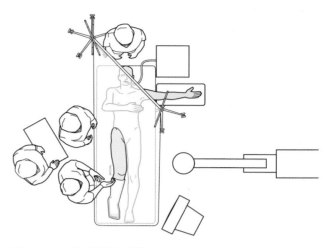

图 6.6.4-7 手术室的布置。

7 手术

7.1 内固定

在考虑进行内固定前，评估假体内植物的稳定性是非常必要的。除了 X 线片外，应该还要用横断面扫描成像检查骨折，以确认假体究竟是松动还是固定牢靠。假体松动需要手术翻修，不能用内固定治疗。手术医生需要准备好制订相应的治疗计划，以备术中情况与影像学诊断不同时应用。

7.1.1 复位技术

假体周围骨折的复位有两种方法：直接复位和间接复位。只有两个主要骨块的简单骨折（如螺旋形、短斜行或横断形）可使用直接复位，显露骨折、解剖复位，用骨折块间加压和保护钢板固定。这种固定能够使骨折一期愈合，但是对于骨质疏松骨，骨块间加压可能无法实现。

对于粉碎骨折推荐使用间接复位技术，目标是恢复正确的长度、力线、旋转，通过长钢板将骨折区域桥接起来，桥接钢板可以延伸跨越骨的全长而不暴露骨折区域。这就需要对骨折进行闭合

复位，大部分的锁定钢板系统都可提供器械便于经皮插入微创钢板和螺钉，这样可以保护软组织袖套。

7.1.2 锁定钢板固定和其他内植物

头部锁定螺钉（LHS）和钢板提供比传统钢板更加好的角稳定和轴向稳定性，锁定钢板能够遵循内支架的原则进行固定，因此有很多的优点[21]：

- 保留骨膜血运，因为钢板不直接压在骨面上。
- 钢板与骨之间的力传导不再是依靠摩擦和预负荷。
- 角度固定的螺钉钢板结构被证明能够具有非常好的抗拔出力以及抗形变力。
- 对于骨质疏松骨，带 LHS 的钢板提供更可靠的固定，因为其具有更好的抗拔出力的性能。

将微创途径和间接复位技术相结合，锁定钢板可以用作桥接的装置以提供相对稳定固定。骨折通过骨痂形成而愈合。

钢板固定髓内存在假体柄的骨折段，技术上是个挑战。使用角度固定的锁定钢板，在髓内有假体柄的骨折段是很难置入双皮质锁定螺钉的。末端钝头单皮质螺钉可以用于使骨骼的把持力最大化，但

是如果单独使用可能导致螺钉下面的骨皮质发生骨折。加用钢缆和（或）环扎钢丝与钢板一起能够减少螺钉拔出的风险[22]，并且有一些医生建议在结构中加用同种异体骨条，特别是残余骨量不足时。

有人开发出多轴或角度可变的锁定钢板，用于固定有假体存在的骨折。角度可变的锁定螺钉能够以 30° 范围内的不同角度置入，允许手术医生围绕髓内假体柄置入双皮质螺钉。已经开发出锁定附着接骨板，为手术医生增加了内植物的选择。这种内植物可以与主力钢板连接，并且允许在假体柄周围置入更小的锁定螺钉（图 6.6.4-8）。生物力学研究已经显示锁定附着接骨板比环扎－接骨板结构更为有效[23]。

7.1.3 髓内钉

与内植物无关的假体周围骨折（C 型）可以采用髓内钉进行治疗。一般来说，这一技术仅能用在股骨，即全膝置换术后假体上方股骨髁上和股骨干

骨折的治疗。对骨折和内植物稳定性进行通彻的评估是必须的，包括原有假体内植物的所有信息和尺寸。

开箱式膝关节假体稳定的股骨远端骨折，可以使用股骨逆行髓内钉进行治疗（图 6.6.4-9）。这项治疗技术一个关键的优势是可以允许老年患者早期负重。

恰于髋关节置换术后股骨假体远端的股骨骨折有很多可以选择的治疗方法。逆行交锁髓内钉将提供好的稳定性，但是也有未来在髓内钉顶点与髋关节假体顶点之间发生骨折的风险。可在两个内植物间放置一块短钢板以保护这一区域不发生骨折，或者使用能够连接两个假体的定制内植物，但是关于这种内植物最终结果的研究数据有限。

7.2 关节翻修

对于假体周围骨折，假体组件的翻修总是选项之一。对假体周围骨折进行关节翻修最常见的指征

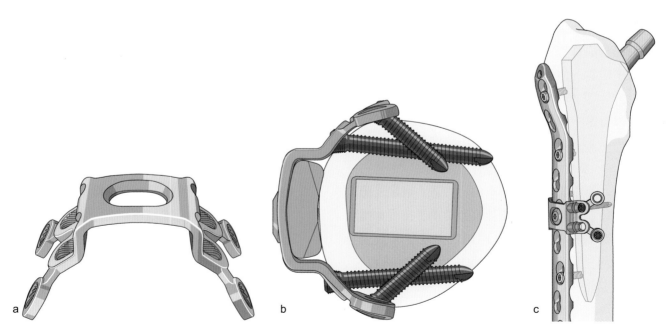

a   b   c

图 6.6.4-8　锁定附着接骨板（LAP）。

a　低切迹，解剖塑形 LAP，有两个版本的钢板可以用：一个放置在大骨块的锁定加压钢板（LCP）上，另外一个置置在股骨近端
    LCP 上，钢板每一侧的臂能够置入 3.5 mm 的锁定螺钉（或者 3.5 mm 骨皮质螺钉），螺钉将避开假体柄。

b　横断面图像显示螺钉在假体柄前侧和后侧的方向。

c　正位图像显示近端股骨使用了 LAP 以及 LCP。

是伴有骨溶解的假体松动，翻修的指征还包括了骨水泥覆盖层断裂或者原来的假体放置得不好。骨折固定和翻修的术前计划都非常重要，因为只有在术中才能做出最终的决定。适当的器械和内植物必须随时可用，手术医生应该对改变原有计划而采用不同的手术方案有所准备。

对于翻修手术，有人建议使用非骨水泥假体，因为骨水泥有从骨折缝隙溢出的风险，因此可能导致骨折延迟愈合甚至阻碍骨折愈合。在骨折愈合骨骼恢复完整性后，非骨水泥假体具有更好的长期稳定性。骨水泥型假体的优势是其可以提供即时稳定性，并且允许术后完全负重。

8 病例展示

8.1 病例描述

87 岁老年女性，度假时不慎摔倒，导致股骨近端一个长螺旋形的假体周围骨折（Ⅳ.3-B1 型），非骨水泥假体稳定牢固。患者 1 年前接受了全髋关节置换手术，无术后不适及并发症。

X 线显示假体稳定、非骨水泥型假体柄周围长螺旋形的骨折（图 6.6.4-10a-c）。经术前常规检查排除手术禁忌证，于伤后 24 小时给予手术治疗。

8.2 决策

因为患者患的是一个简单骨折，直接复位使用拉力螺钉钢板接骨，通过微创术（MIPO）置入锁定加压钩钢板加钢缆固定近端，考虑此设想是最佳解决方案。

8.3 术前计划

手术器械包括近侧股骨锁定加压钩钢板 4.5/5.0、5 mm 锁定螺钉 LHSs、钢缆和锁定钢板附件，还有 3.5 mm 骨皮质螺钉。

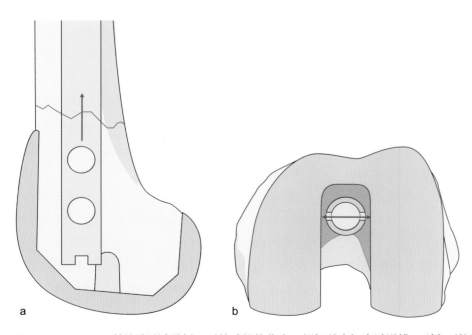

图 6.6.4-9 Ⅴ.3-B1 型股骨远端骨折，开箱式假体稳定，假如髓内钉穿过滑槽，则有可能逆行置入髓内钉。
a 侧位。
b 膝关节屈曲前面观。

8.4 术前准备和患者体位

患者仰卧于可透视手术床上，术侧臀下放置软垫，给予第二代头孢菌素预防性抗感染，并且使用低分子肝素预防血栓形成。

8.5 复位和固定

X线透视确定骨折部位，前侧短切口显露骨折部位，使用复位钳手法牵引复位，近端使用临时环扎钢丝复位（图6.6.4-10d-e）。

为了经皮在肌肉下插入锁定加压钩钢板，在大转子和股骨远侧做侧方切口。恰于假体柄远侧经皮置入两枚不经钢板的3.5 mm拉力螺钉固定骨折，准备了肌肉下通道后，从近端向远端置入17孔锁定加压钩钢板，通过X线透视确认钢板位置。钢板近端通过使用两道钢缆固定，远侧用2枚LHSs锁定螺钉和1枚普通螺钉固定，术后立即拍X线片（图6.6.4-10f-h）。

8.6 康复和随访

术后立即开始物理治疗，以恢复髋和膝的活动功能。建议部分负重6周，循序渐进12周时完全负重。为了预防深静脉血栓形成，需要使用低分子肝素35天，并且结合使用弹力袜。建议分别在3周、6周、12周时进行复查随访。术后3个月时拍的X线片显示骨折愈合（图6.6.4-10i-j）。术后2年患者恢复良好并且可独立生活，不需要额外的手术并且行走无需辅助。

需要记忆的要点：
- 应使用可透视手术床，在术侧臀下放置软垫以获得股骨的正位（左侧）和侧位（右侧）图像。
- C臂机放置在骨折对侧一边，显示屏位于远侧（在患者足旁）。
- 应该通过X线透视确定置入钢板和复位钳的皮肤切口。

9 并发症与预后

假体周围骨折的治疗是复杂的，需要考虑周到的计划和富有经验的医生。不同的治疗选择，其并发症也不同。大部分患者为老年人，术后的活动有一定的困难，对于这些患者，不负重或者部分负重有可能无法实现。但是过长时间的卧床可能引起多种并发症，包括褥疮、肺炎、尿路感染、废用性骨质疏松、肌萎缩等。

手术并发症包括骨不连、固定失效、对线不良、无菌性松动、感染、不稳定以及神经血管损伤等。根据假体周围骨折的位置和内植物的稳定性，并发症也是不同的。

肩关节置换术后假体周围骨折常常采用保守治疗，但是一些文献报道[24]显示失败率高达83%。关于肘关节和腕关节假体周围骨折的文献报道非常有限。

多个关于下肢假体周围骨折的研究[25, 26]显示，内固定术后的骨愈合率为87%~90%。股骨近端假体周围骨折治疗的失败率要高于没有进行过假体置换的单纯股骨骨折，这是与内植物（假体）的选择无关的。

髌骨假体周围骨折显示出的结果不佳，特别是如果尝试进行了切开复位内固定术，一项系统性回顾研究[8]显示，在这些病例里，骨不连的发生率为90%。

踝关节假体周围骨折较少见但也有所报道[27]，大部分为术中并发症。术中发生骨折必须按照骨折固定的一般原则进行治疗，术后假体周围骨折的治疗取决于假体的稳定性和力线。有假体松动和后足力线不良者，长期随访和骨折愈合欠佳，因此翻修手术是必须的。

10 结论

在发达国家，关节置换术特别是髋关节和膝关

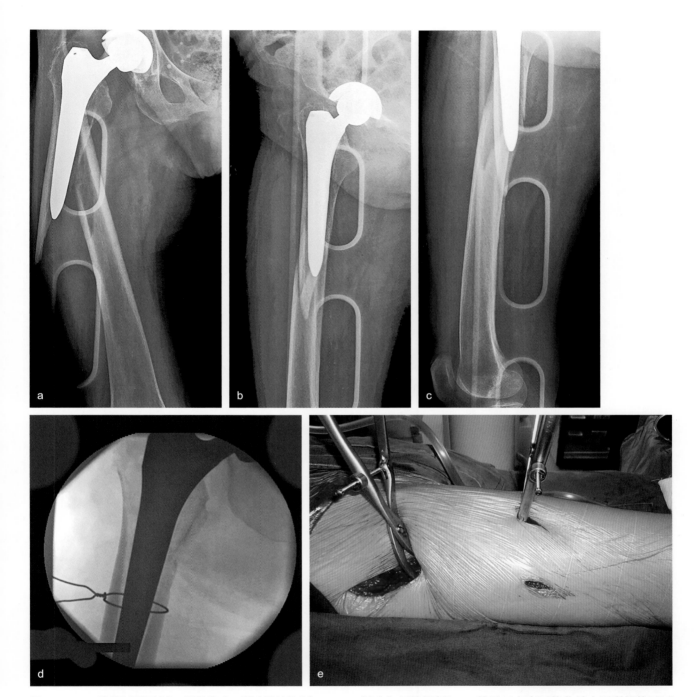

图 6.6.4-10　股骨近端骨折，假体稳定（微创钢板固定：4.5/5.0 锁定加压钩钢板），X 线显示在牢固的非骨水泥型假体周围股骨长螺旋形骨折。

a　股骨近端正位像。

b　股骨近端侧位像。

c　包含股骨远端的侧位像。

手术复位。

d　微创钢丝环扎复位骨折。

e　侧位和前侧切口，用两把 Verbrugge 复位钳复位并维持骨折位置。

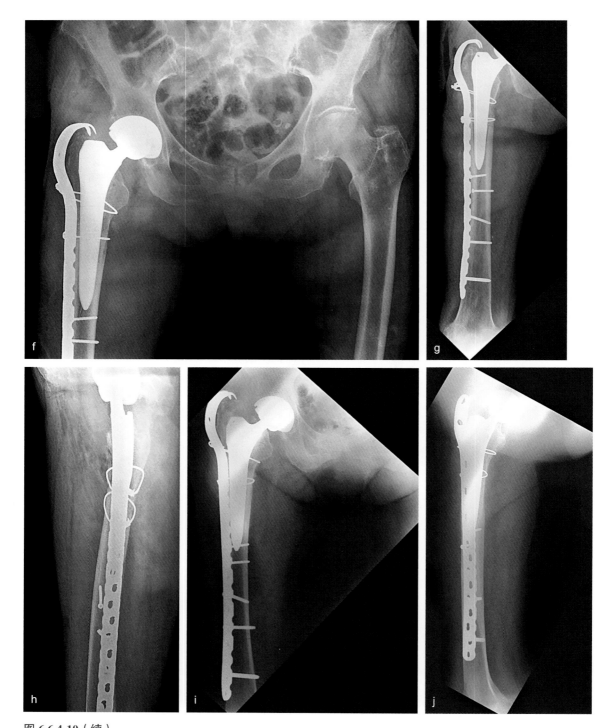

图 6.6.4-10（续）

术后即刻 X 线片。

f 骨盆正位片。

g 股骨正位片。

h 侧位片。

术后 3 个月 X 线显示骨折愈合进展良好。

i 正位片。

j 侧位片。

节置换术取得了非凡的疗效，因此越来越多的患者开始接受此手术；发展中国家正在开始这样一个历程。因此假体周围骨折的发生率正在增加，这种损伤会让手术医生面对很多技术挑战，需要在能够提供骨折固定和关节置换翻修两种专业化手术的医疗中心进行治疗。这一类患者往往虚弱，经常摔倒，有多种基础疾病，并且骨量很差。为这个患者群体提供老年骨科处理是必不可少的[28]。

参考文献

1. **Phillips JR, Boulton C, Moran CG, et al.** What is the financial cost of treating periprosthetic hip fractures? *Injury*. 2011 Feb;42(2):146–149.

2. **Berry DJ.** Epidemiology: hip and knee. *Orthop Clin North Am*. 1999 Apr;30(2):183–190.

3. **Kurtz S, Ong K, Lau E, et al.** Projections of primary and revision hip and knee arthroplasty in the United States from 2005 to 2030. *J Bone Joint Surg Am*. 2007 Apr;89(4):780–785.

4. **Lindahl H, Malchau H, Herberts P, et al.** Periprosthetic femoral fractures classification and demographics of 1049 periprosthetic femoral fractures from the Swedish National Hip Arthroplasty Register. *J Arthroplasty*. 2005 Oct;20(7):857–865.

5. **Duncan CP, Haddad FS.** The Unified Classification System (UCS): improving our understanding of periprosthetic fractures. *Bone Joint J*. 2014 Jun;96-b(6):713–716.

6. **Lindahl H, Garellick G, Regner H, et al.** Three hundred and twenty-one periprosthetic femoral fractures. *J Bone Joint Surg Am*. 2006 Jun;88(6):1215–1222.

7. **Kim KI, Egol KA, Hozack WJ, et al.** Periprosthetic fractures after total knee arthroplasties. *Clin Orthop Relat Res*. 2006 May;446:167–175.

8. **Chalidis BE, Tsiridis E, Tragas AA, et al.** Management of periprosthetic patellar fractures. A systematic review of literature. *Injury*. 2007 Jun;38(6):714–724.

9. **Athwal GS, Sperling JW, Rispoli DM, et al.** Periprosthetic humeral fractures during shoulder arthroplasty. *J Bone Joint Surg Am*. 2009 Mar 1;91(3):594–603.

10. **Fielding RA, Vellas B, Evans WJ, et al.** Sarcopenia: an undiagnosed condition in older adults. Current consensus definition: prevalence, etiology, and consequences. International working group on sarcopenia. *J Am Med Dir Assoc*. 2011 May;12(4):249–256.

11. **Bischoff-Ferrari HA.** Vitamin D and fracture prevention. *Rheum Dis Clin North Am*. 2012 Feb;38(1):107–113.

12. **Delmonico MJ, Harris TB, Visser M, et al.** Longitudinal study of muscle strength, quality, and adipose tissue infiltration. *Am J Clin Nutr*. 2009 Dec;90(6):1579–1585.

13. **Bischoff-Ferrari HA, Shao A, Dawson-Hughes B, et al.** Benefit-risk assessment of vitamin D supplementation. *Osteoporos Int*. 2010 Jul;21(7):1121–1132.

14. **Schilcher J, Michaelsson K, Aspenberg P.** Bisphosphonate use and atypical fractures of the femoral shaft. *New Engl J Med*. 2011 May 5;364(18):1728–1737.

15. **Harris WH, Sledge CB.** Total hip and total knee replacement (1). *New Engl J Med*. 1990 Sep 13;323(11):725–731.

16. **Harris WH, Sledge CB.** Total hip and total knee replacement (2). *New Engl J Med*. 1990 Sep 20;323(12):801–807.

17. **Wik TS, Foss OA, Havik S, et al.** Periprosthetic fracture caused by stress shielding after implantation of a femoral condyle endoprosthesis in a transfemoral amputee-a case report. *Acta Orthop*. 2010 Dec;81(6):765–767.

18. **White LM, Kim JK, Mehta M, et al.** Complications of total hip arthroplasty: MR imaging-initial experience. *Radiology*. 2000 Apr;215(1):254–262.

19. **Shawen SB, Belmont PJ Jr, Klemme WR, et al.** Osteoporosis and anterior femoral notching in periprosthetic supracondylar femoral fractures: a biomechanical analysis. *J Bone Joint Surg Am*. 2003 Jan;85-a(1):115–121.

20. **Duncan CP, Masri BA.** Fractures of the femur after hip replacement. *Instr Course Lect*. 1995;44:293–304.

21. **Frigg R.** Development of the locking compression plate. *Injury*. 2003 Nov;34 Suppl 2:B6–10.

22. **Ricci W.** Periprosthetic femur fractures. *J Orthop Trauma*. 2015 Mar;29(3):130–137.

23. **Lenz M, Windolf M, Mückley T, et al.** The locking attachment plate for proximal fixation of periprosthetic femur fractures—a biomechanical comparison of two techniques. *Int Orthop*. 2012 Sep;36(9):1915–1921.

24. **Worland RL, Kim DY, Arredondo J.** Periprosthetic humeral fractures: management and classification. *J Shoulder Elbow Surg*. 1999 Nov-Dec;8(6):590–594.

25. **Hou Z, Bowen TR, Irgit K, et al.** Locked plating of periprosthetic femur fractures above total knee arthroplasty. *J Orthop Trauma*. 2012 Jul;26(7):427–432.

26. **Ristevski B, Nauth A, Williams DS, et al.** Systematic review of the treatment of periprosthetic distal femur fractures. *J Orthop Trauma*. 2014 May;28:(5)307–312.

27. **Haendlmayer KT, Fazly FM, Harris NJ.** Periprosthetic fracture after total ankle replacement: surgical technique. *Foot Ankle Int*. 2009 Dec;30(12):1233–1234.

28. **Schutz M, Perka C.** *Periprosthetic Fracture Management*. New York Stuttgart: Thieme Publishing; 2013.

第**7**章 | **膝**
Knee

第**1**节 | **髌骨**
Patella

—— 倪卫东 译

1 引言

1.1 历史

有移位的髌骨骨折曾经很流行非手术治疗，直到 19 世纪末，Quenu[1] 发表了 26 例手术治疗的病例报道，并且推荐手术治疗的方式。1942 年，Gallie 和 Lemesurier[2] 描述了一种修复股四头肌肌腱断裂的技术。在这些报道之后，手术治疗髌骨骨折越来越被骨科医生接受。

1.2 流行病学

髌骨骨折较为常见，约占所有骨折的 1%[3]。髌骨容易受到创伤的原因在于其位于前方皮下的位置。大约一半的骨折没有移位，伸膝装置连续性完整。髌骨骨折可由直接或间接暴力导致，跌倒是最常见的原因。

1.3 特点

髌骨作为伸膝装置的支点提供两个力臂：股四头肌肌腱和髌腱。巨大的力量通过髌股关节传递，可达到体重的 7 倍，因此，骨折的愈合需要承载很高的应力。一些类型的活动，比如攀爬和蹲坐，可使髌骨股骨之间的压力超过体重的 7 倍，这也是骨折后髌骨前表面的张应力需要达到的载荷要求[4]。髌股关节的形状因为髌骨关节面的变异而有很大差异。髌骨运动轨迹取决于伸肌装置的构造和股四头肌的平衡。在膝关节屈曲过程中，髌股关节的对应关系变化很大。膝关节从完全伸直到屈曲 45° 的过程中，髌股关节面和股骨的前面始终是接触的。膝关节屈曲超过 45° 时，股四头肌肌腱后表面和股骨关节面相接触，使力臂得到延长。

髌骨作为支点延长了伸膝装置的力臂，使得膝关节完全伸直（最终达到 15°）所需要的力量增加 60%。

因此，髌骨切除术后伸膝力量将明显降低。

2 评估与诊断

2.1 病史和体格检查

损伤的机制和暴力的种类决定了骨折的类型。膝关节前方直接打击所致的直接暴力，使髌骨压缩成粉碎或星状骨折，伴随严重软骨损伤。当然更常见的是髌骨遭受张应力，伸膝装置的力量超过了骨骼的强度。这种骨折的典型状态是横向骨折线或下极的撕脱。损伤常以横贯的方式穿过支持带，导致骨折的移位和膝关节主动伸直功能丧失 [5]。在闭合性髌骨骨折中，典型的体征是关节肿胀、压痛，以及伸膝功能受限或完全丧失。

如果膝关节辅助伸肌（支持带）保持完整，膝关节还有主动伸膝活动，不排除髌骨骨折 [5]。

如果移位明显，医生可以触及骨折端的间隙。查体还应该包括评估股四头肌、髌腱以及其他膝关节韧带结构损伤所导致的关节不稳（参见第 6 篇第 7 章第 2 节）。

2.2 影像学检查

除了标准的膝关节正侧位 X 线片之外，髌骨切线位片对诊断也有帮助。在正位片上，髌骨通常位于股骨髁间凹的中间，常可显示骨折线的主要性质和方向，并可能会发现更多的骨折块。膝关节屈曲 30° 的侧位片可以证实移位的真实程度，必须包含胫骨近端以排除胫骨结节撕脱骨折。髌腱、股四头肌肌腱断裂导致髌骨位置异常如高位髌骨或低位髌骨。用 Insall-Salvati 法 [6, 7] 评估髌骨的位置（图 6.7.1-1）。膝关节屈曲 45° 时的髌骨切线位片可以确定纵向或软骨骨折。CT 和超声检查可能有助于进一步明确骨软骨或套状撕脱骨折。骨扫描可用于隐匿性应力骨折的检测。磁共振成像有助于诊断软骨缺损和韧带损伤，如常见的前交叉韧带断裂。

3 解剖

髌骨是人体最大的籽骨，位于膝关节伸膝装置内。膝关节的主要伸膝装置由股四头肌和肌腱、髌骨和髌韧带组成。解剖特点包括近端基底、远侧尖端，前面位于关节外，后方为关节面。股直肌和股中间肌止于髌骨基底部，股内侧肌和股外侧肌止于髌骨两侧（图 6.7.1-2）。髌腱起于髌骨尖端，止于胫骨结节。

髌骨的后关节面（上 3/4）是两个大的面（内侧和外侧）被一个垂直的脊分开，为人体最厚的关节软骨（厚达 5 mm）所覆盖。

二分髌骨是由于骨生长时融合不全造成的，X 线片上以圆形、硬化的边缘为特征，不同于锐利的骨折线，通常位于髌骨外上象限。二分髌骨应与骨折相鉴别，普通人群中 2%~3% 存在二分髌骨，其中 50% 是双侧 [8]。

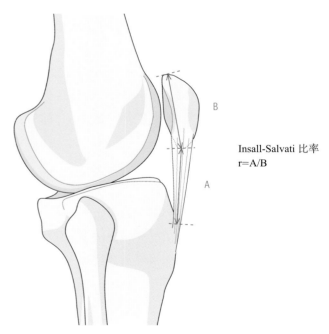

Insall-Salvati 比率
r=A/B

图 6.7.1-1 Insall-Salvati 比率是侧位 X 线片上髌骨长度与髌腱长度的比率（r）。正常时 r=1，r<0.8 提示高位髌骨或髌腱断裂。

3.1 关键解剖特点

膝动脉的分支所形成的髌前动脉环包绕髌骨的前面。动脉环通过穿经髌骨中 1/3 的中央滋养动脉以及进入髌尖的髌骨下极动脉向髌骨供血。隐神经的髌下支从内侧延伸至靠近髌骨下极的胫骨前外侧到髌骨的下极（图 6.7.1-2）。它行走于皮下组织层内，纵行切

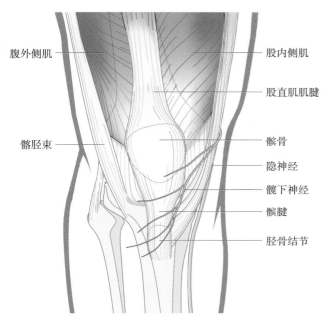

图 6.7.1-2 隐神经的髌下支从内侧延伸至靠近髌骨下极的胫骨前外侧。

口有损伤危险。外科医生还必须注意伸膝装置其他重要结构的完整性，比如股四头肌、髌腱和髌股韧带。

4 分型

髌骨骨折通过移位的程度（无或有移位，台阶或间隙大于 2 mm）、骨折的形式（横行、纵行、边缘、骨软骨、粉碎）、骨折的位置（中央、近端、远端）来描述。骨软骨骨折块大小不同，很难用影像学判断，因为它们可能大部分是软骨。套状撕脱骨折最常发生于儿童和青少年，涉及髌骨下极，主要组成部分为附着在一个小的远端骨片上的关节软骨。

4.1 AO/OTA 骨折脱位分型

髌骨骨折在 AO/OTA 分型系统中被编码为"34"，并根据关节外、部分关节内、完全关节内（图 6.7.1-3）进一步分为亚型，如图 6.7.1-4 所示。

5 手术指征

髌骨的治疗具有挑战性，因为其位置在皮下容易导致伤口愈合问题，关节面需要精确的解剖复位，需要早期活动以防止膝关节僵硬，这就意味着

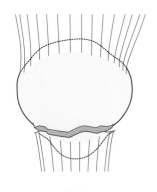

34A

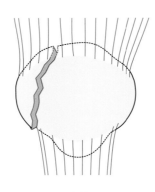

34B

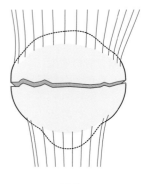

34C

图 6.7.1-3 AO/OTA 骨折脱位分型——髌骨。

34A 髌骨，关节外骨折。

34B 髌骨，部分关节内骨折。

34C 髌骨，完全关节内骨折，额状 / 冠状面。

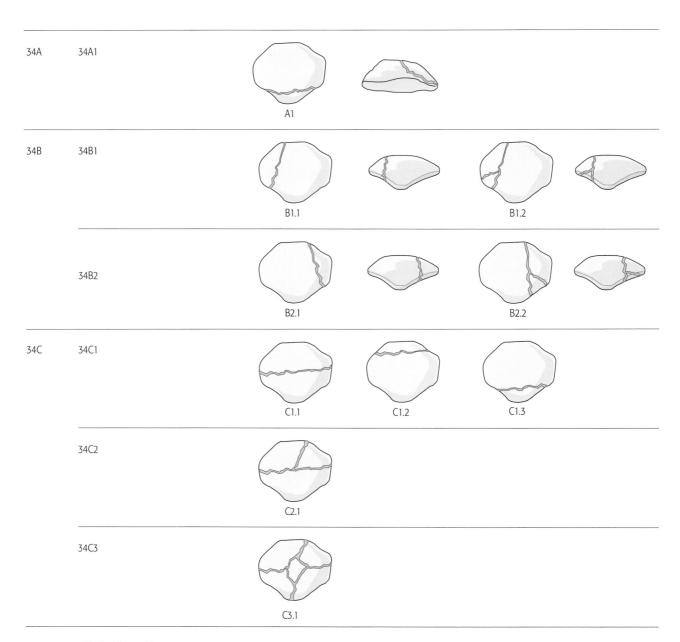

图 6.7.1-4　髌骨骨折亚型。

34A1　髌骨，关节外，撕脱骨折。
34B1　髌骨，部分关节内，矢状面，外侧骨折。
34B2　髌骨，部分关节内，矢状面，内侧骨折。
34C1　髌骨，完全关节内，额状（冠状）面，简单骨折。
34C2　髌骨，完全关节内，额状（冠状）面，楔形骨折。
34C3　髌骨，完全关节内，额状（冠状）面，粉碎骨折。

内植物需要承受很大的应力。

有手术指征的髌骨骨折如下：

- 骨折块移位（间隙）大于 2 mm 不平整（台阶）。
- 大于 2 mm 的关节面塌陷。
- 骨软骨骨折合并关节内游离体。
- 髌骨远端或近端伸膝装置障碍，主动伸膝功能丧失。

根据患者因素（年龄、骨质量、活动度、依从性）和骨折形式选择治疗方法。改良的张力带是最广泛推荐的固定形式。最近有学者提倡单独使用螺钉或与前方的张力带联合使用[9]。应尽量避免部分或全髌骨切除修复伸膝装置，除非不可能复位和固定。

6 术前计划

在麻醉下行膝关节稳定性的检查至关重要，必须排除交叉韧带损伤等相关病变。

6.1 内植物选择

钢丝张力带固定在将张力转化为压力方面非常有效（参见第 3 篇第 2 章第 3 节）。1.25 mm 钢丝结合 1.6 mm、1.8 mm 或 2.0 mm 克氏针是内植物的最佳选择。合理用作拉力螺钉的单枚 3.5 mm 骨皮质螺钉将增加稳定性，但应结合使用张力带，B 型纵行骨折除外。关节内的骨软骨骨折块可以复位，用直径 1.6~2.0 mm 的生物可降解的针固定。粗缝合材料（5 号不可吸收线）可用于复位骨折和软组织。4 mm 的空心螺钉固定已复位的骨折块，再穿过空心螺钉安置张力带，这已被证明比克氏针具有更强的生物力学效应[10]。髌骨钢板可用于复杂的多平面骨折。

6.2 手术室布置

患者仰卧于可透视手术床上，患侧臀部垫高，同时还应有一个可移动的垫高物，垫于膝下可实现膝关节轻度屈曲，垫于踝下可实现膝关节伸直。使用大腿的止血带将提供更好的视野。

摆放体位后，消毒范围从大腿中段向远端至足。可用一次性的 U 形单或下肢单铺巾，弹性布料覆盖足部和小腿，胶带固定。小腿铺巾以允许其能够自由移动（图 6.7.1-5）。

器械护士和主刀医生站于患侧，一助和影像设备位于对侧。影像设备显示屏应放于手术团队和放射技师完全能看到的地方（图 6.7.1-6）。

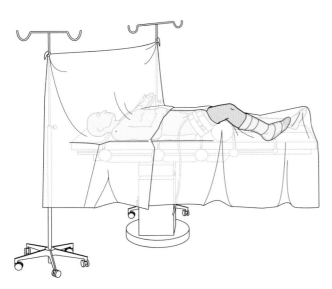

图 6.7.1-5 患者体位、铺巾和暴露区域的消毒。

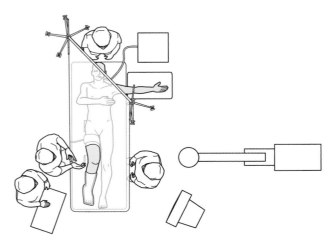

图 6.7.1-6 手术室内人员和影像设备的位置。

7 手术

7.1 入路

纵行的正中切口能很好地显露骨折部位，并可以向近端或远端延伸，有利于内固定器械的放置和收紧，而且不影响以后的翻修手术（图 6.7.1-7）。髌旁入路也是可以的，尤其对于开放性骨折的病例。如需探查膝关节，可采用内侧髌旁入路，并可根据需要进行关节内手术。通过骨折部位探查关节腔，留意台阶、间隙和软骨压缩的程度，从关节腔内移除任何游离体。冲洗关节腔，检查相应股骨髁的关节面。骨折还可以通过微创的方法经皮进行处理和固定，需要借助于影像设备和关节镜（包括关节内和关节外），但有一定技术要求[10]，疗效亦未被证实。

7.2 复位

较大骨折块可直接用一把或两把大号点式复位钳复位。对于 A 型或 C 型骨折，膝关节伸直更容易复位。纵向 B 型骨折最好在屈膝位复位。直视下或通过骨折两侧撕裂的支持带触诊可判断关节面是否解剖复位。如果视野局限，可以延长这些撕裂创口，将有助于评估关节内复位情况，影像设备亦能提供帮助。

7.3 固定

对髌骨中份横行骨折最好的固定方法是采用绕过平行的克氏针（图 / 动画 6.7.1-8）或通过空心螺钉的 8 字不锈钢丝张力带。有两种方法可以完成复位和固定，一种是先复位骨折，然后将克氏针钻过骨块（从外向里的方法）；另一种是克氏针先钻入未复位的骨折块，然后复位并完成固定（从里向外的方法）。克氏针穿入的理想位置是在髌骨中央，约在髌骨表面下 5 mm。通常克氏针应靠关节面近一些。使用足够长的（比如 30 cm）1.25 mm 环扎钢丝穿过股四头肌和髌腱，尽可能靠近克氏针和髌骨边缘拉紧（图 / 动画 6.7.1-8c）。钢丝应绕成 8 字

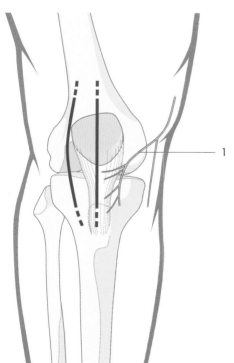

图 6.7.1-7　正中直切口可向两端延伸且能避开隐神经髌下支（1）。也可做髌旁切口。入路的选择应避开常常存在的皮肤挫伤或擦伤。

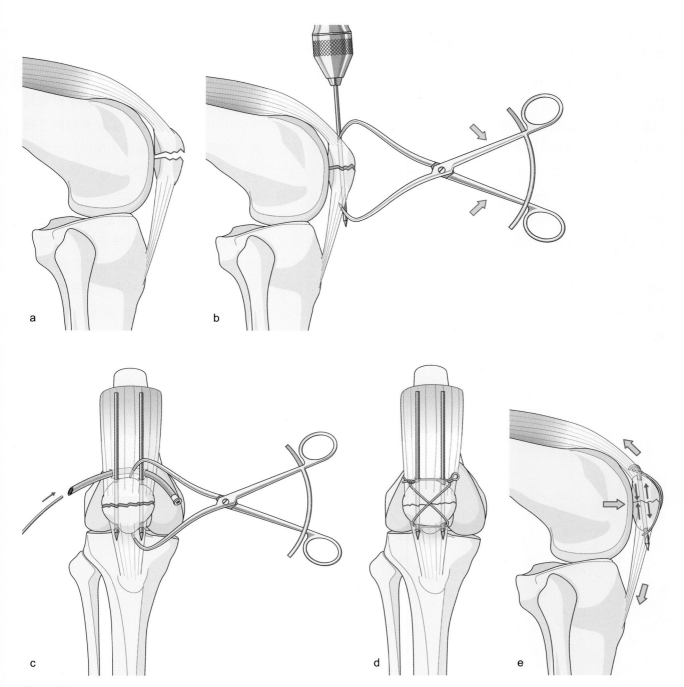

图 / 动画 6.7.1-8

a　34C1.1 中 1/3 完全关节内简单的冠状面骨折。

b　用大号点式复位钳复位，并用 2 枚直径为 1.6 mm 或 2.0 mm 的克氏针初步固定。也可用由里向外的方法。

c　为使环扎钢丝穿过韧带并贴近骨头绕过克氏针，使用大号弯的空心注射针或吸引器头可能有帮助。

d　环扎的钢丝必须位于髌骨前方以起到张力带的作用。大部分外科医生倾向于 8 字捆扎。

e　膝关节侧位展示张力带原则。膝关节屈曲时，张力转化为骨折断端间的压力。

形，钢丝整体都应尽可能贴近骨块。使用尖头吸引器管作为引导器将有助于钢丝穿入肌腱。在伸直膝关节拧紧环扎钢丝的时候，触摸关节面以检查复位情况。拧紧 8 字钢丝后，将钢针近端弯向股四头肌肌腱，剪短后勾向髌骨以避免松动和出现皮肤刺激症状。钢针远端剪短但不折弯以便于取出。张力带技术可以复位和固定 C3 型星状骨折的粉碎骨折块（图 6.7.1-9）。对于此类有着很多小骨折块的病例，除了使用克氏针张力带技术，还应结合髌骨周围的环扎钢丝。有时需要切除骨碎块短缩髌骨，此时用粗线缝合更合适。髌骨钢板也是治疗 C3 型骨折的选项。髌骨极的骨折最好使用拉力螺钉稳定（图 6.7.1-10）。必须通过前置张力带抵消屈曲应力。上极骨折也用此方法固定，必要时再经骨缝合股四头肌肌腱加强。

过小的骨折块应当去除，单用经骨缝合修复肌腱。推荐用粗的不可吸收缝合材料做主要修复，用可吸收材料作细的缝线。髌腱修复后或由于髌腱起点处有多枚小骨块而固定不充分，必须通过髌骨和胫骨结节之间的髌骨胫骨环扎钢丝来保护经骨缝合的韧带[11]（图 6.7.1-11）。钢丝可绕过在胫骨结节上固定的 3.5 mm 皮质螺钉或穿过空心螺钉。当收紧钢丝时，应确保膝关节可以屈曲至 90°，这意味着在膝关节完全伸直时，环扎钢丝并不是收得很紧。对于单纯纵向劈裂和大块边缘骨折，解剖复位后单独使用拉力螺钉固定可提供绝对稳定（图 6.7.1-12）。在这些骨折中不需要使用张力带原则，因为伸膝装置的纵向完整性没有受到破坏。

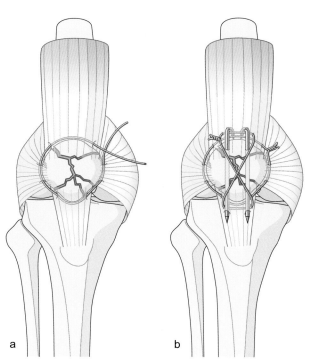

图 6.7.1-9
a 相对无移位的星状骨折（34C3）。第一步用直径 1.25 mm 的钢丝绕髌骨环扎，更大的个体则用 1.6 mm 钢丝。
b 第二步垂直打入克氏针，标准前置张力带固定。

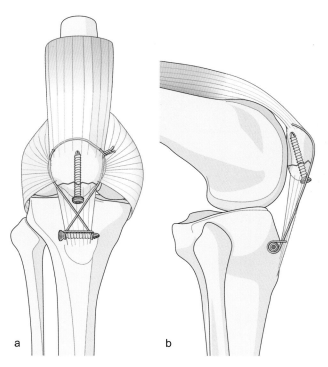

图 6.7.1-10 34A 型髌骨下极撕脱骨折。为了使钢丝能固定在胫骨结节上，可按图示使用 1 枚螺钉，或者将钢丝穿过打入胫骨结节的空心钉。

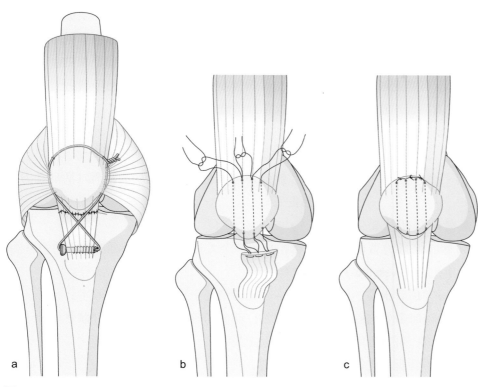

图 6.7.1-11

a "8" 字钢丝绕过髌骨和胫骨结节以保护经骨缝合的髌韧带修复或者止点重建。

b-c 另一种方法，髌腱断端缝合后，于髌骨钻孔，缝线从髌骨下部穿过钻孔在髌骨上极打结。

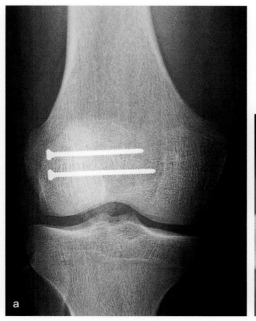
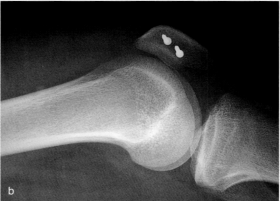

图 6.7.1-12 2 枚横行拉力螺钉固定 34B 型髌骨纵向劈裂骨折。

7.4 伤口闭合

关闭关节切开术的切口，用可吸收线修复支持带的任何裂口。在开放性骨折，如有可能无张力缝合应行一期闭合。如果需要植皮或皮瓣覆盖开放的膝关节，应立即进行，因为膝关节不耐受干燥或浸渍。

7.5 挑战

7.5.1 髌骨部分切除术

无论何时，只要可能，髌骨部分切除要优于髌骨全切除，因为保留部分髌骨能保持力臂的完整，有更好的力量，患者预后也更佳。Veselko 和 Kastelec[12] 报道髌骨切除超过 40% 者预后很差。处理上极或下极粉碎，或髌骨中部粉碎时最好去除所有碎骨块。如果是髌骨中部粉碎骨折，可行近端和远端截骨，如同横行骨折一样对主要骨折块进行复位（图 6.7.1-13）。如果髌骨边缘骨折，则去除这些骨块以避免骨赘形成。直接缝合修复髌韧带断端以重建伸膝装置。为防止骨折块倾斜和髌股关节接触力增加，髌腱应在尽量贴近保留骨块的前表面固定。在骨质较差的患者，可能需行髌骨胫骨环扎来保护这种经骨缝合修复[13]。

7.5.2 髌骨切除

髌骨切除术通常会导致功能障碍（活动和力量的丧失）。

哪怕保留一个大骨块都有助于维持髌骨的力臂。

在少见的情况下可行全髌骨切除术：
- 非常广泛的粉碎，无法进行部分髌骨切除术。
- 内固定失败。
- 感染。
- 肿瘤。

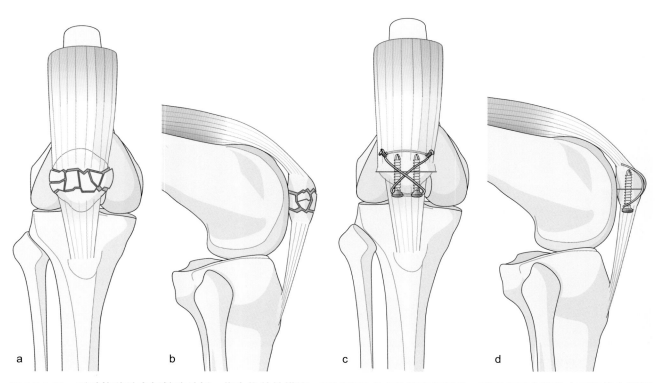

图 6.7.1-13 严重的髌骨中部粉碎骨折。作为挽救性措施，通过截骨术去除粉碎的部分。剩下的两个部分由两枚拉力螺钉和一根张力带钢丝固定。

- 髌股关节炎。

锐性分离所有碎骨块和撕碎的组织。保留尽可能多的伸膝装置，然后重建肌腱。3~4 cm 的缺损可以直接修复。伸膝装置的缩短是有益的，因为它增加了伸肌的前负荷。如果无法直接缝合，则推荐倒 "V" 字成形术 [14]。

7.5.3 套状撕脱骨折

在青少年中，一个大的软骨袖套可能从髌骨主体扯下，附带一片髌骨下极的骨质。这种损伤可能会被漏诊，因为远端骨碎片不容易在 X 线上看到。Matava[15] 观察到撕脱骨折可涉及髌骨周围的任何部分。2 枚纵向克氏针捆绑改良的张力带钢丝，可以精确地复位和稳定套状撕脱骨折。

7.5.4 髌腱断裂

髌腱断裂是一种使人衰弱的损伤，比股四头肌肌腱断裂更少见。常见于 40 岁以下爱好运动的人群。手术最有效的方法是将髌腱断端精确缝合于髌骨下极，或通过钻孔穿入髌骨至髌骨上极，修复伸肌支持带，并放置髌骨胫骨环扎钢丝作为保护（图6.7.1-11）。制订积极的康复计划，强调术后早期全范围活动、保护性负重和股四头肌锻炼，提高手术的效果 [16]。

8 术后处理

当对髌骨骨折进行非手术治疗时，推荐使用铰链式膝关节支具固定于伸直位早期负重。疼痛消退后行股四头肌等长收缩和直腿抬高锻炼。主动和辅助下主动功能锻炼从 1~2 周开始，6 周后增加阻力练习。

手术治疗之后建议早期进行膝关节活动和完全负重 [17]，必须避免屈曲畸形。

髌腱损伤已行髌骨胫骨捆扎者，佩戴只能使膝关节屈伸 90° 的支具，可以完全负重。

9 并发症

9.1 伤口愈合问题

最理想的组织分离平面位于皮下筋膜和伸膝装置之间。别犯在皮肤和皮下筋膜之间进行分离的常见错误是必须的，因为其结果会造成伤口边缘坏死。必须随时避免过度牵拉皮肤。

9.2 深部感染

骨折愈合之前发生的深部感染在手术室积极清创，将稳定的固定留置。在骨折愈合之前，必须确定微生物应用合适的抗生素。

9.3 复位丢失

多数髌骨内固定是稳定的。复位丢失可能与不正确的固定技术或患者不配合有关。如果复位丢失导致了伸肌装置断裂或不可接受的骨折移位则需要翻修。

9.4 内植物的激惹和后期取出

内植物相关症状位居最常遇见的并发症之列。

张力下致密的骨皮质需要时间愈合及塑形，才能在没有保护的情况下安全地承受高张力。

因此，髌骨骨折术后内植物最早应该在 12 个月后取出。

9.5 活动度受限

活动度减少可能是髌骨骨折后最常见的并发症。一般主张早期活动以获得对软骨愈合的益处，并降低术后僵硬的发生率和程度。如果全面的物理治疗失败，取出内固定，麻醉下手法和关节镜松解关节内粘连，可以增加关节活动度[17]。

9.6 高位/低位髌骨

这种并发症将导致膝关节屈曲功能严重受限，必须避免。如有需要，用环扎钢丝来保护髌腱，错误估计髌腱的准确长度就会造成髌骨高位/低位。钢丝应该在膝关节屈曲90°位收紧。健侧膝关节的X线片或影像增强将提示髌骨的正确位置。

9.7 创伤后关节炎

关节软骨原有的损伤或者有关节不平整或髌股关节受力的改变引起的继发性损伤，都会发生创伤性关节炎。如果髌腱附着位置太靠前方，会使髌骨下极位置靠后，也将导致创伤性关节炎。前一种情况可以行关节镜下清理；后一种情况需改变韧带附着点的位置。

10 预后与结果

尽管手术方式有进步，术后影像学结果可以接受，但髌骨骨折治疗后功能障碍依然常见。关于不同手术方式治疗成人髌骨骨折效果比较的随机对照试验的证据有限。髌骨骨折患者用患者相关结果测量显示结果比以前认为的不满意得多，远期结果显示僵硬、疼痛和日常疼痛为常见的正常结果[18, 19]。1~2年后取出内植物可以改善患者的预后。

参考文献

1. **Quenu E.** Traitement opératoire des ruptures sous-rotuliennes du quadriceps. *Rev Chir*. 1905(31):169–194. French.

2. **Gallie WE, Lemesurier AB.** The late repair of fractures of the patella and of rupture of the ligamentum patellae and quadriceps tendon. *J Bone Joint Surg Am*. 1927(9):47–54.

3. **Boström A.** Fracture of the patella: a study of 422 patellar fractures. *Acta Orthop Scand Suppl*. 1972(143):1–80.

4. **Huberti HH, Hayes WC, Stone JL, et al.** Force ratios in the quadriceps tendon and ligamentum patellae. *J Orthop Res*. 1984;2(1):49–54.

5. **Carpenter JE, Kasman R, Matthews LS.** Fractures of the patella. *Instr Course Lect*. 1994;43 :97–108.

6. **Carson WG Jr, James SL, Larson RL, et al.** Patellofemoral disorders: physical and radiographic evaluation. Part II: radiographic examination. *Clin Orthop Relat Res*. 1984 May;(185):178–186.

7. **Insall J.** Current concepts review: patellar pain. *J Bone Joint Surg Am*. 1982 Jan;64(1):147–152.

8. **Green WT Jr.** Painful bipartite patellae: a report of three cases. *Clin Orthop Relat Res*. 1975 Jul-Aug;(110):197–200.

9. **Melvin JS, Mehta S.** Patellar fractures in adults. *J Am Acad Orthop Surg*. 2011 Apr;19(4):198–207.

10. **Yang KH, Byun YS.** Separate vertical wiring for the fixation of comminuted fractures of the inferior pole of the patella. *J Bone Joint Surg Br*. 2003 Nov;85(8):1155–1160.

11. **Böstman O, Kiviluoto O, Nirhamo J.** Comminuted displaced fractures of the patella. *Injury*. 1981 Nov;13(3):196–202.

12. **Veselko M, Kastelec M.** Inferior patellar pole avulsion fractures: osteosynthesis compared with pole resection: surgical technique. *J Bone Joint Surg Am*. 2005 Mar;87 Suppl 1(Pt 1):113–121.

13. **Gardner MJ, Griffith MH, Lawrence BD, et al.** Complete exposure of the articular surface for fixation of patellar fractures. *J Orthop Trauma*. 2005 Feb;19(2):118–123.

14. **Grogan DP, Carey TP, Leffers D, et al.** Avulsion fractures of the patella. *J Pediatr Orthop*. 1990 Nov-Dec;10(6):721–730.

15. **Matava MJ.** Patellar tendon ruptures. *J Am Acad Orthop Surg*. 1996 Nov;4(6):287–296.

16. **Cramer KE, Moed BR.** Patellar ractures: contemporary approach to treatment. *J Am Acad Orthop Surg*. 1997 Nov;5(6):323–331.

17. **Lazaro LE, Wellman DS, Sauro G, et al.** Outcomes after operative fixation of complete articular patellar fractures: assessment of functional impairment. *J Bone Joint Surg Am*. 2013 Jul 17;95(14):e96 1–8.

18. **Sayum Filho J, Lenza M, Teixeira de Carvalho R, et al.** Interventions for treating fractures of the patella in adults. *Cochrane Database Syst Rev*. 2015 Feb 27;2:CD009651.

致谢 · 我们感谢 Christopher G Finkemeier、Micheal Nerlich 和 Bernhard Weigel 对《骨折治疗的 AO 原则》第 2 版中本章所做的贡献。

第 2 节 膝关节脱位
Knee dislocations

倪江东 译

1 流行病学与受伤机制

膝关节是人体最复杂的关节之一。高能量和低能量创伤可能会导致膝关节脱位，该种脱位被定义为两处或更多处膝关节主要韧带的损伤所导致的胫骨和股骨关节间的位置异常[1]。车祸和接触性运动损伤是导致该类损伤的主要原因，病态肥胖症患者的单纯跌倒也逐渐成为该类损伤的诱因之一。膝关节脱位被认为是少见的情况，但是以往该类损伤常常被忽视。因为大部分病例会自发复位，并且大多数膝关节脱位与多发创伤相关联[1, 2]。

Kennedy[3] 根据胫骨与股骨的相对位置对膝关节脱位进行分类。膝关节过伸被认为是膝关节脱位的最常见损伤机制，导致膝关节向前脱位（图6.7.2-1）。在膝关节过伸 50° 位置，牵拉会导致腘动脉撕裂[3]。膝关节后脱位的机制主要为胫骨前方的直接撞击，这一类损伤的机制为车祸中胫骨前方与仪表盘的碰撞。膝关节后脱位经常伴随着伸肌装置的破坏以及腘动脉内膜的挫伤。根据胫骨与股骨相对位置亦可将膝关节脱位分类为膝关节内侧脱位、外侧脱位以及旋转脱位。旋转脱位又可以细分为几个亚型，包括膝关节前内侧脱位、前外侧脱位、后内侧脱位和后外侧脱位。当股骨内侧髁像纽扣洞样穿过内侧关节囊、膝关节内侧副韧带（MCL）突入膝关节内时，膝关节后外侧的旋转脱位可能无法复位。这种变形的典型临床体征为膝关节内侧皮肤的凹陷或酒窝状改变；由于股骨外侧髁的牵拉作用，膝关节后外侧脱位可能会导致腓神经损伤。

按位置分类在确定哪个膝关节结构已经损伤方面缺乏特异性，而且，该分类法并不适用于大多数病例，其间在临床以及影像学检查之前就自动复

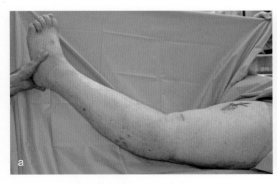
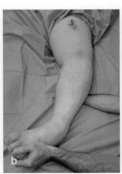
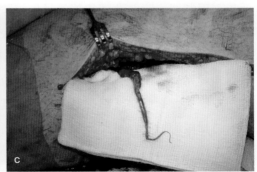

图 6.7.2-1　膝关节前脱位自发复位。
a-b　麻醉下检查显示严重过伸和内翻应力不稳定，但无动脉损伤。
c　　但是，患者在入院时有足下垂，并且膝关节后外侧探查发现腓总神经完全断裂。

位。因此，Schenck[4] 提出了一种以麻醉下临床检查的体征为基础的解剖学分类。该分类法有助于决定哪些膝关节结构必须进行修复或重建。这个分类方法已经成为最常用的体系，它主要有 5 个类型：

- KD Ⅰ型：前交叉韧带（ACL）或者后交叉韧带（PCL）都完整无损伤的膝关节脱位。
- KD Ⅱ型：只有前交叉韧带和后交叉韧带的撕裂。
- KD Ⅲ型：前交叉韧带和后交叉韧带均撕裂，同样有膝关节后外侧角（PLC）或者后内侧角（PMC）两者之一的撕裂。
- KD Ⅳ型：前交叉韧带、后交叉韧带、膝关节后外侧角及后内侧角均撕裂。
- KD Ⅴ型：膝关节脱位伴随关节内骨折（常见于胫骨平台骨折）。

2 解剖

膝关节脱位被当作多韧带损伤考虑。不过其他重要的结构也面临风险。出于教学原因，这些重要结构根据膝关节的局部解剖进行分组。

2.1 中心支点

膝关节这个关节外区域包含前交叉韧带和后交叉韧带。交叉韧带是胫骨相对于股骨前后平移的主要静态限制器。除非伴随相关的骨折，膝关节脱位必然会导致至少一条交叉韧带损伤。在大多数膝关节脱位的病例中，均存在前、后交叉韧带的断裂。研究[3] 显示，前交叉韧带通常由于过度拉伸而被股骨切迹撕裂，而后交叉韧带对于平行于其纤维轴施加的力量更为敏感。对后交叉韧带施加高应变力的高能量损伤可能使它从股骨切迹处撕脱导致累及后侧关节囊的损伤，后者在腓肠肌起点的深面从股骨附着处撕裂。总体来说，膝关节脱位伴有交叉韧带本体的损伤。

2.2 后内侧角

膝关节后内侧角（PMC）包含内侧副韧带浅层、内侧副韧带深层、后斜韧带（POL）、半膜肌的直接止点以及腓肠肌的内侧头（图 6.7.2-2）。内侧半月板也通过半月板股骨和半月板胫骨的附着处协助稳定膝关节。膝关节脱位时，其中一个附着部位常常断裂。严重的旋转暴力可能导致其股骨和胫骨附着部位均断裂。内侧副韧带浅层是膝关节内侧最大的结构。在股骨端，它附着于股骨上髁近端及后侧的骨性凹陷。在远端，内侧副韧带浅层附着于内侧胫骨嵴。后斜韧带由半膜肌腱的三个筋膜扩展部分组成[5]。膝关节后内侧角的修复或重建包括恢复内侧副韧带、后斜韧带以及内侧半月板韧带。

2.3 膝关节后外侧角

膝关节后外侧角的解剖结构复杂，其损伤来自膝关节内翻应力，常常伴随旋转或过伸。需要修复或重建的主要结构包括外侧副韧带、腘肌肌腱以及

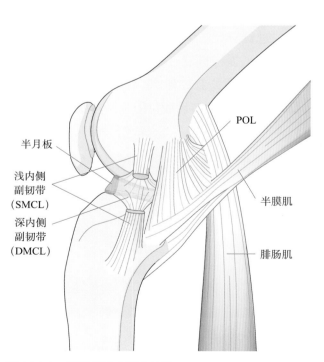

图 6.7.2-2 膝关节后内侧角结构。

胭腓韧带（图 6.7.2-3）。外侧半月板也通过其半月板股骨和半月板胫骨附着处协助稳定膝关节。膝关节脱位时，其中一个附着处常常断裂。严重的旋转暴力可能导致股骨和胫骨附着处均断裂。如果可能，应当修复这些损伤。膝关节脱位时，半月板胫骨附着处可能撕脱胫骨平台边缘，从而发生 Segond 骨折（图 6.7.2-4）。膝关节脱位时，经常损伤的外侧额外三个结构为股二头肌肌腱、髂胫束和腓总神经。在一些病例中，可能会发生腓骨头撕脱性骨折。髂胫束可能会从 Gerdy 结节上剥离，或者导致 Gerdy 结节的撕脱。所有膝关节脱位中，有 1/3 可以出现腓神经损伤。此种损伤的预后差，半数患者不能恢复有用的功能[6]。在最严重的损伤中，腓神经从坐骨神经撕脱（图 6.7.2-1c）。

2.4 伸肌装置

后侧脱位经常伴随着膝关节伸膝装置的断裂，它也可以合并有闭合性脱套或开放伤口的严重软组织损伤。最常见的为血管损伤。膝关节脱位中最难

恢复的类型为膝关节脱位和伸肌装置断裂的联合损伤，因为在早期功能锻炼恢复期，膝关节脱位的恢复需要立即活动，然而伸肌装置损伤的恢复需要限制活动。

2.5 胭窝

任何膝关节脱位主要的关注点是血管损伤（图 6.7.2-5）。最近的一项系统回顾性研究显示，在被调查的 862 名膝关节脱位患者中，171 名患者存在血管损伤（占比约为 25%）。但是最新的文献报道，此种血流受限的血管损伤的发生率在 5%~15%。即使不考虑真实的发生概率，外科医生也应该警惕和探查是否存在胭动脉损伤。应当检查所有患者的外周血管搏动，并将结果记录在病历中。一旦发生任何异常情况，应尽快进行处理。胭动脉的解剖结构导致其在膝关节明显移位时容易受到损伤。此动脉在两个部位相对固定：近端在其从 Hunter 管纤维隧道出来的平面；远端为胭动脉向深部穿过比目鱼肌腱弓并发出分支的平面。

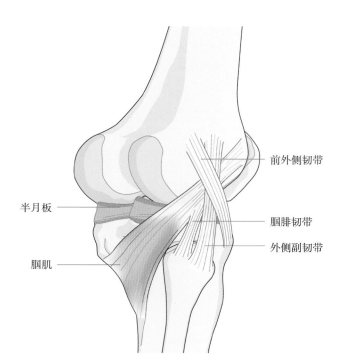

图 6.7.2-3 膝关节后外侧角结构。

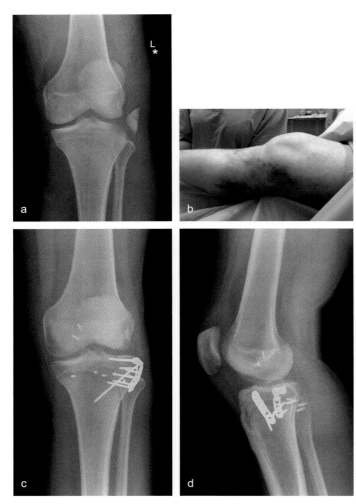

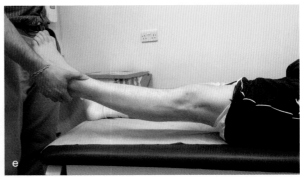

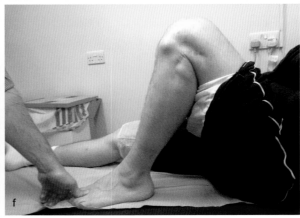

图 6.7.2-4

a 由半月板韧带骨性撕脱导致的 Segond 骨折。

b 患者腘窝紧张、疼痛性血肿，伴足下垂，但 CTA 和脉搏显示正常。探查发现胫静脉破裂。

c-d 损伤修复：使用 2.7 钢板（张力带）固定 Segond 骨折，解剖修复后侧关节囊、后交叉韧带和外侧副韧带，并用缝合铆钉重新连接胫骨和腓骨。

e-f 两年随访显示膝关节活动范围良好，无不稳定的症状。

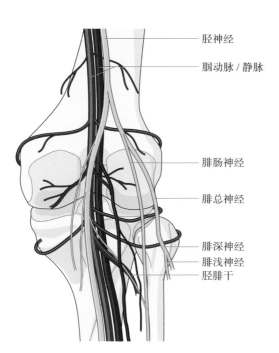

胫神经

腘动脉 / 静脉

腓肠神经

腓总神经

腓深神经

腓浅神经

胫腓干

图 6.7.2-5 膝后侧神经血管结构。

3 评估与初级治疗

病史应当包括受伤机制和在受伤现场做过的任何手法复位操作。在多发创伤患者，遵循高级创伤生命支持（ATLS）方案进行评估。在大多数病例，膝关节已经自动复位，不会发现明显畸形。遇胫骨近端前侧挫伤、广泛肿胀以及压痛时，总应当怀疑膝关节脱位。在膝关节损伤的案例中，必须对韧带的稳定性进行评估并且与对侧进行比较。只要有可能，就必须获得膝关节受伤史，以排除慢性不稳定。必须认识到，即使经验丰富的临床医生对膝关节急性损伤进行检查也是很困难的，疼痛和肌肉痉挛可能会限制临床检查。

临床医生应该高指数地高度怀疑多韧带膝关节损伤的存在，并且低阈值地普遍使用 MRI 和麻醉下体格检查来进一步评估。

如果进行体格检查之前膝关节没有复位，检查者可以确定脱位的方向。尽快通过闭合复位的方法复位膝关节是非常重要的。X 线检查晚几分钟是合理的，但是影像学检查不应该有显著延迟。如果膝关节脱位并且有开放伤口，应该尽快在手术室进行复位。复位前进行大量的灌洗，以避免关节有显而易见的污染。

3.1 神经血管评估

在所有案例中，都应优先进行神经血管评估。

对患者蹬趾背屈能力的评估是非常重要的。应始终考虑骨筋膜室综合征的可能性。必须检查膝关节平面以下的血液灌注情况，包括触诊胫后动脉和胫前动脉（足背动脉）的搏动，并与对侧进行比较。如果触诊有任何困难，推荐使用多普勒扫描来记录膝关节水平远端动脉搏动的存在和强度。如果膝关节远端检查不到脉搏搏动，则提示需要进行动

脉的急诊手术探查。除非可以在准备手术室的时间内进行，否则不要推迟影像学的检查。一般而言，具有明显缺血迹象的血管病变需要立即进行血管介入治疗。血管介入治疗的时间越迟，截肢的概率越高，且 6 小时后血运重建的疗效非常差。如果脉搏存在但减弱，则提示需要高级的影像学检查，通常为 CT 血管造影或者 MR 血管造影。踝臂压力指数（ABPI）已用于确定患者是否应进行动脉造影检查，且建议 ABPI<0.9 的患者进行紧急血管造影或手术 [9]。如果需要血管修复，临时的动脉分流有助于减少缺血时间。可能需要用外固定支架临时稳定关节。

没有血管症状或迹象的患者依然需要严密的住院观察。建议入院时以及入院后 4~6 小时、24 小时以及 48 小时进行细致的血管临床检查，并清楚地记录在病历中 [8]。迟发性腘动脉血栓形成通常伴随无症状的血管内膜撕裂，是一种公认的灾难性并发症 [10]。

3.2 初级治疗

膝关节脱位患者的初始治疗取决于患者的软组织损伤情况、神经血管状态以及患者的一般状况。闭合性损伤应尽快复位，并用支具暂时固定。这将允许随后做影像学检查，如 MRI，后者对制订确定性手术的计划是最理想的。

在开放性损伤（图 6.7.2-6），治疗方案包括彻底的伤口冲洗和清创，然后复位以及跨关节外固定支架临时固定。外固定支架钢针的置入应避开未来需要进行韧带修复和重建的部位。

对于无法复位的膝关节脱位病例，必须将患者送到手术室进行关节切开术以移除嵌入关节腔的组织。在后外侧旋转脱位病例中，嵌入的常常是内侧副韧带。

诊断腓神经麻痹者不需要立即进行手术探查，除非是开放创口位于膝关节外侧或者在进展性疼痛性神经麻痹病例（图 6.7.2-4）。神经麻痹必须在入

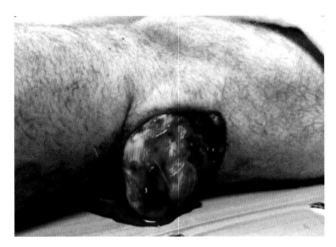

图 6.7.2-6　农活受伤后的开放性膝关节脱位。

院时就详细记录在病历中。

如果膝关节脱位合并膝关节关节面的骨折，使用跨关节外固定支架进行骨科损伤控制可以为影像学检查和复杂诊疗的计划争取时间。在确定性治疗时，在任何韧带修复之前，骨折必须解剖复位并绝对稳定固定。骨折固定之后对韧带稳定性进行检查至关重要。MRI 可能会"过度敏感"，骨折的固定通常能够恢复稳定性，而不需要进行额外的韧带修复。

必须事先制订确定性治疗的计划。手术有两个战略途径：直接切开，对半月板、关节囊结构以及韧带进行解剖学修复；或进行韧带重建，可能需要借助于关节镜。这些策略的手术时机是不同的。直接切开修复最好在损伤部位愈合之前尽早进行，纤维化开始使组织的平面消失，术中难以辨别解剖结构。如果需要进行腘窝内的解剖，手术最好于伤后10~14 天内进行。如果超过上述时间，血肿的机化会导致腘窝血管周围的解剖分离变得困难和危险。关节镜下的重建手术最好于伤后 3~4 周进行。这个时期的关节囊已经粘连，可以防止关节囊内的液体外渗。此时关节镜的视野更好，并且可以避免液体向下流入小腿而造成严重软组织肿胀。确定性手术必须由具有多发韧带膝关节重建专业知识的专家完成。

4　治疗

4.1　指征和决策

大多数膝关节脱位的患者需要手术治疗。非手术治疗后的功能效果不佳。即使是条件较差的手术患者通常至少会受益于一个跨膝关节的外固定支架。外固定支架保持约 2 个月，然后取除固定器，患者在麻醉下手法治疗。应当考虑非手术治疗的是那些患有合并症或损伤的患者，这些合并症和损伤将会导致患者手术后的生存出现问题。

无论是临时使用还是用作确定性治疗，以下几种情况应当考虑使用跨关节的外固定支架：开放性脱位、达到皮肤或皮下组织的严重软组织损伤、需要重建或修复的血管损伤、病态肥胖患者。虽然一些患者将得益于包含临时外固定支架的分期手术，但是大多数膝关节脱位患者应当通过膝关节韧带重建或修复治疗。

4.2　手术时机

膝关节确定性重建的手术时机往往是一个复杂的多因素的决策。与任何高能量损伤的手术治疗一样，局部软组织的条件至关重要。膝关节韧带重建必须延迟足够长的时间，以允许软组织最大限度地恢复，从而尽量降低伤口裂开和感染的风险。虽然手术的时机存在争议，但是一致意见认为延迟超过6~8 周重建手术的结果并不那么理想[1]。在大多数患者，早期手术是根据软组织恢复状态的精确时机而选择的治疗，并因此决定直接修复或关节镜辅助下进行重建手术（详见本节 3.2）。

开放性损伤需要有创性激进的治疗以减少污染以及处理软组织。在污染轻微的伤口，如果有经验的外科医生，在场立即切开进行韧带的解剖修复是可能的。但是在许多病例，在 3~4 周开始韧带重建之前最好达到（无感染的）伤口愈合（图 6.7.2-6）。

腘动脉损伤患者在受伤当天需接受血管修复或

重建手术。在某些情况下，当骨科医生在修复或重建韧带和关节囊、血管团队切取移植静脉时，采用临时动脉分流。一旦膝关节稳定，血管外科医生接下来进行动脉重建是可能的。不过，这种方法要求有合适的膝关节韧带手术专家立即参加手术，因此，一般建议在开始膝关节韧带重建之前，用跨关节外固定支架将复位了的膝关节固定并延续大约 3 周。必须非常小心，避免在外固定支架固定下让膝关节处于半脱位或弯曲的位置。与血管外科团队进行很好的沟通是很关键的，他们应该避免血管修复或重建后过于紧绷以至不允许进行积极的膝关节活动。当血管外科医生修复动脉时，哪怕只有少许的缩短，上述风险都是最大的。

4.3 术前计划：重建或修复

选择修复还是重建受损的结构依然存在争议。在膝关节脱位的治疗中，修复和重建都有一席之地，用这两种技术都能获得非常好的疗效。重建的作用各异，取决于自体组织的可用性以及异体组织的接受程度。总体来看，当韧带和半月板关节囊韧带撕脱时，特别是骨性撕脱时，修复的作用最佳。

前交叉韧带是一种完全的关节内韧带，成人韧带本体撕裂的修复失败率较高，因此该韧带经常需要重建。后交叉韧带的直接修复需要一定的技术，并且必须与后侧关节囊相关损伤的直接修复相结合。虽然此法的治愈率比前交叉韧带更好，但大多数外科医生仍然推荐后交叉韧带的重建。撕脱，尤其是骨性撕脱，手术成功率远高于交叉韧带本体撕裂。年轻患者优先选择自体韧带移植（年龄在 25~30 岁或以下的患者对膝关节的要求高）。不过患侧腘绳肌肌腱或髌腱同时损伤意味着对侧未受伤的膝关节常常被用作移植供体的部位。如果可用，同种异体移植避免供体部位发生并发症，且允许大量撕裂结构的重建。

撕裂韧带的修复在治疗后外侧角（PLC）或后内侧角（PMC）方面发挥了更为重要的作用。但是也有一些数据[11-13]表明 PLC 或 PMC 修复的失败率显著高于重建的失败率。作为这些研究的结果，现在许多外科医生有充足的移植物可以用，就对 PLC 或 PMC 进行重建。如果组织质量良好，许多外科医生会修复撕裂的韧带，然后在修复的基础上进行重建。虽然 PLC 撕裂的修复增加的失败率明显高于 PMC 撕裂，但对于这两者而言，修复的失败率都有明显增加。

4.4 麻醉下检查

麻醉下检查（EUA）是膝关节脱位患者诊断的金标准。虽然 MRI 可以提供有用的损伤路线图以指导手术计划的制订并准确定义半月板撕裂和伸肌装置的闭合性断裂，但是 EUA 应始终是患者送入手术室时要做的另一件事。MRI 信号可能会过度诊断韧带撕裂，特别是在膝关节多韧带损伤和脱位伴骨折的情况下。EUA 提供了 MRI 检查结果的动态确认，并让外科医生更好地了解患侧膝关节不稳定的程度（与另一侧膝关节比较）。在评估旋转型不稳定时，EUA 也远比 MRI 更准确。影像增强检查可以作为 EUA 的辅助方法来评估膝关节不稳定程度。

5 外科技术

5.1 半月板保留

膝关节脱位常常伴随半月板撕裂。撕裂通常位于周边，在半月板血供的部位，这种撕裂是可能被修复的。去除半月板组织有导致骨关节炎的严重生物力学后果。去除的组织的量直接关系到骨关节炎的进展和严重程度。在外侧半月板，半月板丧失的影响最为严重。其覆盖胫股关节面百分比更大，并承受 70% 的间室负荷，相比之下内侧半月板为 50%[14, 15]。

外科医生应该尽一切努力保留尽可能多的半月板组织。

半月板外周撕裂的修复是保留半月板功能的主要技术（图 6.7.2-7）。中央撕裂的血供不足以愈合，在修复外周撕裂时，常常需要将其切除。如果年轻或高运动需求患者的半月板组织无法保留，必须进行半月板次全切除术，应当考虑进行整块半月板的异体移植。

5.2 后侧关节囊修复

膝关节后侧关节囊的撕裂导致明显不稳定的膝关节脱位，致使膝关节完全伸直时出现过伸和冠状位的不稳定（图 6.7.2-1a）。除重建撕裂韧带外，任何大的关节囊撕裂都应当用不可吸收的强力缝线进行直接修复。这些撕裂通常会延伸到中线上的后交叉韧带（PCL），此范围内的撕裂亦需修复。后侧关节囊通常从骨面上剥离（胫骨比股骨更常见），带线铆钉对重新附着关节囊很有用（图 6.7.2-4c-d）。

5.3 副韧带

5.3.1 后外侧角

PLC 是一组提供内翻应力和旋转稳定性的膝关节结构。PLC 的修复通常涉及重建腘腓韧带、腓侧副韧带（外侧副韧带）以及腘肌肌腱（图 6.7.2-8）。前外侧韧带在旋转稳定中起着重要的作用（图 6.7.2-3）。PLC 损伤后未能得到充分的治疗将会明显增加 ACL、PCL 重建以及半月板修复失败的风险。在过去 10 年里，有大量的研究致力于确定 PLC 的解剖结构，以及了解构成这个复杂的韧带复合体的结构之间的关系[17]。有人发明出解剖重建，尝试重新恢复此三个重要结构的正常解剖，这产生更好的手术疗效、一致恢复完全的旋转稳定性，但在恢复内翻应力的完全稳定性方面并不成功[18]。

5.3.2 后内侧角

PMC 需要重建的关键部分是 MCL 浅层和POL。MCL 提供外翻应力的稳定性，POL 提供旋转稳定性。与 PLC 类似，有大量的研究来确定PMC 的解剖结构、评估重建的生物力学，以及设计解剖重建[19]。

PLC 或 PMC 的精确重建需要确定股骨内、外

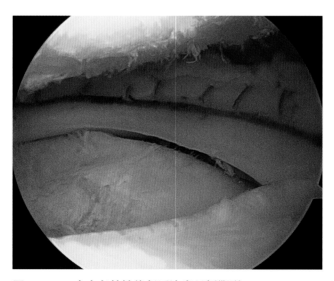

图 6.7.2-7　由内向外地修复周边半月板撕裂。

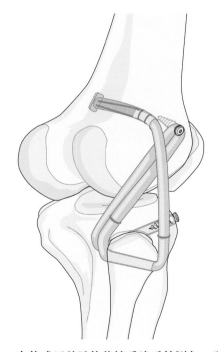

图 6.7.2-8　自体或同种异体移植重建后外侧角：重建腘肌、腘腓韧带和外侧副韧带。

侧髁上的等距点。用影像增强看股骨远端的真正侧面像能够完成这个任务。从股骨后侧皮质的前部到与 Blumensaat 线相交的位置画出的直线确定等距点。等距点为 PMC 解剖重建的股骨端起点（图 6.7.2-9）。该重建技术用近端移植物重建 POL，用远端移植物重建 MCL 浅层。据报道，用自体和同种异体移植加在一起，解剖重建成功率高达 96%[13]。

5.4 交叉韧带

5.4.1 前交叉韧带

在膝关节脱位的患者中，前交叉韧带撕裂是常见的。本体撕裂需要解剖重建才能恢复 ACL 原本的解剖和膝关节运动学。现在许多外科医生推荐前内侧束的单束支重建，该方法中的股骨起点更低、移植物的方向较少垂直。

关于 ACL 重建的移植选择并没有明确的共识。有一些数据表明，孤立 ACL 撕裂的年轻患者（25 岁以内）使用异体移植进行重建的失败率更高。但是关于膝关节脱位患者理想的 ACL 移植物，还没有可用的数据。笔者首选的移植物为股四头肌肌腱，与悬吊固定相结合。股四头肌肌腱移植物提供了比髌腱更厚又不太可能导致供区部位发病的特别强韧的组织。

5.4.2 后交叉韧带

PCL 是膝关节最大、最强的韧带，常被认为是膝关节的基石。在膝关节脱位的患者中，该韧带经常损伤，通常也是最先需要重建的结构。在 PCL 重建中，自体移植和异体移植具有同样好的疗效。跟腱是最常使用的异体移植物，而半腱肌和股薄肌肌腱是最常用的自体移植来源。

有大量的生物力学研究数据和越来越多的临床数据表明，双束 PCL 重建疗效优于单束重建[21]。关键是要在膝关节屈曲不同的角度位拉紧这两束以获得双束重建的真正优势。前外侧束是两者中较粗的一束，应该在膝关节屈曲 90° 位拉紧，而后内侧束应该于 0° 位置拉紧。两束之间存在等优势关系，使得双束重建于 15°~120° 之间任何角度屈曲都具有更小的向后平移，并且于 90°~120° 之间具有更少的内旋畸形[20]。

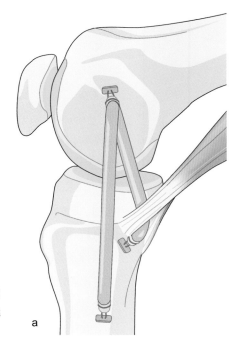
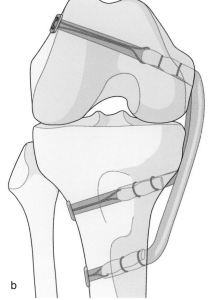

图 6.7.2-9 同种自体或异体移植的后内侧角重建：重建内侧副韧带浅层和后斜韧带。

a   b

6 术后处理

关于膝关节脱位患者理想的术后康复存在一些争议，但现在普遍接受的是手术修复或重建必须足够坚强以允许早期膝关节运动，从而防止关节纤维化和严重的僵硬。

优选的方案包括在术后第1天马上开始0°~30°范围的运动。允许膝关节锁在伸直位立即部分负重训练，术后头2周进至膝关节锁在伸直位完全负重。虽然这是一种激进的活动方案，但已经取得良好的功能效果。强调从一开始就达到膝关节完全伸直是至关重要的。使用无阻力的锻炼单车确实能够帮助膝关节屈曲。膝关节韧带的康复途径为韧带重建者制订的标准方案。

现在有一级数据表明，最不稳定的膝关节脱位在重建后使用铰链式外固定支架6~8周，能够改善患者膝关节的稳定性和功能（图6.7.2-10）。在这个研究中[16]，103例膝关节脱位患者随机分为铰链式外固定支架组或常规术后支具组，平均随访39个

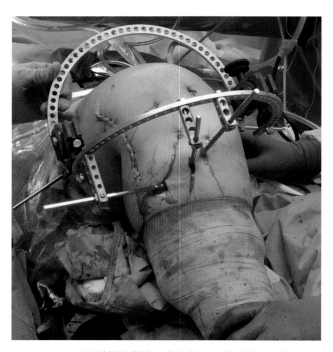

图6.7.2-10 环形铰链式外固定支架，在稳定膝关节的同时允许术后屈膝。

月，术后支具组有21%的患者韧带重建失败，而铰链式外固定支架组的失败率只有7%（$P<0.05$）。

7 并发症

膝关节脱位后并发症和不良结果很常见。残余疼痛、不稳定性和僵硬是常见的，但随着损伤修复和重建技术的进步，这些并发症的发病率有所下降。其他并发症可以分为两大类：损伤相关并发症和治疗相关并发症。损伤相关并发症包括动脉损伤（5%~10%）、腓神经（10%~40%）或胫神经损伤、创伤后骨性关节炎以及慢性不稳定的漏诊。腓神经损伤完全足下垂者预后不佳，≤50%的患者能够恢复；晚期胫骨后肌肌腱的转位可以有效恢复踝关节的背屈功能。治疗相关的并发症包括伤口感染和裂开、血管损伤、神经损伤、异位骨化和股骨内侧髁的骨坏死。

8 结果

有明确的公开数据表明，手术重建比非手术治疗能够得到更好的功能结果。但是膝关节脱位后的运动仍然是一个主要问题。结合22项不同研究的结果后发现，30%患者需要手术治疗膝关节脱位后的关节纤维化。许多患者需要多次手术才能恢复活动功能。1994年之前发表的研究中所能达到的平均活动弧度为106°，而1994年至今发表的研究中所能达到的平均弧度为123°[1]。解剖重建与早期运动康复结合方案的使用逐渐增加，很可能是改善运动的重要因素。

手术治疗后不稳定性仍然是另一个主要的功能问题。综合20项研究的结果显示，42%膝关节脱位患者手术治疗后有至少一条韧带出现不稳定。有报道称前侧（后侧）残留不稳定比内翻（外翻）不稳定出现得更加频繁[1]。翻修重建能得到良好的长期疗效。非手术治疗后膝关节不稳定很常见。6项研究的评估结果显示，5项研究中非手术治疗患

者 100% 出现残留的不稳定，而在第 6 项研究中，91% 患者出现不稳定[1]。

据报道，有 25%~68% 的患者存在长期疼痛[1]。膝关节脱位后，93% 患者可以恢复某种工作。但是其中 31% 的患者不得不接受比伤前的工作体力要求更低的工作。一项研究报道，慢性脱位重建之后 56% 患者中恢复了工作，而急性脱位重建的患者为 85%[1]。恢复某种娱乐和体育项目的患者比例从 0~97% 不等，平均为 76%。只有 39% 的患者能够恢复到伤前的竞技水准[1]。

参考文献

1. **Stannard JP, Fanelli GC.** Knee dislocations and ligamentous injuries. In: Stannard JP, Schmidt AH, eds. *Surgical Treatment of Orthopaedic Trauma.* 2nd ed. New York: Thieme Publishers; 2016:888–911.

2. **Twaddle BC, Bidwell TA, Chapman JR.** Knee dislocations: where are the lesions? A prospective evaluation of surgical findings in 63 cases. *J Orthop Trauma.* 2003 Mar;17(3):198–202.

3. **Kennedy JC.** Complete dislocation of the knee joint. *J Bone Joint Surg Am.* 1963 Jul;45:889–904.

4. **Schenck RC Jr, Hunter RE, Ostrum RF, et al.** Knee dislocations. *Instr Course Lect.* 1999;48:515–522.

5. **LaPrade RF, Engebretsen AH, Ly TV, et al.** The anatomy of the medial part of the knee. *J Bone Joint Surg Am.* 2007 Sep;89(9):2000–2010.

6. **Niall DM, Nutton RW, Keating JF.** Palsy of the common peroneal nerve after traumatic dislocation of the knee. *J Bone Joint Surg Br.* 2005 May;87(5):664–667.

7. **Medina O, Arom GA, Yeranosian MG, et al.** Vascular and nerve injury after knee dislocation: a systematic review. *Clin Orthop Relat Res.* 2014 Sep;472(9):2621–2629.

8. **Stannard JP, Sheils TM, Lopez-Ben RR, et al.** Vascular injuries in knee dislocations: the role of physical examination in determining the need for arteriography. *J Bone Joint Surg Am.* 2004 May;86-A(5):910–915.

9. **Mills WJ, Barei DP, McNair P.** The value of the ankle-brachial index for diagnosing arterial injury after knee dislocation: a prospective study. *J Trauma.* 2004 Jun;56(6):1261–1265.

10. **Nicandri GT, Chamberlain AM, Wahl CJ.** Practical management of knee dislocations: a selective angiography protocol to detect limb-threatening vascular injuries. *Clin J Sport Med.* 2009;1:125–129.

11. **Stannard JP, Brown SL, Farris RC, et al.** The posterolateral corner of the knee: repair versus reconstruction. *Am J Sports Med.* 2005 Jun;33(6):881–888.

12. **Levy BA, Dajani K, Morgan JA, et al.** Repair versus reconstruction of the fibular collateral ligament and posterolateral corner in the multiligament-injured knee. *Am J Sports Med.* 2010 Apr;38(4):804–809.

13. **Stannard JP, Black BS, Azbell C, et al.** Posteromedial corner injury in knee dislocations. *J Knee Surg.* 2012 Nov;25(5):429–434.

14. **Mordecai SC, Al-Hadithy N, Ware HE, et al.** Treatment of meniscal tears: An evidence based approach. *World J Orthop.* 2014 Jul 18;5(3):233–241.

15. **Hutchinson ID, Moran CJ, Potter HG, et al.** Restoration of the meniscus: form and function. *Am J Sports Med.* 2014 Apr;42(4):987–998.

16. **Stannard JP, Nuelle CW, McGwin G, et al.** Hinged external fixation in the treatment of knee dislocations: a prospective randomized study. *J Bone Joint Surg Am.* 2014 Feb;96(3):184–191.

17. **LaPrade RF, Griffith CJ, Coobs BR, et al.** Improving outcomes for posterolateral knee injuries. *J Orthop Res.* 2014 Apr;32(4):485–491.

18. **van der Wal WA, Heesterbeek PJ, van Tienen TG, et al.** Anatomical reconstruction of posterolateral corner and combined injuries of the knee. *Knee Surg Sports Traumatol Arthrosc.* 2016 Jan;24(1):221–228.

19. **LaPrade RF, Engebretsen AH, Ly TV, et al.** The anatomy of the medial part of the knee. *J Bone Joint Surg Am.* 2007 Sep;89(9):2000–2010.

20. **LaPrade CM, Civitarese DM, Rasmussen MT, et al.** Emerging updates on the posterior cruciate ligament: a review of the current literature. *Am J Sports Med.* 2015 Dec;43(12):3077–3092.

21. **Li Y, Li J, Wang J, et al.** Comparison of single-bundle and double-bundle isolated posterior cruciate ligament reconstruction with allograft: a prospective, randomized study. *Arthrosocopy.* 2014 Jun;30(6):695–700

第 **8** 章 | **胫 骨**
Tibia

第 **1** 节 | **胫骨近端**
Tibia, proximal

王驭恺 译

1 引言

一份 10 234 例胫骨骨折的流行病学调查显示，胫骨近端骨折的发生率为 18.6%[1]。在过去十余年间，胫骨近端骨折的影像学检查和治疗明显进步，应用也日渐广泛，CT 扫描与三维重建已经显示出它们在胫骨平台骨折的诊断与治疗中的重要价值。如何处理胫骨近端的关节内和关节外骨折，需要根据骨折的"个性"来决定。对于手术的决策，则需要综合考虑以下因素：患者的基本情况、软组织条件、骨折形态与类型，并结合所在医院的环境设备与术者的经验水平。

2 评估与诊断

2.1 病史与体格检查

回顾并分析患者的病史十分重要，因为损伤能量的高低以及损伤机制是做出治疗决策的关键。医生可以从病史中获知骨折的类型及其伴随的软组织损伤情况，这些信息有助于规划手术。

体格检查同样十分重要，对软组织完整性的评估可以判断骨折是闭合还是开放。诸如水疱、浅表挫伤、深部瘀伤以及脱套伤的临床征象均提示高能量损伤，这些都妨碍做早期广泛暴露的手术（图 6.8.1-1）。反复评估下肢的神经血管情况对查明严重并发症，例如骨筋膜室综合征是有价值的；除了小腿肿胀及张力高以外，被动牵拉痛是提示骨筋膜室综合征发生的敏感临床指标[2]；感觉麻木、运动麻痹通常意味着骨筋膜室综合征已经发展到后期阶段；因此，要想不漏诊骨筋膜室综合征患者，必须保持高度怀疑并密切观察[3]。

要知道，骨筋膜室综合征能够发生在单个间室，尤其在前侧或外侧间室，只有不典型的表现。什么时候都必须触摸足背动脉搏动。在骨筋膜室综合征常常存在足背动脉搏动。

足背动脉缺如或异常意味着动脉损伤或阻塞，必须永远不要忽视这个征象，而足部毛细血管回流很好但足背动脉搏动缺失可能使人"误入歧途"。在这种情况下，必须立即矫正畸形，并且再次触摸足背动脉搏动。如果足背搏动没有恢复，在证实有其他问题之前，患者就有危及肢体的血管损伤。这是个急诊情况，立即请血管外科医生会诊是必不可少的。

在胫骨平台骨折，对稳定性起作用的膝关节周围软组织结构常常也受伤了[4]；对于这类损伤，在胫骨平台骨折固定前检查膝关节韧带稳定性的意义不大，但在骨折固定后，必须再行膝关节稳定性检查以判断韧带的损伤情况，骨折固定后仍残留的膝关节不稳定预示着患者需要进一步的软组织处理。

2.2 影像学检查

传统的正、侧位 X 线检查是必须的，也可补充以双侧 45° 斜位。但是 X 线所提供的信息不足以充分评估胫骨平台骨折的类型。在 X 线的基础上增加 CT 扫描能够提高胫骨平台骨折分型的观察者间及观察者内可靠性。术前 CT 冠状面矢状面扫描以及三维重建已经成为分析胫骨平台骨折的标准工具。如果可能，CT 扫描的时机应选择在初始复位石膏固定或跨关节外固定架固定之后。随着 CT 技术的发展，骨折的位置及其累及的"柱"受到了越来越多的关注（图 6.8.1-2），有时由于骨折位置关系，其损伤范围在 X 线平片上难以发现[5, 6]。

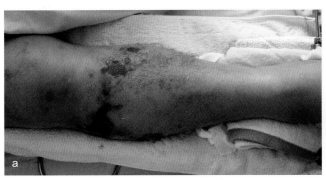
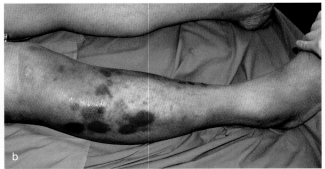

图 6.8.1-1
a 伤后 4 天，软组织严重肿胀和水疱。
b 伤后 15 天，肿胀消退后软组织情况。

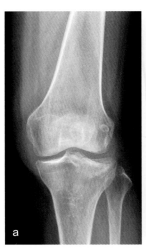
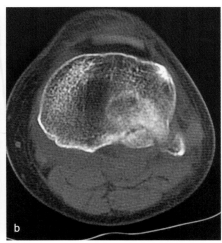
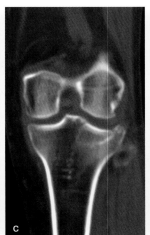
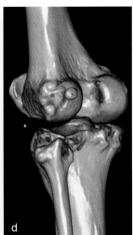

图 6.8.1-2　后外侧胫骨平台骨折的前后位 X 线片（a），骨折型态不如 CT 的轴位（b）、冠状位（c）和三维重建（d）那么清楚。

虽然 MRI 在半月板和韧带结构等软组织的评估上较其他手段更为敏感[4]，但并不推荐将其作为常规的急诊检查。急诊胫骨平台骨折的 MRI 检查显示，韧带损伤的发生率很高，其中 80% 并发半月板损伤，40% 并发韧带断裂[4]。但是，MRI 的敏感度过高，膝关节韧带损伤的急性 MRI 信号并不一定会在患者麻醉后进行的膝关节稳定性体检时反映出膝关节的功能缺陷。因此，治疗的决策必须基于术中骨折固定后的膝关节稳定性检查。体检的阳性表现预示着患者需要细致的软组织处理。当怀疑肢体血管损伤时，应该考虑通过多普勒超声、CT 血管造影（CTA）和数字减影血管造影（DSA）来进行评估，但是检查的时间不可过长，以免耽搁血运的重建（图 6.8.1-3）。

3 解剖

内侧平台稍大且呈凹形，外侧平台较小而凸起，外侧关节面比内侧关节面稍高。内侧髁比外侧髁坚实，因此，外侧髁更易发生骨折，并伴有关节面的压缩和粉碎。内侧平台的骨折常常表现为一整块，还经常合并更为严重的损伤和骨折脱位（图 6.8.1-4）。

后内侧脊是胫骨近端最坚硬的部分，它通常作为术中复位的参考标志。胫骨结节和 Gerdy 结节是外侧的两处骨性突起，它们分别是髌腱和髂

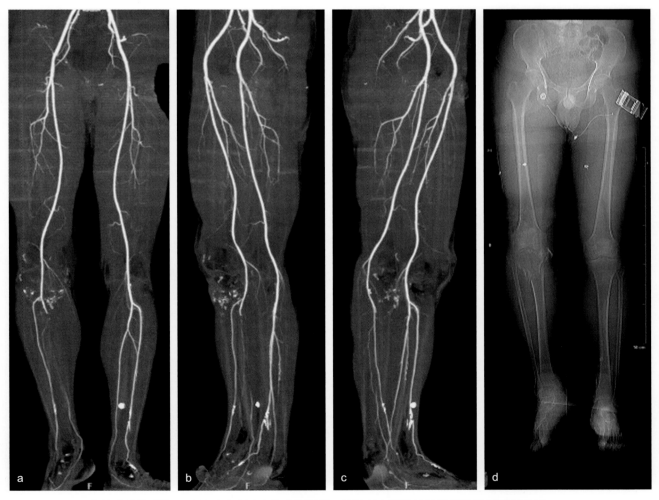

图 6.8.1-3 CT 血管造影的影像显示胫后动脉以及腓动脉断裂，胫骨平台开放性骨折后软组织里有空气。

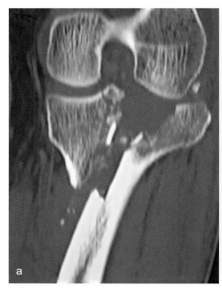

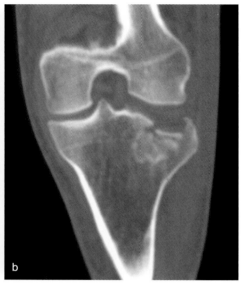

图 6.8.1-4　内侧胫骨平台骨折通常"整块移位"，关节面损伤不严重 (a)。外侧胫骨平台骨折更常见，可能有关节面塌陷和粉碎 (b)。

胫束的止点。腓骨头提供外侧副韧带以及股二头肌的附着止点，同时为胫骨近端的外侧提供支撑作用。这些解剖标记在进行手术切口规划时十分重要。

前、后交叉韧带以及后内、后外侧复合体是稳定膝关节的四个主要韧带结构（图 6.8.1-5a），在第 6 篇第 7 章第 2 节中有更为详细的介绍。半月板的功能是吸收震荡，并增加胫股关节的稳定性，因此，手术中应当尽一切努力修复和保留半月板。腓总神经和腘动脉连同其分成胫后动脉及胫腓干动脉的分叉是至关重要的结构，在手术时必须给予良好的保护 [7, 8]（图 6.8.1-5b）。

一项近来提出的手术理念将胫骨近端分为三个柱：外侧柱、内侧柱以及后侧柱。每个柱都是三维的结构，由部分关节面及支撑的干骺端骨质组成。这个理念有助于理解骨折的类型、规划手术的入路和放置支持各柱的支撑钢板（图 6.8.1-6）。

4　分型

AO/OTA 骨折脱位分型（图 6.8.1-7）和 Schatzker 分型（图 6.8.1-8）得到了广泛的应用。基于 CT 的

三柱分型结合损伤机制能为复杂胫骨平台骨折的治疗提供指导 [9]（图 6.8.1-6）。

5　手术指征

手术指征包括：

· 开放性骨折。
· 骨折合并神经血管损伤或骨筋膜室综合征。
· 骨折伴脱位。
· 移位的关节内骨折。
· 关节面的塌陷引起膝关节不稳。
· 合并力线不良，尤其是内翻的非移位干骺端压缩骨折。
· 多发伤。

6　术前计划

6.1　手术时机

急诊闭合复位，在确定性固定手术之前临时跨关节外固定，这样分期处理的适应证如下：

· 开放性骨折。

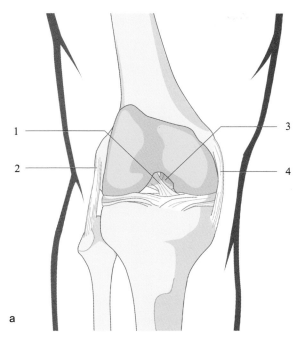

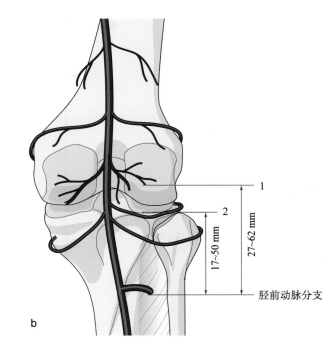

图 6.8.1-5 胫骨平台后外侧和后内侧结构。

a 膝关节的四条韧带以后外侧和后内侧复合体为补充。
1 前交叉韧带。
2 外侧副韧带。
3 后交叉韧带。
4 内侧副韧带。

b 胫后动脉分叉。该分叉位于外侧平台（1）远侧 27~62 mm、腓骨头（2）远侧 17~50 mm。它分为胫后动脉和胫腓动脉干。这个干常常很短（1 cm），并依次分成胫前动脉和腓动脉，有个解剖变异为胫腓干不存在，从而使三条动脉都起源于同一处，形成一个三分叉。

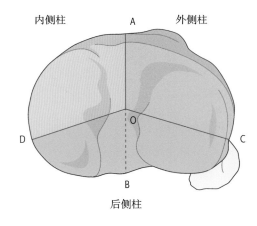

图 6.8.1-6 三柱分型。

O 点代表膝关节的中心，A 点代表前方的胫骨结节，D 点代表胫骨近端的后内侧脊，C 点代表腓骨头最前缘，B 点代表胫骨平台后方的骨沟，将后侧柱分成内侧和外侧部分。

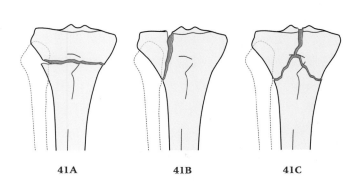

图 6.8.1-7 AO/OTA 骨折脱位分型——胫骨近端。

41A 胫骨，近端，关节外骨折。
41B 胫骨，近端，部分关节内骨折。
41C 胫骨，近端，完全关节内骨折。

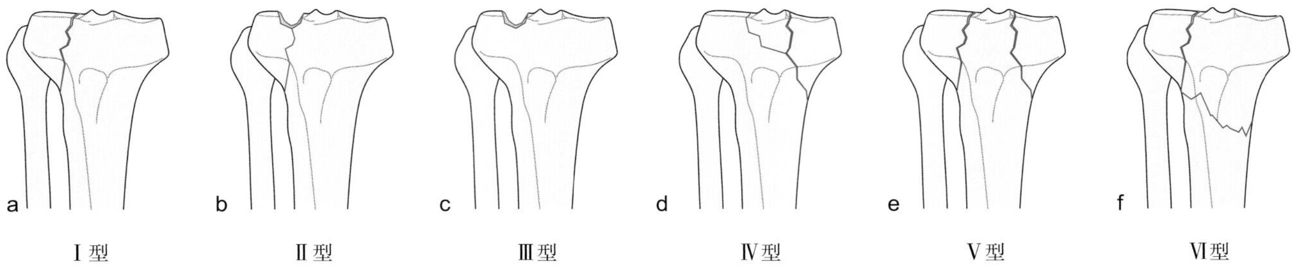

图 6.8.1-8 Schatzker 分型。

- 急性血管损伤。
- 严重的闭合性软组织损伤。
- 多发伤的损伤控制性手术。

在病情稳定的情况下，能够完成相关诊断检查的流程，以便对骨折的类型及软组织情况有一个彻底的评估和理解。软组织肿胀一旦完全消退后（通常 10~14 天），方能安全地实施手术。发生骨筋膜室综合征或开放性骨折的患者，一期关闭伤口成问题时，可能需要负压吸引处理伤口、植皮或旋转皮瓣覆盖。

安全进行切开复位内固定手术的一个很好的临床指征是肿胀的皮肤出现皱缩，表明肿胀消退（图 6.8.1-1b）。

6.2 内固定选择

带透光杆的外固定支架通常用作分期手术的一期固定物，或用于处理软组织情况较差的患者。3.5 mm 或 4.5 mm 的拉力螺钉可用来固定关节面骨块，也可用作复杂关节面骨折的软骨下排钉支撑。钢板固定是通过一块 3.5 mm 或 4.5 mm 的锁定钢板来实施，其可用作桥接钢板或支撑钢板。非锁定钢板（例如有限接触－动力加压钢板）可用于骨质良好并需要支撑固定的 B 型骨折。较小的 2.4 mm 或 2.7 mm 锁定钢板可用作复位钢板或张力带钢板，有时也可用于某特定骨块的固定。单用螺钉固定（排钉技术）可以用于单纯塌陷型骨折中

（Schatzker Ⅲ 型）。带近端锁定螺钉的髓内钉可以考虑用于 A 型骨折中。

6.3 手术室布置

患者取仰卧位，大腿绑上止血带，仅在需要时充气。在术前准备阶段用手对患肢保持轻微的牵引。使用合适的消毒剂对大腿中部至足部的暴露区进行消毒。患肢的铺巾采用一次性 U 形铺巾或四肢铺巾。足部和小腿采用弹力织物包裹并使用胶贴固定（图 6.8.1-9）。

主刀医生和助手立（或坐）于受伤肢体一侧，手术室的工作人员站在主刀医师旁边，将透视机器放置在对侧，屏幕放置在手术团队和透视技师都能看到的位置（图 6.8.1-10）。

7 手术

7.1 手术入路

7.1.1 前外侧入路

该入路应用最为广泛，通过横行分离半月板胫骨韧带实现外侧关节切开，向近端提起半月板暴露胫骨平台外侧关节面。下列解剖标志十分重要：关节线、Gerdy 结节、腓骨头尖部以及股骨外上髁。将膝关节屈曲 30°，做一有少许弧度的纵行切口，起于股骨外上髁，向下在 Gerdy 结节和腓骨之间走行（图 6.8.1-11）。若需要更大范围的暴露时，该切口可以向近侧或远侧延伸。深部分离需要纵行切

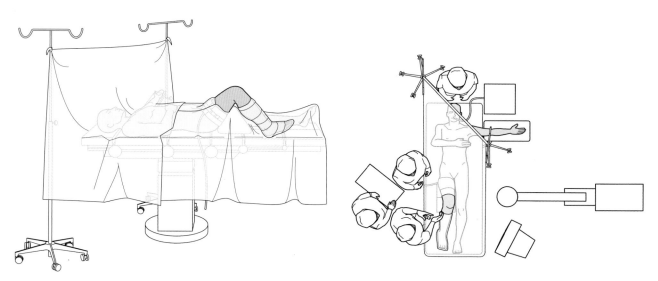

图 6.8.1-9　患者的仰卧位以及铺巾情况。

图 6.8.1-10　手术相关人员和透视机器的位置。

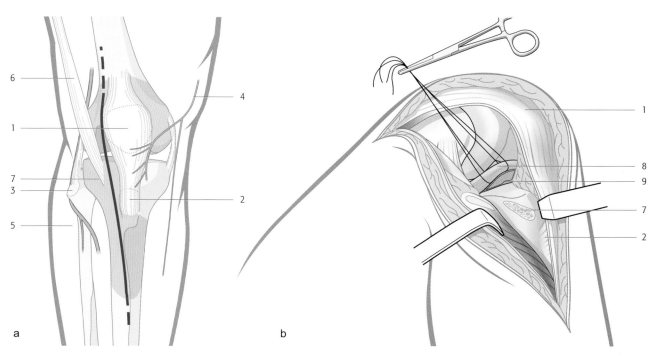

a

b

图 6.8.1-11　胫骨近端前外侧入路。

1　髌骨。

2　胫骨结节。

3　腓骨头。

4　隐神经。

5　腓总神经（分支成腓浅和腓深神经）。

6　髂筋束。

7　Gerdy 结节。

8　外侧半月板。

9　横行切开半月板胫骨韧带。

开髂筋束，小心别分离其他可能发生移位的组织结构，比如外侧半月板。探及半月板，留置缝线后向近端提起，即可在半月板下方切开膝关节。

7.1.2 后内侧入路

该入路在仰卧位实施，垫起对侧的髋关节。推荐用于内侧柱和（或）后侧柱内侧的骨折。入路应当指向胫骨近端的内侧脊，鹅足可以向前牵开或者切断（图 6.8.1-12），关闭切口时再修补。若要暴露半月板和关节面，注意不要损伤后内侧复合体，该结构是稳定膝关节的重要结构。

7.1.3 后外侧入路

该入路通过侧卧位时一个皮肤切口下的两个不同的手术窗来同时暴露外侧平台的前方和后方，外科医生应该对膝关节的解剖有彻底了解，因为该入

路有损伤腓总神经的风险（图 6.8.1-13）。切口起于关节面上方 3 cm，沿着腓骨纵行向下。先切开前外侧关节囊，从背侧切开髂筋束，然后从 Gerdy 结节上剥离髂筋束的背侧纤维。切断半月板胫骨韧带，向上提起半月板暴露外侧关节面。第二个手术窗位于股二头肌肌腱的后侧，暴露腓总神经，用神经吊带标记，手术全程都要注意保护。分离腓总神经、股二头肌肌腱和外侧副韧带的后方，暴露胫骨平台的后外侧角。该入路可以暴露并复位后外侧面，并用螺钉固定，但用后外侧钢板固定困难且危险，因为腓总神经和胫腓干动脉／胫前动脉使远端分离受到严重限制。

7.1.4 后侧倒 L 入路

对于后侧柱或后侧柱合并内侧柱的胫骨平台骨折，可采用一种后侧倒 L 入路[10]。患者采用一种

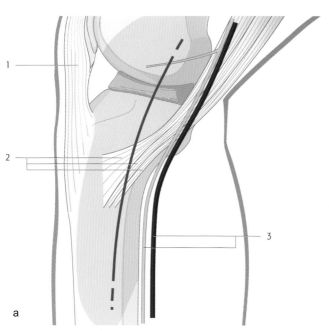
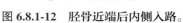
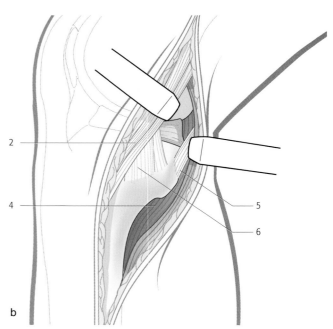

图 6.8.1-12 胫骨近端后内侧入路。

1 髌腱。
2 鹅足。
3 大隐静脉和隐神经。
4 腓肠肌内侧头。
5 半腱肌肌腱。
6 内侧副韧带。

"漂浮体位"或俯卧位，切口始于腘肌中点，沿腘窝的皮纹做横行切口，于腘窝内侧角转向远侧，形成垂直臂平行于胫骨后内侧边缘向远端延伸（图6.8.1-14）。分离并提起全厚筋膜皮瓣，保护隐神经和小隐静脉。钝性分离暴露腓肠肌内侧头，贴着后胫骨后内侧边界切开腓肠肌内侧头上的深筋膜。在

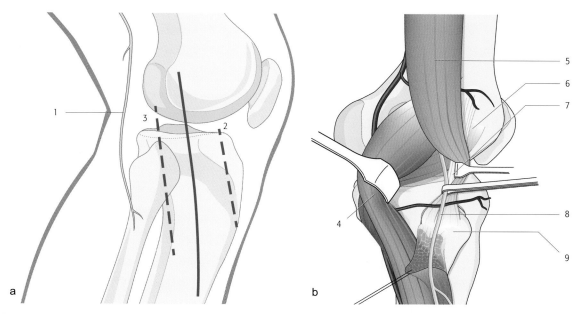

图 6.8.1-13

a 胫骨近端后外侧入路：红色实线 = 皮肤切口，外侧柱手术窗（2），后侧柱外侧部分手术窗（3）。

  1 外侧柱的骨折窗。
  2 后柱骨折外侧部分或者后外侧关节面的骨折窗。

b 两个手术窗的深层结构。

1	腓总神经。	4	腓肠肌外侧头。	7	外侧副韧带。
2	外侧柱的手术窗。	5	股二头肌。	8	腓总神经。
3	后侧柱外侧部分的手术窗。	6	腘肌腱。	9	腓骨头。

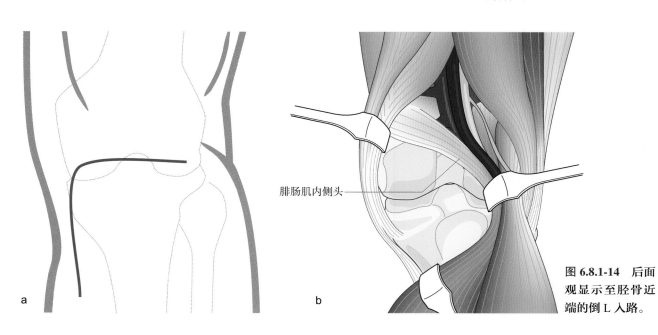

腓肠肌内侧头

图 6.8.1-14 后面观显示至胫骨近端的倒 L 入路。

胫骨后内侧缘确定腘肌，切开筋膜后，由内而外从胫骨后方提起肌肉并向外侧牵开。这样做可以保护腘血管并暴露骨折、后侧柱及后侧膝关节囊。避免朝腓骨方向向外侧过度剥离，因为这样容易损伤腘动脉的分叉（图6.8.1-5b），若在腓骨颈周围放置拉钩，也有损伤腓总神经的风险。

7.2 骨折复位

单髁损伤通过纵行切口到达骨折部位，允许进行关节直接复位，然后放置拉力螺钉或排钉，在支撑钢板固定之后用植骨或骨替代物来支撑软骨下骨质。关节内骨折的复位通常需要切开关节囊后直接对关节进行探查。对于外侧胫骨平台骨折，可以连用软组织附着向外翻转骨折块，允许直接探查关节面的压缩。塌陷的区域和骨块可以从下方使用顶棒轻柔地抬高并直接复位；股骨髁起模板的作用（图6.8.1-15），此时当对髁间窝区域进行评估，特别注意交叉韧带。

压缩的关节面一旦得到复位后，必须决定如何维持关节面：简单的关节面劈裂骨折可以用拉力

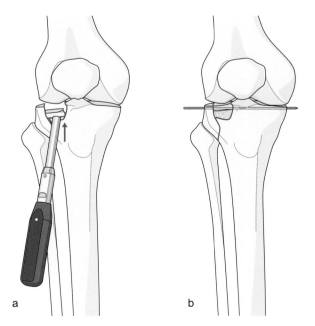

图6.8.1-15 关节面塌陷必须使用顶棒小心地抬高，顶棒可以经由骨折线或者开一个小皮质窗插入。

螺钉固定，但是塌陷骨折需要用2.7 mm或3.5 mm的骨皮质螺钉经软骨下排钉固定（图6.8.1-16a-c），以维持抬高后的关节面。关节面严重移位者，可采用colinear复位钳或骨盆复位钳使已经增宽的胫骨平台复位（图6.8.1-16d）。

股骨牵开器或外固定架可以帮助间接复位。若胫骨平台骨折延伸至骨干，通过韧带牵引复位术能够纠正短缩、旋转和成角畸形。通过锁定加压钢板的结合孔打入非锁定复位螺钉有助于复位的最终调整。钢板通过其支撑作用能用作复位的工具（图6.8.1-16e）。

在双髁骨折，内侧平台骨折通常是个单一的大骨块，该骨块的复位是骨折复位的首要步骤。将骨块推向近端，复位关节面并用置于内侧平台骨块的尖端的抗滑钢板支撑，使C型骨折转化为B型骨折。外科医生利用干骺端一条简单的骨折线就可以不打开关节而获得关节面的完美（间接）复位。在干骺端粉碎的病例，关节面的复位是第一要务（将C型骨折转化为A型骨折），而后将关节骨块固定至骨干有正确的长度、力线和旋转。术前仔细阅读X线片以辨认关键的解剖和骨折标志及计划手术策略，这一点很重要。

7.3 骨折固定

骨折的固定应当以损伤机制以及三维病理形态学为基础。确定骨折的压力侧与张力侧有助于指导固定。骨折的压力侧需要支撑钢板固定；而骨折的张力侧，与压力性损伤相反，只需要一块较小的钢板固定或根据情况不进行固定。干骺端压缩的复位通常会导致骨缺损，需要用自体骨、异体骨或骨替代物进行填充来为复位后的关节面提供额外的支持。

7.3.1 关节外骨折（41A1）

胫骨近端的关节外骨折占所有胫骨骨折的7%，一般骨折类型复杂，合并中至重度软组织损伤[11]，

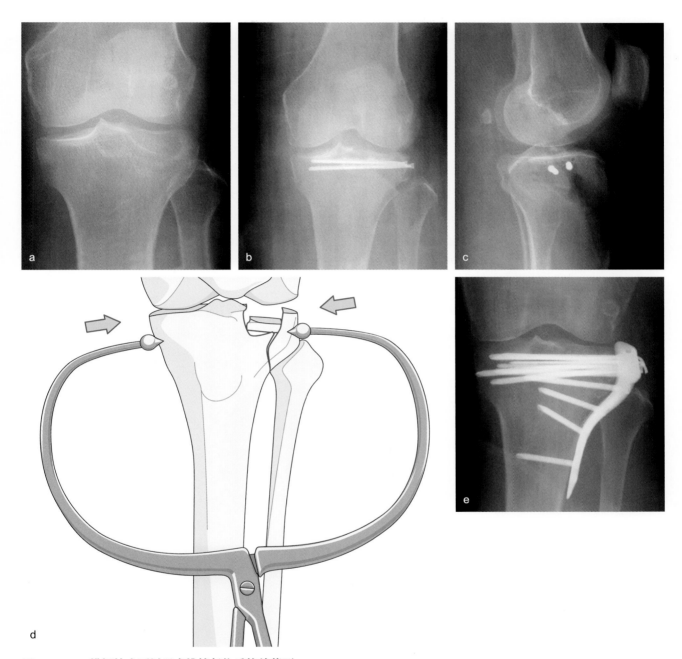

图 6.8.1-16 排钉技术可以用来维持复位后的关节面。

a 关节面塌陷。

b-c 2 枚 2.7 mm 锁定螺钉维持复位后关节面。

d 使用大的骨盆复位钳来复位胫骨平台劈裂骨折。

e 额外的外侧锁定钢板提供排钉支撑。

近端骨折块有外翻和过伸的趋势，这是由于腓肠肌在后侧的牵拉、胫骨前肌在前外侧的牵拉以及髌韧带在前侧的牵拉。损伤机制的理解对于指导复位与固定十分关键。

大多数此类骨折都能从手术稳定固定中获益，即便骨折移位和不稳定的程度不是很大。由于近端骨节段相对较短，以及前述的生物力学问题，即使有多种固定方法可选，但提供角度稳定性的钢板固定是首选。这类钢板一般很少或者不暴露骨折端就能够使用这类钢板。LISS 钢板或者锁定加压钢板的临床应用已经在骨折愈合、感染率以及继发复位丢失方面显示出优秀的结果（图 6.8.1-17）[12]。若内侧骨质严重粉碎或者有一个大的缺损，则有必要额外加一块内侧钢板以防止继发力线丢失和

内翻畸形 [13]。

在合并严重软组织损伤的不稳定关节外骨折，发生伤口并发症的风险很高。为避免伤口并发症，可以使用外固定支架进行临时固定，可以选用跨膝关节外固定。如果近端的外固定钉要打在胫骨平台上，需确保该钉位于关节囊外。软组织愈合后，将支架更换为内固定，或者外固定能够用作确定性治疗。另外也可以选用组合型的外固定支架 [14]，用 2~3 枚全针完成对骨折近端骨块的安全固定，骨折远端用 2 枚妥置的 Schanz 钉固定。还可以依据 Ilizarov 支架理念使用一个环形支架进行固定。

若使用髓内钉固定，推荐使用近端带多向锁定设计的特制髓内钉。不同于单纯骨干骨折，在插钉

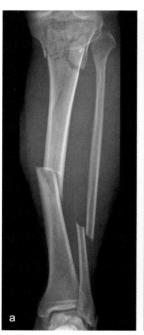 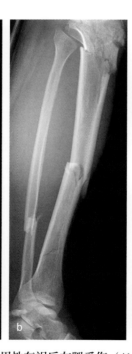 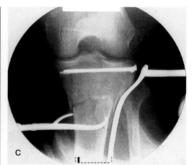 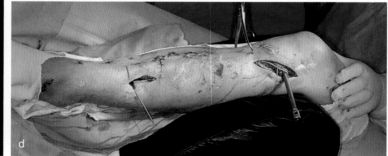

图 6.8.1-17　一名 62 岁的男性车祸后左腿受伤（41A3.3）。

a-b　X 线片显示左侧胫骨的节段性骨折。骨折近端有多条骨折线和一个楔形骨块，但是它们都没有移位或移位程度很小。整个骨折本来可以通过一根髓内钉进行固定。但是，由于胫骨近端骨折位置高，因此髓内钉手术极具挑战性，最终选择微创钢板接骨术。

c-d　关节面骨折通过软骨下螺钉排钉原位固定，经皮用点式复位钳通过微创技术使近侧干骺端骨折复位，滑入胫骨近端外侧锁定加压钢板 LCP-PLT，而后使用两枚克氏针在钢板两头进行临时固定。

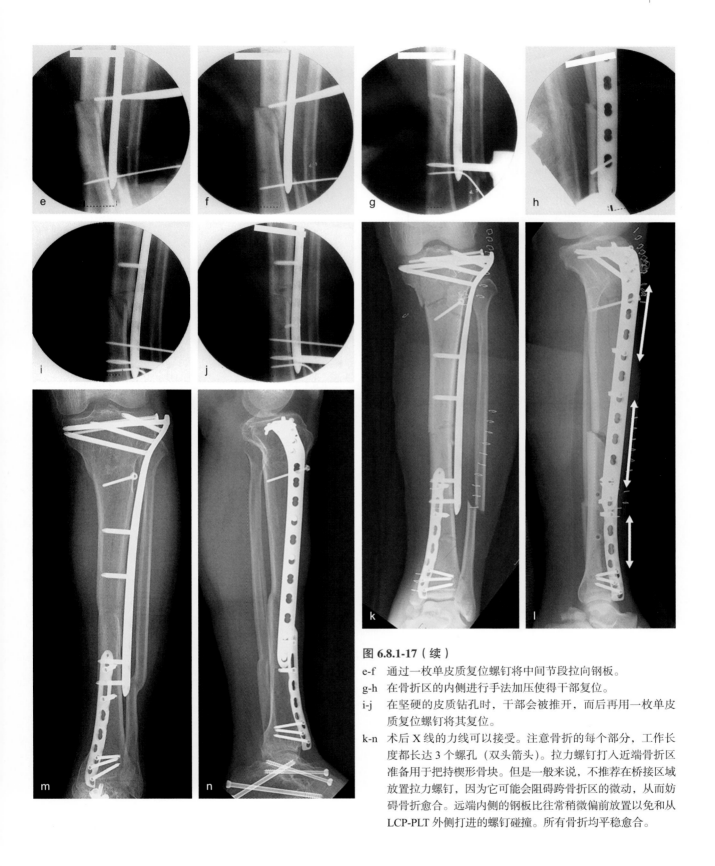

图 6.8.1-17（续）

e-f 通过一枚单皮质复位螺钉将中间节段拉向钢板。

g-h 在骨折区的内侧进行手法加压使得干部复位。

i-j 在坚硬的皮质钻孔时，干部会被推开，而后再用一枚单皮质复位螺钉将其复位。

k-n 术后 X 线的力线可以接受。注意骨折的每个部分，工作长度都长达 3 个螺孔（双头箭头）。拉力螺钉打入近端骨折区准备用于把持楔形骨块。但是一般来说，不推荐在桥接区域放置拉力螺钉，因为它可能会阻碍跨骨折区的微动，从而妨碍骨折愈合。远端内侧的钢板比往常稍微偏前放置以免和从 LCP-PLT 外侧打进的螺钉碰撞。所有骨折均平稳愈合。

前必须先复位近端的骨折。进钉点选择不佳将会导致轴位力线畸形，而固定不牢靠则可能导致继发力线丢失，即近端骨块术后发生倾斜（图 6.8.1-18）。在插钉时，有时需要用额外的复位钳、阻挡钉甚至 2.4 mm 或 2.7 mm 的锁定加压钢板来帮助维持复位（图 6.8.1-19）[15]。在伸膝位采用髌上入路置钉技术可以避免外翻和前屈畸形。该技术的临床结果显示膝前疼痛发生率更低，表明胫骨力线、愈合时间和膝关节活动优良。此外，即刻关节镜和术后 1 年随访 MRI 检查显示，细心应用该技术并不引起髌股关节的关节软骨损伤[16]。

7.3.2 部分关节内骨折（41B）

外侧柱骨折：单纯劈裂骨折（41B1.1，B1.3），劈裂合并塌陷 / 完全塌陷骨折（41B3.1，B3.3）。

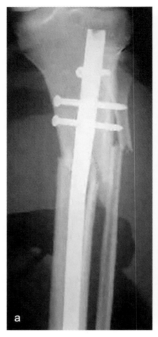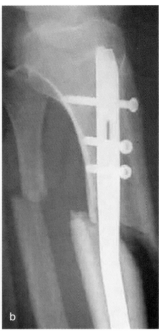

图 6.8.1-18 进钉点不佳可能导致即时膝内翻或外翻和前屈畸形。

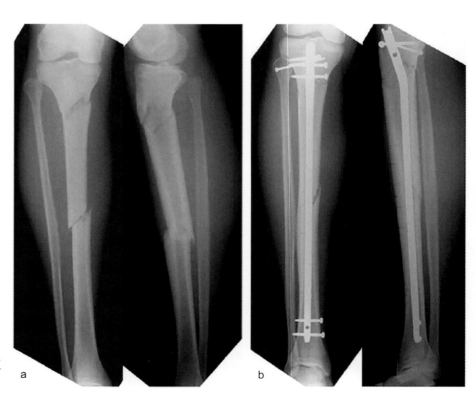

图 6.8.1-19
a 一例胫骨多段骨折患者。
b 正确的进钉点可以达到满意的复位和力线。

外侧柱骨折由伸膝－外翻暴力造成。复位之后需要支撑固定，以防止二期再发生外翻畸形。推荐采用前外侧入路。单纯劈裂型骨折（41B1.1）能通过拉力螺钉固定、支撑钢板固定或最常用两者联合固定来治疗。劈裂合并塌陷型（41-B3.1）是指外侧柱骨折合并关节面塌陷，完善的术前检查（例如 CT 扫描）是精确评估关节面损伤的关键（图6.8.1-20），将塌陷的骨块抬起之后，克氏针临时固定以用于稳定关节面，骨折的固定最好使用钢板。拉力螺钉可以单独或者经钢板孔插入。关节面塌陷的骨折，是下述钢板的最佳指征：提供角度稳定性的外侧锁定钢板或允许恰于软骨下置入排钉以支撑塌陷的关节面的钢板（图 6.8.1-15，图 6.8.1-21，图 6.8.1-22），医生必须留意一种可能，即半月板

撕裂后发生移位，嵌在骨块中间，从而阻止解剖复位，关节面一旦重建，即需要对撕裂的半月板进行修补。

内侧柱骨折（41B1.2，41B1.3，41B2.2，41B3.2）

胫骨平台内侧柱骨折，伴或不伴关节面塌陷，是由伸膝－内翻暴力所造成的，同时可能合并脱位。因此，医生必须警惕相关血管、神经、韧带损伤的可能。内侧需要支撑钢板固定以防止膝内翻畸形，骨折固定后必须仔细检查膝关节的稳定性，并将结果记在手术记录中。

内侧柱骨折常伴发后外侧软组织损伤，必须在治疗的早期修复后外侧角。

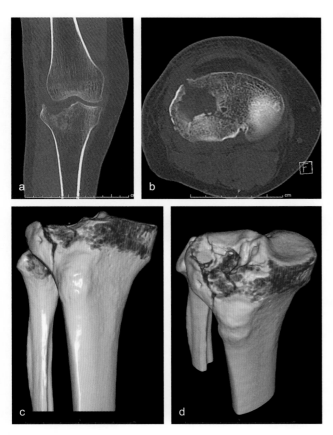

图 6.8.1-20
a　冠状位 CT 影像显示外侧平台的劈裂－塌陷骨折。
b　横断位 CT 影像显示外侧平台的前外侧关节面严重缺失。
c-d　三维 CT 影像。

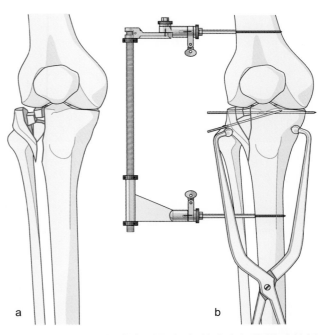

图 6.8.1-21　使用大型牵开器和大型骨盆复位钳对外侧41B3 型骨折进行间接复位，用克氏针初步固定。

内侧柱骨折经常合并后侧柱骨折，该类型骨折的治疗与单纯内侧柱骨折不同。

后侧柱骨折（41B2.3，B3.2）

骨折脱位累及后侧柱的内侧部分是后侧柱骨折中最多见的类型，通常合并有后侧中央或者后侧偏外的关节面塌陷[17]。该类型骨折由屈膝－内翻暴力造成，轴向牵引下保持膝关节伸直外翻可以成功地进行早期复位，脱位应该得到纠正并通过后内侧支撑钢板进行固定，塌陷的关节面处理可根据具体位置来选择不同的手术入路，后侧倒 L 入路是一个合理的选择（图 6.8.1-23）[17]。此外，前交叉韧带撕脱骨折和外侧半月板撕裂经常与胫骨平台后柱骨折同时发生，半月板的撕裂应当予以修复。后侧柱外侧部分骨折的复位比较困难，没有标准化的治疗方案，即使对于经验丰富的外科医生而言，手术暴露该区域进行骨折复位和固定也充满挑战。

关节塌陷型骨折（41B2）

该类型的损伤大多数发生于外侧平台，并且已经有人将它描述为平台的局部压缩。该类型骨折的诊断需要 CT 扫描，因为常规 X 线检查无法显示塌陷的真实程度[5]。必须完全恢复受累关节间室的高度，因为该类型骨折有发生术后再塌陷的趋势，伴有轴向力线丢失和外翻畸形。这类骨折最好通过排钉技术和钢板进行治疗，术中关节镜可能有用。

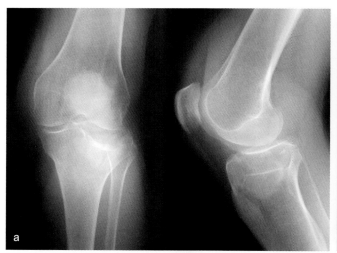

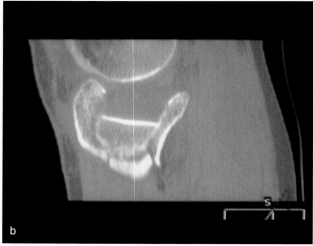

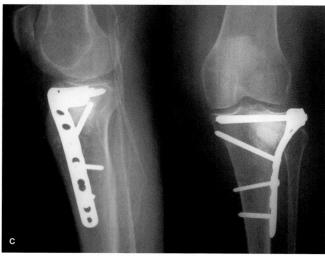

图 6.8.1-22　使用骨替代物。

a　65 岁女性，41B3 型骨折。

b　矢状面 CT 扫描显示关节面塌陷。

c　关节面复位后，用骨替代物填充骨缺损区域。用头锁定螺钉和外侧支撑钢板确保固定。

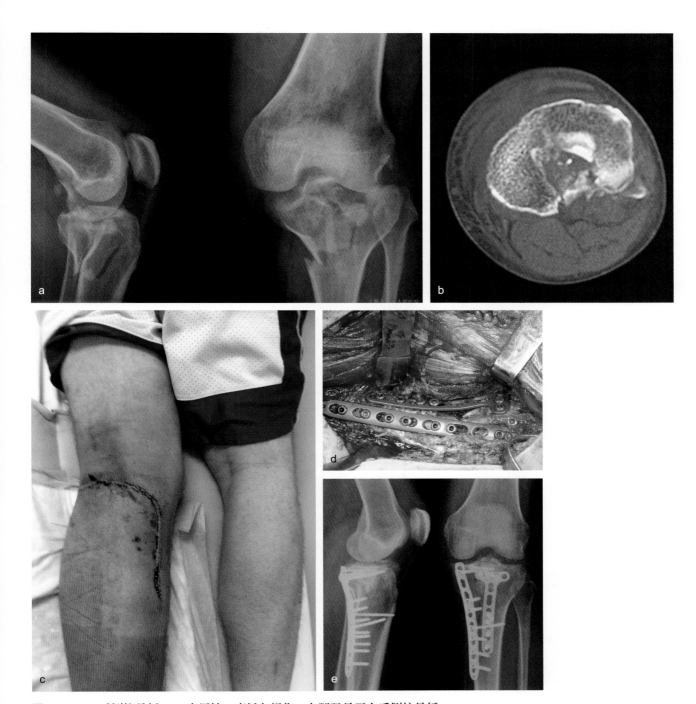

图 6.8.1-23 后侧柱骨折。43 岁男性，摩托车损伤，左腿胫骨平台后侧柱骨折。

a 术前 X 线片。

b 横断位 CT 扫描显示内侧骨块累及后侧柱，后侧中央关节面塌陷。

c 对这名患者使用倒 L 入路。

d 放置一块 4.5 mm 长钢板支撑柱，而 T 形钢板用于支撑关节面的塌陷。

e 术后 X 线片。

7.3.3 完全关节内骨折（41C）

该类型的骨折通常由高能量创伤造成，伴发的并发症较多，或者累及内侧柱和外侧柱或者所有三个柱。除造成髁部骨折之外，骨折也可能延伸至骨干部，发生骨筋膜室综合征和严重软组织损伤的风险很高。许多这类骨折需要一期应用跨膝外固定支架多日以等待软组织平稳。

对于外侧柱的劈裂骨块，可以尝试经皮用大的点式复位钳复位（图 6.8.1-16d）。内侧骨折块通常较大，推荐经独立的后内侧切口用 3.5 mm 钢板作为支撑固定（视频 6.8.1-1）。在很多病例，内侧干髁端的骨折类型允许不打开关节探查关节面对内侧髁进行直接解剖复位。

随后可以通过前外侧或者髌旁外侧切口将外侧平台复位到内侧髁上（解剖复位）。这样，在实施最终复位和固定前，C 型骨折就转化成了 B 型骨折。外侧平台的重建包括关节面塌陷的复位，处理原则与前述 41B3 型骨折类似。必须在应用钢板前使用拉力螺钉固定已经解剖复位的关节骨块，因为干髁端和骨干部分的粉碎可以通过一块长 3.5 mm 或 4.5 mm 的锁定钢板进行桥接固定（图 6.8.1-24）。一种特别复杂的骨折类型是双髁骨折有个分开的胫

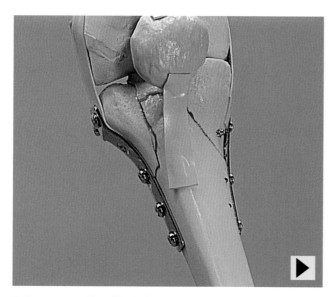

视频 6.8.1-1 使用普通钢板来固定胫骨平台双髁骨折。

骨结节骨块，包含整个伸膝装置附着点，必须用拉力螺钉或小钢板（用作张力带）牢固固定，以允许早期全范围活动锻炼[18]。对于累及后侧柱的 C 型骨折，后方的入路，例如倒 L 入路能帮助精确的复位。

7.4 挑战

累及后侧柱外侧部分的三柱骨折是所有类型胫骨平台骨折最具有挑战性的类型。可采用"漂浮体位"下的后侧倒 L 入路联合前外侧入路来处理这种类型的骨折（图 6.8.1-25）。软组织处理和这类骨折的手术时机同样也是挑战。必须高度警惕并积极处理骨筋膜室综合征，因为术后合并症的主要来源之一就是漏诊的骨筋膜室综合征。在有筋膜室切口的情况下进行胫骨平台骨折的固定非常困难，因其有很高的软组织并发症发生率和深部感染率。这种情况下应该考虑使用环形支架进行处理。

同侧胫骨平台骨折（41A、B、C 型）合并胫骨干骨折（42A、B、C 型）并不常见，一般都是由高能暴力造成。应该优先处理关节面，固定需要计划为固定胫骨干骨折的髓内钉留出置入的空间[19]。

8 术后康复

术后应尽早进行股四头肌等长收缩练习，许多医生喜欢在伸膝位制动膝关节 2 周来使得伤口愈合并防止膝关节屈曲挛缩，或者也可以用 CPM 机辅助锻炼。根据骨折愈合以及软组织恢复的情况，患者通常保持足尖负重 6~8 周。但极端高能量创伤所致的骨折是个例外，足尖负重应维持 10~12 周，但在后 10 周内要主动屈曲膝关节。

9 并发症

治疗高能量创伤所致的胫骨平台骨折的主要早期问题是切口并发症。

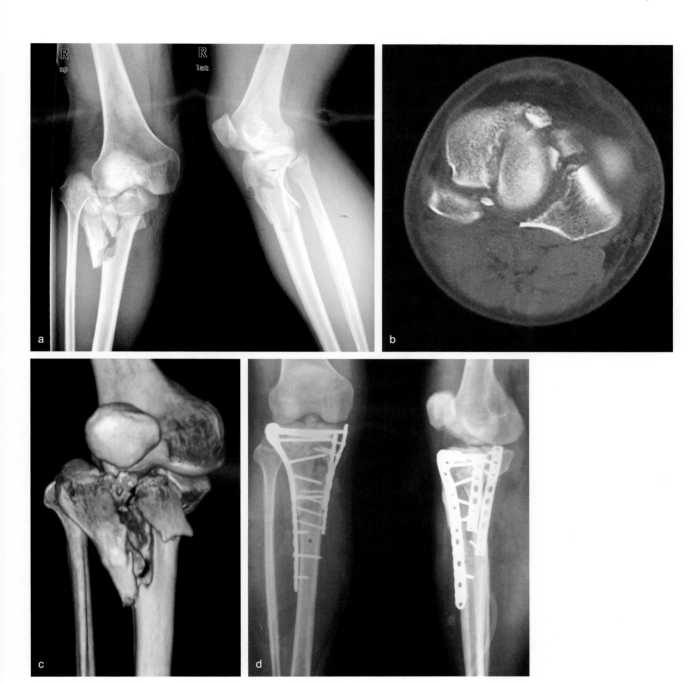

图 6.8.1-24　胫骨平台双髁骨折。46 岁男性，右腿机动车轧伤。

a　术前 X 线正、侧位片。

b　胫骨平台的轴位片。

c　骨折的三维重建。

d　术后 X 线正、侧位片。

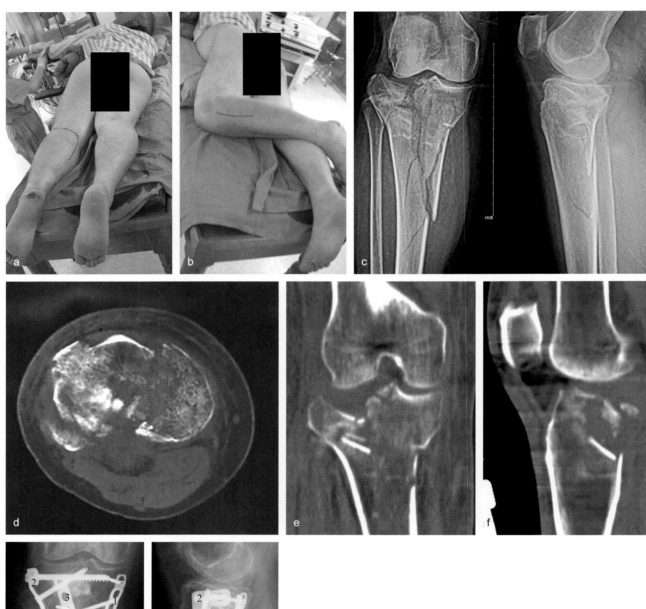

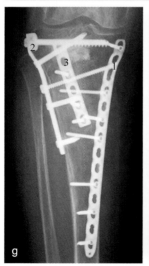

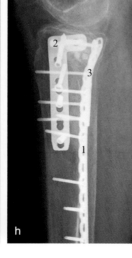

图 6.8.1-25 三柱骨折。59 岁女性，车祸致右腿复杂胫骨平台骨折。

a-b　漂浮体位下的联合入路。

c　　术前 X 线片。

d　　CT 轴位片。

e　　冠状位 CT 扫描提示内、外侧柱均受累。

f　　矢状位 CT 扫描提示后侧柱骨折。

g-h　术后 X 线片。钢板 1 用于支撑内侧柱以防止发生内翻；钢板 2 用于
　　　复位外侧平台和关节；钢板 3 用于复位和固定胫骨平台的后侧中央
　　　区域。

仔细评估软组织情况、准确的手术时机、合适
的手术入路，分离时形成全厚皮瓣，骨折块的
骨膜外分离，减少骨折部位的软组织剥离可使
伤口的并发症最小轮。

畸形愈合可以发生，有后期关节面的塌陷以及
干骺端－骨干交界处的畸形，应当矫正明显的关
节面的塌陷和机械轴。

手术的首要目标是提供骨折的稳定固定，允许
关节早期活动。如果手术不能达到这一目的，
那么预后比保守治疗更差。

如果膝关节长时间制动，会发生关节纤维粘连
伴严重关节僵硬和屈曲畸形。对于接受了后侧入路
的患者，应该特别留意患者的伸膝锻炼情况。这些
患者也会发生踝关节下垂，因此治疗要处理小腿
所有大关节。头 12 周内屈曲不能达到 90° 者，有
指征进行关节镜下粘连松解配合麻醉下轻柔手法
治疗。

创伤性关节炎的主要原因：

· 轴线排列不良。
· 存在韧带性膝关节不稳。

· 关节软骨的原发性损伤。
· 半月板切除。
· 关节面对位不平整。
· 感染。

10 预后与疗效

低能量创伤所致的年轻人胫骨平台骨折的手术
疗效很好。用内固定治疗的患者，遵循骨折处理的
原则，临床结果改善。但在骨质疏松的老年人，骨
折的治疗充满了挑战。这些患者严重关节面塌陷的
发生率高，伴有继发关节面压缩和外翻畸形。应用
全膝置换来治疗这类患者也正在探索中，但其适应
证和疗效尚不明确。

用双切口双钢板固定治疗高能量胫骨双髁骨折
后，骨折不愈合及深部感染的并发症仍然很常见[20]。
不少有关疗效的报道都强调了维持半月板、韧带结
构的稳定性，以及骨折对线的重要性。在随访超过
7 年的患者中，切除半月板、关节面对位不平整或
内翻复位不良使退行性关节炎的百分比增加[21]。

人们认为，膝关节的稳定性是决定长期预后的
最重要因素[21]。

参考文献

1. **Zhang Y.** Fractures of the tibia/fibula. In: *Clinical Epidemiology of Orthopedic Trauma.* Stuttgart: Thieme; 2012:213–218.

2. **McQueen MM, Christie J, Court-Brown CM.** Compartment pressures after intramedullary nailing of the tibia. *J Bone Joint Surg Br.* 1990 May;72(3):395–397.

3. **Shuler FD, Dietz MJ.** Physicians' ability to manually detect isolated elevations in leg intracompartmental pressure. *J Bone Joint Surg Am.* 2010 Feb;92(2):361–367.

4. **Gardner MJ, Yacoubian S, Geller D, et al.** The incidence of soft tissue injury in operative tibial plateau fractures: a magnetic resonance imaging analysis of 103 patients. *J Orthop Trauma.* 2005 Feb;19(2):79–84.

5. **Yang G, Zhai Q, Zhu Y, et al.** The incidence of posterior tibial plateau fracture: an investigation of 525 fractures by using a CT-based classification system. *Arch Orthop Trauma Surg.* 2013 Jul;133(7):929–934.

6. **Barei DP, O'Mara TJ, Taitsman LA, et al.** Frequency and fracture morphology of the posteromedial fragment in bicondylar tibial plateau fracture patterns. *J Orthop Trauma.* 2008 Mar;22(3):176–182.

7. **Sun H, Luo CF, Yang G, et al.** Anatomical evaluation of the modified posterolateral approach for posterolateral tibial plateau fracture. *Eur J Orthop Surg Traumatol.* 2013 Oct;23(7):809–818.

8. **Heidari N, Lidder S, Grechenig W, et al.** The risk of injury to the anterior tibial artery in the posterolateral approach to the tibia plateau: a cadaver study. *J Orthop Trauma.* 2013 Apr;27(4):221–225.

9. **Zhu Y, Yang G, Luo CF, et al.** Computed tomography-based Three-Column Classification in tibial plateau fractures: introduction of its utility and assessment of its reproducibility. *J Trauma Acute Care*

Surg. 2012 Sep;73(3):731–737.

10. **Luo C, Sun H, Zhang B, et al.** Three column fixation for complex tibial plateau fractures. *J Orthop Trauma.* 2010;24(11):683–692.

11. **Court-Brown CM, McBirnie J.** The epidemiology of tibial fractures. *J Bone Joint Surg Br.* 1995 May;77(3):417–421.

12. **Gosling T, Schandelmaier P, Muller M, et al.** Single lateral locked screw plating of bicondylar tibial plateau fractures. *Clin Orthop Relat Res.* 2005 Oct;439:207–214.

13. **Jiang R, Luo CF, Wang MC, et al.** A comparative study of Less Invasive Stabilization System (LISS) fixation and two-incision double plating for the treatment of bicondylar tibial plateau fractures. *Knee.* 2008 Mar;15(2):139–143.

14. **Bono CM, Levine RG, Rao JP, et al.** Nonarticular proximal tibia fractures: treatment options and decision making. *J Am Acad Orthop Surg.* 2001 May-Jun;9(3):176–186.

15. **Krettek C, Miclau T, Schandelmaier P, et al.** The mechanical effect of blocking screws ("Poller screws") in stabilizing tibia fractures with short proximal or distal fragments after insertion of small-diameter intramedullary nails. *J Orthop Trauma.* 1999 Nov;13(8):550–553.

16. **Sanders RW, DiPasquale TG, Jordan CJ, et al.** Semiextended intramedullary nailing of the tibia using a suprapatellar approach: radiographic results and clinical outcomes at a minimum of 12 months follow-up. *J Orthop Trauma.* 2014 May;28(5):245–255.

17. **Zhai Q, Hu C, Xu Y, et al.** Morphologic study of posterior articular depression in Schatzker IV fractures. *Orthopedics.* 2015 Feb;38(2):e124–128.

18. **Maroto MD, Scolaro JA, Henley MB, et al.** Management and incidence of tibial tubercle fractures in bicondylar fractures of the tibial plateau. *Bone Joint J.* 2013 Dec;95-B(12):1697–1702.

19. **Kubiak EN, Camuso MR, Barei DP, et al.** Operative treatment of ipsilateral noncontiguous unicondylar tibial plateau and shaft fractures: combining plates and nails. *J Orthop Trauma.* 2008 Sep;22(8):560–565.

20. **Ruffolo MR, Gettys FK, Montijo HE, et al.** Complications of high-energy bicondylar tibial plateau fractures treated with dual plating through 2 incisions. *J Orthop Trauma.* 2015 Feb;29(2):85–90.

21. **Giannoudis PV, Tzioupis C, Papathanassopoulos A, et al.** Articular step-off and risk of post-traumatic osteoarthritis. Evidence today. *Injury.* 2010 Oct;41(10):986–95.

致谢 · 我们感谢 Hans Chris Pape 和 Pol Rommens 对《骨折治疗的 AO 原则》第 2 版中本章所做出的贡献。

第 2 节 | 胫骨骨干
Tibia, shaft

———— 李开南 译

1 引言

1.1 历史

胫骨骨折已经超过其他长骨骨折成为外科医师的一个挑战性难题。不论是开放性还是闭合性骨折，胫骨骨折一直有愈合困难的历史。在抗生素出现之前，开放性胫骨骨折伴感染足以导致患者死亡。胫骨骨折是最常见的长骨骨折。

1.2 流行病学

每年总发病率估计为每 100 000 人中就有 20人。青少年发生这类损伤的风险最大，发病率约每10 万人中就有 39 人。高达 24% 的胫骨骨干骨折是开放性损伤[1]。

1.3 特点

胫骨的前 1/3 仅有皮肤覆盖并没有肌肉覆盖。因此，大多数胫骨骨折都合并皮肤和皮下组织损伤，即使是闭合性骨折。骨筋膜室综合征的发生率比其他骨折更高。这可能是因为下肢筋膜特别厚而有力。原因包括肿胀、出血、缺血或血管修复后水肿（再灌注损伤）。最常见于前间膜室。

2 评估与诊断

2.1 病史和体格检查

软组织损伤的严重程度在治疗胫骨骨折的决策中起着至关重要的作用，必须进行充分评估。整条腿必须检查是否有伤口、污染、瘀血、肿胀和水疱。这些是软组织损伤的迹象，可能会影响最终治疗的时机。而且这些病灶必须清楚记录。

创伤后下肢的神经血管检查非常重要，绝不能被忽略。动脉损伤比较常见。必须检查足背动脉搏动和胫后动脉搏动。踝肱指数可能对诊断会有所帮助，但在胫骨骨折的情况下很难测量。应该对脚趾的毛细血管回流情况进行评估，但可能会被误导，因为年轻患者的动脉损伤通常有足够的侧支循环来保持足部的粉红色，而腿部的肌肉则是缺血性的。胫骨骨折后足背动脉搏动异常意味着急诊手术。需纠正畸形，如果动脉搏动异常，意味着存在血管损伤，需要立即请血管外科会诊，除非明确是其他原因引起。

胫骨骨折骨筋膜室综合征的发生率在 9% 以上[2]。动脉搏动通常存在。最主要的症状是阿片类药物不能缓解的剧烈疼痛。主要临床症状包括：皮肤肌肉紧张、足和足趾被动伸展疼痛，以及第 1 趾间感觉异常。怀疑骨筋膜室综合征时需要立即对间隔压力进行测量或者手术切开深筋膜减压。在胫骨骨折中，神经损伤比动脉损伤罕见，但需准确评估腓总神经和胫后神经的运动和感觉功能。

2.2 影像学

X 线检查通常为正侧位，需包括膝关节和踝关节（或单独检查）。严重创伤患者常常需行下肢 CT 血管成像，这对于评估外周循环和骨完整性有很大帮助。

3 解剖

胫骨中段缺少肌肉覆盖，且胫腓骨周围有 4 个筋膜室（图 6.8.2-1）。

在这个解剖区域，软组织是最重要的，因此一直以来，无论最终采用何种内固定治疗，均采用微创技术。当软组织受损、丧失或需要重建时，整形外科团队的专业知识是必不可少的。现在普遍认为，早期骨科整形科联合治疗为开放性胫骨骨折患者提供了最好的治疗效果[3]。粉碎骨折伴骨缺损并不少见。需要特殊的技术来治疗骨缺损，如 Masquelet 技术[4] 或 Ilizarov 方法。

4 分型

4.1 AO/OTA 分型

AO/OTA 骨折脱位的阿拉伯数字分型将胫骨干骨折设定为 4（胫骨）2（骨干）。A 型对应只有一条骨折线的简单骨折。这是最常见的类型。B 型骨折有个中间楔形骨折块。C 型骨折是由高能量损伤引起的，为粉碎性节段性骨折（图 6.8.2-2）。

4.2 其他重要分型

由于胫骨骨折中有 25% 是开放性骨折，所以开放性骨折的 Gustilo 分类是很重要的[5]。

这种分类有助于早期诊治：1 型和 2 型可以进行一期关闭，3A 型通常需要二次清创，3B 型需要修复软组织覆盖伤口，3C 型需要修复血管。该分类与感染和愈合率有关。

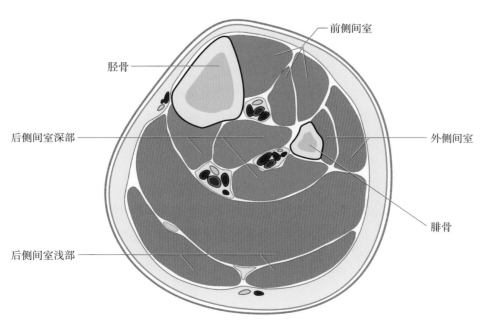

图 6.8.2-1　胫骨中段骨、肌肉和筋膜室横截面。

5 手术指征

- 开放性骨折[1]。
- 多发伤。
- 浮膝或浮踝损伤。
- 闭合手法复位未取得或维持可接受的复位。
- 神经与血管损伤。
- 骨筋膜室综合征[2]。

在开放性骨折和伴有动脉损伤或骨筋膜室综合征的闭合性骨折，骨折固定是修复软组织的关键部分。

6 术前计划

重要的治疗决策将取决于"损伤的个性"：患者因素、软组织和骨折严重程度。可用的设施和专业知识也是决策的关键。

6.1 保守治疗

目前，非手术治疗应考虑用于不完全性骨折、应力性骨折，以及由于低能量创伤而导致的未移位或轻微移位骨折[6]。虽然非手术治疗在过去很常用，但目前胫骨干闭合和移位骨折的治疗标准是胫骨髓内钉内固定[7-9]。有几项研究比较了非手术治疗和手术治疗的结果，结果显示非手术组的疼痛更严重，畸形愈合率和延迟愈合率更高，以及功能恢复更差。如果选择非手术治疗，初始能用塑形良好的石膏固定进行治疗。一旦患者疼痛缓解，应鼓励使用拐杖进行渐进式负重锻炼，直到骨折完全愈合[6]。

6.2 手术时机

手术时机将由患者因素决定（例如：多发伤、合并症以及软组织考虑，如伤口、肿胀和水疱）。如果胫骨骨折是开放性的，或是多发伤患者，最好的策略是对伤口进行清创与损伤控制[10]。骨折复位外固定理所当然是软组织处理的第一步，而后进一步清创和可能时行软组织覆盖。需注意的是：即使是开放性骨折，仍有发生骨筋膜室综合征的风险。骨折的最佳处理涉及早期手术治疗和小心监控并发症。软组织损伤的最佳处理涉及早期重复清创、5~7 天内软组织覆盖创口，尽管一些创伤系统建议在 72 小时内完成软组织损伤的确定性处理[3]。

6.3 内植物的选择

许多研究对用于胫骨骨折的内植物进行了比较。外固定装置对于胫骨骨干骨折的早期治疗是好的（只暂时使用），因为最终使用髓内钉的并发症更少[1]。许多大型随机对照试验[11-15]显示，与非扩髓髓内钉相比，用扩髓髓内钉治疗胫骨骨折愈合率更好、并发症更少。开放性胫骨骨折也可安全使用扩髓胫骨钉治疗[13]。研究表明，由于扩髓损伤的骨髓腔血液循环在 8~12 周内便可完全重建。在此期间，骨膜仍然是骨皮质血供的主要来源。扩髓对胫骨的固定有几个潜在的好处。机械学上，扩髓允许使用更大、更强的髓内钉，提高稳定性。生物学

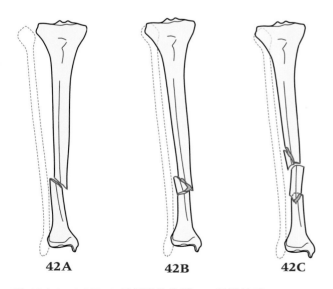

图 6.8.2-2　AO/OTA 骨折脱位分型——胫骨骨干。
42A　胫骨干，简单骨折。
42B　胫骨干，楔形骨折。
42C　胫骨干，粉碎骨折。

上，扩髓产生的数以千计的干细胞可以沉积在整个骨折部位，刺激骨折愈合。

胫骨干骨折可延伸入关节，钢板固定可能有畸形愈合率更低的优势，虽然髓内钉的愈合率仍然较高[16]。用髓内钉治疗胫骨干近端或远端骨折时需要特殊技术，如阻挡钉技术[17]。

6.4 手术室的布置

在准备过程中，为了避免骨折部位的过度畸形，在肢体上保持轻度人工牵引（如果原来不在牵引之中）。手术暴露区域的消毒应从臀部到肢体远端，足部也应适当消毒。下肢使用一次性U形消毒被单或肢体消毒被单覆盖。使用弹力绷带（或无菌手套）覆盖足部，并用胶带固定。注意远端锁定钉的进钉位置不要覆盖（图6.8.2-3）。

手术室人员和外科医生站在患肢旁边。影像增强器的位置在手术台另一侧正对骨折部位，垂直于胫骨的长轴。影像增强器的显示屏应放置在手术团队和放射技师都能看到的位置（图6.8.2-4）。

7 手术

7.1 体位和入路

7.1.1 髓内钉

一旦决定使用髓内钉固定，评估胫骨髓腔最狭窄位置的宽度是很重要的（有时可能比最小的扩髓器还小）。

图6.8.2-5显示胫骨髓内固定时患者的多种体位。典型的置入髓内钉的方法是经髌腱或髌腱旁入路。这取决于术者的经验和偏好，因为从文献上看，比较这两种选择（图6.8.2-6）的膝关节疼痛或其他并发症没有差别[18, 19]。正确的进钉点位于软骨前中线，略高于胫骨结节。在髓腔开口之前必须用影像增强器正侧位检查确认。在某些近端斜行骨折时，髌腱旁入路有助于确保在置钉过程中骨折不移位（视频6.8.2-1）。现代髓内钉在近端矢状面有弯曲（赫尔佐格曲线）。应当弯曲膝关节以免刺穿胫骨后侧皮质[20]。

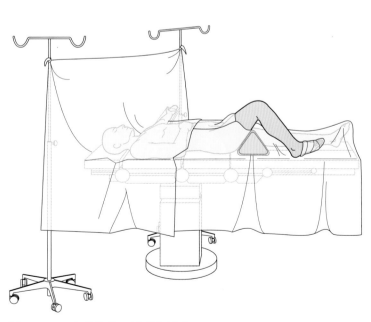

图 6.8.2-3　患者体位，消毒和铺巾。

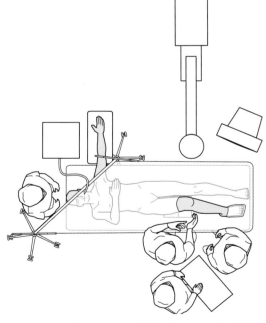

图 6.8.2-4　髓内钉固定时手术室内人员和影像增强器的位置。

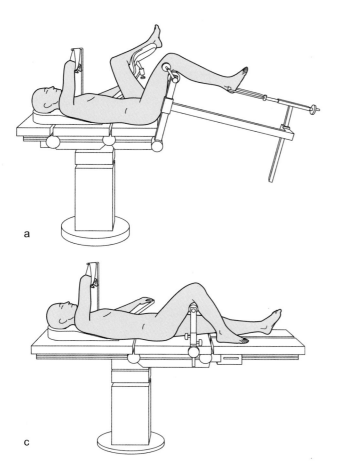

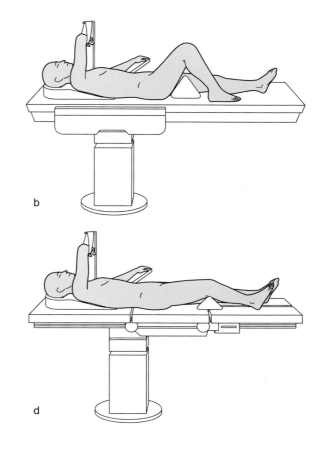

图 6.8.2-5 胫骨髓内钉内固定的患者体位。

a   在牵引床。

b   可透视手术床，膝关节在 X 线的三角形垫上屈曲。

c   在有衬垫的膝关节支撑器上，膝关节尽可能屈曲。

d   在衬垫上膝关节半伸直位。

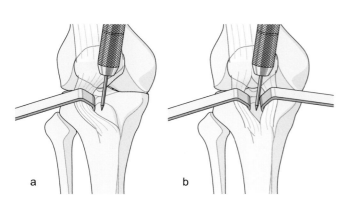

图 6.8.2-6 髓内钉进钉入路。

a   髌腱内侧入路。

b   劈开髌腱。

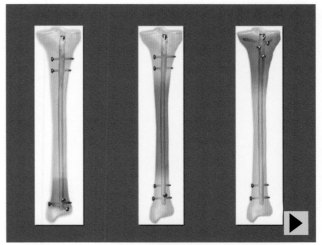

视频 6.8.2-1 专家型胫骨髓内钉的术前计划、复位及置钉技术。

目前，有一种替代的手术入路，即髌上入路，用于治疗胫骨近端骨折。这种方法的优点是患肢放置在膝关节半伸直位，避免了传统的胫骨近端骨折块的伸直和外翻畸形[21-23]。半伸直位抵消了畸形力，使复位更加满意。为了保护髌股软骨，已经设计出特制的手术器械，软组织保护套筒用于减少对软骨的潜在损伤。尚需要远期随访来明确该入路的有效性（图 6.8.2-7）。

7.1.2 钢板

图 6.8.2-5d 展示钢板固定胫骨的合适体位。根据开放或微创钢板接骨术（MIPO）计划这些入路，而且必须考虑软组织损伤，包括闭合性脱套伤，以及穿支血管的位置。

遵循以下原则很重要：

- 钢板应由有活力的软组织覆盖。
- 建立骨骼与钢板的稳定结构。
- 使用钢板时不剥离骨膜。
- 小心处理受损软组织。

MIPO 技术有助于达到这些目标，但必须小心避免用牵开器过度牵拉软组织。MIPO 技术的目的不是尽可能地做更小的手术切口，而是尽可能地减少对术区软组织的损伤。

胫骨前内侧面全长位于皮下，医生应当意识到钢板需要完美塑形以避免成角或旋转畸形，特别是胫骨远端骨折。此外，在这个位置，钢板必须与骨头紧密贴合。最好使用标准螺钉。单用锁定螺钉可能使钢板离开骨面，在覆盖的皮肤上造成过度的张力，有时会妨碍伤口愈合。皮肤薄的患者应避免内侧钢板固定。

前外侧入路也可行，但暴露需要打开前间室和保护前侧的神经血管。在胫骨的这一侧，钢板的塑形要求更高，因为钢板必须扭曲。切口位于胫骨嵴外侧 1 cm（图 6.8.2-8）。

离胫骨嵴几毫米切开覆盖在肌肉上的筋膜，留下软组织铰链边缘供以后再缝合。用于钢板内固定的前外侧或前内侧手术切口是直的，而且有足够的长度，软组织上没有张力，尤其是在小腿远侧区域。这需要对软组织进行仔细的术前评估，以确定切口位置和长度。

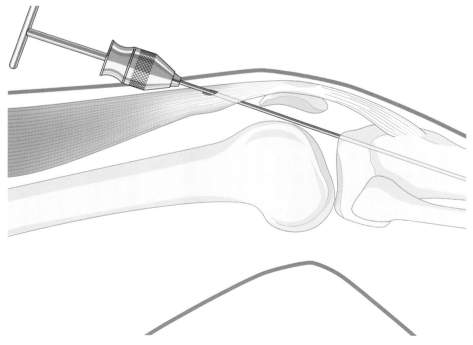

图 6.8.2-7 半伸直位（或髌骨后）近侧胫骨髓内钉固定。

胫骨结节、内踝和胫骨近端的外侧应避免作为安放大型内植物的位置，因为在这些位置，钢板和螺钉通常摸得到，肿胀消退之后会引起不适。

7.1.3 外固定

在大多数情况下，单边半针外固定架将是骨干骨折最容易和最好的选择。使用具有张力细针的环形外固定架，包括组合外固定架，在涉及近端和远端胫骨的骨折中是有用的，因为它们可以在不影响关节活动的情况下在关节附近提供稳定地固定。环形外固定架也可用于开放性骨折时骨和软组织缺损时行肢体急性短缩，允许在后期行牵张成骨。如果计划使用髓内钉，则应在受伤后 2 周内更换固定方式，以免增加感染风险（图 6.8.2-9）。外科医生必须知道外固定的安全区，能在这个区域安置半针、贯穿针或 Schanz 螺钉而不涉及肌肉、肌腱、神经或血管（参见第 3 篇第 3 章第 3 节）。全针贯穿的

安全区更窄，需要扎实的解剖学知识。使用张力钢丝贯穿固定（1.8~2.0 mm）更安全。

7.2 复位

7.2.1 髓内钉

骨干骨折需要"功能复位"以恢复长度、对线和旋转，从而恢复肢体的机械轴。

对于一些骨折，手法牵引是一种有效的达到骨折复位的方法。通过恢复适当长度，可以矫正成角畸形。将健侧肢体包含在手术影里，有助于进行比较以控制旋转。使用髓内钉时，有些复位工具可用来帮助骨折复位，例如股骨牵开器、外固定装置、微创复位装置、临时复位钢板、传统复位钳和牵引床等。术前计划应考虑这些选择。这些技术对于更近端和远端骨干骨折来说尤其重要，因为近远端增

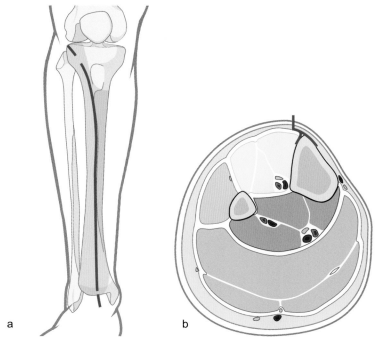

图 6.8.2-8　胫骨标准入路，胫骨嵴外侧 1 cm。

a　在远端，切口以柔和的曲线越过胫骨嵴弯向内踝。

b　小腿横截面显示暴露胫骨内侧和外侧的最佳方法。展示了小腿的 4 个筋膜室。黄色：前侧间室；红色：外侧间室；蓝色：后侧深部间室；绿色：后侧浅层间室。

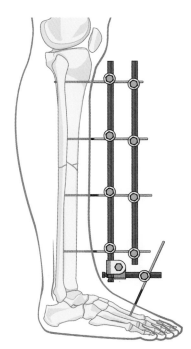

图 6.8.2-9　为了防止足的跖屈挛缩，可在第 1 跖骨置入一根针，并通过一条棒连接到主框架上。

宽的髓腔使得髓内钉不能像骨干骨折那样使骨折复位。有时通过腓骨的复位和钢板固定，使胫骨复位得以大大提高（图 6.8.2-10）。

股骨牵开器是一种有用的骨折复位辅助工具，尤其在粉碎或二期骨折的固定时，需要更加有效和持续的牵引。从内侧置入 Schanz 钉时必须小心，必须确保它们的位置不妨碍胫骨髓内钉的安全。在胫骨近端，针的位置应与关节平行，且位于钉道的后方。远端钉平行于关节放置，或者位于主钉的后方，如果骨折形态需要主钉抵达远端；或者位于远端中心，如果主钉的末端不需要靠近关节，在远端骨折中，Schanz 针可能被放置在距骨或跟骨中，因为髓内钉的末端将会靠近踝关节。因为牵开器有导致外翻的趋势，所以使用髓内钉时，牵开器的针应该置于稍微汇聚的方向，这样牵开时力线能被纠正。也可以使用撬棒。还可以使用 Poller 螺钉来帮助纠正力线（参见第 3 篇第 3 章第 3 节）。

胫骨恢复长度之后，放置入经皮复位钳进行精细的调整，这个复位钳能用于骨折的最终复位（图 6.8.2-11，图 6.8.2-12）并在置入髓内钉之前保持复位。

7.2.2 钢板

钢板固定的最佳适应证是胫骨骨干近侧和远端中下 1/3 有移位的、不稳定的骨折，累及或不累及关节面都一样。钢板固定也可用于骨折端需要解剖精确复位或不能使用髓内钉时，例如骨髓腔过于狭窄、原有骨畸形或内植物周围骨折。简单骨折微创切开复位结合 MIPO 技术是个好的选择，既解剖复位，又减少对软组织的剥离。

图 6.8.2-13 展示了桥接粉碎区域所需要的钢板的合适长度的计划。长度是骨折正确复位的关键，大多数骨折复位的第一步是应当恢复长度。骨折复位过程中必须动作轻柔，避免进一步损害骨折端的血液供应和骨膜。对于简单的 A 型骨折或

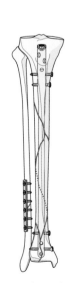

图 6.8.2-10 在腓骨远端骨折的病例，1/3 管型钢板固定可以帮助控制胫骨骨折片的对线排列。

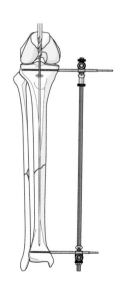

图 6.8.2-11 在髓内钉固定骨折之前用大骨折牵开器复位，纠正长度、轴线和旋转排列。

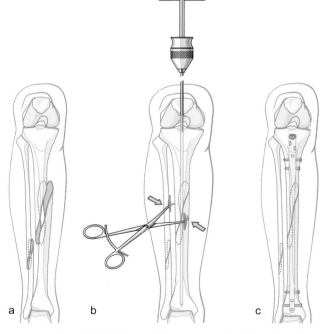

a   b   c

图 6.8.2-12 很不稳定的骨折难以复位，通过经皮复位钳来帮助复位。静态锁定是必要的。

B 型弯曲楔形骨折，应进行直接解剖复位，通过骨折块间拉力螺钉固定和一块保护或加压钢板提供绝对稳定性。对于复杂的 C 型骨折，不需要精确复位，钢板仅有桥接功能（视频 6.8.2-2）。微创技术结合间接复位和加长内固定物（图 6.8.2-13）提供了相对稳定和低应变环境，从而通过骨痂形成达到骨折愈合。图 / 动画 6.8.2-14 展示经皮插入桥接钢板的适当技术。在胫骨近侧或远侧骨折复位的时候，经皮复位钳或共线钳都是很有用的微调工具。

7.3 固定

7.3.1 髓内钉固定

如果使用的是非扩髓髓内钉，则可以在骨折复位后马上置入。大多数胫骨骨折最好用扩髓髓内钉治疗。扩髓一旦进行到出现皮质震颤，表明胫骨峡部正在被扩髓以改善髓内钉的工作长度。在小心扩髓到比准备用的髓内钉的粗细大 1~1.5 mm 后，便可置入髓内钉。重要的是要使用锋利的扩髓器以减少热量的产生。

髓内钉提供相对的稳定性，允许在骨折端有可

控的活动。建议用两个近端和两个远端螺钉交锁固定髓内钉。只有当简单的横行骨折（42A3）的中心间隙多达 2 mm 时才选择近端动态锁定（在动态锁定的近端区域只有一个锁定螺钉）。骨折旋转不良会造成骨折间隙，应尽一切努力获得良好的骨折复位，因为横向间隙的存在是发生需要再手术的延迟愈合的重要因素。在置入主钉后骨折端仍然分离可通过"回敲"来闭合胫骨骨折的骨折间隙。这个简单的技术是先放置远端螺钉，通过轻敲还在原位的插入装置，将远端部分拉向近端部分。一旦骨折间隙减小，骨折复位，再进行近端锁定。

目前可用的髓内钉系统有许多锁定方法，这对胫骨近端和远端骨折都有用。在近端区域，可以选择使用内侧向外侧锁钉螺钉（标准）和双芯螺钉，后者是斜向的，并向相对的骨皮质钻入。这些螺钉增加了胫骨近端骨折固定的稳定性。

在骨质疏松，远端或近端复杂类型的骨折，使

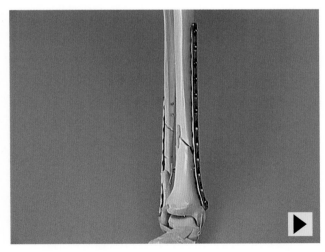

视频 6.8.2-2 桥接锁定加压钢板治疗胫腓骨复杂骨折的经皮钢板固定（MIPO 技术）。

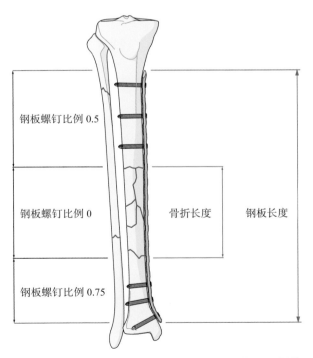

图 6.8.2-13 桥接钢板的长度应为相应粉碎骨折区域的 3 倍。钢板－螺钉比率为特定节段钢板上置入螺钉的钉孔与空的钉孔之比。

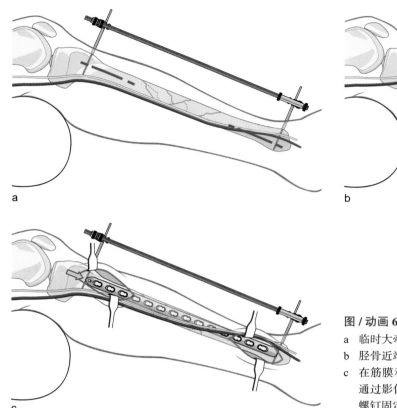

a

b

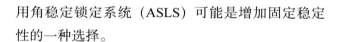

c

图/动画 6.8.2-14　经皮置入钢板——桥接技术。

a　临时大牵开器下的对线排列——间接复位。

b　胫骨近端的内侧切口，必须保护隐静脉和神经。

c　在筋膜和骨膜之间插入钢板并推向远侧；远侧做一短切口；通过影像增强器检查位置。只在近端和远端用几（2~3）枚螺钉固定桥接钢板。

用角稳定锁定系统（ASLS）可能是增加固定稳定性的一种选择。

7.3.2 钢板

胫骨干钢板内固定需要的基本器械，一套窄的4.5有限接触动力加压钢板或5.0/4.5锁定加压板（LCP），以及复位器械。对于更近端骨折、更远端骨折、向近端或远端延伸的骨干骨折，可用的有一些解剖预塑形的干骺板，与3.5 mm螺钉结合使用。宽钢板太硬太笨重，不能用于胫骨骨折。

传统的钢板固定技术（切开复位内固定）建议在骨折的每一侧达到6个皮质固定点。对于粉碎骨折的桥接钢板固定，目前的趋势是使用较长的板（10~14孔），不在每个孔都置钉。骨折端上或下备用两或三枚双皮质螺钉固定已经足够，只要它们之间间隔开并固定在质量良好的骨头上。更多螺钉固定是不必要的。复杂的C型骨折，桥接钢板的长

度应该是骨折区域长度的大约3倍（图6.8.2-13）。

建议螺钉的密度（螺钉数除以钢板孔数）为0.5。根据骨折形态（简单或复杂），螺钉的配置可能改变。对于复杂的骨折，建议使用更小的工作长度（最靠近骨折端两侧各一枚螺钉，共2枚螺钉，两侧各有另外2枚螺钉固定或靠近钢板末端的螺孔）。板的长度必须是骨折半径率区域的3倍以上。对于具有可能存在高应力的单一骨折线骨折，建议使用更大的工作长度的钢板，螺钉固定于离骨折部位稍远的地方。单一骨折线骨折应该使用长度是骨折延伸部位的8倍的钢板。

7.3.3 外固定装置

如果用外固定作为胫骨骨折的确定性治疗，重要的是要记住，过多的稳定性可能会延迟骨折愈合，因为骨折部位缺乏负荷。对外固定架进行动力化以使骨折端负载总是可能的。

8 挑战

使用髓内钉时，胫骨干近端骨折的复位是项挑战。主要问题是当膝关节屈曲找到进钉点并置入髓内钉，使骨折近端伸屈或外翻位固定所造成的畸形。半伸直位髌骨上入路技术是治疗这些骨折的很有前景的选择。另一种方法是通过一个小切口复位骨折，然后用单皮质锁定螺钉 LCP 临时固定。

在纠正力线时，阻挡螺钉也很有用。在近端骨折中，这些螺钉通常放置在后侧（冠状面从内侧到外侧）和侧位（矢状面从前到后）区域来抵消骨折近端的伸直和外翻畸形。在胫骨远端，螺钉位置将取决于要纠正的畸形。一般来说，阻挡螺钉被放置在较小的骨折块并从畸形的凹侧置入。然而，外科医生应该对患者进行个体评估，以确定阻挡螺钉的最佳位置。

胫骨骨折要获得正确的旋转有时是富有挑战性的，有几点应当考虑：

- 将对侧肢体消毒铺单，用它来比较和评估复位质量。
- 在复位和旋转微调中经皮复位钳是有用的。
- 评估皮肤张力线是否扭曲。
- 在横向骨折（42A3）中，近端和远端皮质厚度有助于评估任何旋转畸形。
- 胫骨干骨折钢板固定最常见的挑战是软组织，尤其是皮肤坏死和伤口开裂。由于内植物位于皮下区域，任何皮肤问题都会导致钢板暴露和随后的感染。

钢板固定防止软组织发生问题的关键因素是：
- 存在肿胀和水肿时避免手术（早期）。
- 避免通过小切口和过度牵开皮肤下手术，使皮肤受到损伤。
- 了解穿支血管的位置，掀开全层筋膜皮瓣。
- 不使用张力过大的缝线。

复位不充分或使用塑形不正确的钢板固定骨折可以导致固定旋转不良。胫骨固定有外旋不良者是内旋不良的 2 倍。复杂骨折比单纯骨折固定时更容易发生旋转畸形。在比较远端的骨折中，合并的腓骨骨折的解剖复位和固定能够给胫骨的复位和固定带来便利。

9 术后处理

术后头几天应将肢体抬高，以减轻水肿。使用常规止痛药物，鼓励患者积极活动，预防踝关节和膝关节屈曲畸形。

对于术后诉说疼痛严重的患者，必须立即进行评估以排除骨筋膜室综合征。下肢骨筋膜室综合征的 1/3 以上与胫骨骨干骨折有关。风险最高的是平均年龄 30 岁的男性胫骨干闭合性骨折患者。

已往使用胫骨静态锁定髓内钉者，立即允许患者扶拐进行渐进式负重。允许已经使用钢板的患者起床部分负重（10~15 kg）。4~6 周时增加负重。根据最初的骨折形态和临床随访结果，术后 12 周完全负重应当是可能的。

如果采用单边外固定装置作为最终治疗，而且支架是稳定的，患者可开始部分负重（10~15 kg），并随着临床和影像学上骨折愈合的进展而逐渐增加，直到患者完全负重。环形外固定架允许立即完全负重。在去除外固定器后，支具是预防发生新的骨折的有效措施。

10 并发症

10.1 早期并发症

- 骨筋膜室综合征 [2]。
- 伤口坏死。
- 前膝疼痛（可发生在 30% 的患者，特别是活跃的年轻人）[18, 19]。
- 早期感染（已经有人报道外固定 2 周后转换为髓内钉固定时感染率增加）。

- 旋转不良（MIPO 手术后的旋转不良发生率高于采用切开复位内固定手术）[24]。

10.2 晚期并发症

- 膝或踝的挛缩。
- 前膝疼痛 [18, 19]。
- 感染率与软组织损伤程度密切相关 [25, 26]。闭合性和 I 级、II 级开放性骨折的感染率低（1%），采用适当方法治疗的 III a 型骨折能达到类似的感染率。需要软组织重建（III b）的损伤的感染率从 10%~40% 不等。第 5 篇中的第 3 章和第 4 章讨论了胫骨和髓腔感染的治疗方法。
- 在胫骨骨折患者中，有 14% 的人可能会出现骨折不愈合，在远端 1/3 骨折、开放性骨折和高能量创伤中更常见。无菌性骨折不愈合，扩髓后更换髓内钉是标准治疗。置入更大直径的内植物可增加固定的稳定性，而扩髓产生的物质可作为骨折愈合的生物刺激。

- 感染性骨折不愈合是所有晚期并发症中最具挑战性的代表。第 5 篇中的第 3 章和第 4 章概述了治疗的原则。外科医生必须有广泛可用的骨和软组织重建的选择，只有在擅长于治疗这些复杂问题的机构才能够获得最好的结果。

11 预后与结果

单纯闭合性胫骨骨干骨折用髓内钉治疗者预后良好，6 个月后骨愈合 [27-29]。钢板和螺钉是治疗胫骨近端和远端骨折的可行治疗方案。外固定器用于复合伤患者的损伤控制和严重污染或骨缺损的开放性骨折患者。胫骨骨折后的远期疗效一般都很好，除非有明显的软组织或骨缺损。有时，严重软组织损伤者，截肢是比保肢更好的选择，截肢的发生率在伴有需要修复的动脉损伤的胫骨骨折中仍然很高。内植物取出是很常见的，有大约 30% 的患者要求取出胫骨内植物 [30]。

参考文献

1. **Mundi R, Chaudhry H, Niroopan G, et al.** Open tibial fractures: updated guidelines for management. *JBJS Rev*. 2015 Feb 3;(2).

2. **Shuler FD, Dietz MJ.** Physicians' ability to manually detect isolated elevations in leg intracompartmental pressure. *J Bone Joint Surg Am*. 2010 Feb;92(2):361–367.

3. **Nanchahal J, Nayagam S, Khan U, et al.** *Standards for the Management of Open Fractures of the Lower Limb*. Royal Society of Medicine Press Ltd: London; 2009.

4. **Molina CS, Stinner DJ, Obremsky WT.** Treatment of traumatic segmental long-bone defects. *JBJS Rev*. 2014 Apr 1;2(4).

5. **Gustilo RB, Mendoza RM, Williams DM.** Problems in the management of type III (severe) open fractures: a new classification of type III open fractures. *J Trauma*. 1984 Aug;24(8):742–746.

6. **Sarmiento A, Sharpe F, Ebramzadeh E, et al.** Factors influencing the outcome of closed tibial fractures treated with functional bracing. *Clin Orthop Relat Res*. 1995;315:8–24.

7. **Bone LB, Sucato D, Stegemann PM, et al.** Displaced isolated fractures of the tibial shaft treated with either a cast or intramedullary nailing. An outcome analysis of matched pairs of patients. *J Bone Joint Surg Am*. 1997 Sep;79(9):1336–1341.

8. **Hooper, GJ, Keddell RG, Penny ID.** Conservative management or closed nailing for tibial shaft fractures. A randomised prospective trial. *J Bone Joint Sur Br*. 1991 Jan;73(1):83–85.

9. **Karladani AH, Granhed H, Edshage B, et al.** Displaced tibial shaft fractures: a prospective randomized study of closed intramedullary nailing versus cast treatment in 53 patients. *Acta Ortho Scand*. 2000 Apr;71(2):160–167.

10. **Roberts CS, Pape HC, Jones AL, et al.** Damage control orthopaedics: evolving concepts in the treatment of patients who have sustained orthopaedic trauma. *Instr Course Lect*. 2005;54:447–462.

11. **Xia L, Zhou J, Zhang Y, et al.** A meta-analysis of reamed versus unreamed intramedullary nailing for the treatment of closed tibial fractures. *Orthopedics*. 2014 Apr;37(4):e332–338.

12. **Gaebler C, McQueen MM, Vécsei V, et al.** Reamed versus minimally reamed nailing: a prospectively randomised study of 100 patients with closed fractures of the tibia. *Injury Int J Care Injured*. 2011;42:17–21.

13. **Schemitsch EH, Bhandari M, Guyatt G, et al.** Prognostic factors for predicting outcomes after intramedullary nailing of the tibia. *J Bone Joint Surg Am*. 2012 Oct;94(19):1786–1793.

14. **Finkemeier CG, Schmidt AH, Kyle RF, et al.** A prospective, randomized study of intramedullary nails inserted with and without reaming for the treatment of open and closed fractures of the tibial shaft. *J*

Orthop Trauma. 2000;14(3):187–193.

15. **Keating JF, O'Brien PJ, Blachut PA, et al.** Locking intramedullary nailing with and without reaming for open fractures of the tibial shaft. A prospective, randomized study. *J Bone Joint Surg Am.* 1997 Mar;79(3):334–341.

16. **Li B1, Yang Y, Jiang LS.** Plate fixation versus intramedullary nailing for displaced extra-articular distal tibia fractures: a system review. *Eur J Orthop Surg Traumatol.* 2015 Jan;25(1):53–63.

17. **Hannah A, Aboelmagd T, Yip G, et al.** A novel technique for accurate Poller (blocking) screw placement. *Injury.* 2014 Jun;45(6):1011–1014.

18. **Väistö O, Toivanen J, Kannus P, et al.** Anterior knee pain after intramedullary nailing of fractures of the tibial shaft: an eight-year follow-up of a prospective, randomized study comparing two different nail-insertion techniques. *J Trauma.* 2008 Jun;64(6):1511–1516.

19. **Labronici PJ, Pires RES, Franco JS, et al.** Recommendations for avoiding knee pain after intramedullary nailing of tibial shaft fractures. *Patient Safety Surg.* 2011;5:31.

20. **Samuelson A, McPherson EJ, Norris L.** Anatomic assessment of the proper insertion site for a tibial intramedullary nail. *J Orthop Trauma.* 2002 Jan;16(1):23–25.

21. **Franke J, Hohendorff B, Alt V, et al.** Suprapatellar nailing of tibial fractures: indications and technique. *Injury.* 2016 Feb;47(2):495–501.

22. **Eastman J, Tseng S, Lo E, et al.** Retropatellar technique for intramedullary nailing of proximal tibia fractures: a cadaveric assessment. *J Orthop Trauma.* 2010 Nov;24(11):672–676.

23. **Kubiak EN, Widmer BJ, Horwitz DS.** Extra-articular technique for semiextended tibial nailing. *J Orthop Trauma.* 2010 Nov;24(11):704–708.

24. **Buckley R, Mohanty K, Malish D.** Lower limb malrotation following MIPO technique of distal femoral and proximal tibial fractures. *Injury.* 2011 Feb;42(2):194–199.

25. **Sancineto CF, Barla JD.** Treatment of long bone osteomyelitis with a mechanically stable intramedullary antibiotic dispenser: nineteen consecutive cases with a minimum of 12 months follow-up. *J Trauma.* 2008 Dec;65(6):1416–1420.

26. **Shyam AK, Sancheti PK, Patel SK, et al.** Use of antibiotic cement-impregnated intramedullary nail in treatment of infected non-union of long bones. *Indian J Orthop.* 2009 Oct;43(4):396–402.

27. **Milner SA, Davis TR, Muir KR, et al.** Long-term outcome after tibial shaft fracture: is malunion important? *J Bone Joint Surg Am.* 2002 Jun;84-A(6):971–980.

28. **Larsen P, Lund H, Laessoe U, et al.** Restrictions in quality of life after intramedullary nailing of tibial shaft fractures. A retrospective follow-up study of 223 cases. *J Orthop Trauma.* 2013:87–195.

29. **Johal H, Bhandari M, Tornetta P 3rd.** Cochrane in CORR ®. Intramedullary nailing for tibial shaft fractures in adults. *Clin Orthop Relat Res.* 2017 Mar; 475(3):585–591.

30. **Sidky A, Buckley RE.** Hardware removal after tibial fracture has healed. *Can J Surg.* 2008 Aug;51(4):263–268.

致谢 · 我们感谢 Ray White、George Babikian 和 Antonio Pace 对《骨折治疗的 AO 原则》第 2 版所做的贡献。我们还感谢 Robinson Pires dos Santos 对本章所做的贡献。

第 3 节 | 胫骨远端关节内（Pilon 骨折）

Tibia, distal intraarticular (pilon)

顾立强 译

1 引言

1.1 历史

Pilon（药剂师的研杵，由法国放射学家 Destot 于 1911 年描述）或胫骨天花板（Bonin 描述为"天花板"）骨折，定义为胫骨远端关节内骨折并向干骺端延伸[1]。Rüedi 和 Allgower 提出手术治疗基本原则包括：重建腓骨的正确长度、力线，以及旋转排列；胫骨关节面的解剖重建；植入自体骨松质以填充塌陷与粉碎遗下的腔隙；用置于胫骨内侧面的接骨板对骨块实施稳定的内固定[2]。有报道[3-5] 显示形形色色的临床结果和高的并发症发生率。

1.2 流行病学

Pilon 骨折占下肢损伤不到 1%，占胫骨骨折的 3%~10%[1]。Pilon 骨折可发生于低能量损伤（例如，某些滑雪损伤）或者高能量损伤如高处坠落或交通事故。损伤类型复杂多样，这取决于受伤时足部的位置（图 6.8.3-1）。

1.3 特殊类型

Pilon 骨折通常合并严重的软组织损伤，要以此制订手术计划与调整手术时机。Pilon 骨折极富挑战性，特别是涉及多个关节内骨块、嵌插骨块及复杂干骺端或骨干骨块时。在过去 10 年中，分期

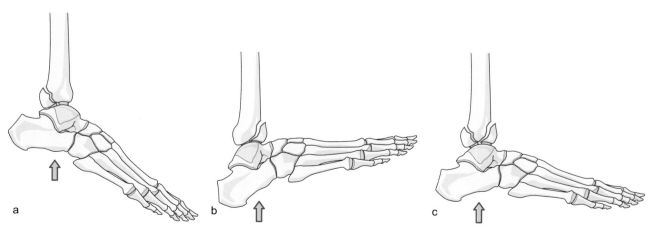

图 6.8.3-1 受伤时足的位置对骨折类型的影响。
a 跖屈导致后方损伤。
b 背伸导致前方损伤。
c 中立位导致前方及后方压缩。

手术、新型内植物及微创手术技术的应用改善了治疗效果。

2 评估与诊断

2.1 病史与体格检查

最初评估 Pilon 骨折时最重要的是全面理解损伤机制，软组织损伤范围与骨折复杂程度在低能量和高能量损伤中截然不同。合并症如糖尿病、神经病变、周围血管疾病、激素使用、骨质疏松、酗酒或吸烟都有可能增加伤口并发症风险及治疗难度[3]。

Pilon 骨折常见于高能量损伤：全面的创伤评估和二次评测很有必要。临床评估包括软组织情况、开放性伤口、血管状态以及足部的感觉运动功能。特别要关注骨筋膜室综合征的相关体征。肿胀并伴有皮肤水疱提示严重软组织损伤导致了皮肤血供障碍。闭合性皮肤脱套伤常见于此类损伤。严重的移位骨折或骨折脱位必须立即复位并行夹板固定。

2.2 影像学检查

常规拍摄标准的踝部正位、侧位及踝穴位 X线片，而胫骨全长片可显示力线及上方的膝关节。对部分较复杂骨折患者，拍摄对侧肢体的 X 线片为骨折的重建提供参照、发现原有的解剖或先天变异[3]。

可从 X 线上腓骨的骨折类型预测受伤的机制，并分为：压缩暴力（外翻畸形）、牵张暴力（内翻）、轴向载荷（腓骨完整）。如果腓骨完整，一般是严重的部分关节内（B 型）损伤[4]。轴型载荷损伤不造成什么移位，但导致胫骨远端大量的轴向载荷有多个关节面小骨块和继发于关节软骨压缩的不良预后[4, 5]。从显示距骨移位类型（通常是前移位）

的侧位 X 线片可预测骨折块移位的方向[2]。

二维和三维 CT 重建是必需的，它提供的信息包括骨折的粉碎程度、骨块的位置与数量以及移位的方向。CT 扫描将提供信息以计划复位和固定的最佳手术入路，最好在恢复肢体的长度和机械轴之后进行，这样将从胫骨远端解除距骨嵌插，允许更好地显示关节内碎片。Tornetta 和 Gorup[6] 发现行 CT 扫描后有 64% 的患者要变更手术计划与入路选择，82% 的患者获得额外的信息。

3 解剖

Pilon 骨折有干骺端骨块，有时还有骨干的骨块，同样也有关节塌陷和粉碎骨折。

总是存在 3 个基本骨块：前外侧（Tillaux-Chaput）骨块、内踝骨块和后外侧（Volkmann）骨块（图 6.8.3-2）。

有 3 个典型的关节粉碎区域：
· 外侧粉碎发生于前外侧和后外侧骨块之间，通常靠近腓骨。
· 中央粉碎或者有游离骨块或后外侧骨块的压缩。
· 内侧粉碎带一部分内侧骨块或紧挨内踝的压缩[5]。
2013 年，Cole 等[7] 研究了 43C3 型 Pilon 骨折中 Pilon 骨折分布图，结果显示，粉碎最常见于中央和前外侧区域。

"血管体"由皮肤和深部组织血管形成的三维血供范围（图 6.8.3-3~ 图 6.8.3-5）。邻近血管体之间的血管联系使得血流能双向灌注。当一个血管分支因骨折移位、闭合脱套或开放性伤口而损伤或堵塞时，血供就有可能得到代偿。每个外科医生都必须清楚踝关节周围每一个血管体的解剖区域[8]。如果早期行开放性手术，切口方向必须根据血管体制订。一旦组织肿胀消退，全层、纵行切口可安全采用。

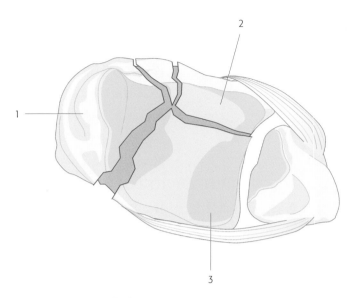

图 6.8.3-2 Pilon 骨折常见骨块。

1 内侧骨块。

2 前外侧骨块（Tillaux-Chaput）。

3 后外侧骨块（Volkmann）。

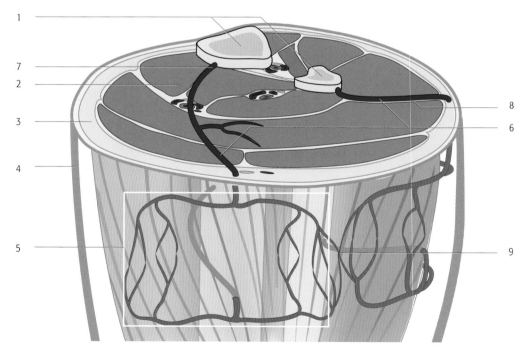

图 6.8.3-3 三维组织节段显示骨（1）、肌肉（2）、皮下组织（3）、皮肤（4）及其血管体（5），源血管（6）发出血管分支，可呈肌肉穿支（7）或直接走行于肌间隔（8）内的形式支配血管体。不同血管体之间由 choke 血管和血管吻合相互联系（9）。

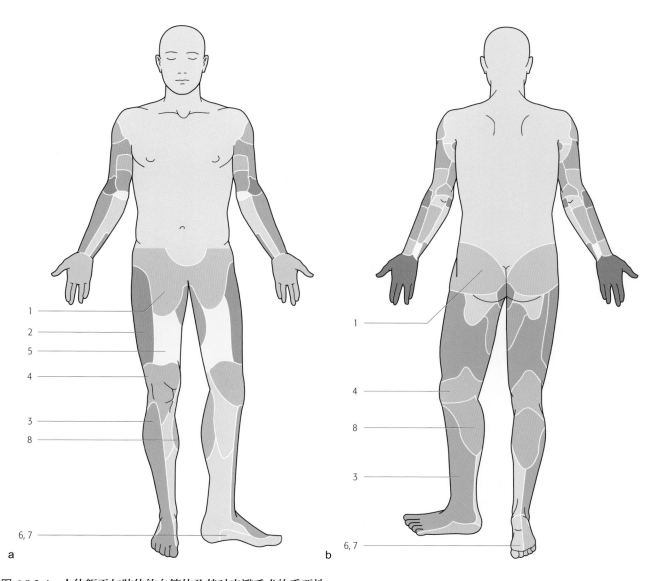

图 6.8.3-4 人体躯干与肢体的血管体及其对皮瓣手术的重要性。
a 前侧观。
b 后侧观。

1 腹股沟皮瓣（旋髂浅动脉）。
2 股前外侧皮瓣（旋股外侧动脉发出的降支和水平支）。
3 外踝上皮瓣（由腓动脉发出的外踝动脉）。
4 隐动脉皮瓣（膝降动脉终末支）。
5 远端股内侧皮瓣（由腘动脉发出的内侧副动脉）。
6 足底内侧皮瓣（由跖内侧动脉发出皮支）。
7 足底内侧动脉皮瓣，所谓的 instep 足弓部皮瓣（跖内侧动脉）。
8 腓肠动脉皮瓣（逆向流动的腓肠动脉）。

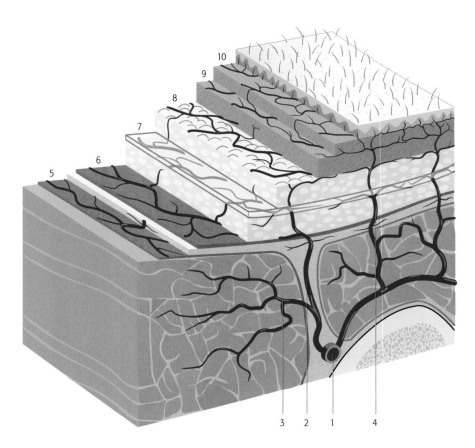

图 6.8.3-5 皮肤血循环，来自穿过肌间隔的分支（直接皮肤分支系统）或肌肉穿支（肌皮穿支系统），可细分为不同层面的血管丛。节段血管（1）发出分支进入皮肤间隔（2）、肌支（3）和肌皮支（4）。皮肤间隔和肌间隔血管穿越深筋膜（肌筋膜）。皮肤血管由穿支血管组成（2，4），而穿行肌肉的血管才是真正的穿支。穿过肌肉后，这些血管继续垂直进入皮肤。这就形成了 3 个层面的动脉丛：筋膜动脉丛，可走行于筋膜下（5）和筋膜上（6）；皮下动脉丛走行于皮肤浅筋膜（7）；皮肤动脉丛又有 3 种亚层面：真皮下（8）、真皮（9）和表皮下（10）。

4 分型

4.1 AO/OTA 骨折脱位分型

　　关节外 A 型骨折通常看起来简单，但可能合并明显的软组织损伤。典型的部分关节内 B 型骨折有关节粉碎骨折，需要支撑钢板以复位关节内骨块。完全关节内 C 型骨折提示高能量损伤合并胫距关节粉碎骨折、下胫腓联合损伤、腓骨骨折及胫骨干骺端骨折（图 6.8.3-6），通常合并严重软组织损伤。

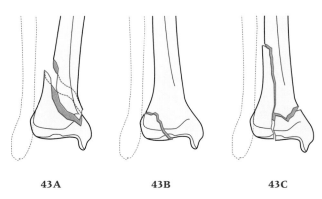

图 6.8.3-6 AO/OTA 骨折脱位分型——胫骨远端。

43A 胫骨远末端部分，关节外骨折。
43B 胫骨远末端部分，部分关节内骨折。
43C 胫骨远末端部分，完全关节内骨折。

4.2 其他重要分型

Topliss 等[9]提出 6 个主要骨块的观点（前、后、内侧、前外侧、后外侧、Die-punch 骨块），借 CT 分为 2 种骨折类型：①矢状位骨折，有内翻倾向，近侧干骺端骨干分离，见于高能量损伤的年轻患者。②冠状位骨折，表现为外翻位，分离得更远，见于低能量损伤的老年患者。

5 手术指征

5.1 治疗选择

- 非手术治疗
  - 无移位稳定闭合骨折（43A，B1 或 C1）。
  - 明显的全身疾病（手术风险过高）。
- 手术治疗
  - 关节面台阶超过 2 mm。
  - 外翻成角超过 5°。
  - 任何内翻成角。
  - 开放性骨折。
  - 骨筋膜室综合征。
  - 血管损伤。
  - 多发伤。

5.2 手术时机

- 受伤后 24 小时就诊的低能量损伤、轻微软组织损伤、单发、闭合骨折的患者行早期（不到 24 小时）切开复位内固定（ORIF）[10, 11]。
- 分期手术（初次复位外固定架固定，然后行延迟的 ORIF）：
  - 软组织条件不佳：水疱形成及开放性骨折。
  - 患者就诊得晚或转运延迟。
  - 需要损伤控制的多发伤患者。
  - 合并血管损伤。
  - 缺乏经验、设备或内植物。

6 术前计划

6.1 手术时机

手术时机尚有争议，取决于软组织条件。合并轻微软组织损伤的简单、闭合性骨折在 24~36 小时内可行安全的确定性固定[10, 11]。

对于大多数有软组织损伤的患者，通常采用分期或"span，scan，and plan（跨关节临时固定、CT 扫描评估骨折类型和周密的手术计划）"治疗方案。安置跨关节外固定架（span）（或用跟骨牵引替代），然后抬高肢体。桥接能达到关节的韧带复位，以稳定骨折和软组织（图 6.8.3-7a-d），外固定架保留至软组织水肿消退。通常在 7~17 天内，皮肤开始出现皱纹，水疱上皮化（图 6.8.3-7e）。这样允许在骨折块复位后的位置上进行细致的放射学评估（scan）。最后，细心制订术前计划，包括手术入路、复位方式和最终固定。

6.2 内植物的选择

使用外固定架来复位和跨关节固定。通常，一个简单的 Delta 形框架（跖骨上加一枚克氏针防止马蹄足形成）在胫骨远端损伤外面就足够了（图 6.8.3-7a-b）。一些外科医生喜欢用组合框架或环形外固定架。根据植入钢板的位置（内侧、前侧或前外侧）和功能要求（支撑、桥接、加压等），有大量的钢板设计可供临床应用（图 6.8.3-8）。髓内钉能够用于胫骨远端关节外骨折（A 型）和少数关节骨块复位固定之后的关节内骨折（图 6.8.3-9）。

6.3 手术室的布置

术前准备时保持轻微力量手法牵引患肢以避免肢体骨折端过度畸形。大腿中部到脚趾用适当的抗菌剂消毒，确保溶液不渗入止血带下方。小腿铺巾用一次性 U 形布单或下肢布单。用胶带固定的布袋或手套覆盖前足（图 6.8.3-10）。踝关节置于无菌

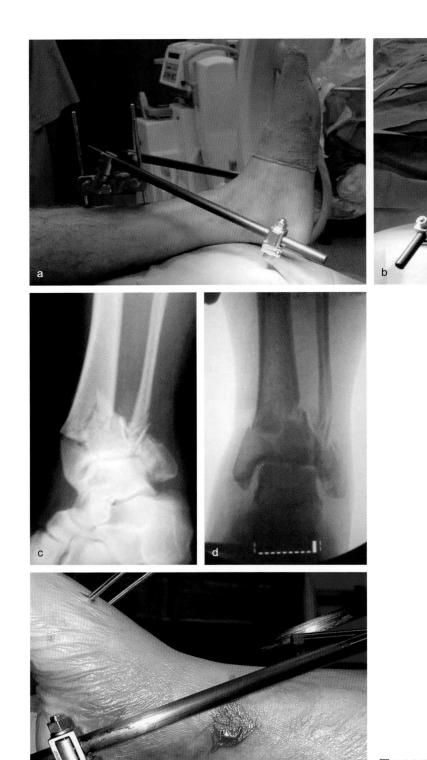

图 6.8.3-7

a-b　跨关节 Delta 外固定架在软组织条件不佳情况下使用。

c-d　Pilon 骨折应用跨关节外固定架术前和术后 X 线片。

e　　伤后 10 天时透亮的皮肤水肿减轻，皮纹征出现。

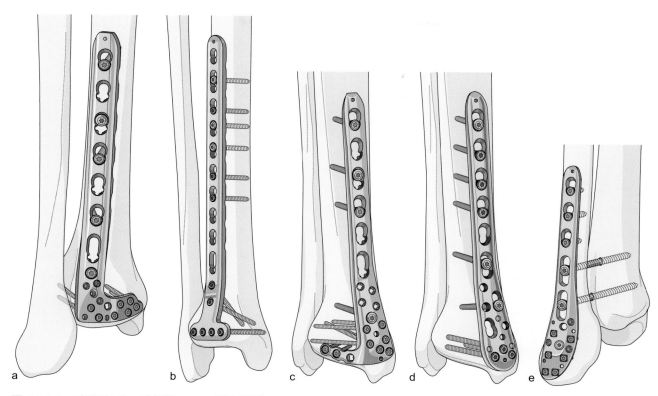

图 **6.8.3-8** 可用于 Pilon 骨折的 3.5/2.7 锁定钢板。

a 胫骨前外侧钢板。

b 胫骨前侧钢板。

c 胫骨前内侧钢板。

d 低弧度胫骨远端钢板。

e 腓骨钢板。

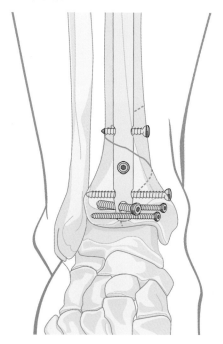

图 **6.8.3-9** 用于 Pilon 骨折的髓内钉固定。

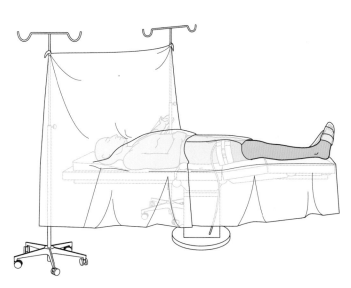

图 **6.8.3-10** 患者体位，消毒和铺巾。

单卷上轻度内旋15°，用无菌布给影像增强器铺巾。

手术室的工作人员和外科医生站在损伤侧，助手站在手术床末端。影像增强器的显示器摆在手术团队和放射技师完全看得到的地方（图 6.8.3-11）。

7 手术

一篇综合文献回顾表明：没有一个固定方法对所有 Pilon 骨折都是理想的并适合于所有患者[12]。很多因素，包括患者和外科医生，影响手术决策的过程。骨折类型和软组织损伤情况、患者的全身疾病、手术技术和经验以及医疗资源都必须考虑到。大多数病例需要分期治疗；早期处理包括跨关节外固定架固定，伴或不伴腓骨固定，取决于骨折类型能否恢复肢体的长度和旋转，以及允许软组织恢复。避免在将来确定性手术需要植入内植物的位置置入斯氏钉。如果腓骨骨折比较简单，可行早期内固定，但要意识到将来胫骨确定性固定时要用的手术入路。不过如果腓骨骨折粉碎或患者将被转送出去做确定性手术，最好将腓骨留在最后阶段做确定性固定。开放性骨折或筋膜切开通常在早期处理，可用负压治疗的敷料覆盖伤口（图 6.8.3-12），然后 5 天内用瓣或其他技术延期闭合创面。因没有局部肌瓣可用，这一区域的软组织重建非常困难。要取得最佳疗效，最好请整形外科医生早期介入[13]。

7.1 手术入路

Pilon 骨折的手术入路包括前内侧、前侧、前外侧、后内侧、后外侧，微创皮肤切口以及这些入路的组合。手术入路的选择取决于多个因素，包括软组织的情况、关节面的粉碎程度、干骺端－骨干部分、移位类型，以及计划的内植物的功能和位置。

CT 扫描必须仔细分析，以指导计划复位的操作和固定的方法。根据计划的入路，患者取仰卧、侧卧或俯卧位。必须使用影像增强器，可以使用充气式止血带。一般来说，第一步是通过外侧或后外侧入路复位和固定腓骨（图 6.8.3-13）[3]，这些入路可避免皮肤裂开或坏死。腓骨也可以在踝关节后侧通过腓骨肌和跟腱之间的间隙进行处理。该入路

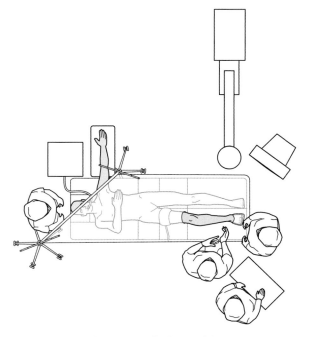

图 6.8.3-11 手术室人员及影像增强器的位置。

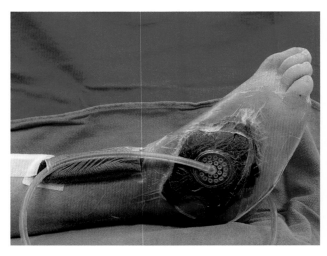

图 6.8.3-12 伤口负压治疗的敷料覆盖。

也能用于显露胫骨后侧 Volkmann 骨块（图 6.8.3-14）。在选择腓骨入路时必须非常小心，以避免妨碍其他入路的使用，如前外侧切口。腓骨骨折的复位将通过附着的距腓后韧带来间接复位后外侧骨块。因此，简单的腓骨骨折需要解剖复位，而粉碎的腓骨骨折同样需要恢复解剖学长度、对线，避免旋转。如果没有明确的解剖标志，这可能很难判断。用桥接钢板进行固定。

前入路是基于从后向前重建的原则。从前面经

骨折线"开书样"分开而直接看到骨折处，后外侧的 Volkmann 骨块可作为"恒定骨块"。每一种前侧入路都有其独特的优点和缺点。虽然前内侧切口可以很好地对内侧和前侧的关节内骨折进行复位，但不容易显露前外侧的 Tillaux-Chaput 骨块。而前外侧入路可以直接显露 Tillaux-Chaput 骨块（图 6.8.3-15）。前侧入路可同时显露胫骨远端的前外侧和前内侧部分，但跨过血管体区，故不应当用于早期固定（24 小时内）。当不能采用前侧入路完成手术目

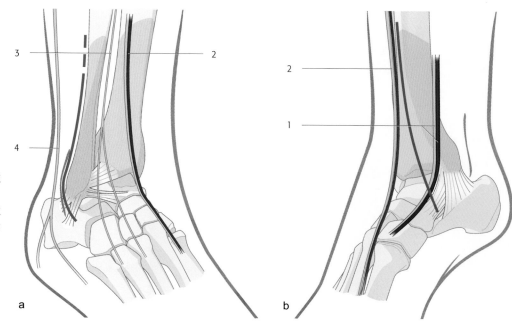

图 6.8.3-13
a 腓骨的后外侧入路，主要用于腓骨简单骨折。
b 用于胫骨远端切开复位内固定的外科解剖学与前内侧入路。
1 大隐静脉和神经。
2 足背动脉。
3 腓浅神经。
4 腓肠神经。

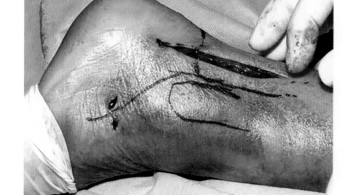

图 6.8.3-14 患者俯卧位后外侧入路。切口平行于腓骨的后内侧边界。在进行深部分离时，腓骨肌可向内侧或外侧牵开。

标时，可以选择使用后侧入路暴露 Pilon 骨折（图 6.8.3-14，图 6.8.3-16）。然而，不可能进行直接的关节复位，只能依赖干骺端的皮质的完美复位和影像增强器的监控。后外侧切口的优点在于其用于重建恒定骨块，特别是当它有明显压缩和（或）旋转时。重建恒定骨块也能够将 C 型骨折转变为 B 型骨折[3]。

7.2 复位

可用"跨关节固定"阶段使用的同一个外固定支架进行牵引，一根针固定于距骨，使用另一根针固定于胫骨的撑开器，能在复位时看到关节面（图 6.8.3-17）。由于骨折块的压缩和旋转，间接复位非常困难，一般通过确定性切开入路对关节面进行直接复位。闭合复位留在干骺端 – 骨干粉碎或简单无移位关节内骨折时用，在影像增强器监控下达到解剖复位。如果是分期处理，复位开始于早期阶段。经皮固定简单的关节骨块与外固定支架固定相结合，能将骨折类型从 C 型变为 A 型，假如影像增强器监测容易而且一定能做到解剖复位的话。如

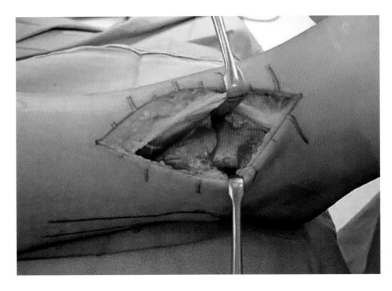

图 6.8.3-15　前外侧入路，切口走行与第 4 跖骨一致，在趾伸肌和腓骨间进行深层分离。

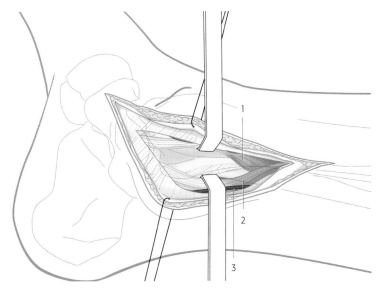

图 6.8.3-16　后内侧入路，切口平行于胫骨的后内侧边界。根据骨折块的情况，深层分离可以更偏内侧或后侧。
1　胫骨后肌。
2　趾屈肌。
3　胫后动脉。

果是一个长而简单的干骺端－骨干骨折片，又有广泛的骨折面，早期的骨痂形成和软组织嵌入使得延期复位变得困难。在早期阶段用近端小切口使干骺端骨块复位，用螺钉或小型防滑钢板固定，将 C 型骨折变成 B 型[14]。关键的原则是早期的固定必须不能妨碍或阻碍确定性固定手术。

复位的顺序对治疗成功很重要。后外侧"恒定"骨块通常没有移位，如果它移位或旋转了（在复杂情况下），必须首先对其进行复位。Ketz 和 Sanders[15] 提出后踝的稳定是良好复位的关键，应该先进行固定。后内侧的骨块于是就可与恒定的后外侧骨块接触。接下来，解除中心骨块的嵌插状态，复位至骨块上，用克氏针临时维持。如果干骺端出现缺损，需要进行骨移植，就该在这阶段完成。然后对前外侧骨块进行复位，最终将关节面骨块固定至骨干（图 6.8.3-18）[5]。在干骺端压缩区用骨移植支持关节的复位，取自胫骨近端或远端髂嵴的局部自体骨、同种异体骨[15] 或合适的骨移植替代品都能用。

7.3 固定

大多数病例都必须固定腓骨。简单骨折用一枚拉力螺钉和 1/3 管型钢板进行固定，复杂的骨折则用 3.5 有限接触动力加压钢板、解剖型腓骨锁定加压钢板（图 6.8.3-8e）或髓内钉进行桥接固定。

对于胫骨，钢板必须起支撑作用并置于抵抗移位力量的最佳生物力学位置，这是由腓骨骨折的类型、距骨移位方向、3 个基本骨折块及其移位情况决定的。大多数 Pilon 骨折需要用内侧和前外侧支撑钢板（图 6.8.3-19，图 6.8.3-20）。如果腓骨被压缩破坏，这意味着初始有外翻应力，胫骨的确定性支撑钢板应该放置在前外侧以避免晚期复位丢失。腓骨的张力性损伤通常导致横行骨折，提示初始有内翻暴力。这种情况需要在胫骨内侧放置支撑钢板，以防止晚期复位丢失[5]。假如初始有轴向载荷作用而腓骨完整，可根据距骨嵌入的方向来决定完善需要胫骨前侧或后侧钢板固定。"竹筏技术"可以用多个 2.7 mm 或 3.5 mm 的螺钉来支撑关节面，这些螺钉可单独置于软骨下骨或通过塑形钢板置于主力支撑钢板的远端。

对于骨质疏松症和胫骨干骺端明显粉碎的患者，采用关节周围锁定钢板和螺钉的固定效果更好。在一些骨折中，当腓骨和胫骨用钢板固定时，两柱稳定，再行锁定钢板是不必要的[5]。然而，在

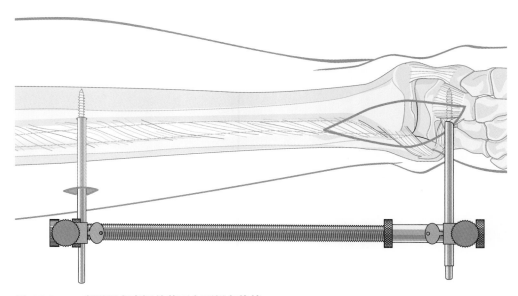

图 6.8.3-17 牵开器在直视关节面方面很有价值。

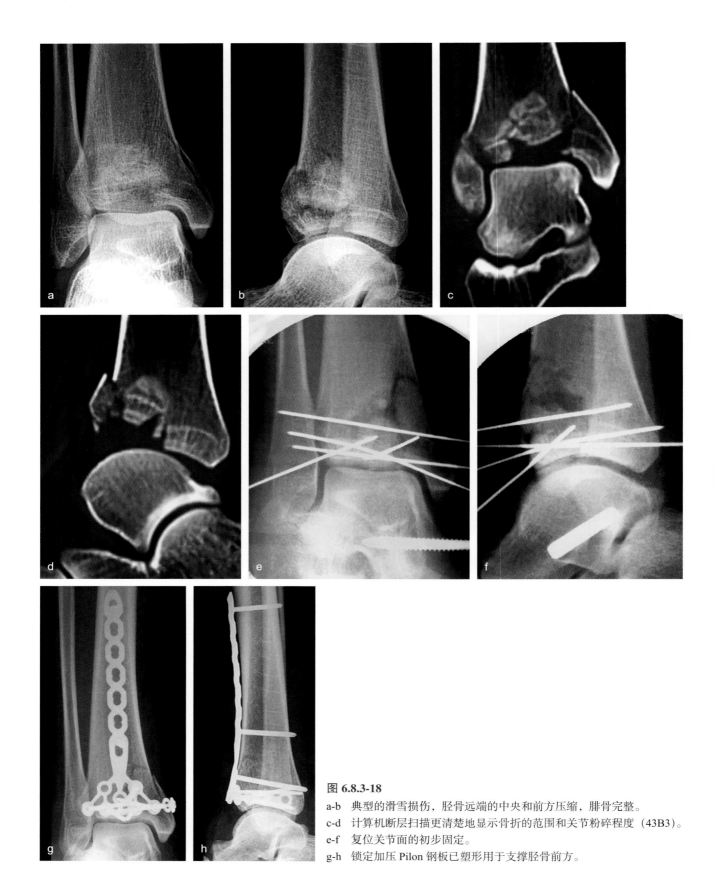

图 6.8.3-18

a-b 典型的滑雪损伤，胫骨远端的中央和前方压缩，腓骨完整。

c-d 计算机断层扫描更清楚地显示骨折的范围和关节粉碎程度（43B3）。

e-f 复位关节面的初步固定。

g-h 锁定加压 Pilon 钢板已塑形用于支撑胫骨前方。

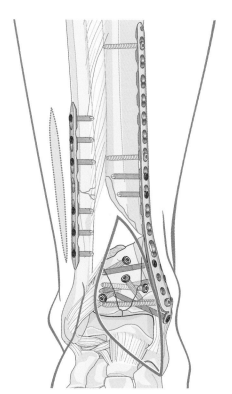

图 6.8.3-19 内侧钢板和拉力螺钉经前内侧入路固定关节内骨折块。

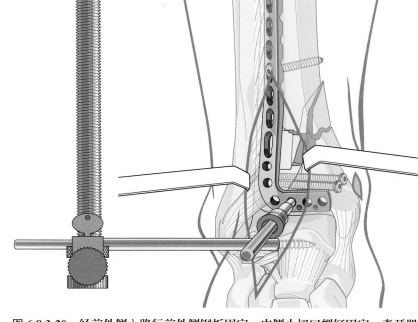

图 6.8.3-20 经前外侧入路行前外侧钢板固定，内侧小切口螺钉固定。牵开器位于外侧。

许多高能量损伤的 C 型 Pilon 骨折，其粉碎性要求使用锁定的内植物以稳固维持复位直到骨折愈合。这些内植物仍应用于支撑位置以获得最大的机械优势。有很多种内植物可用于 Pilon 骨折（图 6.8.3-8a-d）。在可能的情况下，常规 2.7 或 3.5 T 形钢板或 1/3 管型钢板可用作支撑钢板。因胫骨远端内侧皮肤最容易发生水疱、坏死和破溃，故该位置最好用微创钢板和扁平钢板。

用作替代的固定方式，如外固定或细钢针环形架固定也是个选择。为降低化脓性关节炎的风险，细小钢针不应经关节囊置入。环形架固定有多种优点，包括早期负重、较小软组织切口、较低的深部感染风险以及较少的内植物相关并发症。但是，这种技术要求仔细选择患者，全面了解并熟悉环形固定系统、有综合的横断面解剖知识以及勤勉的术后警惕，包括细致的针道护理[3, 13]。也有人报道髓内钉固定用于 43C1 和 C2 骨折，加上腓骨固定、对关节

骨折块解剖复位和另外用螺钉固定（图 6.8.3-9）[16]。

7.4 挑战

- 开放性骨折必须仔细处理，采用分期清创方案，早期外固定，负压伤口治疗敷料，重复清创和计划的骨折和所有内植物的确定性软组织覆盖[17]。

- 严重粉碎，关节软骨缺损超过 50% 和关节面无法重建，有必要行一期踝关节融合。

- 开放性骨折伴干骺端节段性骨缺损需要复杂的重建，均需早期清创、稳定骨折和软组织重建。骨缺损可临时用抗生素珠或抗生素水泥球进行充填，尔后，在 6 周后用自体骨移植填充缺损，而保留此前形成的膜（Masquelet 技术）（图 6.8.3-21）。一些大的长段骨缺损需要行骨搬运（牵张成骨）或吻合血管的骨移植[18]。

- 骨质疏松性骨折需要特别注意，使用锁定内植

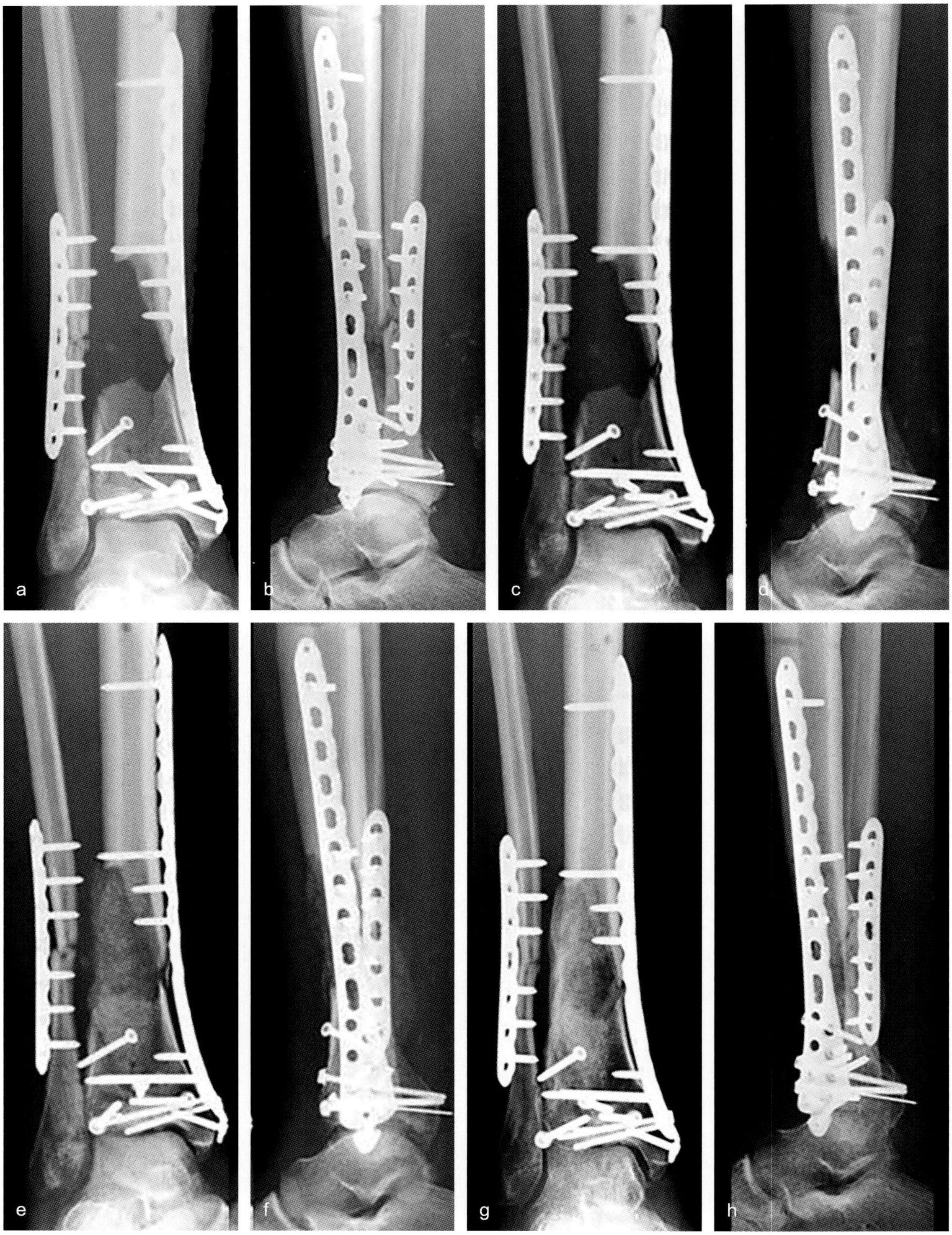

图 6.8.3-21

a-b　有节段性骨缺损的开放性骨折；竹筏螺钉和内侧钢板进行复位和固定。

c-f　7 周时在缺损处进行骨移植。

g-h　最后，约 5 个月时骨折愈合。

物、双皮质螺钉和竹筏式螺钉以支持关节骨块和对骨缺损植骨，以避免晚期塌陷。

8 术后处理

建议术后抬高腿部 2~5 天，使足处于中立位以防止马蹄形畸形。术后数天内要开始主动辅助锻炼，不必进行制动（除非软组织需要保护），开始活动时采用足趾接触负重（10~15 kg）。根据骨折愈合情况，6~8 周后可以增加负重，通常在 3 个月后完全承重。如果骨折愈合延迟，建议在 6~8 周时行早期自体骨移植，以促进骨愈合。应该劝阻患者吸烟，因为该类患者骨折延迟愈合常见。若内植物对软组织有刺激，有必要将其取出。内植物取出的最佳时间是在骨重塑完成之后，至少在术后 12 个月。

9 并发症

9.1 早期并发症

- 软组织并发症（例如：伤口裂开、蜕皮、浅表或深部感染、针道感染）的治疗措施包括局部伤口护理、负压伤口治疗或清创[3]，做或不做局部或游离皮瓣修复。
- 骨性对位不良和内植物松动导致的复位丢失。

9.2 晚期并发症

- 创伤性关节炎是 Pilon 骨折后最常见的远期并发症[19]。初期的治疗包括药物、调整着鞋、踝关节支具和皮质类固醇注射。踝关节镜和前路骨赘切除术可以减轻症状，但远期效果不确定。关节炎最可靠的治疗是关节融合，这仍然是治疗的主流[3]。
- 关节骨折不愈合很少见，但干骺端不愈合相当多见。在矫正畸形并排除感染之后，通常有一

条骨折线，需要用绝对稳定技术固定。一些作者建议行骨移植。

- 关节内骨折畸形愈合极少能通过关节内截骨术进行挽救，有症状的关节畸形愈合通常需要关节融合。导致轴向对线不良的关节外畸形如果有症状，可能需要进行手术矫形。靠近踝关节的内翻畸形难以忍受，其治疗是进行截骨和内固定翻修手术，或用环形外固定架、牵张成骨逐渐进行矫正[3]。
- 深度感染应参照第 5 篇第 4 章中概述的原则进行治疗。所有感染组织均应切除并且检测、确定感染生物体。若骨折固定稳定，则有可能保留内植物，其前提是良好的软组织覆盖（通常需要行吻合血管的组织移植），抗生素治疗直至骨折愈合。但是，若骨折固定不稳或感染生物体致病性强，则取出所有内植物，用外固定架固定骨折，该外固定架可作为确定性固定或临时固定，后期再重行钢板固定[3]。Pilon 骨折后深层感染是种严重的并发症，相当数量的患者将需要进行膝关节下截肢。
- 内植物失效。
- 复杂的局部疼痛综合征。
- 截肢。

10 预后与结果

临床和功能结局取决于骨折、患者和外科医生相关的因素。创伤后关节炎与损伤的严重程度和复位的质量相关[2, 17, 19, 20]。Blauth 等[21] 发现 94% 的患者在 35~84 个月时有关节炎的放射学征象。然而，一半以上的患者仍然有超过 75% 的正常活动范围，92% 患者自感满意。两项研究[19, 22] 发现 Pilon 骨折患者的 SF-36 评分显著低于性别和年龄匹配的对照组；在踝骨关节炎量表评分（AOS）上，他们报道伤后 2 年以上还有踝关节疼痛与功能下降。

受伤前受雇的患者中有 43% 在 3.2 年时是失业

的，68% 的失业者认为 Pilon 骨折阻碍了他们重返工作，35% 的患者指出有持续性踝关节疼痛和僵硬。伤后 5~11 年，对体能和踝关节疼痛与功能的负面影响仍然很明显。Wang 等 [23] 的荟萃分析结果显示，在切开复位内固定与有限内固定、外固定之间的并发症（僵硬、感染和关节炎）没有差异。尽管大多数患者出现创伤性关节炎，但并不一定与临床效果不佳相关联 [21]。

参考文献

1. **Bartlett CS, Putnam RM, Endres NK.** Fractures of the tibial pilon. In: Browner BD, Jupiter J, Levine A, et al, eds. *Skeletal Trauma: Basic Science, Management, and Reconstruction*. 4th ed. Philadelphia: Elsevier; 2009:2.

2. **Rüedi TP, Allgower M.** The operative treatment of intra-articular fractures of the lower end of the tibia. *Clin Orthop Relat Res.* 1979 Jan-Feb;138:105–110.

3. **Liporace FA, Mehta S, Rhorer AS, et al.** Staged treatment and associated complications of pilon fractures. *Instr Course Lect.* 2012;61:53–70.

4. **Barei DP, Nork SE, Bellabarba C, et al.** Is the absence of an ipsilateral fibular fracture predictive of increased radiographic tibial pilon fracture severity? *J Orthop Trauma.* 2006 Jan;20(1):6–10.

5. **Sirkin MS.** Plating of tibial pilon fractures. A review paper. *Am J Orthop.* 2007 Dec;36(12 suppl):13–17.

6. **Tornetta P 3rd, Gorup J.** Axial computed tomography of pilon fractures. *Clin Orthop Relat Res.* 1996 Feb;(323):273–276.

7. **Cole PA, Mehrle RK, Bhandari M, et al.** The pilon map: fracture lines and comminution zones in OTA/AO type 43C3 pilon fractures. *J Orthop Trauma.* 2013 Jul;27(7):e152–e156.

8. **Wettstein R, Erni D.** Fascial system: a connective tissue framework. In: Volgas DA, Yves H, eds. *Manual of Soft-tissue Management in Orthopaedic Trauma.* Stuttgart: Thieme Medical Publishers; 2011.

9. **Topliss CJ, Jackson M, Atkins R.** Anatomy of the pilon fractures of the distal tibia. *J Bone Joint Surg Br.* 2005 May;87(5):692–697.

10. **White TO, Guy P, Cooke CJ, et al.** The results of early primary open reduction and internal fixation for treatment of OTA 43.C-type tibial pilon fractures: a cohort study. *J Orthop Trauma* 2010 Dec;24(12):757–763.

11. **Tang X, Liu L, Tu CQ, et al.** Comparison of early and delayed open reduction and internal fixation for treating closed tibial pilon fractures. *Foot Ankle Int.* 2014 July;35(7):657–664.

12. **Calori GM, Tagliabue L, Mazza E, et al.** Tibial pilon fractures: which method of treatment? *Injury.* 2010 Nov;41(11):1183–1190.

13. **Reid JS.** Pilon fracture update. *Current Orthop Pract.* 2009 Sep-Oct;20(5):527–533.

14. **Dunbar RP, Barei DP, Kubiak EN, et al.** Early limited internal fixation of diaphyseal extensions in select pilon fractures: upgrading AO/OTA type C fractures to AO/OTA type B. *J Orthop Trauma.* 2008 Jul;22(6):426–429.

15. **Ketz J, Sanders R.** Staged posterior tibial plating for the treatment of Orthopaedic Trauma Association 43C2 and 43C3 tibial pilon fractures. *J Orthop Trauma.* 2012 Jun; 26(6):341–347.

16. **Marcus MS, Yoon RS, Langford J, et al.** Is there a role for intramedullary nails in the treatment of simple pilon fractures?

Rationale and preliminary results. *Injury.* 2013 Feb;44:1107–1111.

17. **Boraiah S, Kemp TJ, Erwteman A, et al.** Outcome following open reduction and internal fixation of open pilon fractures. *J Bone Joint Surg Am.* 2010 Feb;92A(2):346–352.

18. **Gardner MJ, Mehta S, Barei DP, et al.** Treatment protocol for open AO/OTA type C3 pilon fractures with segmental bone loss. *J Orthop Trauma.* 2008 Aug;22(7):451–457.

19. **Pollak AN, McCarthy ML, Bess RS, et al.** Outcomes after treatment of high-energy tibial plafond fractures. *J Bone Joint Surg Am.* 2003 Oct;85-A(10):1893–1900.

20. **Jansen H, Fenwick A, Doht S, et al.** Clinical outcome and changes in gait pattern after pilon fractures. *Int Orthop.* 2013 Jan;37(1):51–58.

21. **Blauth M, Bastian L, Krettek C, et al.** Surgical options for the treatment of severe tibial pilon fractures: a study of three techniques. *J Orthop Trauma.* 2001 Mar-Apr;15(3):153–160.

22. **Marsh JL, McKinley T, Dirschl D, et al.** The sequential recovery of health status after tibial plafond fractures. *J Orthop Trauma.* 2010 Aug;24(8):499–504.

23. **Wang D, Xiang JP, Chen XH, et al.** A meta-analysis for postoperative complications in tibial plafond fracture: open reduction and internal fixation versus limited internal fixation combined with external fixator. *J Foot Ankle Surg.* 2014 Aug 12;S1067–2516(14):00273–00277.

致谢 · 我们感谢 Christoph Sommer 和 Michael Baumgaertner 对《骨折治疗的 AO 原则》第 2 版所做的贡献。

杨云峰 译

第 **9** 章 | **踝**

Malleoli

1 引言

踝关节的损伤可以由直接暴力引起，但更常见的是由间接的旋转、水平及轴向暴力所致。暴力常造成距骨从踝穴中脱出，导致踝关节脱位或半脱位，且常合并复杂的骨折。

1.1 流行病学

踝关节骨折是最常见的骨折类型之一，在下肢骨折中，它的发生率仅次于股骨近端骨折。踝关节骨折的好发年龄为青年男性和老年女性。且老年人的踝关节骨折发生率呈增长趋势。

1.2 骨折特点

踝部骨折是关节内骨折。治疗目的为恢复关节正常解剖结构，为早期活动提供充分的稳定性。稳定的无移位骨折可保守治疗，而不稳定的移位骨折以切开复位内固定为佳，从而得到解剖复位与可靠固定。

踝关节骨折是否需要进行手术并不仅仅取决于骨折的类型，软组织条件也至关重要。患者因素如年龄、糖尿病及骨质疏松等也可能改变其手术指征和固定方法。

2 评估与诊断

2.1 病史与体格检查

踝关节骨折经常单独发生，我们需要向患者采集的信息包括：与损伤机制相关的病史、畸形情况、伤后能否负重等。踝关节骨折最常见的致伤暴力为低能量扭转暴力。受伤时足踝的位置常决定了骨折类型。高能量损伤常提示更多的软组织损伤和骨筋膜室综合征的可能性，常导致胫骨远端的"天花板"骨折。

明确患者是否有相关合并症非常重要，如糖尿病、周围血管病、周围神经病、吸烟史等。决定患者伤前的活动情况和对功能的强烈愿望的社会阅历可能有助于治疗决策。

体格检查包括寻找是否有开放性伤口、肿胀、畸形、挫伤和压痛。皮肤的发白变色提示皮肤损伤，需及时复位。同时应仔细评估足部的神经血管情况。

2.2 影像学检查

踝关节 3 个方位的 X 线片是需要的：包括踝关节前后位片、内旋 20° 前后位片和侧位片。内旋 20° 前后位即踝穴位，使内外踝轴心线与 X 线片感光板平行。发现腓骨短缩很重要，评估的最好方法是看胫骨天花板和外踝的软骨下骨板的连接处有没有出现台阶（图 6.9-1）。距骨小腿骨角为 83° ± 4°（图 6.9-2），其增大或减小均提示不稳定、踝穴移位或腓骨长度改变。距骨和天花板之间的关节间隙应与内踝和距骨内侧的关节间隙相同。

内侧关节间隙增大意味着踝穴移位。

侧位片可反映腓骨骨折的形态以及距骨向前或向后移位。踝关节骨折很少需要进行 CT 检查。但是，如果在 X 线上无法明确骨折类型和损伤机制，CT 在确定作为 Pilon 骨折变异的踝关节骨折方面

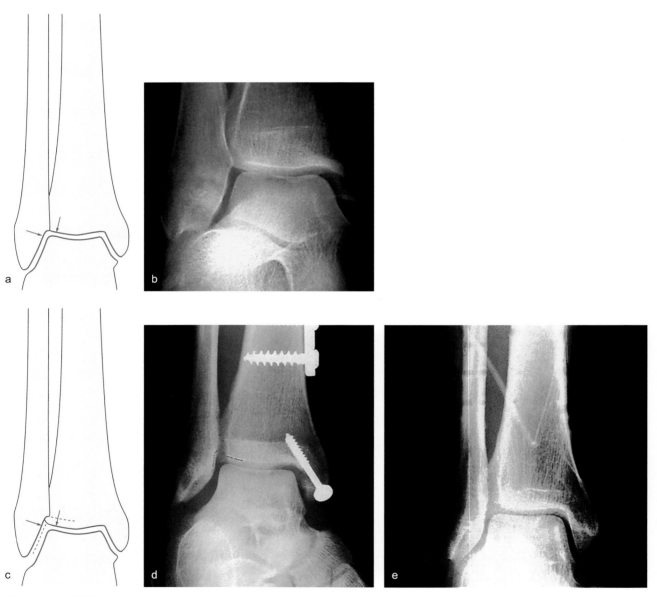

图 6.9-1 X 线评估。

a-b 足内旋 20° 正常踝关节 X 线片：所有关节间隙等宽。胫骨天花板的软骨下骨板投影在间隙的上方，与外踝的骨板相延续。

c-d 即使腓骨只有很轻微的短缩，在 X 线上也能看得出，表现为胫骨天花板和外踝的软骨下骨板之间的台阶。

e 腓骨截骨延长后，关节匹配重新建立。

是有用的，这种骨折带有后侧 Volkmann 骨块并伴有腓骨骨折。对于下胫腓联合以下的旋后内收型骨折，CT 也可以帮助明确内侧胫骨关节面的压缩情况，从而有助于制订更良好的术前计划。应力位摄片或透视只用于充分麻醉的患者，并且与对侧进行比较（图 6.9-3）。

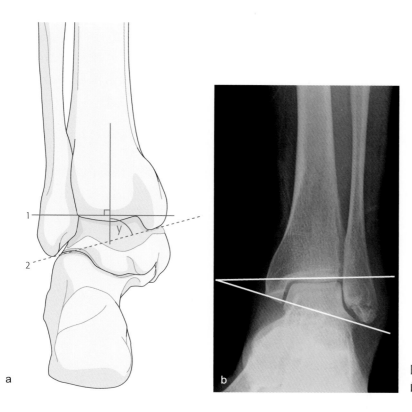

图 6.9-2　距骨小腿骨角为胫骨天花板平面的垂线（1）与内外踝尖连线（2）的夹角。

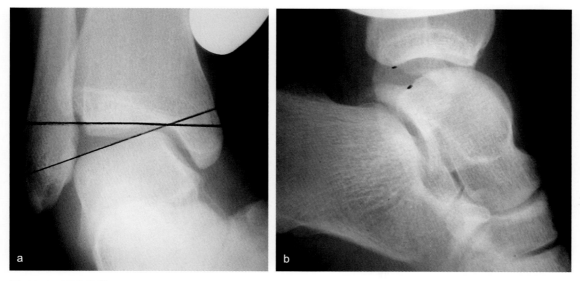

图 6.9-3　应力位片。

a　踝关节前后位应力位 X 线片。注意距骨内翻倾斜 10°。这说明除了距腓前韧带以外，重要的跟腓韧带也有损伤。

b　后足施加向前应力的侧位片上见距骨向前半脱位。损伤侧踝关节与健侧相比，关节间隙的高度相差 3 mm 或更多，提示距腓前韧带损伤。

3 解剖

踝穴的稳定性有赖于骨的形态结构和骨韧带连接系统。踝穴由3块骨的关节面组成：胫骨远端、腓骨远端和距骨。主要的关节位于距骨的马鞍形顶与胫骨天花板之间。距骨还有重要的内外侧关节面，与相应的内外踝构成关节。踝关节的稳定性有赖于3个韧带复合体：下胫腓复合体和内外侧副韧带复合体（图6.9-4）。

3.1 下胫腓复合体（下胫腓联合）

胫腓骨远端联合在一起形成紧密又富有弹性的踝穴。这一结构由3部分组成（图6.9-4）。

- 前联合（前胫腓）韧带将胫骨前结节（Tillaux-Chaput结节）和外踝连接在一起。
- 后联合（后胫腓）韧带比较坚强，将外踝连接至胫骨后结节。
- 骨间韧带在胫骨切迹处（胫腓切迹）将胫骨捆绑至腓骨，并在联合韧带的近侧延续为骨间膜。

3.2 侧副韧带复合体

侧副韧带防止距骨在踝穴内的内外翻，外侧副韧带复合体包括3个不寻常的部分（图6.9-5）。

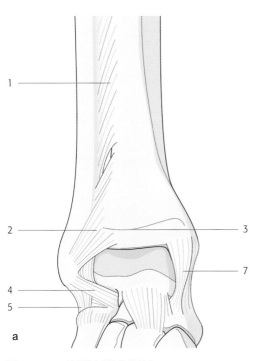

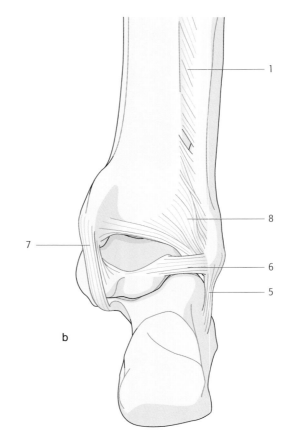

图 6.9-4 下胫腓韧带的解剖。
a 前面观。
b 后面观。
1 骨间膜。
2 胫腓前韧带。
3 胫骨前结节（Tillaux-Chaput结节）。
4 距腓前韧带。
5 跟腓韧带。
6 距腓后韧带。
7 三角韧带。
8 胫腓后韧带。

- 距腓前韧带：起于腓骨前缘，止于距骨外踝关节面的正前方。
- 跟腓韧带：起于外踝尖，在腓骨肌腱的深面向后、向远端走行，止于跟骨。
- 距腓后韧带：起于腓骨远端的后部，在后方止于距骨。

内侧副韧带复合体，或称三角韧带，由 2 个部分组成：

- 浅层为扇形的胫跟韧带。
- 深层为胫距前后韧带。

3.3 踝穴的平整

在踝关节背伸和跖屈的各个位置上，距骨均保持与踝穴的整个关节面紧密接触。

这种紧密接触对于踝关节负荷的均匀分布具有重要意义[1]，损伤后必须加以恢复。生物力学研究显示[2, 3]，踝关节的平整性并非通过铰链运动来维持，而是通过在背伸及跖屈的各个位置上距骨的旋转结合滑动，加上腓骨的平移来维持的。

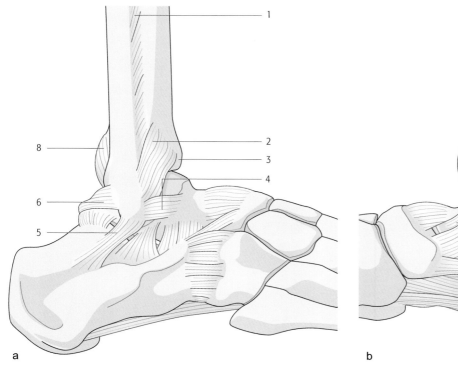
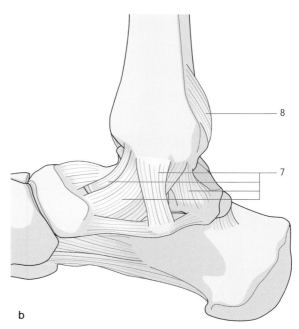

a

b

图 6.9-5 侧副韧带的解剖。
a 外侧副韧带复合体（4-6）。
b 内侧副韧带复合体（三角韧带）。
1 骨间膜。
2 胫腓前韧带。
3 胫骨前结节（Tillaux-Chaput 结节）。
4 距腓前韧带。
5 跟腓韧带。
6 距腓后韧带。
7 三角韧带。
8 胫腓后韧带。

踝关节跖屈时距骨内旋；背伸活动导致距骨外旋及腓骨向后外侧平移和外旋。腓骨在下胫腓韧带联合处的移动对于踝关节的正常功能而言是必需的。在保护踝关节薄的关节软骨不遭受高应力和继发退行性的改变方面，关节整体平整匹配是最重要的。

踝关节一致性的紊乱使接触面积减少，还可能导致关节软骨超负荷[4]。

4 分型

4.1 AO/OTA 骨折和脱位分型

AO/OTA 分型有助于进一步认识和描述踝关节骨折的 X 线表现，并有助于疗效比较。在此基础上，根据腓骨骨折的位置，踝关节骨折可分为 A型、B 型和 C 型三种类型，踝穴的不稳定依次加剧（图 6.9-6）[5]。

由于 X 线片上不能显示韧带复合体，这就需要医生有能力从骨折类型完全理解损伤的解剖，做出韧带损伤的诊断。

踝关节平面以下腓骨横行骨折意味着内收损伤，腓骨张力性骨折而下胫腓韧带保持完整（图 6.9-7a-c）。足旋后而距骨外旋，腓骨斜行或螺旋形骨折位于踝关节平面，由前缘开始，胫腓前带可能部分断裂（图 6.9-8c）。骨间膜一般保持完整。后联合韧带完全保持完整，或者韧带完整但有个胫骨后唇（Volkmann 三角）的撕脱骨片（图 6.9-8d）。

联合韧带上方的间接暴力引起的腓骨干骨折，提示内侧副韧带和联合韧带复合体均已断裂，而且可能有严重的不稳定（图 6.9-9）。从踝关节水平向近端至少到腓骨骨折处的骨间膜和下胫腓韧带或者撕裂，或者连其骨附着一起撕脱。虽然这是个常见并可能蕴含较为严重的类型，但是腓骨单纯外旋也会发生胫腓联合近侧的螺旋骨折。当腓骨在骨间膜和胫腓后韧带完整的情况下外旋时，仅胫腓前韧带会断裂，骨折类型比较稳定。

由于踝关节骨折特有的复杂性，以及其与 Pilon 骨折垂直压缩损伤区分的必要性，需要设置一个特殊的编码。作为 AO/OTA 分类的例外，区域码为 4，这样踝关节骨折编码为 44。

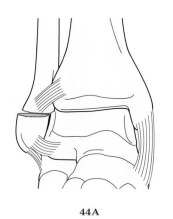 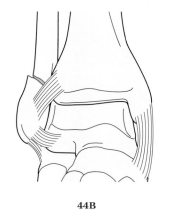 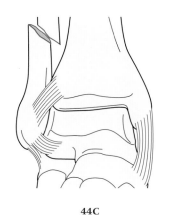

44A　　　　　　**44B**　　　　　　**44C**

图 6.9-6　AO/OTA 骨折与脱位分型——踝。
44A　胫骨 / 腓骨，踝，腓骨骨折在胫腓联合以下。
44B　胫骨 / 腓骨，踝，腓骨骨折经胫腓联合。
44C　胫骨 / 腓骨，踝，腓骨骨折在胫腓联合以上。

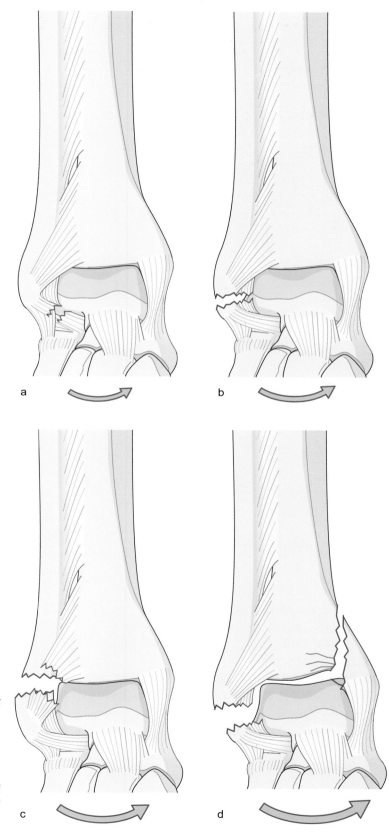

图 6.9-7　踝关节 A 型骨折的损伤机制，足旋后位时加上内收暴力致外侧张力性骨折。

a　距腓前韧带断裂。

b　骨骼韧带撕脱。

c　腓骨横行撕脱骨折。

d　暴力迫使距骨内收导致内侧损伤。外侧断裂伤加上垂直轴向压力使距骨倾斜，导致内踝剪切压缩骨折。也可能发生距骨的骨软骨损伤。

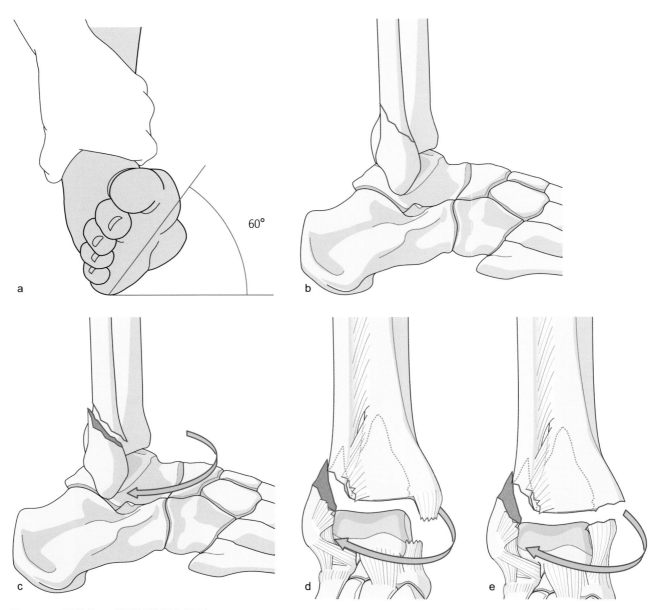

图 6.9-8 踝关节 B 型骨折的损伤机制。

a 外侧断裂伴足旋后的损伤，导致距骨剧烈倾斜并外旋。

b 首先在踝关节平面开始并向后延伸的腓骨斜行或螺旋形。如外力至此停止，可能为无移位的裂缝骨折。这是最常见的骨折类型且踝穴保持稳定。

c 距骨继续旋转导致骨折向后及近端移位。

d-e 距骨进一步旋转导致胫骨后唇（Volkmann 三角）骨折，距骨向后离开踝穴时，造成内侧三角韧带断裂（d）或内踝骨折（e）。

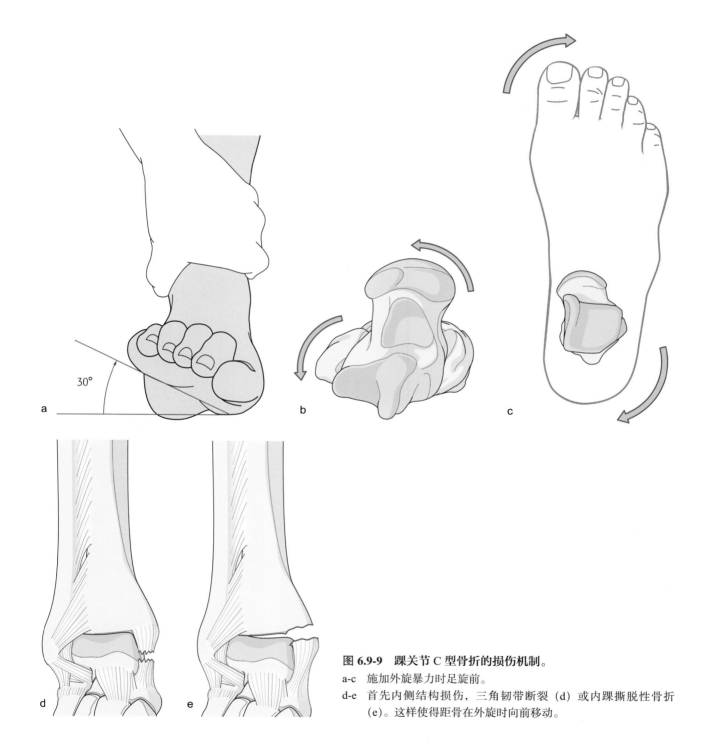

图 6.9-9 踝关节 C 型骨折的损伤机制。

a-c 施加外旋暴力时足旋前。

d-e 首先内侧结构损伤，三角韧带断裂（d）或内踝撕脱性骨折（e）。这样使得距骨在外旋时向前移动。

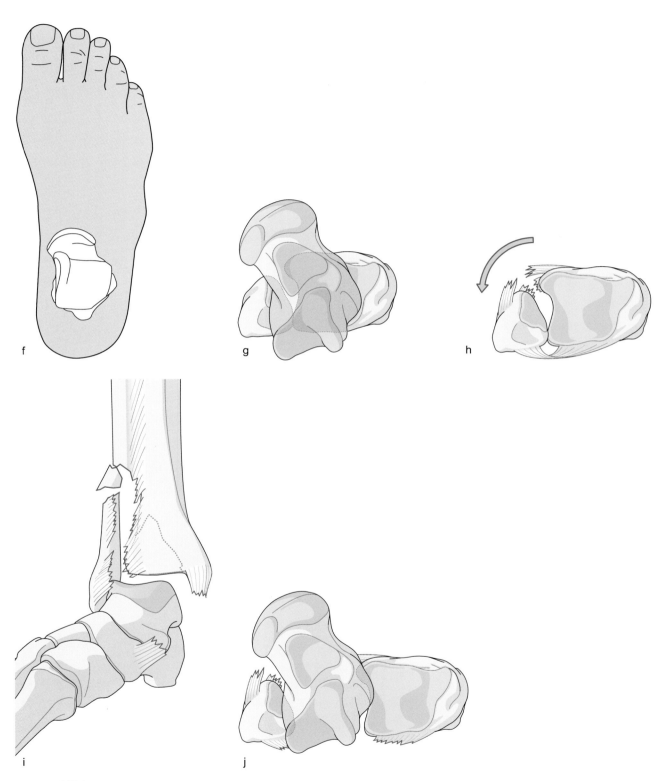

图 6.9-9（续）

f-h　腓骨被迫旋转并向外横移，导致联合韧带断裂。

i-j　最后腓骨在胫腓联合近侧骨折。

4.2 分型和损伤机制

受伤时足的位置和暴力方向决定了骨韧带性踝穴的损伤类型。足的位置决定了变形发生时哪个结构先被拉紧，以致最先受损并拉断。足旋后（内翻）时，外侧结构紧张，内侧结构松弛；相反，足旋前（外翻）时，内侧结构紧张，并先受损。变形的力量可以是旋转（通常是外旋），或内收或外展方向上的平移，其导致的特定的外踝骨折类型形成分类的基础，诚如 Weber 最早提出的（图 6.9-6）[6]。

4.2.1 下胫腓联合远端损伤（A 型）

足处于旋后位时，在距骨施加内收的暴力，损伤首先发生在外侧，因为该部位处于紧张状态。它可以外侧韧带断裂或引起骨骼韧带撕脱，或导致外踝在胫骨天花板平面或稍远发生横行骨折（图 6.9-7a-c）。如果致伤暴力继续作用，距骨将倾斜，使内踝发生剪切压缩骨折（图 6.9-7d，图 / 动画 6.9-10）。

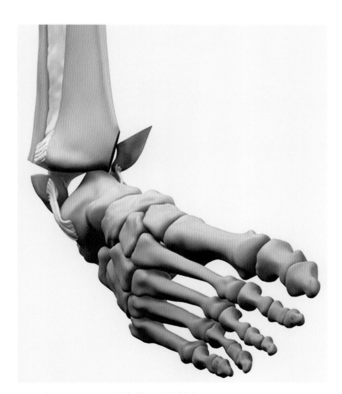

图 / 动画 6.9-10　踝关节 A 型骨折。

4.2.2 经下胫腓联合损伤（B 型）

足处于旋后位承受轴向载荷所发生的最常见损伤类型。

由于距下关节沿倾斜的轴心运动，足内翻导致距骨外旋（图 6.9-11）。首先腓骨发生斜行骨折，骨折线由前向后，从踝关节水平向近端延伸（图 6.9-8a）。距骨进一步外旋（图 6.9-8b）引起向后方移位导致胫腓后韧带损伤或后踝骨折（图 6.9-8c）。最后，由于距骨向后半脱位，内侧复合体在强力下受损，或是三角韧带损伤（图 6.9-8d），或是内踝横行骨折（图 6.9-8e，图 / 动画 6.9-12）。

4.2.3 下胫腓联合近端损伤（C 型）

第三型损伤发生于足旋前位、内侧结构紧张、外旋力量作用于足部时（图 6.9-9a-c）。拉紧的内侧结构首先受损，表现为三角韧带断裂（图 6.9-9d）或内踝撕脱骨折（图 6.9-9e）。这样，距骨内侧向前移位。由于距骨外旋，迫使腓骨沿其纵轴旋转扭曲，导致下胫腓前韧带继而骨间韧带断裂（图 6.9-9f-h）。此时，胫骨向内移位并脱离了旋转的距骨，造成腓骨与胫骨分离。这将导致下胫腓后韧带断裂（偶尔可发生后踝的撕脱骨折）。最终，间接暴力导致腓骨干骨折，骨折的水平取决于骨间膜向近端撕裂的程度（图 6.9-9i-j，图 / 动画 6.9-13）。

5 手术指征

踝关节骨折是否切开复位内固定，取决于怎样才能更好地重建正常的解剖关系，并维持其稳定。

踝穴不平整很难耐受，它会导致关节软骨的负荷异常。

不累及内侧的腓骨远端单纯下胫腓联合远端骨

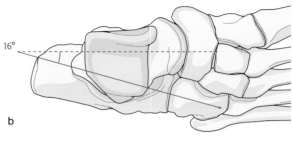

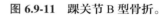

图 6.9-11 踝关节 B 型骨折。

a-b 距下关节的运动轴，水平夹角 42°，内侧夹角 16°。

c-d 这样的运动轴使距下关节如同力矩转换器，类似于成角的铰链，以至于跟骨内翻使得距骨外旋。

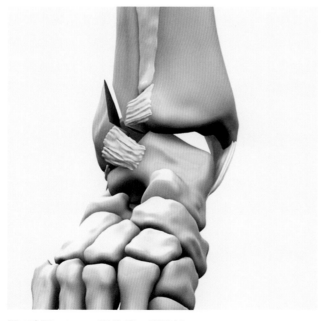

图 / 动画 6.9-12 踝关节 B 型骨折。

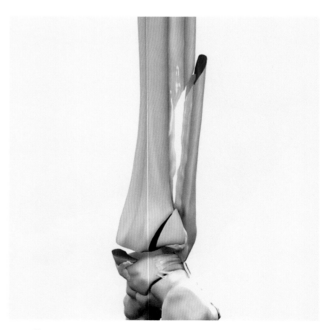

图 / 动画 6.9-13 踝关节 C 型骨折。

折（A 型），踝关节可以很稳定，非手术治疗可能就足够了。

未累及内侧结构单纯无移位的经下胫腓联合骨折（B 型），外踝骨折，如踝穴平整，能行非手术治疗[6, 7]。三角韧带是否断裂可以从临床检查是否发现内侧压痛来判断。如果有证据表明伴有踝穴移位，则应该手术固定腓骨。内侧的软组织情况不应作为判断关节不稳定的确切指征。在外踝单纯的 B 型骨折，通过应力位 X 线片诊断三角韧带损伤更为准确[8]。凡有移位的踝关节损伤几乎都是不稳定的，常常只有通过切开复位可靠内固定才能保证准确的解剖复位。

6 术前计划

6.1 手术时机

踝关节理想的手术时机是在发生肿胀和骨折水疱以前。最初肿胀是由血肿而非水肿引起。

急诊切开复位内固定常排放血肿而允许无张力一期关闭手术切口。手术时机取决于软组织的情况。

但是，多数情况下无法在软组织肿胀之前进行手术。存在皮内水肿、显著的皮下水肿或水疱者（图 6.9-14）强烈建议推迟手术，等待软组织情况好转。这期间，骨折应用轻柔的手法复位，用衬垫良好的石膏夹板制动，抬高患肢。使用动静脉的脉冲系统可加速肿胀的消退，并因此减少切口并发症的发生[9]。手术推迟至软组织肿胀消退后进行，其标志是表面水疱消退，擦伤处的上皮形成，手术部位的皮肤皱褶出现。

6.2 内固定选择

任何骨折的术前计划都需考虑手术时机、切口和内固定的选择。可以用内固定模板绘图设计。

使用第 2 篇第 4 章所述的技术追溯骨块及复位，在踝关节骨折的处理中往往非常有用。腓骨钢板的长度以及拉力螺钉的放置在术前均应计划好，在开始手术之前确认它们都可用。

绝大多数踝关节骨折手术所需的标准内植物，包括张力带钢丝，均应在手术器械包内备用。有周围神经病的糖尿病患者可能没有保护性的疼痛感觉，应使用更为坚强的内固定如 3.5 LCP 或腓骨 LCP。这些内固定同样适用于骨质疏松的老年患者。

6.3 手术室的布置

患者仰卧，患侧臀下垫沙袋，这样可防止麻醉后患肢的自然外旋，使其处于中立位。然后将小腿放于海绵垫上，膝关节屈曲 30°，以便于内外两侧同时手术。使用充气止血带有一定帮助，但通常不需要（图 6.9-15）。

为了便于胫骨远端后内侧的手术，有时可以在对侧臀下放置沙袋，将受伤的踝关节放置在对侧小腿上（需用合适的衬垫）呈"4"字位。

患者可以完全侧卧位，健侧小腿伸直。此体位允许从外侧或后外侧暴露腓骨，或直接后侧暴露后踝，以放置支撑钢板或由后向前放置拉力螺钉。这

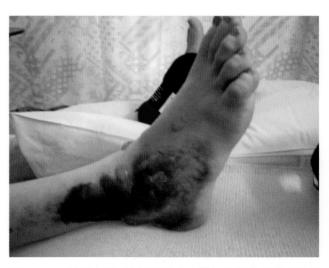

图 6.9-14 骨折水疱（血清性及出血性）的存在表明不宜手术，必须等待数日。

些螺钉也可以经皮置入。固定好腓骨和后踝以后，助手从消毒的手术铺巾之下去除腰部支撑，无需重新铺巾让患者改为仰卧位。对侧肢体必须伸直才能做到。仰卧位能进行内踝手术。

有时，俯卧手衬垫上，允许通过后侧入路显露腓骨和后踝，特别是后踝骨折块大，或者需要支撑钢板固定时。这种体位使内踝的手术较困难，但仍能安全进行。

主刀站或坐在患侧，助手位于手术台的足侧端。器械护士站在主刀旁边。透视时 C 臂机在足端推入以便行侧位和轴位片检查。C 臂机显示器应置于手术团队及放射技师都能看到的地方（图 6.9-16）。

7 手术

7.1 手术入路

7.1.1 外侧入路

在外侧皮肤切口应当这样设置，使得实施复位和固定需要剥离的软组织的量最少（图 6.9-17a）。如果腓骨需要外侧钢板固定，直的切口可稍向前移，使得皮肤闭合时钢板不会位于切口的正下方。小心勿损伤腓浅神经，它走行于切口的前方。偏后方的切口用于准备在腓骨后缘放置抗滑钢板，或需显露胫骨后外侧角时，该切口必须避免损伤腓肠神经。如需在前内侧再做一切口，如 Pilon 骨折时，也推荐使用偏后方的切口。如果决定使用直接后侧切口放置后方支撑钢板，用于腓骨的外侧切口可稍偏前一些，这样两条切口之间的皮桥会更宽一些。而相对于使用单一后外侧切口同时固定腓骨和后踝，这样直接做双切口可以大大减少软组织剥离的量。

7.1.2 内侧入路

标准的内侧切口位于内踝的前方或后方，要保护大隐静脉和隐神经（图 6.9-17b）。

7.1.3 后外侧入路

切口位于跟腱和腓骨肌腱之间，必须避开腓肠

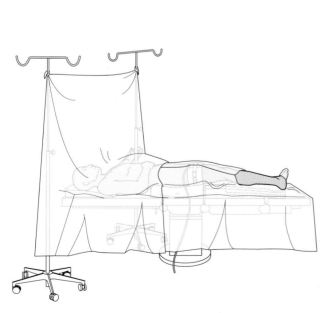

图 6.9-15　患者体位和铺巾。沙袋垫于患侧臀部之下。

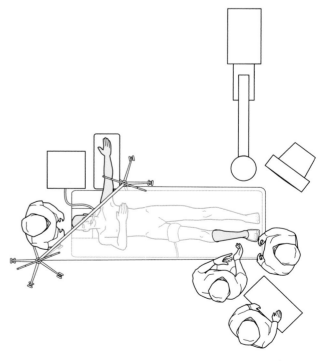

图 6.9-16　手术室人员位置和影像增强器摆放位置。

神经。经胫后脂肪垫继续分离至胫骨后面。蹬长屈肌位于内侧，保护胫后神经和血管。骨折容易辨认和复位。此切口要放置后侧支撑钢板或由后向前置入拉力螺钉，此切口很好用。可掀起外侧皮瓣，向前牵开，腓骨肌肌腱显露腓骨的后方（图 6.9-18）。

7.1.4 后内侧入路

后踝骨折合并内踝骨折时可行此切口。切口位于跟腱与内踝之间。在筋膜层进行剥离。辨认并保护胫后血管神经。向后侧分离辨认蹬长屈肌肌腱和肌肉，将其从胫骨后侧掀起，再向前分离并牵开胫

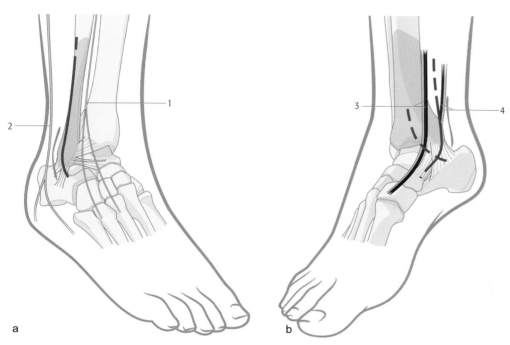

图 6.9-17 内外踝手术入路。

a 外侧入路。切口位于腓骨的稍后缘，注意不要损伤腓浅神经（1）和腓肠神经（2）。也可用前外侧切口，特别是某些 A 型骨折。

b 内侧入路。内侧切口在内踝的稍后方，与胫骨的方向一致，远侧向前弯曲形成"J"形。也可用更靠前的弧形切口，可更好地探查踝关节。要小心避开隐静脉和隐神经（3）。胫后血管和神经走行于内踝的后方（4）。

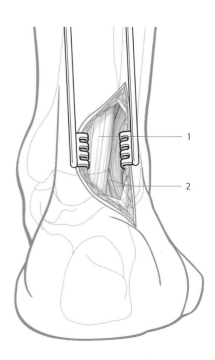

图 6.9-18 后外侧入路。

1 跟腱。

2 腓骨长短肌。

后肌肌腱、趾长屈肌肌腱以及血管神经束，即可暴露内踝（图6.9-19）。

7.2 复位和固定

踝关节骨折可以累及内侧、外侧和后侧结构，其中部分或全部可能需要复位和固定。这些损伤可能相继或同时发生取决于骨折类型。

7.2.1 手术步骤

绝大多数情况下，固定的第一步是重建腓骨。软组织的分离应控制在最小范围，但对简单骨折，适当显露骨折线还是必要的，以便清除血肿和骨膜、直接解剖复位，并用小（点状）复位钳或克氏针临时固定。有时，在腓骨确定性固定之前必须显露内踝，因为三角韧带或软骨碎片可能嵌入骨折线妨碍骨折完全复位。如腓骨不能复位提示内侧切开的必要性。

如果由于软组织恢复的原因，固定被延迟，在复位之前必须仔细清除机化的血块。

复杂的腓骨骨折需要桥接钢板固定技术。建议在骨折区的两端各做一小切口，将钢板于皮下插入。要特别仔细采用影像增强器上见得到的放射学参数，恢复正确的对线、长度以及旋转。

7.2.2 下胫腓联合远侧腓骨骨折（A型）

当整个外踝撕脱有横行骨折线时，复位并可用1/3管型钢板固定，起张力钢板的作用（图6.9-20a）。如外侧骨折属于骨韧带型，可使用张力带钢丝技术以及逆行打入腓骨髓腔的螺钉固定。如果撕脱的仅仅是外踝尖，用张力带钢丝固定并在适当的地方缝合韧带作为补充（图6.9-20b）。

如果外侧副韧带复合体断裂，只有在踝关节不稳定并且复位难以维持时才应当缝合韧带。一般来说，无需手术修补，外侧韧带复合体亦将愈合。

下一步是在前内侧暴露内踝，嵌入骨折间隙的骨膜片必须清除。前关节囊常常已被撕裂，可经其很好地观察关节内骨折的情况，小的骨块或软骨可以取出，大骨块必须保留。应当像铰链样向前翻开骨折块，在内侧角探查胫骨关节面的内侧角。任何压缩骨折都要复位并植骨支撑。

在内收（旋后）骨折，内踝的主要骨折线常为

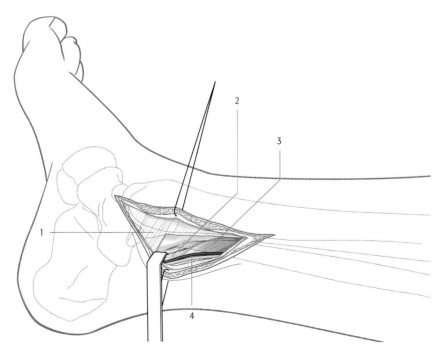

图6.9-19 后内侧入路。
1 屈肌支持带。
2 胫后肌肌腱。
3 趾长屈肌。
4 胫后血管神经束。

斜行或垂直，且位于损伤压力侧。任何胫骨关节面的压缩骨折（图 6.9-20c）都必须诊断，有怀疑时可行 CT 检查，治疗时仔细复位并用小骨块植骨支撑。

一旦完成复位并用克氏针临时固定，即可用拉力螺钉垂直于骨折平面做最终固定。在骨折的顶点使用一块短 1/3 管型钢板（2 孔或 3 孔）或 2.7 钢板起支撑作用，并改善重建后的稳定性（图 6.9-20c）。张力带钢丝技术不适合用于此类压缩性骨折。小的后内侧 Volkmann 三角形骨块可从后侧加用 1 枚螺钉固定（图 6.9-20d）。

7.2.3 经下胫腓联合腓骨骨折（B 型）

保护钢板

腓骨骨折线常为斜行或螺旋形，由前下到后上。外踝通常向近端后方移位并外旋。经骨折本身有可能探查距骨顶，脱落的软骨片可以取出，或用水冲出。尽量少剥离外踝处的软组织，简单的短斜行外踝骨折可经轻柔牵引并内旋患足复位，然后用

小的（点状）复位钳临时固定。如复位困难，则有可能是因为腓骨近端骨折块的尖部断裂，以胫腓前韧带的纤维为蒂卡进骨折断端之间。这并不总是明显的，但必须在复位前找到并拉出来。

复位是否准确可在下胫腓联合水平观察腓骨前缘来判断。应用 3.5 mm 或 2.7 mm 的皮质拉力螺钉由前向后或由后向前打入可得到最终固定。根据外踝形态塑形的 1/3 管型钢板可用作保护钢板。必须注意外踝的固定螺钉不能穿过外踝关节面（图 6.9-21a）。外踝的干骺端骨质较为松软，不用攻丝由后向前打入拉力螺钉可获得更好的把持力（图 6.9-21b）。

后方支撑（防滑）钢板

如外踝骨折较复杂不易用拉力螺钉固定，可将 1/3 管型钢板置于腓骨后方起支撑作用，对抗骨折的后方移位（图 6.9-21b）。偶尔拉力螺钉也可穿过钢板使用。如果要用这种方法时，切口需向后移，以便显露腓骨的后缘。通常将 5 孔或 6 孔的 1/3 管

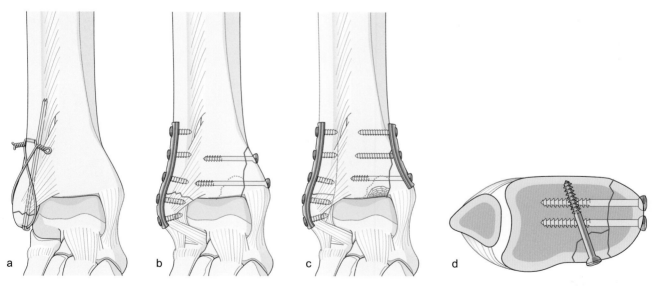

图 6.9-20 踝关节 A 型骨折，典型的内固定。

a 外踝的撕脱骨折，先用 2 枚克氏针固定外踝的撕脱骨折，再通过张力带钢丝环加压固定。

b 骨质好，大的外踝骨块可用很好塑形的 1/3 管型钢板在轻度加压固定，起功能类似张力带作用。内侧垂直剪切骨折已用 2 枚拉力螺钉固定。

c 内踝垂直骨折可通过 2 枚拉力螺钉固定（b），或用 1 块 3 孔的 1/3 管型钢板提供支撑固定。任何胫骨关节面的压缩都必须撬起并植骨支撑。

d 伴有 44A3 骨折的后内侧骨块较少见，并总与内踝的骨块相邻，可以从后内侧方向显露后复位，用小骨松质螺钉固定。

型钢板置于腓骨的后外侧，这样即可覆盖远侧骨折断片的近端。钢板是直的，或者在近侧夹住腓骨，或者经最近端的螺孔打入 1 枚螺钉固定在腓骨上。然后在最靠近骨折线的近端螺孔打入 1 枚螺钉，这样迫使直的钢板沿着斜行的骨折面推动远侧骨折端达到复位和稳定。这期间，在腓骨尖端使用复位钳有助于控制旋转。然后可以拧入其他的螺钉，1 枚拉力螺钉可以穿过钢板螺孔固定。此技术对于骨折

易发生延迟愈合的患者如糖尿病患者也有效。

7.2.4 内侧探查

三角韧带损伤不需要常规探查，但如腓骨固定后术中 X 线片显示内侧间隙仍宽，或者难以进行腓骨的准确复位时，应探查内侧间隙。偶尔在内侧间隙内有韧带或软骨片嵌入，此时应取出，并修复三角韧带以防术后关节活动时再次嵌入。极少数情

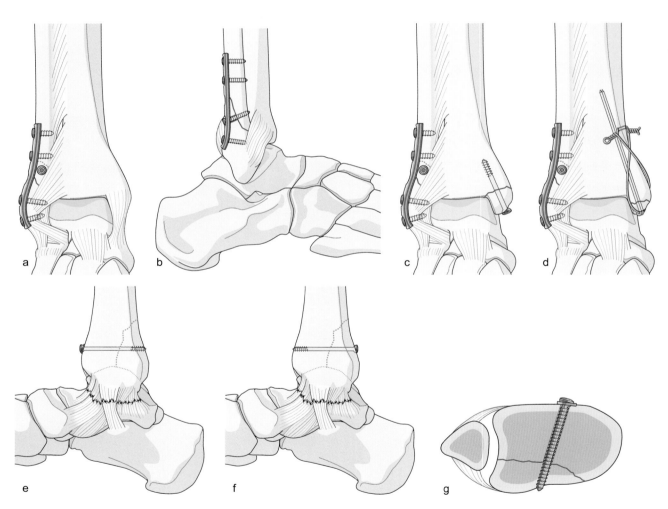

图 6.9-21 踝关节 B 型骨折。典型的固定。

a　短斜行骨折用 3.5 mm 的皮质拉力螺钉加压固定，用 1/3 管型钢板保护。

b　后外侧放置 1/3 管型钢板起到防滑或支撑作用。在骨质较好时，可通过钢板打入 1 枚 3.5 mm 的皮质拉力螺钉。骨质疏松情况下可不使用这枚拉力螺钉。

c-d　内踝内固定不同形式的例子，拉力螺钉或张力带。张力带可通过钻孔（如图所示）或绕过置于内踝尖的单皮质螺钉的螺帽固定。

e-f　胫骨后外侧大的 Volkmann 三角骨块仔细复位后用 4.0 mm 骨松质拉力螺钉由前往后（e）或由后往前（f）打入固定。

g　如果 Volkmann 三角骨块的大小不适合用骨松质拉力螺钉，3.5 mm 的骨皮质螺钉可用作拉力螺钉。注意螺钉的方向以及前侧骨块的孔要钻得足够大。

况下，在严重骨折脱位病例，可有胫后肌肌腱嵌入骨折块间而影响解剖复位。

在 B 型骨折，内踝通常因距骨向后脱出踝穴而造成撕脱骨折。骨折可向后内侧延伸，骨块大小也可有很大差异。取出嵌入骨折间隙内的骨膜后，可达到准确复位。小的点状复位钳有助于控制内踝骨块并维持复位。用克氏针临时固定骨折，然后用 4.0 mm 半螺纹的骨松质螺钉或 3.5 mm 骨皮质螺钉固定（图 6.9-21c）。如果骨折块足够大，可用 2 枚平行螺钉。小的骨折块可用 1 枚螺钉加 1 根克氏针或两枚 2.7 mm 骨皮质螺钉固定。螺钉的长度只要使螺纹通过骨折线即可。螺钉过长时，由于干骺端骨质较松，使得固定强度减弱，特别是对老年患者或延迟手术者。也可用 2 根平行克氏针加钢丝行张力带固定（图 6.9-21d）。

在小而难以固定又移位不大的患者内踝骨折块，有证据表明非手术治疗也有效[10]。

7.2.5 后外侧或后踝骨折

B 型或少数 C 型骨折中，后外侧角（Volkmann）骨块因有下胫腓后韧带附着，常与外踝同时移位。外踝的精确复位可使近端移位的后踝有不同程度的复位，但仍可有骨折裂隙存在。除非距骨有向后半脱位的趋势，侧位片上小于 25% 关节面的后踝骨块无需固定。大的骨块可用拉力螺钉经小切口由前向后固定（图 6.9-21e），或者经后外侧切口直接显露骨块，由后向前用拉力螺钉固定。后者需行较多的解剖分离，但可较准确地置入螺钉。另外，可使用单独的小切口甚至跟腱外侧的直接后侧入路从后向前置入螺钉，固定后外侧骨块（注意避免损伤腓神经）。这样可以避免经后外侧切口固定时的过度软组织剥离。如需获得更好的稳定性，可使用小的支撑钢板固定此骨折块（图 6.9-22）。

采用由前向后经皮固定技术时，要记住 B 型骨折骨块位于胫骨的后外侧角，螺钉的方向要与之

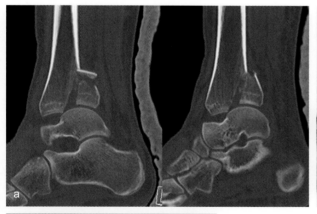

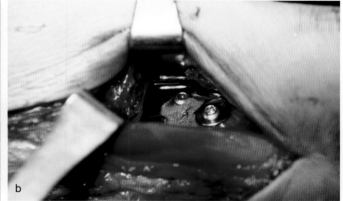

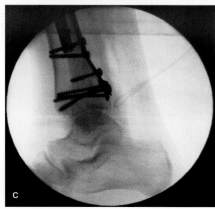

图 6.9-22

a 大的后踝骨块。

b 直接经后外侧切口用小 T 形钢板行后侧支撑。

c 术中 X 线检查。

相对应（图6.9-21f）。如后侧骨块很小，前侧骨块过度钻孔后，用3.5 mm骨皮质螺钉，将可加压固定（图6.9-21g）。

7.2.6 下胫腓联合近端腓骨骨折（C型）

处理C型骨折的第一步是处理腓骨（图6.9-23）。固定成功的关键是恢复腓骨长度、力线及纠正旋转。如果腓骨骨折是短斜行或螺旋形，可显露腓骨，复位钳准确复位后用拉力螺钉和1/3管型钢板固定（保护钢板）。但如腓骨有多个骨折块，则需应用间接复位和微创方法。最好用钢板作为复位工具，只显露骨折远侧的外踝和近侧的腓骨，而骨折粉碎区不做剥离，然后插入长的、远侧塑形的1/3管型钢板或3.5 mm LC-DCP，将钢板固定于腓骨的远端，跨过骨折粉碎区。在钢板上端近侧的腓骨干上打入1枚螺钉，用钢板把持钳轻轻将钢板近端固定至腓骨上（图6.9-24）。在钢板与螺钉之间用撑开器撑开，将钢板向远端推挤从而拉长腓骨。建议术前用健侧踝关节作为参照画图，计划手术步骤。

X线检查复位的准确度，胫骨天花板与外踝平面的对应关系或与健侧距骨小腿角的对比是判断复位的标准。保持腓骨的长度和旋转对位，中间粉碎骨折块间接复位使其回到原来位置，然后固定近端钢板以恢复对线。

通过腓骨颈的近端骨折一般不需暴露。但在胫骨远端切迹处，腓骨必须复位到正常位置，可用布巾钳或点状复位钳牵拉、旋转复位。应当用影像增强器检查复位准确性，如果怀疑复位质量，应打开韧带联合进行直接复位。复位通常难以判断，需要直视观察和术中透视相结合。可以用1~2根克氏针

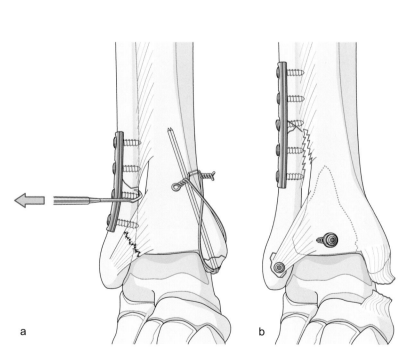

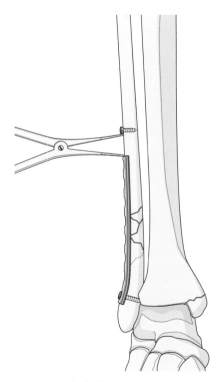

图6.9-23 踝关节C型骨折。典型的固定。
a 腓骨干骨折复位用1/3管型钢板固定。内踝撕脱的骨块用2根克氏针和1根钢丝行张力带固定。用小骨钩评估前联合韧带的稳定性。
b 腓骨中段骨折用钢板固定。前联合韧带从外踝撕裂。用小骨松质螺钉固定。后外侧大的骨折块复位后，用骨松质拉力螺钉前后方向固定，该螺钉也可从后方打入。

图6.9-24 有多个骨块的腓骨骨折需要用桥接钢板固定技术。骨折部位不暴露，将3.5 mm LC-DCP或LCP塑形后作为复位工具使用骨撑开器。必须恢复踝穴的平整性，避免腓骨短缩和旋转排列不佳。

从腓骨穿进胫骨临时固定，之后用位置螺钉做确定性固定。由于骨折近端区域不固定，需用 2 枚下胫腓螺钉本身或经过双孔钢板固定，而非单枚螺钉。这可能会降低旋支不稳定、矢状面腓骨力线不良，即直升机螺旋桨效应。

内踝骨折的复位和固定同 B 型骨折。

7.2.7 经下胫腓联合螺钉固定

是否需要进一步固定取决于一旦腓骨长度恢复、腓骨固定、内侧重建之后胫腓联合的稳定性。

下胫腓前联合可通过外侧切口暴露。如果连同胫前结节（Tillaux-Chaput）一起撕脱或自腓骨撕脱，它复位可以用小拉力螺钉固定。如果下胫腓前韧带实质断裂，可以缝合修补。

最好用拉钩试验决定腓骨是否需进一步固定，用骨钳或骨钩抓住腓骨向后外侧轻轻牵拉，检查胫腓骨是否残留明显的不稳定（图 6.9-23a）。另外，术中可做外旋应力位 X 线检查。内侧关节间隙大于 2 mm 提示胫腓联合不稳定。如下胫腓联合不稳定，需从腓骨向胫骨打入位置螺钉（图 6.9-25）。螺钉的方向由后向前倾斜 25°~30° 平行于胫骨关节面，钉位于下胫腓关节近侧 2 cm。因为螺钉不准备起拉力螺钉的加压作用，胫骨和腓骨都必须预攻螺纹。拧入 3.5 mm 或 4.5 mm 皮质螺钉时，腓骨保持在与胫骨正常解剖位置上不加压。有些骨科医师喜欢用 2 枚小骨片钉通过钢板固定下胫腓联合，但并未显示其临床优势。

在放置下胫腓联合螺钉的过程中，足应保持于中立位（不必背伸）。位置螺钉的螺纹需穿过一侧还是双侧胫骨皮质目前尚无定论。最新研究[11]支持 3 层皮质支持不增加并发症。螺纹穿过胫骨双侧皮质最大的好处在于，假如在依从性差的患者发生位置螺钉断裂，能够很容易地经胫骨内侧皮质的一个小窗口去除断钉。在严重不稳定的患者，可能需

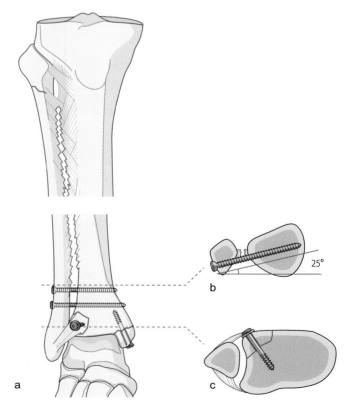

图 6.9-25　踝关节 C 型骨折。

a　腓骨近端骨折一般无短缩，不需开放复位。关键是细致地观察踝关节的正位片，注意胫骨天花板和外踝软骨下骨板的排列是否有必须纠正的台阶。下胫腓前韧带从胫骨（Tillaux-Chaput 结节）撕脱的小骨块复位后用小骨松质螺钉固定（c）。

b　由于此型损伤几乎破坏了所有的骨间膜，踝穴不稳定，需用 2 枚位置螺钉固定。从后向前以 25°~30° 角方向打入，螺纹需穿过胫腓骨。内侧撕脱的骨块用 1 枚（或 2 枚）4 mm 拉力螺钉固定。12~16 周后需取出下胫腓联合固定螺钉。

c　腓骨在胫骨切迹上的解剖复位将恢复正常的踝穴。胫骨的 Tillaux-Chaput 结节已用 4.0 mm 拉力螺钉固定。

要用2枚位置螺钉。需要术中拍X线片或透视确定螺钉的位置。如果在复位过程中有任何对复位质量的怀疑，即应行下胫腓联合切开复位。

在位置螺钉置入前必须恢复腓骨的长度并纠正旋转，这一点非常重要。

7.3 挑战

7.3.1 骨质疏松性骨折

踝关节骨折在骨质疏松的老年人中愈发常见，带来了极大的挑战。内踝外踝的骨折常常都比较粉碎。骨质脆弱，对内固定的把持力很弱。采用间接复位及角稳定装置，如腓骨LCP钢板可能会帮助复位的维持。对于此类患者，恢复和维持腓骨长度是内固定的首要目的之一。在内侧，使用2.7 mm的骨皮质螺钉可将较小骨块固定于复位位置。

7.3.2 糖尿病和周围神经病患者

糖尿病患者，尤其合并周围神经病变者，给治疗带来进一步的挑战。在此类患者，伤口愈合问题和感染问题更为常见。必须小心处理软组织，避免软组织剥离。使用间接复位技术是很有帮助的。对于有神经病变的患者，必须使用衬垫很好的夹板和石膏管型，以避免皮肤问题。血糖必须控制到最佳水平，有必要延长其不负重的时间并密切监督，因为延迟愈合很常见，此类患者可能发展为神经性骨不连，类似Charcot关节病。

8 术后处理

内外侧切口用细的缝线进行无张力缝合。踝关节置于90°位石膏托固定以预防马蹄足畸形。如果腓骨骨折不可能解剖复位，一个聪明的做法是术后早期行胫腓联合的CT扫描，以排除腓骨异常旋转。

鼓励患者早期主动活动髋、膝和足趾，如果术后24~48小时切口允许，可在指导下进行踝关节主动活动。一旦踝关节主动活动恢复，是让踝关节自由活动还是需要用管型保护，取决于多个因素，包括手术固定是否牢固、患者总体的活动情况和患者对康复计划的依从性。研究表明[13]，术后头6周内踝关节是否制动，远期效果相似。至于是否戴石膏管型负重，也在很大程度上取决于固定的稳定性和患者的配合。尽管早期活动组能更快地完全恢复功能，笔者采用戴石膏渐进性负重6周的康复计划，也未发现任何问题。在此期终末能允许患者主动活动并完全负重。

如果下胫腓联合用螺钉固定而踝关节未固定，建议最初6~8周内只允许在保护下负重。

下胫腓联合螺钉是否取出存在争议。可在完全恢复正常活动前，即术后12~16周时取出螺钉。如果损伤的内侧结构和下胫腓联合损伤只涉及韧带，建议保留螺钉并限制完全活动10~12周。

如果位置螺钉未取出，在胫腓关节正常活动时，可能出现腓骨的钉道变宽或螺钉折断，术前应向患者说明这种可能性以便让患者充分了解术后进程。

对于合并糖尿病的患者，密切地定期观察伤口非常重要，这可能需要经常更换石膏。对于伴有周围神经病的患者，可能需要延长保护性负重的时间，因为其没有保护性感觉功能。

9 隐患与并发症

9.1 软组织问题

和所有关节内或关节周围骨折一样，软组织状况是手术成功及减少并发症最重要的决定因素。

踝关节骨折可在术后数小时内明显肿胀。手术能在伤后6~8小时内进行，肿胀几乎全是血肿，而非组织内水肿所致。这种情况下通常能够做到手术切口的一起闭合。不过，如关闭伤口有张力，应开放切口，让内植物暴露，用可吸收无菌敷料包扎或采用负压创口疗法，抬高患肢。术后48小时可再次检查伤口，通常此时可闭合伤口。

如果已经发生水肿和水疱（图 6.9-14），强烈建议至少推迟 4~6 天手术，直到软组织恢复。动静脉泵有助于改善静脉回流（对于制动患者）和减轻肿胀。

9.2 开放性骨折

踝关节开放性骨折的软组织伤口应按照为所有开放性骨折概述的手术原则处理。开放性踝关节骨折脱位最常见创口为内侧横行裂伤。多数情况下，一旦所有开放收口均已清创，仍应对骨折踝穴进行解剖和固定。然后应当让软组织伤口再开放，虽然清创延长的伤口可以在无张力下一期关闭。伤口用衬垫良好、不粘连、吸水的敷料包扎或负压伤口疗法处理，再太高患肢，48~72 内二次观察，依据如前所述的原则对确定性伤口闭合做出决定。

9.3 骨质疏松

老年人的踝关节骨折很常见，存在骨质疏松引起骨量减少的问题。在骨质疏松的骨头，推荐前面已经为外踝叙述的技术，特别是用防滑钢板作支撑固定和间接复位恢复腓骨的长度。另一个替代的方法是腓骨轴向稳定的骨折类型，用闭合复位髓内固定腓骨的方法治疗，特别是组织条件缺乏抵抗力时。锁定钢板对骨质疏松骨也有用，尤其是腓骨。内侧骨块不能承受骨松质拉力螺钉，因此对于 B 型和 C 型骨折，克氏针张力带钢丝固定更为有效。应用这些技术在困难的患者可获得优良功能效果[14]。

9.4 腓骨短缩、下胫腓关节旋转和复位不良

伴有下胫腓联合损伤踝关节骨折，尤其韧带联合上方 C 型骨折，存在多平面不稳定。

下胫腓关节的术中复位不良并不少见（图 6.9-26）[15]。发生复位不良时，踝穴的解剖没有恢复。下胫腓韧带不在正确的张力下愈合，最终结果将是慢性的下胫腓联合不稳定。正确的复位首先取决于恢复腓骨正确的长度、旋转和力线。必须将其复位回下胫腓关节的切迹中。纠正旋转和矢状面上的移位很重要，复位后需行下胫腓螺钉固定。如果下胫腓螺钉复位腓骨（使用拉力效应），一旦取出下胫腓螺钉，踝穴将增宽。

很不幸，当前除了做术中 CT 扫描和有 3D 功效的术中透视以外，还没有确保优良复位自动防止差错的临床方法。当然，能够采取一些方法步骤来降低术中复位不良的可能性：

- 第一，与健侧踝穴解剖的影像进行对比[16]。
- 第二，显露下胫腓关节，触摸直接寻找任何显而易见的复位不良[17, 18]。
- 第三，已经有人主张术中关节镜评估[15]。

9.5 伴有糖尿病的患者

有糖尿病的患者做踝关节骨折手术有高得多的并发症发生率。感染常见而且必须预防。在有周围神经病变的患者，必须寻找 Charcot 并发症。微创技术可能会降低糖尿病患者感染风险。适当监测血糖水平是必要的。

10 结果

一般推荐用切开复位内固定治疗不稳定的踝关节骨折[3, 16]。然而，及时巧妙地达到解剖复位和可靠固定，就像大多数关节内骨折一样，结果并不总是完全恢复功能。高达 25% 的患者结果可能不够满意。有关功能效果的研究显示[19-22]，甚至手术 2 年后，踝关节骨折的患者还不得已有一定程度的功能缺陷。近期一项随机临床试验表明[23]，在老年患者，石膏固定和切开复位内固定治疗不稳定踝关节骨折，6 个月的随访结果相当。尽管结果评分随着时间改善，但直至伤后 24 个月仍常有测量得出的生理缺陷。随机临床试验表明[15]，术后早期加压包扎对减轻踝关节骨折患者的肿胀效果最好。像所有的创伤性骨折一样，社会因素对治疗效果有着重要影响。

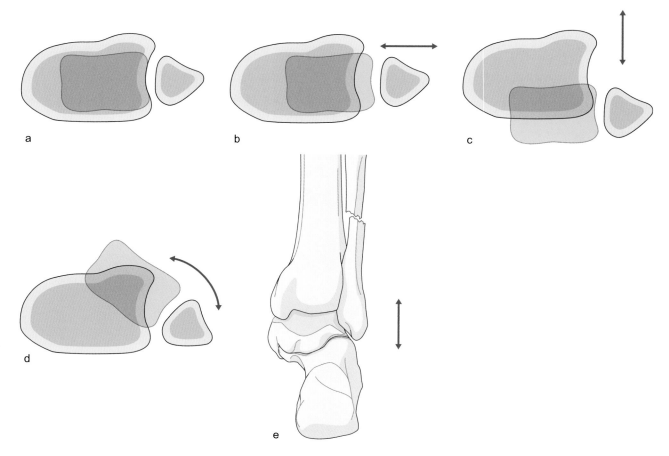

图 6.9-26 踝关节急性骨折后不同类型下胫腓复位不良的例子。

参考文献

1. **Calhoun JH, Li F, Ledbetter BR, et al.** A comprehensive study of pressure distribution in the ankle joint with inversion and eversion. *Foot Ankle Int.* 1994;15(3):125–133.

2. **Lundberg A, Goldie I, Kalin B, et al.** Kinematics of the ankle/foot complex: plantarflexion and dorsiflexion. *Foot Ankle.* 1989;9(4):194–200.

3. **Michelson JD.** Fractures about the ankle. *J Bone Joint Surg Am.* 1995;77(1):142–152.

4. **Ramsey PL, Hamilton W.** Changes in tibiotalar area of contact caused by lateral talar shift. *J Bone Joint Surg Am.* 1975;58(3):356–357.

5. **Weber BG.** *Die Verletzungen des oberen Sprunggelenkes.* Bern Stuttgart Wien: Huber Verlag; 1972. German

6. **Bauer M, Bergstrom B, Hemborg A, et al.** Malleolar fractures: nonoperative versus operative treatment. A controlled study. *Clin Orthop Relat Res.* 1985;(199):17–27.

7. **Kristensen KD, Hansen T.** Closed treatment of ankle fractures. Stage II supination-eversion fractures followed for 20 years. *Acta Orthop Scand.* 1985;56(2):107–109.

8. **McConnell T, Creevy W, Tornetta P.** Stress examination of supination external rotation-type fibular fractures. *J Bone Joint Surg Am.*#2004;86(10):2171–2178.

9. **Caschman J, Blagg S, Bishay M.** The efficacy of the A-V Impulse system in the treatment of posttraumatic swelling following ankle fracture: a prospective randomized controlled study. *J Orthop Trauma.* 2004;18(9):596–601.

10. **Hoelsbrekken SE, Kaul-Jensen K, Morch T, et al.** Nonoperative treatment of the medial malleolus in bimalleolar and trimalleolar ankle fractures: a randomized controlled trial. *J Orthop Trauma.* 2013 Nov;27(11):633–637.

11. **Buckley R.** Tricortical screws were as effective as quadricortical screws in ankle fractures at 1 year. *J Bone Joint Surg Am.* 2005;87(2):465.

12. **Gardner MJ, Demetrakopoulos D, Briggs S et al.** Malreduction of the tibiofibular syndesmosis in ankle fractures. *Foot Ankle Int.* 2006 Oct;27(10):788–792.

13. **Lehtonen H, Jarvinen TL, Honkonen S, et al.** Use of a cast compared with a functional ankle brace after operative treatment of an ankle fracture. A prospective, randomized study. *J Bone Joint Surg Am.*

2003;85(2):205–211.

14. **Srinivasan CM, Moran CG.** Internal fixation of ankle fractures in the very elderly. *Injury*. 2001;32(7):559–563.

15. **Lui TH, Ip K, Chow HT.** Comparison of radiological and arthroscopic diagnoses of distal tibiafibular syndesmotic disruption in acute ankle fractures. *Arthroscopy*. 2005 Nov;21(11):1370.

16. **Koenig SJ, Tornetta P 3rd, Merlin G.** Can we tell if the syndesmosis is reduced using fluoroscopy? *J Orthop Trauma*. 2015 Sep;29(9):e326–330.

17. **Scolaro J Maracek G, Barei D.** Management of syndesmotic disruption in ankle fractures: a critical analysis review. *J Bone Joint Surg Rev*. 2014;2(12):e4.

18. **Jones C, Gilde A, Sietsema D.** Treatment of syndesmotic injuries of the ankle: a critical analysis review. *J Bone Joint Surg Rev*. 2015;3(10):e1.

19. **Belcher GL, Radomisli TE, Abate JA, et al.** Functional outcome analysis of operatively treated malleolar fractures. *J Orthop Trauma*. 1997 Feb-Mar;11(2):106–109.

20. **Ponzer S, Nasell H, Tornkvist H.** Functional outcome and quality of life in patients with type B ankle fractures: a two-year follow-up study. *J Orthop Trauma*. 1999 Jun-Jul;13(5):363–368.

21. **Bhandari M, Sprague S, Hanson B, et al.** Health-related quality of life following operative treatment of unstable ankle fractures: a prospective observational study. *J Orthop Trauma*. 2004 Jul;18(6):338–345.

22. **Obremskey WT, Dirschl DR, Crowther JD, et al.** Change over time of SF-36 functional outcomes for operatively treated unstable ankle fractures. *J Orthop Trauma*. 2002 Jan;16(1):30–33.

23. **Willett K, Keene D, Mistry D et al.** Closed contact casting versus surgery for initial treatment of unstable ankle fractures in older adults: a randomized clinical trial. *JAMA*. 2016;316(14): 1455–1463.

24. **Rohner-Spengler M, Frotzler A, Honigmann P, et al.** Effective treatment of posttraumatic and postoperative edema in patients with ankle and hindfoot fractures. *J Bone Joint Surg Am*. 2014;96:1263–71.

第10章 足
Foot

第1节 后足——跟骨与距骨
Hindfoot—calcaneus and talus

施忠民 译

1 跟骨骨折

1.1 引言

跟骨骨折很常见，约占跗骨损伤的60%。

跟骨骨折的病因常为高能量损伤，如高处坠落伤或者汽车挤压伤。

当轴向受力时，距骨受外力所使向远端嵌插于跟骨。骨折的严重程度、类型及部位取决于骨折当时足的位置、所受应力的方向和大小以及骨的质量，从而导致常见的骨折类型。跟骨骨折常伴有脊柱和四肢损伤，都需要仔细评估。常见显著的软组织肿胀，与产生损伤的暴力和持续存在的骨折移位相关。在明显移位的舌形骨折中，由于跟骨后结节被跟腱拉向近端，跟骨结节的压迫可致后方皮肤严重受损。同样，在移位的关节内压缩骨折，骨折的移位可致内侧或外侧皮肤的张力显著增高而产生水疱（图6.10.1-1）。开放骨折与将要接受经皮手术

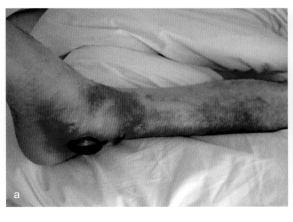
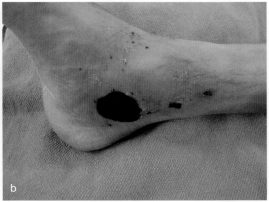

图 6.10.1-1
a 高处坠落后3天内侧软组织水疱。
b 高处坠落后2周软组织肿胀情况。

的患者需要急诊手术。需要切开复位内固定的患者一定要等软组织消肿之后才能进行：抬高患肢是必要的。

1.2 评估与诊断

术前要获取患者详细的病史，包括用药史、职业、运动爱好与吸烟史等。影像学评估从足的正位、侧位和斜位片开始，还应包括轴位片（Harris 位）。一些基本类型如舌型骨折和关节内翻压缩型骨折在侧位片上显示得最好。在侧位片上确定 Böhler 角缩小，该角为跟骨结节近端与距骨后关节面及跟骨前突的两条连线形成的夹角（图 6.10.1-2）。正位和斜

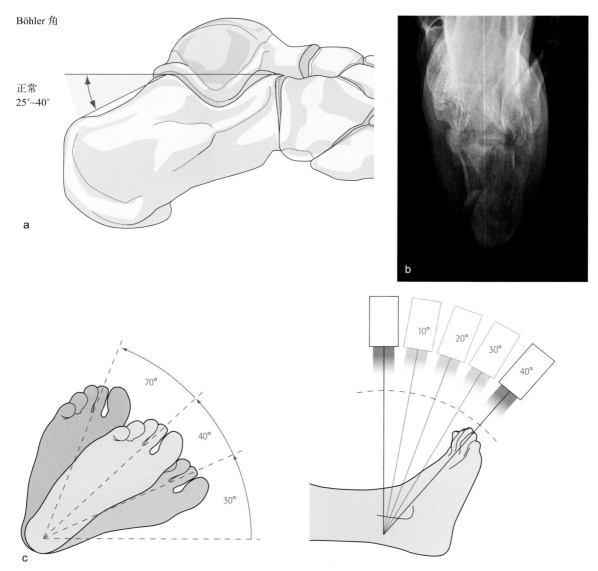

图 6.10.1-2 Böhler 角。

a 侧位片上测量到 Böhler 角减小表明关节损伤和移位（压缩）的严重程度，正常的角度为 25°~40°。如果 Bohler 角保持在 15° 以上，可以行保守治疗。

b 轴位片可以看到初始的关节移位和跟骨结节成角及足跟增宽，术中轴位相非常重要，用来确定在任何跟骨骨折重建过程中没有内翻畸形。

c Broden 位是跟骨特殊的投射位，用来显示距下关节的匹配度，拍摄时足内旋 40°，球管向头侧倾斜 10° 然后与水平面成角 10°、20°、30° 和 40° 依次拍摄。

位片可以观察骨折延伸到跟骰关节的情况。轴位片可以看到跟骨结节初始移位与成角（短缩和内翻）及足跟宽度的增加。Broden 位（距跟关节后关节面的斜位相）有助于术前和术中的评估。另外，与未受伤对侧下肢 X 线的对比可以帮助评估损伤的类型以及设计手术方案。

为了完全理解骨折的类型，轴向和冠状面 CT 扫描是必要的。

CT 轴位相可以发现任何自跟骨前突延伸到跟骰关节面的骨折（图 6.10.1-3a）。CT 冠状位相可以发现跟骨后关节面受累的程度以及跟骨结节的位置和短缩（图 6.10.1-3b）。CT 矢状位重建有助于进一步了解损伤的情况。

1.3 解剖

理解跟骨的复杂解剖需要对跟骨多个关节面和骨性突起的三维评估。跟骨和距骨间有 2 个关节（3

个关节面），并与骰骨形成一个鞍状关节。前、中关节面经常彼此相连成一个关节，跗骨管底面将其与较大的后关节面分开。载距突是中关节面下方的致密骨，承受的应力最大。跟骨外侧壁菲薄，有跟腓韧带与腓骨肌腱骨性反折区的附着点。内侧面骨质较厚，与趾屈肌肌腱和胫后神经血管紧密相邻。

必须了解后足外侧部皮肤的血供（血管分布），因为如果采用扩大外侧入路可能会出现切口愈合方面的并发症。足外侧皮肤和软组织的血供来源于跟骨外侧动脉、后足外侧动脉和跗骨外侧动脉。扩大外侧入路皮瓣拐角处的血供大部分来自跟骨外侧动脉。足跟垫是位于足底的非常特殊的结构，当手术时或者尝试挽救严重损伤的患足时必须考虑到它是一种无可替代的结构。

1.4 分型

骨折分类呈现对普遍观察到的主要骨折移位及骨块的理解（图 6.10.1-4a-b）。Essex-Lopresti 根据继发骨折线的出口点来区分关节压缩骨折和舌形骨

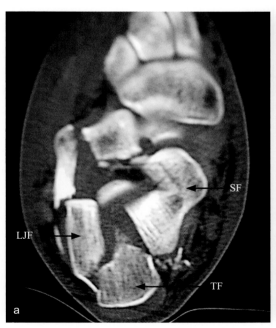
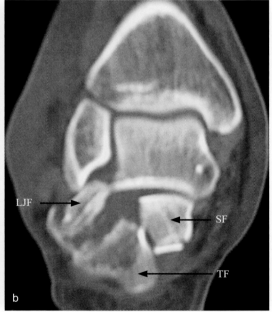

图 6.10.1-3 跟骨骨折的轴位（a）和冠状位（b）CT 扫描，确定外侧关节骨块（LJF）、载距突骨块（SF）和跟骨结节或体部骨块（TF）。这个病例有关节面的外侧脱位、嵌插和移位。

折（图 6.10.1-4c-d）。在舌形骨折中，仍有一部分后关节面与跟骨结节骨折块相延续。在关节压缩型中，继发骨折线的出口点在跟骨结节的上方。Sanders CT 分型是根据跟骨最宽部位（载距突）的冠状面扫描显示的，根据后关节面骨折线的位置和数量进行分类的。AO/OTA 骨折和脱位分型是综合的并且包括对关节内和关节外骨折的描述（图 6.10.1-5）。

1.5 手术指征

- 绝对手术指征[1]
  - 开放骨折。
  - 皮肤问题（舌形骨折导致的后方皮肤受损）。
  - 足部外形及足跟位置差。
  - 后足的骨折脱位。
- 相对手术指征
  - 严重关节面粉碎骨折（最好行一期距下关节融合及跟骨外形重建）。
  - 关节面移位超过 2 mm。
  - 双跟骨骨折（根据各自 CT 特点分别处理）。
  - 不吸烟者。
- 手术禁忌证
  - 患足肿胀、水疱形成。
  - 周围血管病变。
  - 神经病变。
  - 患者全身状况不佳。
  - 依从性差，永久头部创伤或精神疾病患者。

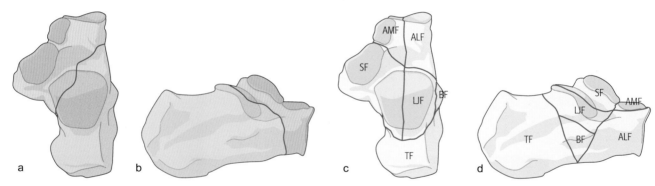

图 6.10.1-4 主要关节内骨折线（红色）的上面观（a）和侧面观（b）。它把跟骨分成前内侧骨块（黄色）和后外侧骨块（蓝色）。骨折通常经过后关节面。继发关节内骨折线（绿色）的上面观（c）和侧面观（d）位置（关节压缩型骨折）。
ALF，前外侧骨块；AMF，前内侧骨块；BF，外侧壁爆裂骨块；LJF，外侧关节面骨块；SF，载距突骨块；TF，跟骨结节或体部骨块。

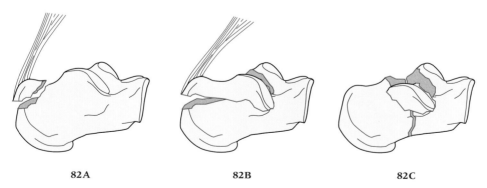

82A　　　　　　**82B**　　　　　　**82C**

图 6.10.1-5 AO/OTA 骨折与脱位分型提出的跟骨骨折分类。
82A（关节外）。**82B**（部分关节内）。**82C**（完全关节内骨折）。

— 酒精和药物依赖者。

· 必须考虑的其他重要因素

— 软组织情况：后足外侧出现皮肤皱纹征。

— 患者 60 岁以上但身体状况良好。

1.6 术前计划

针对移位的跟骨关节内骨折的治疗仍存在争议。保守治疗适用于关节轻微受累、能够维持足跟位置以及有手术禁忌的患者。保守治疗包括早期进行功能治疗。这包括踝关节和距下关节的全范围活动练习，但必须在软组织肿胀适当减轻之后进行。应限制负重，通常在 6~12 周后、骨折开始愈合时才能负重。

如果考虑手术治疗，必须对患者进行仔细评估。

男性、从事中至重度体力劳动的、有工伤赔偿要求、Bohler 角极度减小或双侧跟骨骨折的患者预后较差[2]。此外，开放性骨折、吸烟或糖尿病患者切口并发症的发生率较高[3]。

在治疗移位的跟骨骨折时，决定手术时机的首要因素是软组织条件。

要耐心等到切口部位皮肤条件达到最佳以使伤口并发症的发生率最小化。

足跟外侧切口部位出现皮肤褶皱是可以进行手术的一个标志[4]，可能在伤后 7~14 天。

延迟时间过长会增加复位和足跟高度恢复后关闭手术切口的难度。

如果软组织的条件不允许做完整的手术径路，那有限切开经皮技术就有用了，并且有助于将后关节面整复到比较可以接受的位置[1]。

手术所需的器械和内植物包括克氏针、椎板撑开器、固定小骨块的螺钉和钢板以及跟骨钢板。4.0 mm 或 5.0 mm 的 Schanz 螺钉帮助操控跟骨结节骨块。牙科起子或小骨膜剥离子能够用于复位关节面的骨块。嵌插骨块复位后留下的巨大骨缺损可以用骨替代物填充。

1.7 手术室布置

患肢手术野用合适抗菌剂消毒，髂嵴也进行消毒以备骨移植。髂嵴处先铺上一次性防水单，然后患肢铺巾（图 6.10.1-6），C 臂机也需要铺巾。

术者站（或坐）在面向跟骨侧，助手在对侧。器械护士站在术者旁边，无菌包布放在伤侧踝关节下面从而使患足下垂轻度内翻。C 臂从手术床尾端放入以便于拍摄跟骨侧轴位片。C 臂显示屏放置在术者及摄片员视野最好处（图 6.10.1-7）。

1.8 手术

最近的一项研究[5]表明，对于跟骨骨折这类复杂性手术每年经治量很少的术者而言，术后的并发症发生率会很高，而且预后也很差。

了解常见骨折的移位情况对手术治疗是非常重要的。关节内和关节外骨折块的移位情况都必须考虑。关节外的移位决定了跟骨高度丢失、宽度增加及足跟内翻。关节内的移位可包括跟骰关节、后关节面和（或）前中关节面的移位。典型的关节内骨折（图 6.10.1-4a-b）的初始骨折线从跟骨后内侧斜向前外侧延伸（图 / 动画 6.10.1-8）。该骨折线产生了一个包括跟骨结节和外侧壁以及不同大小的后关节面的后外侧骨块。而前内侧骨块包括跟骨前突、内侧的载距突和后关节面剩余的内侧部分。继发骨折线（图 6.10.1-4c-d）很常见，可以延伸至跟骰关节（把前突分成前内侧和前外侧骨块）或内侧（把载距突骨块从前内侧骨块分离）。后关节面的外侧骨块是关节内压缩型骨折的特征，系继发骨折线延伸到跟骨结节的顶部所致（图 / 动画 6.10.1-9）。

由于距骨和载距突之间有坚强的韧带联系，载距突骨折块是"恒定的"且通常不移位。这个骨块的位置和骨质情况对于跟骨骨折的复位和固定至关重要。侧卧位对于切口显露和复位都很有帮助。最早由 Letournel 描述的扩大外侧入路可以显露跟骨的外侧部分、前突和中关节面。切口的垂直支与跟腱平行，水平支与跟骨跖面平行（图 6.10.1-10）。这是血管体的边缘，临床上定义为瘀斑的边缘。跟骨外侧骨膜下剥离形成全厚骨筋膜皮瓣[6]，皮瓣内包括了腓肠神经、腓骨长短肌肌腱以及跟腓韧带。在切口的近端和远端有可能伤及腓肠神经，切口远端要暴露到跟骰关节。皮瓣可以用拉钩或者通过固定在距骨和（或）外踝以及骰骨上的克氏针牵开。在显露和复位过程中均应小心保护皮瓣。

外侧壁需要翻起以暴露外侧后关节面骨块和跟腓韧带。极少数情况下，为了重建可能需要单用内侧切口显露载距突。

跟骨骨折的复位需要恢复整个跟骨的形态以及距下关节和跟骰关节的关节面。

复位过程中有一些关键点。内侧载距突骨块的

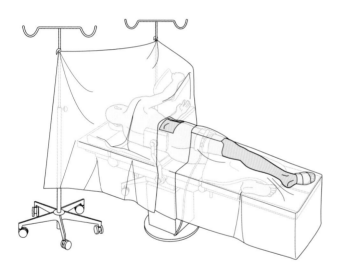

图 6.10.1-6 患者侧卧位消毒与铺巾。

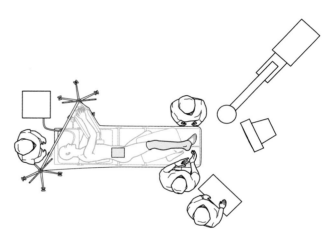

图 6.10.1-7 手术室布置。

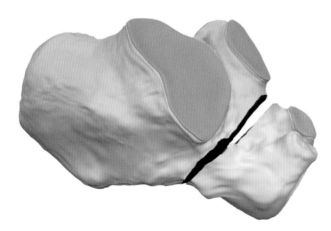

图 / 动画 6.10.1-8 初始骨折线从后内延伸至前外侧。

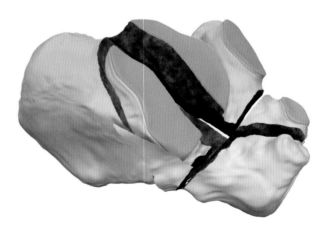

图 / 动画 6.10.1-9 继发骨折线把前内侧骨块分成载距突骨块和前侧骨块，同时外侧关节面嵌插，伴有外侧骨块的外膨。

位置通常是稳定的，其他骨块应以此为标准进行复位。跟骨前突通常与内侧载距突骨块分离并向外移位，延伸到跟骰关节的继发骨折线也需要复位。只有把跟骨结节骨块从它嵌插于后关节面骨块的位置中牵拉出来，才能对后关节面进行复位（图 6.10.1-11）。这通常是关节面复位的最后一步。

复位的顺序取决于术者的经验与喜好。虽然每种方法都有其支持者，但处理这些困难的病例时也需要一些灵活性。

可以采用以下策略依次进行复位：
· 复位前突（即跟骰关节）。
· 将前突复位到内侧载距突骨块。

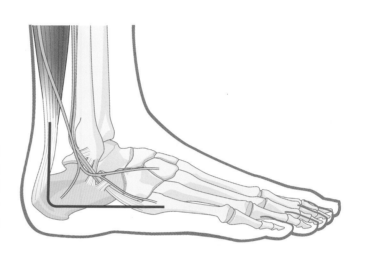

图 6.10.1-10 扩大外侧入路。切口垂直支起于腓骨尖稍近端、跟腱的前方。切口水平支应该位于瘀紫皮肤的远端，它标志着跟骨外侧动脉供应的血管体边缘，向远侧延伸至第 5 跖骨基底部。两部在足跟部相连，形成一个略呈弧度的直角。图例显示腓肠神经，在切口近端及远端很容易损伤。

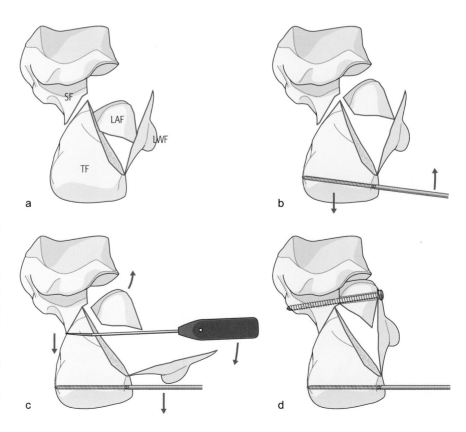

图 6.10.1-11 跟骨骨折的复位。

a 由于软组织附着，载距突骨块（SF）没有移位，跟骨结节骨块（TF）嵌插并内翻，外侧关节面骨块（LAF）被压缩嵌插，外侧壁骨块（LWF）向外侧移位导致腓骨撞击。

b 复位跟骨结节骨块常需用一枚 Schanz 螺钉，主要复位手法恢复长度，纠正内翻成角，内移跟骨结节。

c 用插入骨折的骨膜剥离器能使结节骨块解除嵌插并参照载距突骨块进行复位。这通常需要旋转移开外侧关节面和外侧壁骨块来显露初始骨折线。

d 最后，将外侧关节面骨块复位，使后关节面达到解剖复位。用克氏针临时固定，而后用 3.5 mm 骨皮质拉力螺钉固定，螺钉需置入载距突。

- 将跟骨结节骨块复位到内侧载距突骨块。
- 复位后关节面外侧骨块。
- 将外侧壁回复到原位。

常规是复位整个跟骨四周用克氏针维持复位，以容许术中通过直视和透视评估骨折复位情况。术中通过侧、轴、斜位透视和（或）X 线片（Broden 位）评估跟骨结节和后关节面的复位情况，以及跟骨的高度和长度。

复位评估之后可以进行终极固定。理想情况下，外侧钢板需要跨越跟骨结节骨块和前突骨块，同时允许用通过钢板处打入内侧载距突骨块的螺钉固定。小而薄的钢板与较粗大的内植物有相似的生物力学强度[7]。锁定钢板可用于所有常见骨折的固定，但在力学上并不比传统的非锁定钢板坚强[7]。越过复位的后关节面固定的拉力螺钉可以经钢板放置，也可在钢板固定前单独放置。

跟骨重建后在后关节面下方后会出现因为原来嵌插造成的大块骨缺损。有医生不填补空腔，也有医生用自体骨、异体骨或骨替代物填充。如果用新的跟骨锁定钢板（图 6.10.1-12）固定，就不必填充了。手术切口应逐层关闭，深部组织（包含骨膜）应从切口两端向拐角处进行间断缝合。应注意确保缝合后深部组织都能完全靠拢。皮肤应在无张力情况下采用改良 Allgower-Donati 法间断缝合（参见第 3 篇第 1 章第 2 节）。

如果患者全身条件或局部软组织条件不允许进行常规切开手术，也可采用微创技术。这种技术尤其适用于舌形骨折及只有一条初始骨折线的关节内压缩骨折。在透视下通过有限切开也能对关节面进行直接或间接复位。对无法耐受大手术的患者，用仔细放置的克氏针或螺钉有限内固定或经皮固定也能维持复位后的稳定（图 6.10.1-13）。

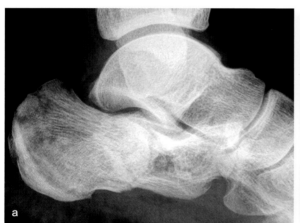
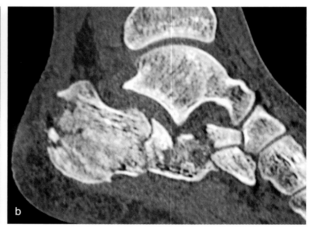
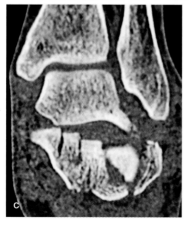

图 6.10.1-12　年轻女性登山者坠落伤致双跟骨粉碎骨折。左足侧位片（a）及 CT 平扫（b、c）。术中显露部分重建复位的距下关节（d）和应用跟骨锁定钢板后的情况（e）。术后 X 线侧位片（f），Broden 位片（g）。7 个月后随访 X 线片（h），临床功能照（i）。患者已经重返登山运动（经允许引自 Christoph Sommer）。

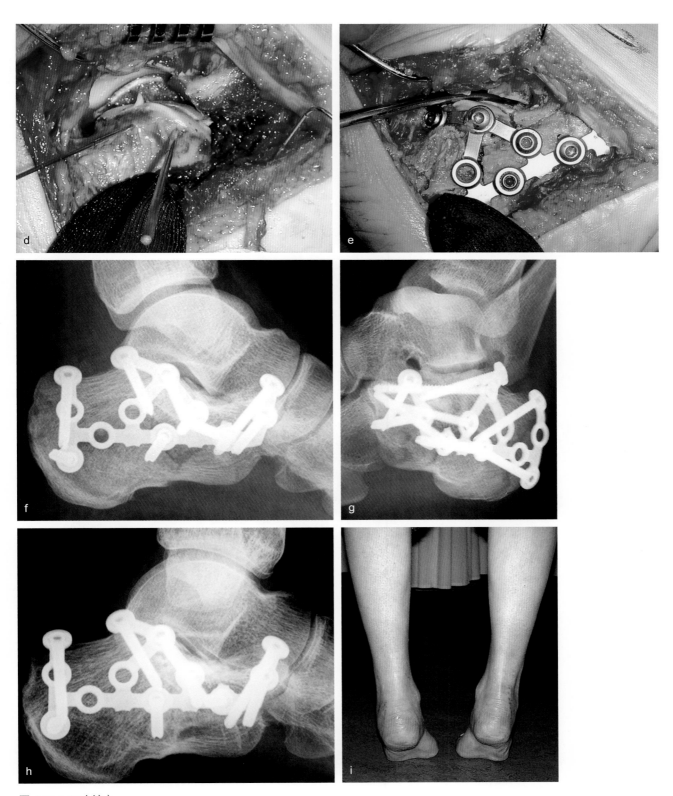

图 6.10.1-12（续）

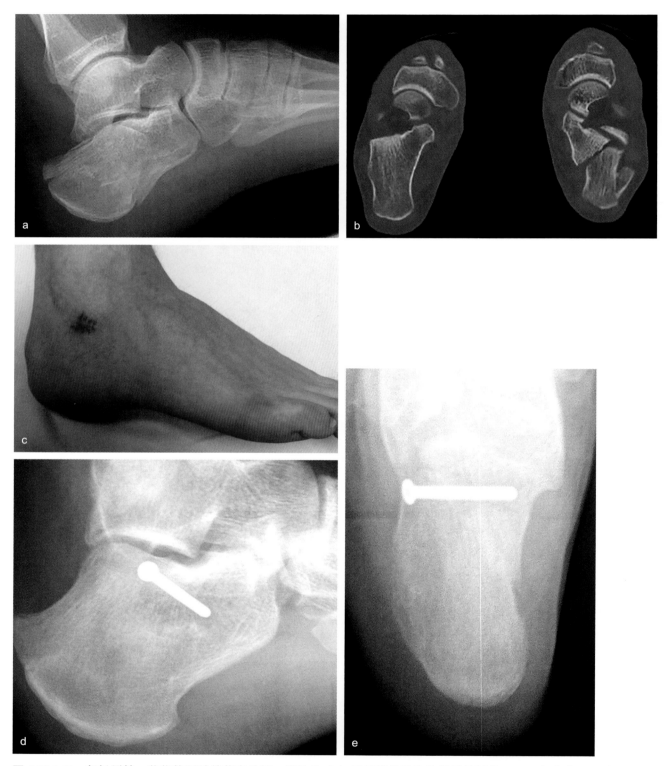

图 6.10.1-13　年轻男性，移位的跟骨关节内骨折。侧位片（a）显示简单移位的跟骨骨折伴 Böhler 角变小，同时 CT（b）也显示关节内骨块简单移位。微创经皮复位后的大体照（c）及术后 12 周的 X 线片（d-e）。

1.9 术后处理

最初患肢可用厚绵纸加压包扎的石膏后托固定并维持足于中立位。术后 2 天拔出引流。由于担心切口愈合的问题，患肢应在术后数天内抬高至心脏水平以上。如切口允许，通常在术后 2~5 天时进行踝关节和距下关节活动度锻炼。负重锻炼取决于骨折的粉碎程度和固定的稳定性，通常应推迟至术后 8~12 周进行。根据症状，活动可以逐步加强。但是伤后半年内应避免做冲击性的活动。术后 6 周、12 周、6 个月和 1 年时随访拍摄跟骨侧轴位片以进行影像学评估。

1.10 并发症

如果考虑手术治疗，就必须对患者进行仔细评估。注意手术细节，小心关闭伤口和选择正确的手术时机都有助于降低切口愈合并发症的发生率（2%~10%）[3, 4]。

1.10.1 早期并发症

· 跟骨骨折内固定术后切口愈合不良是手术治疗的一个常见并发症。
· 切口边缘的皮肤坏死通常发生在扩大外侧入路的拐角。
· 深部感染虽不常见，但会产生灾难性的结果。
· 开放骨折、吸烟、依从性差和糖尿病是出现切口并发症的危险因素[3]。
· 其他的危险因素包括：切口单层缝合、体质指数过大和手术距离受伤时间过长。

1.10.2 晚期并发症

畸形愈合
· 骨折复位不良或无法维持复位都会导致畸形愈合（参阅第 5 篇第 1 章）。
· 关节面的复位不良可以产生距下关节炎，这应该避免。

· 整个跟骨形态力线的精确重建对于最大限度地恢复足跟高度和位置很重要。
· 跟骨结节的内翻畸形会改变足底与地面的接触区域，从而改变足与踝关节的正常负重。
· 锁定钢板有助于维持跟骨粉碎骨折的复位[7]。

关节炎
· 距下关节的关节炎即使在跟骨关节面准确复位的情况下也可能发生[8, 9]。
· 距下关节炎可能是损伤本身造成的，也可能是关节面复位不良后的继发改变。粉碎程度越严重，最终发生距下关节炎的可能性就越大。
· 如果患者有持续症状，可以行距下关节融合。跟骨骨折后，保守治疗需距下关节融合的概率是手术治疗组的 6 倍[9]。
· 同样，受伤当时 Bohler 角小于 0° 或后关节面粉碎程度严重者，其距下关节融合的可能性更大[10]。

1.11 预后和疗效

跟骨骨折常导致距下关节一定程度的僵硬。精确重建关节内、外解剖结构可获得满意结果。

一些研究[1, 11]已经显示，在年轻患者、女性患者，择期手术治疗移位的、关节内跟骨骨折、解剖复位者可以获得良好结果。

预后不良的因素包括：粉碎程度严重[11]、关节面不平整[11]，以及 Bohler 角较小[10]。实际上，所有患者参加运动、跑步、爬坡和跳跃时都会有一定的困难。

避免手术并发症是手术治疗跟骨骨折获得满意疗效的重要因素。

资料表明，手术和非手术治疗之后，劳力者的工伤赔偿都高度预示后果不佳[11]。最近的前瞻性研究[12, 13]表明，与保守治疗相较，手术复位对于这类患者基本没有优势。最重要的是，最好的预后往往与手术指征的把握得当有关，而最差的预后与本不该手术或本该选择不同的手术入路而造成的相关并发症有关[14, 15]。

2 距骨骨折

2.1 引言

距骨骨折少见。典型的距骨骨折是高能量损伤的结果，常伴随多发伤。由于距骨独特的解剖结构、脆弱的血供、后足多重复杂的关节面，距骨骨折后容易出现关节炎、后足畸形和缺血性坏死等致畸性并发症[16]。最近的一项研究显示，合适的手术治疗会取得较好的预后[17]。距骨体骨折较距骨颈骨折更难处理。

2.2 评估与诊断

影像学检查包括踝关节系列片（正位、侧位、踝穴位）和足系列片（正位、侧位、斜位）。应拍摄 Canale 位（X 线光束向头侧、向内侧偏斜 15°）用于评估距骨颈。踝穴位和踝关节侧位片最容易发现距骨外侧突骨折。矢状位和冠状位 CT 扫描应作为常规检查。这些影像学检查有助于进一步明确骨折与移位情况，显示骨块位置与距下关节内小骨块，以及术前设计复位与手术入路。距骨骨折移位都需要手术治疗。

2.3 解剖

根据骨折线位于外侧突的下方将区分距骨体骨折与距骨颈骨折区分开来。外侧突的骨折由背屈和外翻的合力所致，这在滑雪者中很常见。距骨体和距骨颈骨折常伴有软组织损伤与肿胀。由于这种损伤常为高能量事故的结果，因此可以有合并的距骨体后部的脱位、内踝骨折以及其他同侧足和踝关节骨折。有距骨体后内侧脱位者在距骨后部复位到踝穴之前，容易有皮肤坏死或神经血管损伤。胫骨后肌肌腱、血管神经束的嵌顿可能使闭合复位无法进行。

严重软组织肿胀及皮肤水疱形成在距骨骨折中很常见，是决定手术时机和入路的重要因素。距骨独特的解剖与血供决定了其固定困难和出现并发症的可能。距骨表面的 60% 被软骨覆盖，并与胫骨、腓骨、跟骨和舟骨形成关节。因此，距骨骨折至少会累及一个主要关节面。此外，距骨的畸形对后足的生物力学和关节功能都会产生影响。距骨的血供来自腓动脉、胫前动脉和胫后动脉，三支动脉形成复杂的吻合网（图 6.10.1-14）[18]。滋养距骨的主要动脉包括：来自腓动脉和胫前动脉的跗骨窦动脉，来自胫后动脉的三角韧带支，以及来自胫后动脉的跗骨管动脉。距骨体的主要滋养动脉是跗骨管动脉。当设计手术入路和进行深部分离时应注意这些血管的位置和邻近骨折的影响[16,18]。

2.4 分型

距骨颈骨折根据骨折移位情况和合并的三个主要关节，即距下关节、踝关节和距舟关节的半脱位和脱位的程度进行分型（表 6.10.1-1）。最初由 Hawkins[19] 定义，后来 Canale 又在此基础上进行了修改[20]。这一分型很重要，因为缺血性坏死的发生率与移位的程度有关。

表 6.10.1-1 Hawkins 距骨颈骨折分型

Ⅰ 型	距骨颈骨折无移位
Ⅱ 型	距骨颈骨折移位伴距下关节脱位或半脱位
Ⅲ 型	距骨颈骨折移位伴距骨体从胫距关节和距下关节脱位或半脱位
Ⅳ 型	距骨颈骨折移位伴距舟关节、胫距关节和距下关节脱位或半脱位

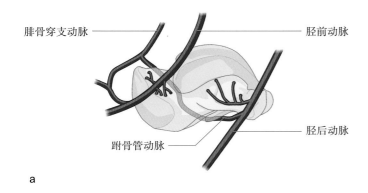

腓骨穿支动脉 —— 胫前动脉

跗骨管动脉 —— 胫后动脉

a

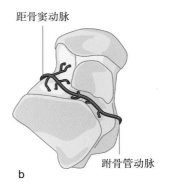

距骨窦动脉

跗骨管动脉

b

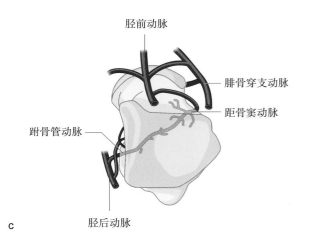

胫前动脉

腓骨穿支动脉

距骨窦动脉

跗骨管动脉

胫后动脉

c

图 6.10.1-14 距骨的血供：外侧（a）、尾侧观（b）及正位（c）观。

2.5 绝对手术指征

- CT 扫描示距骨颈或距骨体解剖学移位。
- 损伤后小碎屑卡在后足的任何关节间隙。
- 未能恢复关节匹配的复位。
- 皮肤损伤或开放骨折。
- 神经血管损伤。

2.6 术前计划

术前计划应评估软组织情况并进行 CT 扫描。距骨颈和距骨体常同时骨折。距骨体骨折的定义是骨折线位于距骨外侧突后方，同时累及胫距关节和距下关节。通过前方入路可以很方便地显露整个距骨颈，而距骨体骨折隐藏在踝关节内，需要对邻近部位进行截骨才能显露。距骨后内侧骨折常是粉碎

性的，前方切口很难暴露。由于外侧突的骨折累及距下关节后关节面和距腓关节，因此，如需切开复位，就必须计划对两个关节同时复位。

距骨颈骨折伴有距下关节脱位的，应尝试进行闭合复位。复位时首先屈曲膝关节以放松腓肠肌，之后将足跖屈并牵引。将足、跟骨及距骨头牵开并相对于距骨体部分跖屈，努力解除距下关节的绞锁，并将距骨体复位到跟骨后关节面上。如果距骨体完全从踝关节脱出，常规的闭合复位方法常不能成功，我们推荐在胫骨和跟骨之间使用股骨牵开器，允许术者轻柔地将距骨推回至正确的位置。可能需要切开复位。在后内侧脱位时，可能发生脱位的距骨体骨块直接压迫胫后神经血管导致损伤，这种情况下需要急诊切开复位。

移位的距骨颈和距骨体骨折要求准确复位并稳

定固定，以允许踝关节和距下关节早期活动。距骨颈骨折的手术时机仍有争议，以往推荐早期手术以降低缺血性坏死的发生率，但是最近的报道显示手术时机对最终结果并无影响[17, 21-23]。在距骨体脱位、神经血管损伤、开放骨折和软组织压力过大的病例，仍需急诊手术。

延期确定性手术的距骨颈和体部骨折，可能需要行跨踝关节临时外固定。这允许用 CT 进一步评估，并解决软组织肿胀问题。外固定架固定针应位于损伤区域及以后拟做手术切口的区域之外。

2.7 手术室布置

手术室布置参阅图 6.10.1-6 和图 6.10.1-7。

2.8 手术治疗

距骨颈骨折的两个常用入路是前内侧和前外侧入路（图 6.10.1-15，视频 6.10.1-1）[24]。经常有必要用这两种入路来进行准确复位和稳定固定。骨折

粉碎的主要部位是在背侧和内侧。前外侧入路可以暴露距下关节、距骨颈外侧和外侧突。应彻底探查距下关节，清除所有的碎骨块以使创伤性距下关节炎的发生率最小化。使用椎板撑开器能给这个过程提供便利。

内植物能够放在内侧和外侧（图 6.10.1-16）。固定的顺序、内植物的大小及位置由骨折的部位和粉碎的区域决定。距骨颈常在距骨跖侧和外侧承受张力时骨折，压缩性骨折发生在背侧和内侧。这样通过跖侧和外侧更容易准确地复位距骨颈骨折，是进行骨折复位合适的部位。2.4 和 2.7 的小钢板可以放置于背内侧，桥接骨折粉碎区[24]。不过，处于关节外的距骨颈的内侧比外侧更窄。螺钉可以从远端向近端置入，常规是从距骨头向距骨体的方向打入。螺钉既可以从距骨头的内侧或从外侧打入，螺钉需要埋头处理，以避免距舟关节的撞击。将足外展，有时和去掉足舟骨内侧关节外的一小部分相结合以允许暴露距骨头内侧的关节面。总的来说，如

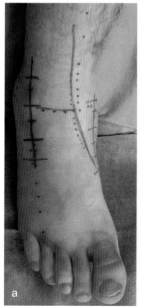
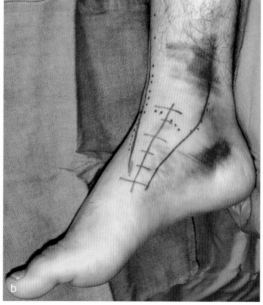

图 6.10.1-15 距骨颈的前外侧（a）和前内侧（b）入路。必须保护胫前肌肌腱、足背动脉和胫后动脉。

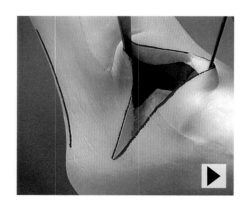

视频 6.10.1-1 距骨颈的前内侧和前外侧入路。

果复位良好，使用拉力螺钉固定能够获得最稳定的固定和骨折愈合（图 6.10.1-17）。跨越粉碎区域的固定，那就应当使用位置螺钉或钢板。

为了探查和固定距骨体骨折，常有必要行内踝或外踝截骨。在内侧，必须非常小心地保护沿着三角韧带走行的动脉。

由于距骨体骨折常位于距骨关节面部位，因此需要用多个埋头螺钉直接经关节面固定。螺钉越小，螺钉头就越小，将使医源性切除关节软骨最小化，因此应当使用 2.7 mm 和 2.0 mm 螺钉。

有些距骨骨折可以采用其他入路，如后内侧入

路或后外侧入路（CT 扫描后决定）。距骨体的后内侧骨折经常使用后内侧入路。

2.9 术后处理

术后患肢用很好衬垫的后侧夹板固定维持足于中立位。如果切口愈合允许，可早期无限制地主动活动踝关节和距下关节。应限制患肢负重至少 6~12 周，以利于骨折愈合。在术后 6 周、12 周拍片复查，了解骨折愈合情况以及有无距骨再血管化的放射学证据。

在踝穴位片中，距骨穹窿顶出现软骨下透明带表明距骨有血供，提示无菌性坏死的可能性小。这被称为 Hawkin 征，是预后良好的征象。

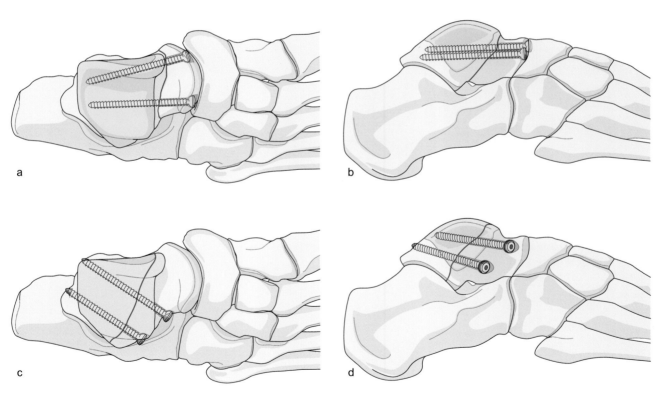

图 6.10.1-16

a-b 典型的距骨颈骨折的部位是在外侧突的前方。拉力螺钉可从前向后并做埋头处理固定于距骨头软骨面下。

c-d 典型的距骨体骨折的部位是在外侧突的后方。复位之后，螺钉在外侧突由前向后打入，可以获得良好的把持力。另一种方法为螺钉可由后向前固定。

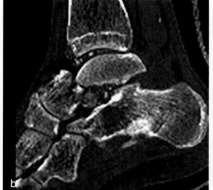
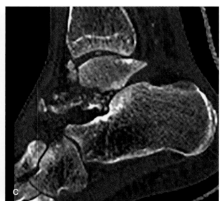
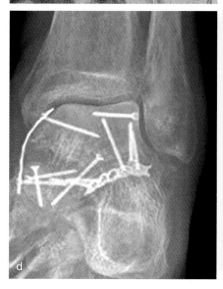
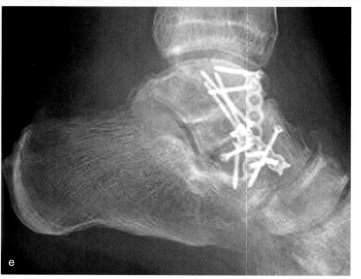

图 6.10.1-17

a-c　距骨开放骨折脱位是外科急诊。CT 扫描显示了开放骨折的严重程度。

d-e　使用双切口以准确重建距骨正常解剖。26 周时骨折愈合。

在 X 线片上没有再血管化征象的患者，延长限制负重的时间并未显示距骨血运或预后的改善。至少在 6 个月内避免冲击性的活动。每隔 6 个月进行 X 线复查，持续 2 年，以了解距骨有无坏死。外科医师要慎重用 MRI 提供距骨缺血坏死的预兆证据。

2.10 并发症

2.10.1 早期并发症

- 早期并发症与切口愈合有关，这可通过选择合适的切口和手术时机避免。
- 距骨体脱位的病例应尽早手术，以避免因为脱位的骨折块压迫而造成的皮肤坏死。
- 使用双切口（皮桥具有足够的间距）与伤口并发症并无关联 [16, 17, 21-24]。

2.10.2 晚期并发症

缺血性坏死

- 在距骨颈骨折中，距骨缺血性坏死很常见，据报道发生率为 10%~50%。
- 正如 Hawkins 分型预测的那样，骨折移位程度越大，缺血性坏死发生率就越高。虽然大多数距骨颈骨折患者 X 线所示距骨密度或多或少地增高，但这并非预示着距骨会塌陷或预后不良。
- 这些患者中的大多数会再血管化，硬化区会消退，而另外一些患者硬化会持续存在但并无距骨塌陷。
- 缺血性坏死伴距骨体塌陷是一个非常严重的并发症，可导致疼痛以及相应的踝关节和距下关节炎。
- 需要进行二期复杂的重建手术。
- 已经显示外伤性开放伤口与距骨体和距骨颈缺血性坏死的发生率增高有关，文献报道在 69%~86% [17]。

骨折畸形愈合

手术时复位不佳或虽已复位但在骨折愈合前丢失是造成距骨颈骨折畸形愈合的原因。

- 常见的畸形包括：距骨颈短缩、内翻或背屈。
- 这些晚期畸形与骨折的移位类型和粉碎类型相一致。
- 距骨颈的内翻畸形与距下关节活动和足外翻活动的丧失直接相关 [16]。
- 这种并发症可以通过在张力侧（通常是跖侧和外侧）的准确复位以及跨越粉碎部位（通常是背侧和内侧）的坚强固定而避免。
- 在骨折粉碎最严重的一侧放置钢板可以减少后期畸形的发生。
- 当距骨颈的长度恢复后，如果在背内侧有骨缺损，则需行一期植骨。

关节炎

- 无论是距骨体还是距骨颈骨折后，距骨周围僵硬和关节炎都很常见。
- 距下关节炎在距骨颈骨折中更易发生，发生率可达 60%~100% [16]。
- 距骨体骨折容易发生踝关节炎。
- 虽然许多病例的 X 线所见有关节间隙狭窄，但通常很少需要二次手术 [23]。

2.11 预后和疗效

距骨颈和距骨体骨折治疗中发生的常见并发症往往决定了其疗效。开放性骨折发生并发症的概率较大，特别是缺血性坏死和创伤性关节炎 [21-23]。多种功能指标显示外侧突骨折预后最好，其次是距骨颈骨折，距骨体骨折预后最差。创伤后关节僵硬、关节炎和慢性疼痛很常见，即使在解剖复位和坚强固定之后也是如此，尤其是在开放性骨折 [21]。

Vallier 等 [22] 通过对切开复位内固定治疗的 100 例患者 102 侧距骨颈骨折进行回顾性研究发现，尽管绝大多数患者复位良好，但仍有严重的功能受限，经常有并发症和比较差的预后。

也有人对距骨体骨折的疗效进行了研究。通

过对 56 例患者 57 侧距骨体骨折的回顾性研究，Vallier 等 [23] 发现骨坏死和创伤后关节炎的发生率都很高。开放性骨折和累及距骨颈骨者功能效果更差，尤其是由于骨坏死和关节炎而引起的。与距骨颈骨折相比，距骨体骨折发生胫距关节炎的可能性更大，而骨坏死相对较低。总的来说，距骨体骨折手术固定后仍可能发生明显的功能受限，有较高的并发症发生率 [23-27]。

参考文献

1. **Sharr PJ, Mangupli MM, Winson IG, et al.** Current management options for displaced intra-articular calcaneal fractures: Non-operative, ORIF, minimally invasive reduction and fixation or primary ORIF and subtalar arthrodesis. A contemporary review. *Foot Ankle Surg.* 2016 Mar;22(1):1–8.

2. **Tufescu TV, Buckley R.** Age, gender, work capability, and worker's compensation in patients with displaced intraarticular calcaneal fractures. *J Orthop Trauma.* 2001 May;15(4):275–279.

3. **Folk JW, Starr AJ, Early JS.** Early wound complications of operative treatment of calcaneus fractures: analysis of 190 fractures. *J Orthop Trauma.* 1999 Jun-Jul;13(5):369–372.

4. **Harvey EJ, Grujic L, Early JS, et al.** Morbidity associated with ORIF of intra-articular calcaneus fractures using a lateral approach. *Foot Ankle Int.* 2001 Nov;22(11):868–873.

5. **Poeze M, Verbruggen J, Brink P, et al.** The Relationship between Outcome of ORIF Calcaneus and Institutional Fracture load. *J Bone Joint Surg Am.* 2008;90:1013–1021.

6. **Borrelli J, Lashgari C.** Vascularity of the lateral calcaneal flap: a cadaveric injection study. *J Orthop Trauma.* 1999 Feb;13(2):73–77.

7. **Redfern DJ, Oliveira ML, Campbell JT, et al.** A biomechanical comparison of locking and nonlocking plates for the fixation of calcaneal fractures. *Foot Ankle Int.* 2006 Mar;27(3):196–201.

8. **Sanders R, Vaupel Z, Erdogan M, et al.** Operative treatment of displaced intraarticular calcaneal fractures: long-term (10-20 years) results in 108 fractures using a prognostic CT classification. *J Orthop Trauma.* 2014 Oct;28(10):551–563.

9. **Csizy M, Buckley R, Tough S, et al.** Displaced intra-articular calcaneal fractures: variables predicting late subtalar fusion. *J Orthop Trauma.* 2003 Feb;17(2):106–112.

10. **Loucks C, Buckley R.** Bohler's angle: correlation with outcome in displaced intra-articular calcaneal fractures. *J Orthop Trauma.* 1999 Nov;13(8):554–558.

11. **Buckley R, Tough S, McCormack R, et al.** Operative compared with nonoperative treatment of displaced intra-articular calcaneal fractures: a prospective, randomized, controlled multicenter trial. *J Bone Joint Surg Am.* 2002 Oct;84-a(10):1733–1744.

12. **Griffin D, Parsons N, Shaw E, et al.** Operative versus nonoperative treatment for closed, displaced, intra-articular fractures of the calcaneus:randomized controlled trial. *BMJ.* 2014 July (349):4483.

13. **Agren PH, Wretenberg P, Sayed-Noor AS.** Operative versus nonoperative treatment of displaced intra-articular calcaneal fractures: a prospective, randomized, controlled multicenter trial. *J Bone Joint Surg Am.* 2013 Aug 7;95(15):1351–1357.

14. **Buckley R.** Evidence for the best treatment for displaced intra-articular calcaneal fractures (a current concepts review). *Acta Chir Orthop Trauma Cech.* 2010 77(3):179–185.

15. **Hsu AR, Anderson RB, Cohen BE.** Advances in surgical management of intra-articular calcaneus fractures. *J Am Acad Orthop Surg.* 2015 Jul;23(7):399–407.

16. **Lamothe J, Buckley R.** Talus (a current concepts review). *Acta Chir Orthop Trauma Cech.* 2012; 79:97–106.

17. **Vallier HA, Reichard SG, Boyd AJ, et al.** A new look at the Hawkins classification for talar neck fractures: which features of injury and treatment are predictive of osteonecrosis? *J Bone Joint Surg Am.* 2014 Feb 5;96(3):192–197.

18. **Peterson L, Goldie IF.** The arterial supply of the talus. A study on the relationship to experimental talar fractures. *Acta Orthop Scand.* 1975 Dec;46(6):1026–1034.

19. **Hawkins LG.** Fractures of the neck of the talus. *J Bone Joint Surg Am.* 1970 Jul;52(5):991–1002.

20. **Canale ST.** Fractures of the neck of the talus. *Orthopedics.* 1990 Oct;13(10):1105–1115.

21. **Lindvall E, Haidukewych G, DiPasquale T, et al.** Open reduction and stable fixation of isolated, displaced talar neck and body fractures. *J Bone Joint Surg Am.* 2004 Oct;86-a(10):2229–2234.

22. **Vallier HA, Nork SE, Barei DP, et al.** Talar neck fractures: results and outcomes. *J Bone Joint Surg Am.* 2004 Aug;86-a(8):1616–1624.

23. **Vallier HA, Nork SE, Benirschke SK, et al.** Surgical treatment of talar body fractures. *J Bone Joint Surg Am.* 2003 Sep;85-a(9):1716–1724.

24. **Vallier HA, Nork SE, Benirschke SK, et al.** Surgical treatment of talar body fractures. *J Bone Joint Surg Am.* 2004 Sep;86-A Suppl 1(Pt 2):180–192.

25. **Dodd A, Lefaivre K.** (2015) Outcomes of talar neck fractures: a systematic review and meta-analysis; *J Orthop Trauma* 29(5):210–215.

26. **Vallier HA.** Fractures of the talus: state of the art. *J Orthop Trauma.* 2015 Sep;29(9):385–392.

27. **Gross CE, Sershon RA, Frank JM, et al.** Treatment of osteonecrosis of the talus. *JBJS Rev.* 2016 Jul 12;4(7).

致谢 · 我们感谢 Sean Nork 对《骨折治疗的 AO 原则》第 2 版中这一节所做的贡献。

第 2 节 中足和前足

Midfoot and forefoot

顾文奇 译

1 引言

中足及前足骨折相对常见，常由简单摔伤导致单纯跗骨或跖骨骨折。此类骨折绝大多数可通过保守治疗治愈，并获得良好的疗效。而高能量损伤导致更复杂的骨折及脱位，因此，解剖复位以恢复足的生物力学变得更为重要。然而，这就有可能增加软组织并发症的风险。从不单独根据骨折做出推荐手术的决定，总是必须对软组织条件及患者因素进行评估以分析损伤的个性。本节回顾中足前足单纯跗骨及跖骨骨折，以及一些更常见的复杂损伤类型的处理。

2 足舟骨骨折

2.1 解剖

足舟骨是 Chopart 关节的重要组成部分，该关节内侧由舟骨与距骨头形成距舟关节，该关节外侧由跟骨远端及骰骨组成（图 6.10.2-1）。舟骨是足内侧纵弓的基石，并有 5 个关节面：

- 近端与距骨头（距舟关节）。
- 远端与内侧、中间及外侧楔骨（舟楔关节）。
- 外侧与骰骨（舟骰关节）。

舟骨的内侧和跖侧面由包括跟舟足底韧带（弹簧韧带）、跟舟内侧韧带（隐匿韧带）等软组织结构所支持，尤其是有最强大的胫后肌肌腱的五束支附着支撑。外侧，其由跟舟外侧韧带及舟骰背侧韧带支持。而背侧关节囊由距舟背侧韧带、部分三角韧带及跟舟内侧韧带加强。舟骨的四边形部分由分歧韧带的距骨束及舟骰外侧韧带固定。就病理生物力学机制而言，外翻暴力时胫后肌肌腱可撕脱舟骨结节，抑或嵌入骨折脱位端导致复位困难。由于舟骨位于足中部，因此，其损伤可能合并 Chopart 关节其他部分和（或）Lisfranc 关节的损伤，需通过

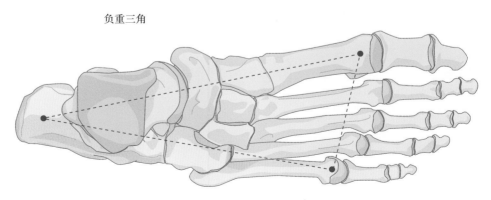

负重三角

图 6.10.2-1 Chopart 关节包括距舟关节与跟骰关节。

临床、X 线检查及 CT 扫描予以排除。

2.2 骨折类型及治疗

舟骨骨折分 3 型：皮质撕脱、结节骨折和体部骨折（图 6.10.2-2）[1,2]。体部应力性骨折偶见于运动员。

皮质撕脱骨折常是扭转损伤的结果，它导致强大的距舟关节囊及三角韧带的最前束破裂。撕脱了一个骨块（图 6.10.2-3）。临床上评估这类撕脱骨折是否为更复杂的中足损伤的一部分尤为重要。功能性治疗包括使用短腿管型或行走靴早期负重 6 周。若撕脱骨块包含 20% 以上的关节面，或应力摄片提示明显不稳，应当用小螺钉固定。

结节骨折通常由外翻暴力所致，胫骨后肌肌腱撕脱舟骨结节。若合并骰骨压缩骨折，这类损伤可能提示跗中关节隐匿性脱位或半脱位。若骨块无移位，采用短腿步行石膏或行走靴固定 6 周是合适的治疗方法。若移位超过 2 mm，将骨块复位并用 1

枚螺钉或小的张力带钢丝固定（图 6.10.2-4）。

体部骨折常合并其他跗中关节损伤，必须予以诊断及治疗。无移位骨折可用塑形良好的短腿石膏管型固定 6 周。

移位的舟骨用螺钉、钢板或微型临时外固定支架固定进行手术治疗。

在压缩性骨折，骨缺损应当用自体骨移植填充（图 6.10.2-5）。粉碎骨折应当固定，微型钢板固定是最佳选择。骨折常合并复杂的中足不稳，加用外固定支架或钢板跨过中足关节桥接固定，以稳定整个足部[3]。

精确恢复足的内侧柱的长度及力线对于恢复良好的远期功能至关重要[3]。

应力性骨折常需用 2 枚或 3 枚 4.0 mm 骨松质螺钉加压固定，并戴短腿行走石膏管型 6 周。

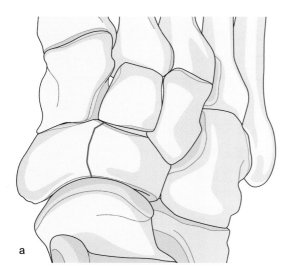
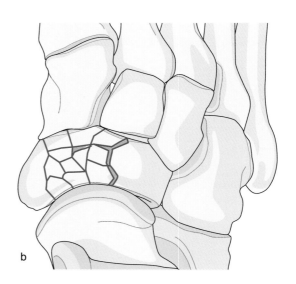

图 6.10.2-2

a 简单的舟骨中部应力骨折。

b 舟骨体部粉碎骨折。

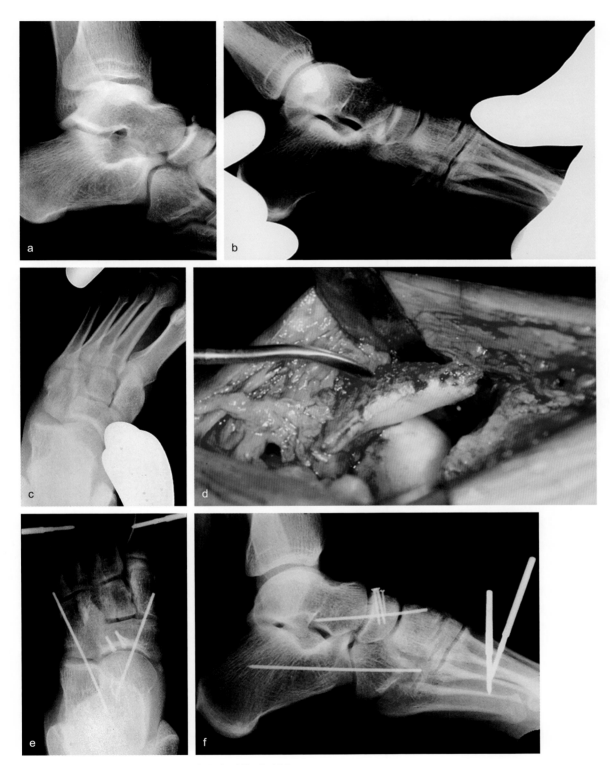

图 6.10.2-3 伴有 Chopart 关节不稳的舟骨撕脱骨折。

a-c　应力位片上舟骨皮质撕脱骨折明显不稳。

d-f　大的关节内骨块用 3 枚 2.0 mm 骨皮质螺钉固定。克氏针固定 Chopart 关节，并用外固定支架保护内固定。

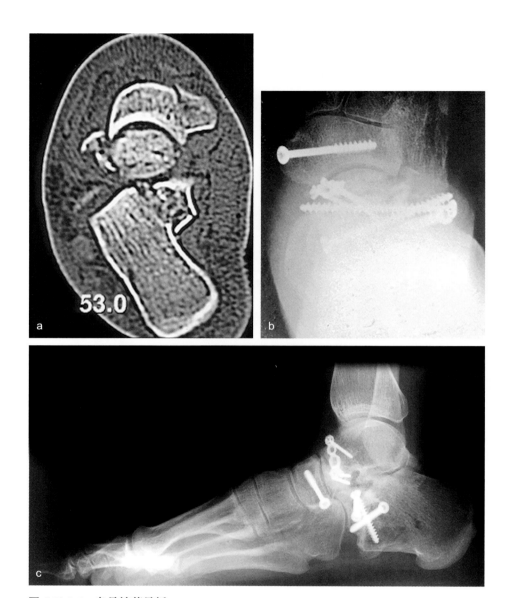

图 6.10.2-4　舟骨结节骨折。

a　舟骨结节骨折作为复杂的 Chopart 关节三部分骨折的一部分，合并距骨头和跟骨前突的移位骨折。

b-c　使用拉力螺钉固定舟骨结节术后 5 个月（b）及 1 年（c）。

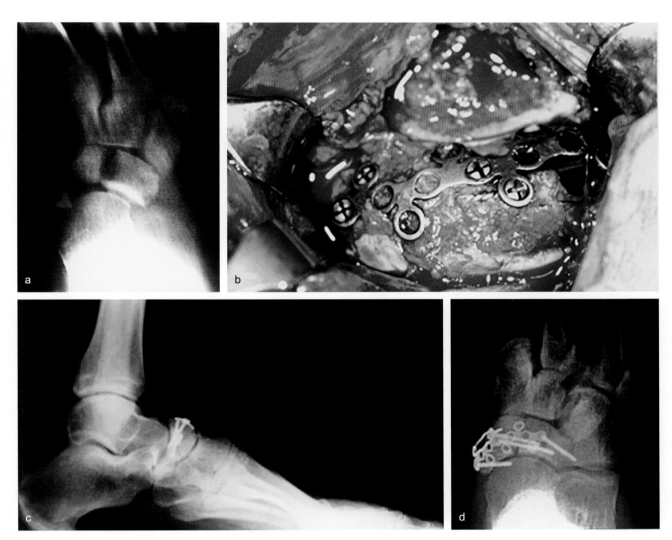

图 6.10.2-5 复杂舟骨骨折。

a   舟骨体部粉碎骨折。

b   切开复位内固定，三部分舟骨体部骨折钢板固定，结节骨折用张力带固定。

c-d   最终固定。

3 骰骨骨折

3.1 解剖

骰骨是中足骨的外侧部分，也是构成足外侧柱的重要组成部分（图6.10.2-6）。它分别在：

- 近端与跟骨相关节（跟骰关节）。
- 内侧与舟骨相关节（骰舟关节）。
- 内侧与外侧楔骨相关节（骰楔关节）。
- 远端与第4、5跖骨基相关节（骰跖关节）。

3.2 骨折类型与治疗

骰骨最常见的损伤类型因"胡桃夹子"机制而发生[4]。

常常有合并损伤，因为整个中足被强力外展，骰骨被挤在跟骨与跖骨之间[5]，与舟骨被强力内收的"胡桃夹子"骨折相似[6,7]。

若有小的压缩，用短腿管型固定6周的保守治疗。然而，如果足的外侧柱长度有明显丢失或外展畸形，其远期效果将是疼痛及跟骰关节和（或）腓骨长肌肌腱功能障碍，这是可能的。治疗包括早期解剖重建关节面（图6.10.2-7）及通过切开复位内固定恢复外侧柱长度。可采用跨外侧柱关节桥接的钢板或外固定支架稳定外侧柱结构及维持长度。

在骰骨压缩性骨折，用完整的近端跟骨关节面和第4、5跖骨基作为复位模板。用微型撑开器复位（图6.10.2-8），缺损处植骨填充，于骰骨外侧置入锁定钢板，或自跟骨至第4跖骨用桥接钢板保护重建的关节，有效恢复外侧柱长度。

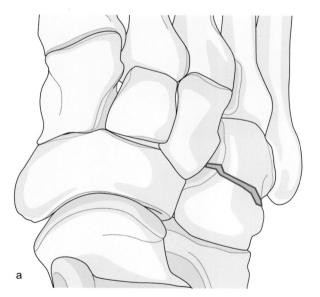
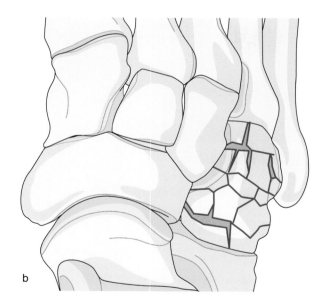

图6.10.2-6 骰骨骨折图例。
a 简单无移位的骰骨骨折。
b 骰骨粉碎骨折。

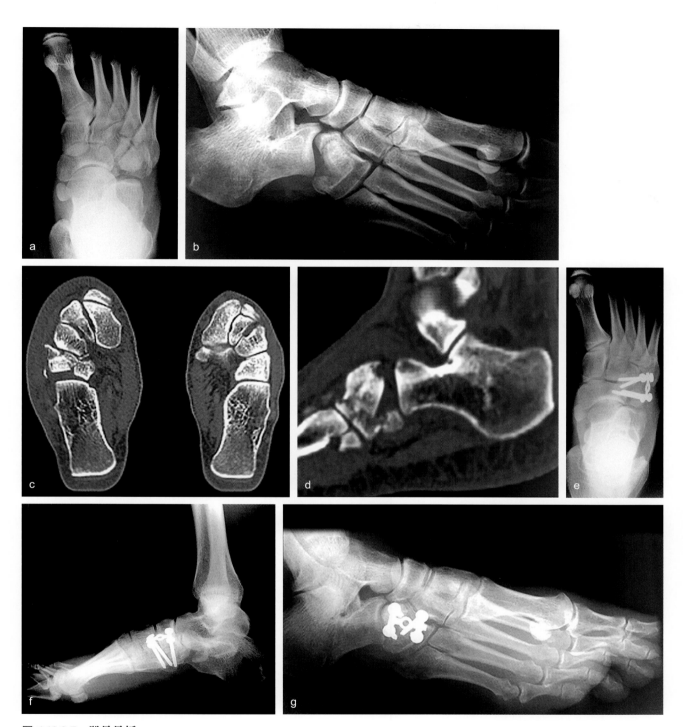

图 6.10.2-7　骰骨骨折。

a-d　骰骨压缩性骨折，伴有外侧柱外展力线不良。

e-g　骰骨钢板固定及植骨术后 3 个月随访。

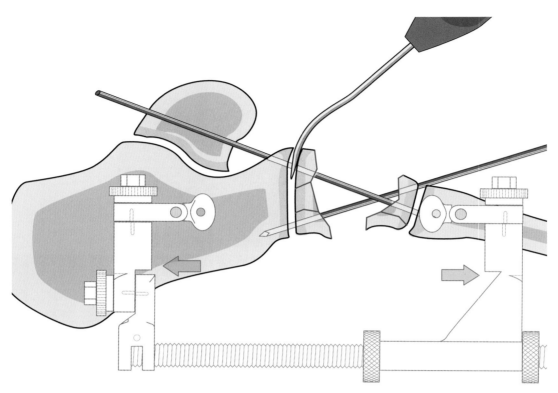

图 6.10.2-8 使用外固定支架恢复长度，以及开始用克氏针重建而后植骨使骰骨粉碎骨折复位。

4 跖跗关节损伤

4.1 解剖

Lisfranc 区域，指的是前足及中足之间的移行区，由跖骨、楔骨和骰骨的关节构成。这组关节良好的力线及稳定性是足部正常功能的关键。

中足内侧柱包括 3 块楔骨及内侧 3 块跖骨。内侧柱活动度较外侧柱小，起结构支撑的作用。

跖跗关节的内在稳定性源于第 2 跖骨基石样基底的骨性解剖及每个跖跗关节之间强大的韧带。

一般而言，跖侧韧带更为强大，Lisfranc 韧带在所有韧带中最大且最强，其起源于内侧楔骨的跖侧，并附着于第 2 跖骨基底的跖侧，是第 1、2 跖骨间的唯一韧带连接。Lisfranc 韧带"锁定"第 2 跖骨基底，限制其活动，为基石结构提供稳定性。

外侧柱由骰骨及第 4、5 跖骨组成，活动度较内侧柱更大，以便在不平的地面行走。其灵活性对于足部的正常功能是必需的。外侧柱创伤后不稳的耐受度较好，然而外侧柱僵硬造成严重的问题。

重建跖跗关节时，牢记这些结构的解剖特性至关重要。完美的解剖复位对于良好的长期疗效非常重要[5, 6]。

4.2 骨折类型与评估

跖跗关节损伤的诊断及治疗都较为困难（图 6.10.2-9）。这类损伤谱很广，从简单扭伤至广泛不稳脱位。若治疗不当，可造成严重的长期功能障碍。多达 20% 以上的此类损伤被漏诊，因为很多跖跗关节损伤可自然复位，尽管仔细检查时损伤仍维持移位，但很多患者被诊断为"足扭伤"进行治疗。

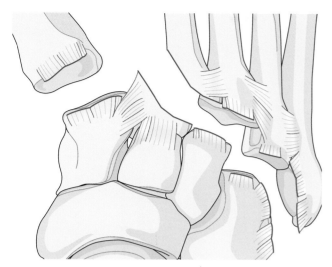

图 6.10.2-9 累及第 1~5 跖骨的严重中足脱位，属于完全分离型脱位。

跗跖关节损伤不治疗的结果很差。因此，中足有明显肿胀及疼痛任何创伤机制都应怀疑可能的 Lisfranc 损伤。

临床上，在跗跖关节区域上触诊时，这类损伤疼痛明显，常伴有中足背侧肿胀及足底内侧瘀斑。如果患者能够站立，单足提踵可诱发疼痛。严重肿胀者还可能出现骨筋膜室综合征。

若可能，患者应拍摄标准负重位摄片（正位、侧位及 30° 内斜位）。应力位摄片有助于确定自动复位者的移位。由于患者疼痛明显，需要在麻醉阻滞或镇静状态下进行。检查者应当寻找各跖骨基底与对应的跗骨之间正常力线是否存在偏移。标准或应力位摄片上任何超过 2 mm 移位都意味着不稳定。正位片最适合用于评估第 2 跖骨在中间楔骨上的外侧移位。第 1 楔骨的外侧缘应与第 1 跖骨基底的外侧缘排成一行。侧位片有助于评估背侧移位。斜位片适合于评估第 3、4 跖骨分别与外侧楔骨及骰骨的排列。最明显的不稳定指征是第 2 及第 4 跖骨的位置（图 6.10.2-10）。

先进的影像学检查技术，诸如 CT 或 MRI 展现跗跖关节复合体的三维解剖形态，也可能有助于评估合并的损伤，如跖骨基底骨折。

Lisfranc 损伤根据不稳定的类型可分为 [6, 8, 9]：

· 同侧型（内侧或外侧）。
· 分离型（部分或完全型）（图 6.10.2-11）。

4.3 术前计划

Lisfranc 损伤的初始治疗的中心在软组织。将患肢抬高至心脏水平有助于消肿，但避免患肢灌注减少。建议密切监测骨筋膜室综合征。足泵的应用可加速肿胀消退，但其应用仍存在一定的争议，特别是可能存在骨筋膜室综合征。

稳定性损伤可能由看似无关痛痒的事故造成，例如被绳子绊倒。稳定性损伤可采取短腿石膏管型制动（前足内收），然后更换为步行靴，8 周后在能耐受的范围内进行性负重。一般情况下完全负重应当延迟 3 个月。3 个月时，若无疼痛，患者可完全负重，并开始康复训练。带有内侧支撑的气垫鞋垫有助于支撑足弓。

在平片、应力位或负重位 X 线片上，与正常的关节位置比较，移位超过 2 mm 的任何跗跖关节损伤都应考虑为不稳定并具有手术治疗的指征。

对于不稳定型损伤，早期积极的治疗至关重要。急诊处理包括闭合复位及夹板固定以保护软组织。由于关节囊嵌塞、撕脱骨片、关节面压缩及胫骨前肌肌腱嵌顿在第 1 跖列间隙内，闭合复位常常很困难。

手术时机及切口的选择均取决于软组织条件。软组织肿胀很少的轻微损伤可立即手术治疗。急性脱位需在 4~6 小时内复位，否则会影响前足血供。软组织明显损伤者需延期手术，然而对于存在骨筋膜室综合征的患者，可在筋膜切开减压的同时行内固定。患足与健侧足同时摄片有助于术前计划的制订。

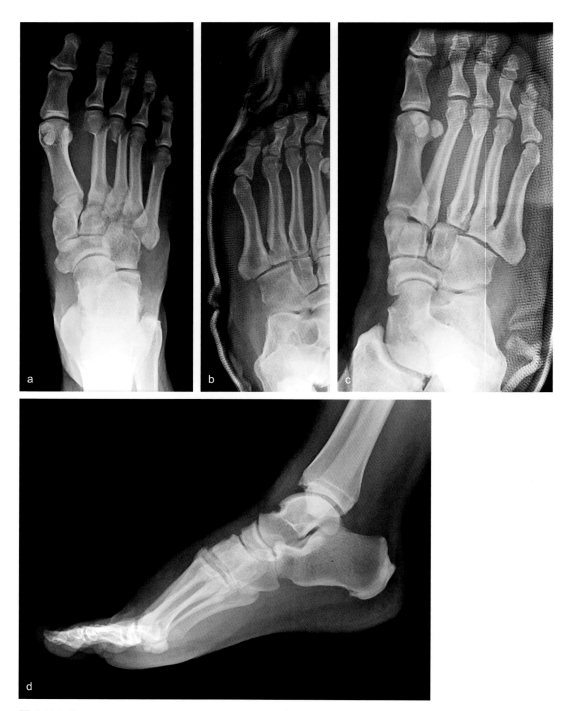

图 6.10.2-10

a　X线正位显示第2跖骨与中间楔骨正常解剖关系丢失。

b-c　X线斜位片显示正常左足（b）及受伤的右足（c）有第3、4跖骨与外侧楔骨及骰骨的关系异常。

d　X线侧位片显示第2跖骨相对于楔骨的背侧移位。

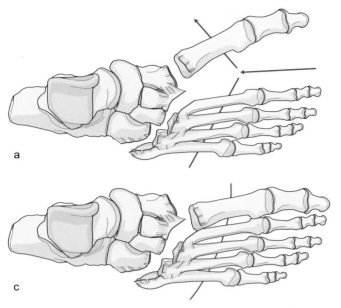

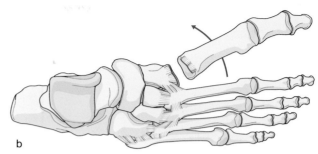

图 6.10.2-11 跖跗关节损伤的描述性分型。
a 分离型（完全型）。
b 内侧分离（不完全型）。
c 完全型侧方分离。

4.4 手术治疗

麻醉状态下的体检可明确中足不稳。推荐采用背侧双切口入路，可提供良好的暴露和直视下复位。切口位于第 1 及第 4 跖骨和跖跗关节的表面，笔直向下切开组织，无须分离。这有助于保护两切口间的血管神经束及软组织。一旦至骨膜，向内外侧分离，就可掀起全厚层皮瓣。内侧切口可暴露第 1 跖跗关节及第 2 跖跗关节内侧半。外侧切口可暴露第 2 跖跗关节外侧半及第 3 跖跗关节。第 4、5 跖跗关节常随内侧跖骨复位而自动复位。切口显露后，清理关节面碎骨片、嵌塞的关节囊及其他妨碍复位的组织。有时关节不稳可累及 Chopart 关节，必须仔细评估。一般而言，在移向远侧复位及固定跖跗关节之前，首先处理最近端的损伤和不稳[8]。

选择螺钉时应使用低切迹的长杆螺钉。中足固定更推荐使用 3.5 mm 骨皮质螺钉，在这个区域不应当使用空心螺钉，因为它们在这里没有足够的力量抵抗应力。螺钉头部需埋头处理，以防置入过程中导致背侧皮质骨折（图 6.10.2-12）。每个关节在置入螺钉之前都应当用 1.6 mm 克氏针临时固定。应当透视检查位置。第 2 跖骨基底需复位至其基石位置，

并自内侧楔骨经第 2 跖骨基底置入一枚位置螺钉。然后复位第 1 跖跗关节，并用 1 枚从第 1 跖骨基底背侧向内侧楔骨置入的位置螺钉固定。若需要第 2 枚螺钉，可以从内侧楔骨背侧向第 1 跖骨跖侧置入。随后复位第 3 跖跗关节，并从第 3 跖骨向中间或外侧楔骨置入一枚位置螺钉（图 6.10.2-13）。外侧柱用间接方法复位并用克氏针固定。对于部分跖骨基粉碎的患者，单独使用位置螺钉不可能获得坚强稳定的固定。一旦解剖力线恢复，可使用 2.4 或 2.7 背侧加压锁定钢板（LCP）桥接固定楔骨和跖骨干。

若需要一期融合第 1~3 跖跗关节（如单纯韧带损伤者[6, 9-13]），完全清除关节面软骨后于关节间隙植骨。这些病例骨性愈合可能较慢，因此应当考虑额外使用 2.4 或 2.7 背侧钢板固定，在晚期病例，常有马蹄挛缩畸形。可以同时行跟腱延长，因为人们认为同时存在的马蹄足畸形会导致中足应力过度集中。

4.5 术后处理

短腿管型石膏固定制动 2 周后更换为行走靴。8 周后可耐受情况下进行性负重。术后 3 个月证实骨性愈合后，方可完全负重。应使用内侧足弓垫支撑保护足部。外侧柱克氏针可在 6~8 周后拔除。第

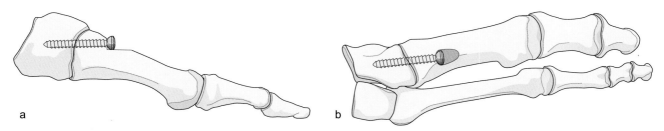

图 6.10.2-12 第 1 跖骨的侧位（a）和正位（b）片。跖骨干背侧的槽口可防止螺钉置入过程中背侧皮质劈裂，并能减少螺钉头部突起。钻孔应位于槽口顶端。

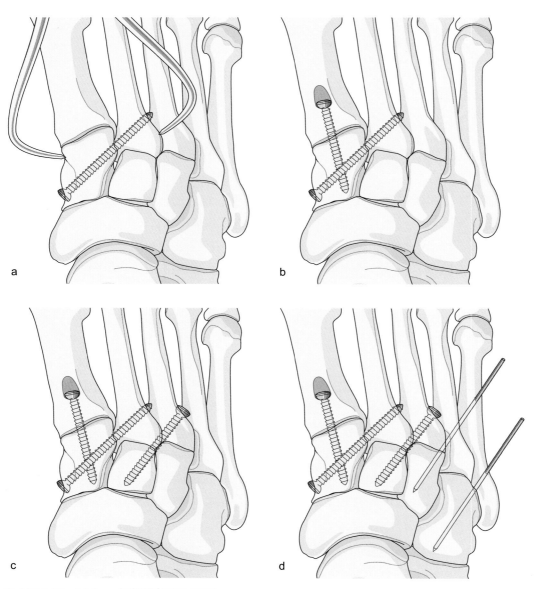

图 6.10.2-13 Lisfranc 损伤的复位及固定。

a   复位及 Lisfranc 螺钉置入。

b-c 内侧柱固定。

d   外侧柱克氏针固定。

1、2、3 跖跗关节螺钉至少保留 6 个月,若无明显症状可永久留置。

4.6 结果

解剖复位与良好的临床与影像学结果呈正相关[8, 10]。单纯韧带损伤者疗效较差[10]。正因为如此,对这类损伤很多医生会选择一期融合[6, 11-13]。

5 跖骨骨折

5.1 治疗原则

跖骨骨折重建的目的是跖骨头功能力线及跖趾关节功能活动。跖趾关节的主动屈曲对无痛步态是必须的。跖骨头矢状位及轴位平面的正常力线对无痛负重非常重要,外侧取决于相应跖跗关节的活动。必须避免跖骨(尤其是第 1 跖骨)骨折后短缩及成角[14]。

5.2 治疗

5.2.1 单列骨折

大多数跖骨骨折位于第 1 或第 5 跖列,大多移位轻微而无需手术。有移位骨折者,必须仔细评估软组织,切开复位用螺钉或钢板和螺钉固定允许早期功能锻炼及术后部分负重下的康复治疗。第 1 跖列最好使用 2.4 或 2.7 锁定加压板固定,如果第 5 跖骨干骨折移位明显,最好用 2.0 锁定加压板固定(图 6.10.2-14)。

5.2.2 多列骨折

在位于跖骨头近侧的多发骨折病例,跖骨间韧带(第 1 跖列除外)对骨折的稳定有重要作用。若为横行骨折,跖骨没有因剪切作用而短缩的趋势,用多根髓内克氏针固定就足够了。克氏针必须从趾骨跖侧穿入,这样贯穿并维持相应的跖趾关节于解剖位置(图 6.10.2-15,图 6.10.2-16)。

5.2.3 不稳定型骨折及关节内骨折

在远侧斜行骨折,短缩是可能的[14]。对于这些患者,同样对其他有较高短缩及成角移位风险的患者,都可以考虑切开复位钢板及螺钉内固定(图 6.10.2-17)。采用第 2、3 跖列间纵行切口可用于第 2、3 跖骨。同样的,通过相应的跖列间背

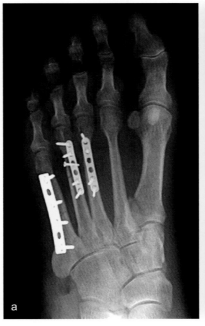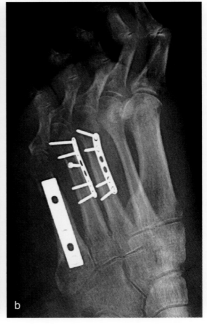

图 6.10.2-14 第 3~5 跖骨骨折的固定。

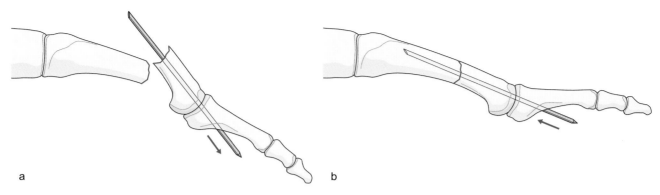

a   b

图 6.10.2-15   使用克氏针固定恢复跖骨力线以防止远侧骨块的背侧移位或成角畸形。克氏针必须贯穿固定跖趾关节以便于纠正跖骨力线。

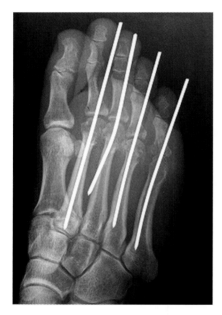

图 6.10.2-16   克氏针固定第 2~5 跖骨骨折。

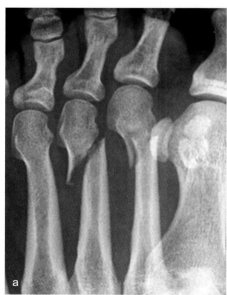

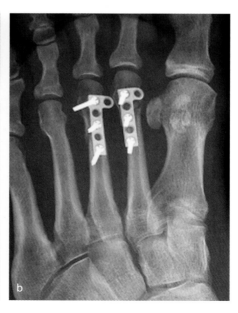

图 6.10.2-17   第 2、3 跖骨不稳定骨折的固定。

侧切口可用于第 4、5 跖骨。第 1 跖骨最好通过踇展肌肌腱上缘的内侧纵行切口固定，而第 5 跖骨骨折则可通过小趾展肌肌腱上缘的外侧纵行切口固定。

5.2.4 第 5 跖骨近端骨折

第 5 跖骨近端可分为 3 个区域：

- 1 区：结节。
- 2 区：干骺端及骨干交界处。
- 3 区：近侧骨干。

位于 2 区的骨折即为 Jones 骨折。由于各区骨折愈合的潜能不同，治疗策略也随之而异。

对于无移位的关节内及关节外骨折可通过短腿石膏管型或行走靴早期完全负重，必须警惕存在延迟愈合或不愈合的可能。职业运动员可选择手术治疗 [15, 16]。最佳手术方法是将一枚足够粗的螺钉自第 5 跖骨结节部越过骨折端进入髓腔内。进针点应当高且偏内侧，透视监控指导下置针，然后逐码扩髓。螺钉的安置应当使螺纹越过骨折端，进入骨内面的螺纹有足够的把持力。术后 4 周用塑形的矫形器保护足部，允许能耐受的负重。

6 毁损足

对于机制非常复杂的损伤，一些足部损伤太复杂以至于无法进行正确的分型，导致治疗左右为难（图 6.10.2-18）。可以发生累及不同平面的骨折脱位，还有明显的软组织损伤，其因为闭合性脱套而发生并发症的潜能还不甚了解。复杂足部创伤的早期效果本质上是由软组织损伤决定的，而远期疗效则更多的是由骨性畸形、关节挛缩及手术重建的准确性决定的。

对于这类损伤的治疗，克氏针、螺钉及外固定支架联合应用，以及早期软组织覆盖骨外露是最佳治疗选择 [17]。各个平面损伤复位的精确是取得良好疗效的关键。对于严重毁损足，一些研究证实一期膝下截肢可获得更好的治疗效果，尤其是地雷所致的爆炸伤。

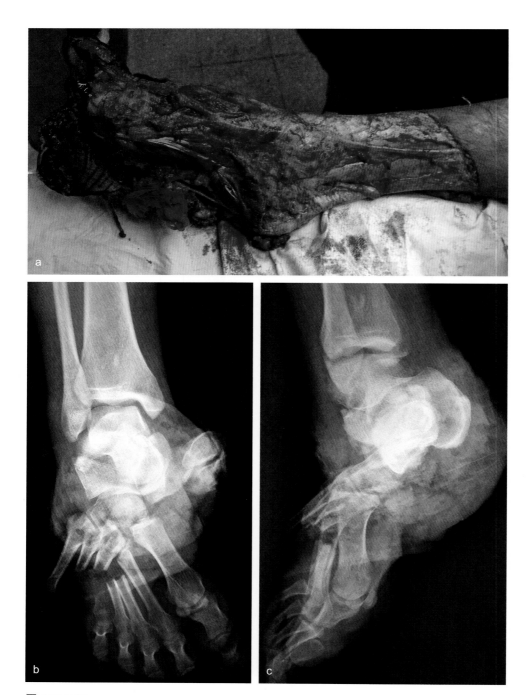

图 6.10.2-18

a 毁损足的临床照片。

b-c 正侧位 X 线片显示无法分类的前、中及后足严重损伤。对于这类损伤总得必须考虑截肢。

参考文献

1. **Zwipp H, Baumgart F, Cronier P, et al.** Integral classification of injuries (ICI) to the bones, joints, and ligaments—application to injuries of the foot. *Injury*. 2004;35(Suppl 2):3–9.

2. **Rosenbaum AJ, Uhl RL, DiPreta JA.** Acute fractures of the tarsal navicular. *Orthopedics*. 2014;37(8):541–546.

3. **Rosenbaum A, DiPreta J, Tartaglione J, et al.** Acute fractures of the tarsal navicular: a critical analysis review. *J Bone Joint Surg Rev*. 2015;3(3):e5.

4. **van Raaij TM, Duffy PJ, Buckley RE.** Displaced isolated cuboid fractures. *Foot Ankle Int*. 2010 Mar;31(3):242–246.

5. **Richter M, Wipperman B, Krettek C, et al.** Fractures and fracture dislocations of the midfoot: occurrence, causes and long-term results. *Foot Ankle Int*. 2001 May;22(5):392–398.

6. **Arastu MH, Buckley RE.** Tarsometatarsal joint complex and midtarsal injuries. *Acta Chir Orthop Traumatol Cech*. 2012;79:21–30.

7. **Sharma S, Dhillon MS, Sharma G, et al.** Nutcracker cuboid fractures are never isolated injuries. *J Foot Ankle Surg (Asia-Pacific)*. 2014;1(1):9–11.

8. **van Dorp KB, de Vries MR, van der Elst M, et al.** Chopart joint injury: a study of outcome and morbidity. *J Foot Ankle Surg*. 2010 Nov-Dec;49(6):541–545.

9. **Richter M, Thermann H, Huefner T, et al.** Chopart joint fracture-dislocation: initial open reduction provides better outcome than closed reduction. *Foot Ankle Int*. 2004 May;25(5):340–348.

10. **Kuo RS, Tejwani NC, DiGiovanni CW, et al.** Outcome after open reduction and internal fixation of Lisfranc joint injuries. *J Bone Joint Surg Am*. 2000 Nov;82-A(11):1609–1618.

11. **Mulier T, Reynders P, Dereymaekar G, et al.** Severe Lisfranc injuries: primary arthrodesis or ORIF? *Foot Ankle Int*. 2002 Oct;23(10):902–905.

12. **Benirschke SK, Meinberg EG, Anderson SA, et al.** Fractures and dislocations of the midfoot: Lisfranc and Chopart injuries. *Instr Course Lect*. 2013;62:79–91.

13. **Welck M, Zinchenko R, Rudge B.** Lisfranc injuries. *Injury*. 2015 Apr;46(4):536–541.

14. **Rammelt S, Heineck J, Zwipp H.** Metatarsal fractures. *Injury*. 2004 Sep;35 Suppl 2:SB77–86.

15. **Den Hartog BD.** Fracture of the proximal fifth metatarsal. *J Am Acad Orthop Surg*. 2009 Jul;17(7):458–464.

16. **Thevendran G, Deol RS, Calder JD.** Fifth metatarsal fractures in the athlete: evidence for management. *Foot Ankle Clin*. 2013 Jun;18(2):237–254.

17. **Chandran P, Puttaswamaiah R, Dhillon MS, et al.** Management of complex open fracture injuries of the midfoot with external fixation. *J Foot Ankle Surg*. 2006 Sep-Oct;45(5):308–315.

18. **Kinner B, Tietz S, Müller F, et al.** Outcome after complex trauma of the foot. *J Trauma*. 2011 Jan;70(1):159–168.

19. **Ellington JK, Bosse MJ, Castillo RC, et al.** The mangled foot and ankle: results from a 2-year prospective study. *J Orthop Trauma*. 2013 Jan;27(1):43–48.

致谢·我们感谢 Hans Swipp、Andrew Sands 和 Kaj Klaue 对《骨折治疗的 AO 原则》第 2 版所做的贡献。

附 专业名词术语

——周方 译

本部分词汇表提供了书中作者所使用的专业术语定义。我们希望该词汇表可以帮助读者理解文章，同时为外科医生参加研究生考试提供帮助。

abduction：外展
某一部分在冠状平面上远离中线的运动。

absolute stability：绝对稳定
见"稳定性－绝对稳定"部分。

adduction：内收
某一部分在冠状平面上朝向中线方向移动。

aiming device：瞄准装置
引导金属丝或钻头钻入准确方向的装置。

algodystrophy：骨痛退化症
见"复杂局部疼痛综合征"部分。

allograft：同种异体移植
骨组织或其他组织由同种的一个个体移植到另一个个体。

anatomical position：解剖位置
指人体的标准体位，即直立面向观察者，手掌向前的位置。

anatomical reduction：解剖复位
完全恢复骨折前骨骼的解剖形态。

anchor screw：锚定螺钉
一种用作钢丝环、坚固缝线或器械，（例如铰链加压装置）的固定点的螺钉。

ankylosis：关节强直
继发于某些疾病（如化脓性关节炎）的关节的骨性融合，或牢固的纤维粘连。

antibiotic：抗生素
任何可以抑制微生物生长或杀死微生物的生物学衍生的药物或天然物质。

antiglide plate：抗滑钢板
指通过支撑作用防止骨折块剪切移位的钢板。原则上，只固定至主要骨折片。

appropriate total care：恰当的全面处理
指伤后 36 小时内，对血流动力学稳定、充分复苏且各项生理指标正常的患者进行股骨近端、股骨干、骨盆环、髋臼和胸腰椎的机械不稳定骨折的确定性手术固定。一些创伤中心已将这一范围扩大至包括不稳定的颈椎骨折、胫骨骨干骨折。改善代谢性酸中毒状态是最好的生理指标——参见"早期全面护理"部分。

arthritis：关节炎
滑膜关节的炎症状态，包括化脓性关节炎和无菌性关节炎。

arthrodesis：关节融合术
通过手术方式达到关节的骨性融合。

articular fracture, complete：完全关节内骨折
整个关节面骨块与骨干分离的骨折。

articular fracture, multifragmentary：关节内多块骨折
一种骨折，部分关节面压缩，有不止一块关节骨折块。

articular fracture, partial：部分关节内骨折

骨折只累及关节的一部分，其余部分仍与骨干相连，有几个种类。

articular fracture, pure depression：单纯压缩型关节内骨折

仅关节面压缩，不伴有劈裂骨折的关节内骨折，可以是中央或外周压缩——参见"嵌入骨折"部分。

articular fracture, pure split：单纯劈裂型关节内骨折

指关节面和干骺端纵行劈裂的骨折，不伴有其他骨软骨损伤。

articular fracture, split-depression：劈裂压缩型关节内骨折

关节损伤有骨折线进入干骺端（劈裂），又有分离的骨软骨关节片压缩分离（压缩）。

autograft：自体移植

从一个部位切取组织移植到同一个体的另一个部位。

avascular necrosis (AVN)：缺血性骨坏死

失去血液供应的骨坏死。没有化脓感染，即为缺血性骨坏死。死骨虽已不能愈合但仍保持其正常的强度，直到自然恢复血液供应的过程，通过爬行替代，开始清除死骨，准备新骨沉积，这些部位负重部位可能会塌陷。

avulsion：撕脱

撕脱骨折是指骨折块被韧带或肌腱从骨上撕脱下来。

bactericidal：杀菌的

可以杀死细菌的能力。

bicortical screw：双皮质螺钉

同时把持近侧和远侧皮质的螺钉。

biocompatibility：生物相容性

可以和谐地存在于生物组织中且不会对其造成伤害的特性。

biological internal fixation：生物学内固定

一种在手术显露骨折部位、骨折复位和固定时注意保护生物学环境的技术，有利于保护骨折部位血液供应，而因此使骨和软组织的愈合潜能最优化。

bone graft：骨移植

骨从一个部位取出，放置于另一个部位。移植骨的作用是刺激骨愈合（骨诱导作用）以及当存在骨缺损的时候恢复骨的连续性。参见"同种异体移植""自体移植"和"异种移植"部分。

bone healing：骨愈合

参见"愈合"部分。

bone resorption：骨吸收

破骨细胞去除骨组织的过程。不论是在骨骼生长发育中还是骨折愈合中，骨吸收都是骨重塑形的组成部分。当骨组织感染坏死或内植物周围的骨组织存在过度活动时，都会激活破骨细胞和巨细胞，进而出现病理性的骨吸收。

bone substitute：骨替代物

非骨性的生物或无机材料，可用于替代移植骨或增加移植骨量，填充骨缺损或支撑未骨折的骨组织。

bridging plate：桥接钢板

当骨折部位粉碎时，桥接钢板跨越骨折部位，并只与主要骨折块贴附接触，起到保持骨的正常长度、良好力线和确保不存在旋转移位的作用。桥接钢板不会破坏骨折部位的血液供应。

butterfly fragment：蝶形骨块

指骨折部位除两块主要的骨折块以外的第三块小骨块，该部分没有完整的骨的横断面，即复位后在两块主要骨折块之间有接触。在旋转机制下发生骨折时产生的楔形骨块可以是螺旋形，有时也称作蝶形骨块。参见"楔形骨块"部分。

buttress：支撑

通过实施一种和潜在变形的轴线成 90° 角的作用对抗轴向应力的结构。

calcar：股骨距

拉丁语中的"刺"，指小转子近侧的股骨颈内侧皮质，负重时在股骨颈产生的压应力主要由股骨距传递。

callus：骨痂

在骨修复部位形成的连接骨折的未成熟骨组织和软骨组织。参见"间接愈合"部分。

cancellous bone：骨松质

海绵状骨，多见于骨干的近端和远端，以及小骨（如腕骨和跗骨）的内部。

chondrocyte：软骨细胞

有活性的软骨细胞，合成 II 型胶原和蛋白多糖，后者组成软骨基质。

classification process：分类法

外科医生将骨折归于统一范畴的方法。

coating：涂层

包被在内植物表面的薄层物质，含有多种生物学活性成分（如抗生素、骨形态发生蛋白或羟基磷灰石）。

combination hole：结合孔

锁定加压钢板（locking compression plate，LCP）的孔，包括两部分：无螺纹的动力加压部分（形状与动力加压钢板上的孔相同），以及带螺纹的、用以拧入锁定螺钉的部分。

compartment syndrome：骨筋膜室综合征

骨筋膜室内压力增加导致局部组织缺血，参见"肌间室缺血再灌注损伤"。这是真正的需要手术的外科急症。

complex fracture：复杂骨折

骨折部位有一块或多块中间骨块，这些骨块在骨折复位后和主要的骨折块之间没有接触，参见"多发骨折"部分。

complex regional pain syndrome (CRPS)：复杂性局部疼痛综合征

由创伤、其他事件刺激或长期制动所诱发的神经性疼痛，伴有局部血管扩张和多汗的表现。其诊断标准较为宽泛，且没有特异性的检查。复杂性局部疼痛综合征分为两型（Ⅰ型和Ⅱ型），具有相同的症状和体征，其区别是Ⅱ型伴有明确的神经损伤。复杂性局部疼痛综合征也称为骨折病、痛性营养不良、反射性交感神经营养不良或Sudeck骨萎缩。

compression：加压

将两者压在一起的操作或作用，通常是为了获得或提高稳定性。

compression, inter-fragmentary：骨折块间加压

用拉力螺钉或钢板将骨折块在一起，以获得绝对稳定性。

compression screw：加压螺钉

参见"拉力螺钉"部分。

contact healing：接触愈合

参见"愈合，接触"部分。

continuous passive motion (CPM)：持续被动活动治疗器

使用仪器以提供关节在可控的活动范围内周期性被动活动。

conventional plate：传统钢板

任何带有光滑螺孔的、可以容纳尺寸匹配的无螺纹钉头螺钉的钢板。

conventional screw：传统螺钉

头部表面光滑不带有锁定螺纹的螺钉，用以固定骨折和钢板。

coronal plane：冠状面

从一侧通向另一侧的身体垂直面，若将身体以冠状面一分为二，可分为前半部分和后半部分。冠状面也称作额状面。

corrosion：腐蚀

由于金属离子逐渐释放，导致金属毁坏的电化学过程。

cortical bone：骨皮质

构成长骨的管状骨干部分的致密骨组织，以及覆盖在干骺端骨松质表面的致密薄层骨组织。

corticotomy：皮质剥离术

是一种特殊的截骨术，手术切开分离骨皮质但不损伤骨髓成分和骨膜。

countersink：埋头

在螺钉孔周围形成一浅凹的操作，目的是使螺钉头部与骨组织的接触面积增大。该术语也可以指用于制造这种凹槽的工具。

creeping substitution：爬行替代

用活的有血供的骨组织缓慢替代死骨。

critical strain level：临界应变水平

使组织破坏或停止执行正常生理功能的应变水平。

damage-control resuscitation (DCR)：损伤控制性复苏

低血容量性休克创伤患者的早期救治，其目标是预防凝血障碍、低体温症和酸中毒。损伤控制性复苏包括早期控制出血、大量输血输液和积极复温。

damage-control surgery (DCS)：损伤控制性手术

指为了抢救生命和/或挽救肢体而迅速进行的急诊手术，此时避免做耗时又有潜在损伤的确定性骨折固定手术。DCS通常包括控制出血、伤口清创，以及用石膏、夹板或临时外固定架迅速固定长骨骨折和不稳定的骨折脱位。

debridement：清创术

将创口损伤区域或其他疾患处手术切除异物和所有无血供、污染或感染的组织。

deep infection：深部感染

细菌或真菌引发的感染，累及筋膜、肌肉、骨和（或）内植物，并伴有炎症反应。

deformation, elastic：弹性形变

材料的长度或形状的暂时改变，当变形的应力消除后将恢复原来的状态。

deformation, plastic：塑性形变

材料的长度或形状的改变如此巨大以至于它是永久的，当变形的应力消除后不能恢复原来的形状。

Deformity：畸形

身体任何部位的任何形状异常。

delayed union：骨折延迟愈合

骨折没有在预期的时间愈合（预期的时间是根据骨折本身的性质和患者的年龄来确定的）。参见"骨折不愈合"。

diaphysis：骨干

在长骨两端干骺端之间的柱状或管状骨组织。

diastasis screw：下胫腓螺钉

一种位置螺钉，安置在胫骨和腓骨之间，用以维持它们在下胫腓联合处正常解剖关系。螺钉必须把持住胫骨和腓骨，且不能进行加压。

dislocation：脱位

关节移位，一个关节面与另一关节面没有接触。有时被错误地用于描述骨折的移位。

displacement：移位

处于离开正常位置的状态。如果骨折块解剖学上排列不完美，骨折就移位了。

distal：远端

远离身体的中心，更外周的。

distraction osteogenesis：牵张成骨术

对具有潜在成骨能力的软组织，例如机化的血肿、骨膜和截骨、骨皮质切开或骨折部位的骨内膜进行牵拉，以诱导成骨。这一现象首先由 Bier 在 1927 年进行描述，苏联外科医生伊利扎罗夫对其进行了科学研究。

dorsal：背侧的

在人体解剖位上属于背部的部分，足是个例外——足的顶部虽然在解剖位上朝向前方但称之为背侧。在本书中，仅用于描述手与足的背侧，其他部位用形容词和后侧进行描述。

ductility：延展性

材料在断裂前所能承受的永久（塑性）变形程度。材料的韧性决定了内植物，如钢板在预弯时不会折断的程度。

dynamic compressionplate (DCP)：动力加压钢板

螺钉孔为有斜面的椭圆形的钢板，从中偏心拧入螺钉可以在骨折部位形成加压。

dynamic compression unit (DCU)：动力加压单元

锁定加压钢板的混合螺钉孔没有螺纹的部分，其形状像动力加压钢板的螺钉孔。

dynamic locking：动态锁定

当交锁螺钉旋入髓内钉的椭圆形孔后，它可以控制旋转和对线，但在负重时允许骨折端有一定程度（可控制的）加压。参见"动力化"部分。

dynamization：动力化

将部分或全部机械负荷从固定装置转移到骨折部位，目的在于促进成骨。

early total care (ETC)：早期全面处理

多发创伤的患者伤后 24 小时内所有损伤，包括长骨骨折的确定性治疗。

endosteum：骨内膜

在骨内侧表面的一层骨膜，即骨髓腔表面的骨膜。骨内膜的细胞具有成骨的潜能。

end segment：末端

这个术语创建于成人关节骨折 AO/OTA 分型的描述中。其定义为：在 X 线片上干骺端最宽处画一条线，以此线作一个一条边在关节面的正方形，在这个正方形之内的骨头定为末端。在小儿，末端又由生长板（骺板）分为骨骺和干骺端两部分。

energy transfer：能量传递

组织受伤时，由于外部能量传递到组织而造成损伤。通常情况下所传递的能量为动能，来自运动物体（汽车、投射器或掉落的物体等），但也可以是热能传递。参见"动能"部分。

epiphysis：骨骺
长骨的一端，承载关节部分。骨骺由软骨成分发育而成，处在关节面和骺板之间。参见"干骺端"部分。

evidence-based medicine：循证医学
细致、精确和客观地使用当前所具有的的最佳证据来作出临床决定。循证医学的实践意味着将个体临床专业知识与系统研究中获得的临床证据相结合。

external fixation：外固定
使用固定针、克氏针和螺钉固定以稳定骨折，穿出皮肤的部分用连接杆或其他器械连接。

extraarticular fracture：关节外骨折
骨折未累及关节，但骨折的部位在长骨的一端，甚至可能在关节囊内。

far cortex：远侧骨皮质
远离术者侧的骨皮质，参见"近侧骨皮质"部分。有时被称为跨皮质。

fasciocutaneous flaps：筋膜皮瓣
软组织皮瓣，以穿支动脉为蒂，包括皮肤、皮下组织和深筋膜。

fasciotomy：筋膜切开术
手术切开骨筋膜肌间室的筋膜壁，通常用以释放间室内的高压。参见"骨筋膜室综合征"部分。

fatigue failure：疲劳失效
如果对材料施以周期性的应力，材料会产生显微镜下可见的裂痕，最终会导致材料在低于其强度的应力作用下毁损。这一应力通常也低于其原材料的抗屈强度。

fibrocartilage：纤维软骨
组织成分包括软骨和纤维组织。它是半月板和腕部三角纤维软骨的正常成分；在关节软骨受损后它也形成修复组织。

fixed-angle device：角度固定装置
内植物由相互成角的两部分或更多部分以固定角度牢固连接而成，可以抵抗各部分之间的成角应力，用于防止骨折的成角移位。这种装置可以是单件内植物，例如 95° 的角钢板，也可以是机械上成对的两件内植物，例如锁定加压钢板和头锁定螺钉。

fracture classificationsy stem：骨折分类系统
一套有条理的骨折类别，其架构以明确的骨折诊断为基础。

fracture disease：骨折病
以异常程度的疼痛、软组织肿胀、斑片状骨缺损和关节强直为特征的状态。参见"复杂性局部疼痛综合征"部分。

fracture fixation：骨折固定
在断骨上应用机械装置以使骨折在可控制的位置愈合，且（通常）有利于早期功能锻炼。骨科医生决定所需要的复位程度和骨折部位的机械环境，这些转而影响骨愈合的方式。

fracture treatment, goal：骨折治疗的目标
根据 Muller 等的意见，骨折治疗目的是恢复最佳肢体功能，包括活动能力和负重能力，同时避免发生并发症。

fragility fracture：脆性骨折
骨量减少或骨质疏松的人群中，从事日常活动时、从站立高度或更低的位置摔倒后，即可出现的骨折。

fragmentary depression fracture：粉碎压缩型骨折
部分关节内骨折，关节面部分凹陷，且有三个以上骨折块。

frailty syndrome：脆弱综合征
个体存在多个生理系统受损的状态，通常是由于衰老和伴随合并症所致，这种状态导致机体更容易受到外部和内部压力因素的影响。

free vascularized graft/flap：带血管的游离骨 / 皮瓣移植
将软组织和（或）骨组织从同一个体的一个部位移植到另一个部位，并使用显微外科手术技术，将骨或皮瓣上的血管吻合至受区。

gap healing：间隙愈合
参见"愈合，间隙"部分。

glide hole：滑动孔
螺钉头部下方的骨皮质钻孔，为螺纹的外直径大小，这样螺纹就失去把持力，用于拉力螺钉技术。

guide wire：导针

一种插入骨头中的钢针，用于精确安置钻头、控制器或内植物的位置。钢针可以作为器械或内植物插入方向的视觉辅助工具，或者可以完全引导它，例如空心钻。

hemostatic resuscitation：止血复苏

参见"创伤控制性复苏"部分。

Haversian system：哈弗斯系统

骨皮质是由许多直径大约 0.1mm 的小管系统（骨单位）组成，这些小管内包含有血管，当骨的血液供应发生改变后，这些小管也会重塑形。持续的骨单位重塑形使哈弗斯系统自然地更新。这一过程也是骨的动力学特性和代谢特性的一部分，同时也参与骨对外界机械环境改变的适应作用。

haptic：触觉特性

涉及利用触觉和本体感觉对物体进行感知和操纵的能力。触觉理论研究将触觉和控制与计算机应用相交互。

Healing：骨愈合

骨折恢复到受伤前的状态。骨的硬度和强度恢复到正常，是骨折完全愈合的标志。

healing, contact：接触愈合

骨折直接愈合的一个形式，发生在保持接触而没有活动（绝对稳定性）的两骨折块之间。骨折通过骨单位重塑形而修复。

healing, direct：直接愈合

绝对稳定内固定后可观察到骨折直接愈合。其特点是没有骨痂；骨折部位没有吸收。通过骨单位重塑形的方式成骨，骨单位直接向前越过骨折接触区域，无中间修复组织。直接愈合曾被称为一期愈合。

healing, gap：间隙愈合

骨折直接愈合的一个形式，骨折绝对稳定固定，但骨折断端之间存在很小的间隙。板层骨在间隙中形成，随后被穿透的骨单位重塑。

healing, indirect：间接愈合

骨折在相对稳定固定治疗或未治疗的情况下，以在骨折部位形成骨痂的形式愈合。

heterotopic (ectopic) ossification (HTO)：异位骨化

在软组织中形成新骨，继发于创伤或其他疾病。

hook plate：钩钢板

钢板预弯，使其可以抓住骨折块，并而后在钢板上施加张力使之复位。钩可以是为特殊解剖部位特别设计的钢板的一部分，也可以临时将传统钢板的一端切断弯曲而成。

impacted fracture：嵌插骨折

骨折断端彼此嵌入形成一整体结构的骨折。嵌插骨折是临床与影像学结合的诊断。

infix (pelvic)：骨盆内固定架

稳定骨盆环骨折时，双侧髋臼上方置入固定钉，用钢棒和连接器将其连接在一起，后者埋于皮下，这样就没有金属暴露在皮肤外。这个结构是个内固定器。

injury severity score (ISS)：创伤严重程度评分

为一解剖学评分标准，设计用以将多系统创伤患者创伤的范围和严重程度归为数值。最高的简短的损伤评分，或 AIS（3 至 5 分）最多计算 3 个系统（头外伤、肌肉骨骼创伤和腹部创伤），将每个 AIS 平方后相加，得到 ISS（最高分 $=3 \times 52 = 75$）。参见"多发创伤"部分。

interlocking screw：交锁螺钉

也称为（内）锁定螺栓，它将髓内钉与骨相连以维持长度和排列，并控制旋转。

internal fixator/infix：内固定支架

放置在皮下桥接骨折区域的装置——与外固定架相似——提供角度锁定的髓外固定夹板，得到相对稳定的固定。可以通过 LCP 或 LISS 来实现。

interprosthetic fracture：假体间骨折

两个假体内植物之间的骨骼部分出现的骨折。

intertrochanteric fracture：转子间骨折

在大转子和小转子之间通过的股骨近端骨折。

ischemia：缺血

血液供应减少导致组织缺氧。

ischemia-reperfusioninjury：缺血再灌注损伤

组织缺氧时间过长导致超氧化酶激活，在循环恢复的时候产生大量氧自由基，这些氧自由基使细胞膜受损，细胞膜的通透性增加，导致细胞肿胀，并最终导致细胞死亡，如果发生在封闭的间室内，会导致骨筋膜室综合征。

joystick：操纵杆（手柄）

用连接的手柄将 Schanz 螺钉或螺纹针置入骨折块，以便在骨折复位时直接操控骨折块。

kinetic energy：动能

移动物体所具有的能量。其计算公式为 $E=1/2\ mv^2$，其中 m 为移动物体的质量，v 为其移动速度。

lag screw：拉力螺钉

螺钉通过近侧骨块的滑动孔越过骨折面抓住对侧骨块，对侧骨块的螺孔是有螺纹的，这样当螺钉拧紧时，就产生了骨块间加压作用。

LC-DCP：有限接触动力加压钢板

参见"有限接触钢板"部分。

LCP：锁定加压钢板

参见"锁定加压钢板和内固定器部分"。

ligament reconstruction：韧带重建

指用软组织或生物材料移植替代破裂或损伤的韧带，来恢复受损关节的稳定性。

ligament repair：韧带修复

为了恢复受伤关节的稳定性，将断裂的韧带直接缝合，或将其与骨组织直接缝合或锚定。

ligamentotaxis：韧带复位技术

越过骨折的关节实施牵引，关节囊和韧带附着处的张力有使骨折块复位的趋势。

limited-contact plate：有限接触钢板

钢板与板下骨组织有限接触，以最大限度保护骨膜的血液供应，最常见的类型是有限接触动力加压钢板（LC-DCP）。

locking compression plate (LCP)：锁定加压钢板

参见"锁定钢板"和"内固定器"部分。

locking head screw (LHS)：头锁定螺钉

头部带螺纹的螺钉，可以和钢板的锁定螺孔形成机械连接，形成角度固定的成角固定装置。

locking plate：锁定钢板

带有锁定螺孔的钢板，可以和锁定螺钉形成机械连接。微创固定系统（LISS）只能使用这样的螺钉；而锁定加压钢板（LCP）具有结合孔，既可以使用传统螺钉，也可以使用锁定螺钉。

lung-protective ventilation：肺保护性通气

这是用于救治多发伤患者的一种策略，可以减少气道压力，避免对肺泡的医源性气压伤。

malunion：畸形愈合

骨折在畸形位置或以畸形形态愈合。骨折在非解剖的位置上愈合

Masquelet technique：Masquelet 技术

一种通过稳定骨折并利用丙烯酸骨水泥填补骨缺损来治疗急性骨缺损的方法。6~8 周后，骨水泥与周围组织之间形成含有血管的生物膜。然后进行二期手术移除骨水泥，但保留生物膜，利用自体骨移植代替骨水泥，生物膜产生的生长因子促进移植物整合和骨折愈合。

massive transfusion protocols：大量输血方案

用于治疗严重出血的方法，以允许用包装的红细胞、血小板和新鲜冷冻血浆替代丧失的血液；目前的证据提示，1:1:1 输血比例此效果最好。

metaphysis：干骺端

成年人长骨关节面和骨干之间的部分称为干骺端。干骺端的骨皮质较薄，其内为骨松质，干骺端主要是由骨松质组成。

minimally invasive osteosynthesis (MIO)：微创接骨术

用皮肤小切口进行骨折固定，设计用于减少对深层软组织的手术创伤。例如，经皮克氏针固定、外固定器和闭合复位髓内钉固定以及微创钢板接骨术（MIPO）。

minimally invasive plate osteosynthesis (MIPO)：微创钢板接骨术

使用任何形式的钢板进行复位和固定，不直接显露骨折部位，经皮肤小切口，自皮下或肌层下置入钢板。

minimally invasive surgery (MIS)：微创手术

任何使用小切口的手术操作。例如，腹腔镜下的腹部手术、关节镜手术和闭合复位髓内钉固定。

modulus of elasticity：弹力系数（弹性模量）
在应力－应变曲线的线性区域内应力对应变的比例，也称为剪切模量。

monocortical screw：单皮质螺钉
只把持近侧骨皮质的螺钉。

multifragmentary fracture：多块骨折
具有多于 1 个骨折面、3 块或更多骨折块的骨折，参见"复杂骨折"部分。这一术语用于 AO/OTA 骨折和脱位分类系统。

muscle compartment：肌肉间室
由骨、深筋膜和多块肌腹围成的解剖空间。

negative-pressure wound therapy (NPWT)：负压伤口治疗
见"真空辅助伤口治疗"部分。

near cortex：近侧骨皮质
靠近术者侧的骨皮质，位于置入内植物的这一侧。有时被称为 cis-cortex（近侧皮质）。

nonunion：骨折不愈合
骨折依然会动且已停止愈合。如不进行手术治疗，骨折无法愈合。骨折不愈合通常是因为缺少某些机械性或生物性条件。参见"骨折愈合""假关节"和"骨折延迟愈合"。

orthosis：支具
放到身上的外部装置，以保护或稳定身体某些部分，防止或纠正瘢痕形成、畸形，或辅助运动。

osteoarthritis：骨性关节炎
滑膜关节的退变状态，其特点为：关节软骨缺失、软骨下骨硬化、骨囊性变和骨赘形成。现在更多地称其为退行性关节疾病。

osteoconduction：骨传导
一种材料的物理性能，它为成骨细胞的长入提供微结构。

osteogenesis：骨生成
从原始组织形成新骨的过程。

osteoinduction：骨诱导性
刺激新骨形成（成骨）的性质。

osteomyelitis：骨髓炎
骨和骨髓腔内的急性或慢性炎症状态，通常是感染所致。

osteon：骨单位
骨皮质内组成哈弗斯系统的小管结构称为骨单位。见"Haversian 系统"部分。

osteopenia：骨质减少
骨量减少至低于青年人平均值以下 1~2.5 个标准差（即 t 值为 −1 到 −2.5）。参见"骨质疏松症"部分。

osteoporosis：骨质疏松症
骨量减少超过青年人平均值以下 2.5 个标准差的水平（即 t 值小于 −2.5）。参见"骨质减少""脆性骨折"和"病理性骨折"部分。

osteosynthesis：接骨术
Albin Lambotte 创造的专业术语，描述骨折经过内固定或外固定的手术治疗后发生愈合。synthesis 源自希腊语，有接合或融合的意思。

osteotomy：截骨
有控制地手术截断骨头。

overbending (of a plate)：钢板过度预弯
使准确塑形的钢板在横行骨折的部位多弯一点，这样钢板中间部分可以稍微离开其下方的骨皮质。在上紧钢板产生加压时，对侧骨皮质首先加压，然后是近侧骨皮质，这样骨折断端的加压就平均了。如果没有过度预弯钢板，只能加压近侧骨皮质，骨折固定不稳定，在循环应力负荷下有最易发生疲劳损毁的危险。

pathological fracture：病理性骨折
病理状态下的骨在正常生理负荷或应力下发生的骨折。

perioperative：围手术期
手术前后的时间，包括术前即刻评估、麻醉和术后第一个 24 小时。

periosteum：骨膜
覆盖骨外表面的纤维血管膜。其深部的细胞层（形成层）具有成骨的潜能。

periprosthetic fracture：假体周围骨折
发生在一个关节假体组成部分关系密切的骨折，最常见的是关节置换的髓内柄。

pertrochanteric fracture：转子周围骨折

累及大转子的股骨近端骨折。

"personality" of the fracture：骨折特性

EA. Nichol 在 1965 年创造的专业术语，用于描述决定治疗效果的骨折的综合属性。有 3 个关键因素：患者、软组织和骨折本身。

pilot hole：导向孔

钻孔直径与螺钉杆直径一致，能够用于引导拧入自己切出螺纹的螺钉（自攻螺钉）或引导丝攻切出螺纹呈形成有螺纹的孔。

pin loosening：固定针松动

钉骨交界处出现骨吸收导致固定针松动，通常是在外固定器的固定钉周围。

plate screw：钢板螺钉

指穿过钢板并将钢板固定在骨头上的螺钉。可以产生压力和摩擦力使钢板维持在正确位置上。

poller screw：阻挡螺钉

穿过髓管打入的阻挡螺钉，在插入髓内钉时引导髓内钉的方向。

polytrauma：多发创伤

身体一个或多个系统或体腔的多发伤综合征，继而引起全身反应，导致远处未直接受伤的脏器或生命系统出现功能障碍或功能衰竭。多发创伤也可以定义为创伤严重程度评分（ISS）≥ 15 分。

position screw：位置螺钉

位置螺钉置于相邻两块骨或两骨折块之间，以维持其正常的相对解剖关系，彼此之间不加压。当骨头正常的关系恢复之后，穿过每根骨头的近侧和远侧骨皮质钻一导向孔并攻丝。拧入全螺纹螺钉，没有滑动孔意味着螺钉头部和远侧骨皮质之间不加压。治疗 C 型踝关节骨折时使用的下胫腓螺钉，就是位置螺钉的一种。参见"分离螺钉"部分。

positron emissiontomography-computedtomography (PET-CT)：正电子发射断层扫描 - 计算机断层扫描 (PET-CT)

是一种核医学技术，它将正电子发射断层扫描仪和 X 线 CT 扫描仪结合在一起，在同一阶段从这两种技术中获取序列图像。

prebending (precontouring) of a plate：钢板预弯（预塑形）

在手术前或术中，将钢板塑形成骨的形状。

preload：预负荷

实施骨折块间加压将它们固定在一起，直到施加超过压力（预压）的张力为止。

preshaped plate：预塑形钢板

钢板在设计和生产的时候，就使其外形适应某些特殊解剖部位。这样术中通常不需要对钢板再进行塑形。

protection (plate)：保护性钢板

指用于减少拉力螺钉负荷的钢板或其他内植物，从而起到保护螺钉的作用。目前保护性钢板这个新名词替代了既往的中和钢板。

pseudarthrosis：假关节

它的字面意思即假的关节。当骨折不愈合，骨折断端之间长期存在活动时，断端出现硬化，周围软组织分化形成一种分泌滑液的关节连接，参见"骨折延迟愈合"和"骨折愈合"部分。

pure depression fracture：单纯塌陷型骨折

关节内骨折，由于撞击而导致关节面塌陷，但没有劈裂。塌陷可以出现在中心，也可以出现在外周。

push-pull screw：推 - 拉螺钉

临时锚定的螺钉，为通过牵拉或加压的方式使骨折复位的工具提供一个固定点。

push-pull technique：推拉技术

在骨折一侧固定内植物（通常指钢板），再将一个器械（如骨扩张器）连接在内植物和骨折另一侧的锚点（通常是一个临时的推拉螺钉）之间，利用该器械推开或拉近骨折以获得复位。

raft screws：排钉

是一排与关节面平行放置的位置螺钉，该螺钉正好位于软骨下骨的下方，以维持塌陷关节内骨折的复位。

reconstruction plate：重建钢板

一种带有切迹的钢板，不但可以像传统钢板一样弯曲，而且可以在平面上进行弯曲，可以为形状不规则骨的骨折例如骨盆或肱骨远端骨折提供复杂的三维固定。

reduction：复位
使移位骨折恢复正常的对位对线。

reduction, direct：直接复位
直视下用手或使用工具对骨折进行复位。

reduction, indirect：间接复位
不显露骨折部位，通过牵引或其他手段在远离骨折的部位施加矫正的作用力来操控骨折块使之复位。

reduction screw：复位螺钉
传统螺钉通过钢板拧入骨折块，将骨折块拉向钢板，一旦骨折复位并固定后，螺钉可以去除或替换。

refracture：再骨折
骨折已经形成了骨性连接，在承受正常骨可以承受的负荷时发生了再次骨折。再骨折的骨折线可以和原始骨折线一致，也可以在因骨折及其治疗而引起变化的骨骼区域内。

relative stability：相对稳定
见"稳定性，相对"部分。

remodeling (of bone)：骨的重塑形
包括外部和内部重塑，骨外部形态改变的过程称为外部重塑形，内部结构的改变称为内部重塑形或哈弗斯系统重塑形。

rigidity：刚度
见"stiffness 刚度"部分。

sagittal plane：矢状面
贯通身体前后的垂直面，矢状面将身体分为左、右两部分。

safe zone：安全区
外科医生必须熟悉肢体的断面解剖，从而避免经皮置入克氏针或外固定架的固定钉时对神经、血管、肌腱和肌肉造成损伤。以上操作必须在安全区进行。

sarcopenia：肌肉减少症
由于衰老导致的骨骼肌质量和力量的丢失。

Schanz screw：Schanz 螺钉
一种只有部分螺纹的螺钉，置入骨中作为外固定架的固定钉。标准的 Schanz 螺钉的尖端与套芯类似，需要预钻，也有自钻的 Schanz 螺钉。

screw：螺钉
任何利用螺旋几何形状将旋转运动转化为直线纵向运动的工具。

second look：二次探查
在创伤初步处理后的 24~72 小时，对伤口和损伤部位进行手术探查。

segmental：节段
如果骨干在两个平面断了，在两个骨折部位之间形成一孤立的节段，这样的骨折称为节段性骨折。

self-drilling and self-tapping screw：自钻自攻螺钉
一种具有锋利的点状尖端的螺钉，且尖端带有切割槽，可以钻出自身的导向孔，并切出自己的螺纹。

sequestrum：死骨
一片死骨位于它起源的骨床旁边，但从骨床分离，感染性死骨是在慢性骨髓炎中形成的。

shear：剪切力
剪切力是一种让身体一部分在另一部分上产生滑动倾向的作用力，与张力相反，张力有使身体伸长的倾向。

simple fracture：简单骨折
只有 1 个骨折线面，形成 2 个骨折块。

single-photon emission computed tomography (SPE-CT)：单光子发射计算机化断层扫描
一种利用伽马射线和探测器制作断层图和三维信息的核医学成像技术。

splint, gliding：滑动夹板
骨和夹板装置的连接允许有可控制的轴向运动，两者之间的距离能够改变，例如动态锁定的髓内钉。

splinting：夹板固定
使用坚硬材料制作的夹板，固定骨折部位以减少骨折端之间的活动。可以用于体外（石膏、功能支具、外固定架），也可用于体内（钢板、髓内钉、内固定器）。

splint, locked：锁定夹板
在骨折区域的上下，骨和夹板装置的连接是固定的，连接结构之间的工作距离不能改变，例如静态锁定的髓内钉。

split-depression：劈裂塌陷骨折
参见"劈裂塌陷关节内骨折"部分。

split fracture：劈裂骨折
部分关节内骨折，干骺端和关节面有纵向劈裂的骨折线，没有额外的骨软骨损伤或关节面压缩。

spontaneous fracture：自发性骨折
在生理负荷或应力下发生的骨折，通常发生于病理状态下的骨。参见"病理性骨折""脆性骨折"部分。

stability, absolute：绝对稳定
在生理负荷下，骨折断面之间没有任何位移的骨折固定，允许骨折直接愈合。

stability, relative：相对稳定
骨折固定或支持装置允许骨折片间有与负荷成比例的少量活动。在这种固定下，其结果是骨折通过骨痂形成而间接愈合。

stable fixation：稳定固定
骨折固定允许相邻关节早期活动，并提供允许骨折在内固定失败之前愈合的机械环境。

stiffness：刚度
材料的抗变形能力。它是指施加的载荷与所产生的弹性变形之间的关系。材料的固有刚度用材料的弹性模量（杨氏模量）来表示。

stiffness, bending：弯曲刚度
髓内钉的弯曲刚度与工作长度的平方、钉的直径和金属的弹性模量成反比。钉的设计，即空心的或是实心的，也是一个重要的影响弯曲刚度的因素。

stiffness, torsional：扭转刚度
髓内钉的扭转刚度与工作长度成反比，与钉的直径和金属的弹性模量成正比。钉的设计，即空心的或是实心的，也是一个重要的影响扭转刚度的因素。

strain：应变
对材料施加应力后，其长度会发生改变。正常应变是指长度改变（伸长或缩短）与原始长度的比率。通常以百分比的形式来表示。

strain theory by Perren：Perren 应变学说
骨折断端之间的间隙很小，任何活动导致的长度改变均相对较大（即高应变）。如果应变超过了组织的承受能力，骨折就无法愈合。骨折断端之间存在较大的间隙时，活动导致的长度改变则相对较小（即低应变）。如果没有超过组织的承受能力，组织功能正常，骨折就会以形成骨痂的方式间接愈合。

strain tolerance：应变耐量
指组织对机械环境的承受能力。最大应变耐量是使组织仍能发挥其正常的生理功能的最大形变量。当形变力导致组织破坏时，任何组织都不能正常工作，这就是临界应变水平。

strength：强度
材料在不变形的情况下抵抗外力的能力。材料的强度可以表示为极限抗拉强度、极限抗弯强度或极限扭转强度。强度决定了材料所能承受的应力水平。

stress concentration：应力集中
在有缺损、横断面有改变、有孔或划痕的内植物或骨上，应力集中。参见"应力分散"部分。

stress distribution：应力分散
如果弯曲应力分散在长的没有支撑的钢板上，每个单位面积承受的应力相对较低，减少疲劳损毁的风险。

stress protection：应力保护
使用钢板降低螺钉固定的最大负荷，参见"保护性钢板"部分。在较旧的文本中，这个术语有以下含义：将刚性内植物（如钢板）牢固固定于骨，可以保护底层骨免受压力，进而减少骨吸收。但现在，这个现象被认为是由于紧贴钢板的血管挤压造成的，参见"应力遮挡"部分。

stress riser：应力集中部位
导致应力集中的缺损（如钢板上的空螺孔或骨上的空钻孔）。参见"应力集中"部分。

stress shielding：应力遮挡
分担负荷的内植物减少了生理应力，使骨失去了功能刺激，根据 Wolff 定律（1872），骨以密度下降的方式作出反应。

subluxation：半脱位
两关节面之间有部分接触的关节脱位。

Sudeck's atrophy：Sudeck 骨萎缩
参见"复杂的局部疼痛综合征"部分。

surgical site infection (SSI)：手术部位感染

手术后 30~90 天内在手术区域发生的感染。感染可仅累及皮肤（浅表 SSI）或筋膜、肌肉、骨或内植物（深部 SSI）。

syndesmosis screw：下胫腓联合螺钉

参见"下胫腓联合螺钉和位置螺钉"部分。

tap：攻丝

在预先钻好的孔内切出螺纹的过程，也指用来切出螺纹的工具。

tension band：张力带

指将内植物放置在骨折张力侧、将张力转变为对远侧骨皮质的加压力的原则。钢丝、钢缆和缝合线经常被用作张力带固定。钢板和外固定架如果放置合适，也可以具有张力带的功能。

thread(ed) hole：螺纹孔

在预先钻好的导向孔内，用丝攻切出与螺钉吻合的螺纹，这就是螺纹孔。

Toggling：晃动

螺钉和钢板或螺钉和髓内钉之间的连接处的轻微活动。内植物可以设计成允许晃动（例如髓内钉），对安装的准确度不能达到精确合适。在内植物松动钢板失效的时候，钢板和螺钉之间可以发生晃动。

torque：扭矩

旋转或扭转力产生的力矩。例如，拧入并拧紧螺钉时需要使用扭矩，力矩的大小等于力臂（单位：米）和扭力（单位：牛顿）的乘积，力矩的单位是牛顿·米（N·m）。

traction table：牵引手术台

包括手术台及其附件，允许安全准确地安置患者的体位，并对肢体进行牵引或加压以使骨折复位，并允许进行手术和透视，也称为骨折手术台。

translation：平移

骨折块相对于另一骨折块发生的移位，通常与骨的长轴成直角，或在骨折平面上。

union：愈合

严格意义上讲的愈合即"成为一体"。骨折愈合并重新获得其正常的刚度和强度，其临床诊断标准包括：骨折部位没有活动或压痛，对骨折部位施加应力时没有疼痛，形态学标准为骨折部位已存在骨小梁连接的证据。

vacuum-assisted wound closure：真空辅助伤口关闭技术

使用不通透的、黏着的敷料使开放的伤口封闭，在敷料下放置低压吸引器吸出渗出物，促进肉芽组织形成。

valgus：外翻

远处部分成角离开解剖位置的中线。

varus：内翻

远侧部分朝向解剖位置的中线。

wave plate：波形钢板

这种钢板的中央部分在塑形时离开近侧皮质，跨度有数个螺孔的距离。这样在钢板和骨面之间留下间隙，保留了钢板下骨组织的生物学特性，给放置植骨提供了空间，并且由于钢板的波形部分离开骨干的中心轴线有段距离而增加了稳定性。这种钢板固定在治疗骨折不愈合时有用。

wedge fracture：楔形骨折

骨折复杂有第三个骨折块，大多由直接损伤所致。骨折复位后，在两个主要骨折片之间残留一些直接接触。

working length：工作长度

指跨过骨折部位，在内植物（通常是髓内钉或桥接钢板）和骨骼连接处靠得最近的两点之间的距离。

xenograft：异种移植

一个物种的组织移植给另一个物种。

zone of injury：损伤区域

创伤过程中，由于能量传递而损伤的全部骨组织和软组织。如果微循环受损，可能危及组织的存活力。